医院护理管理制度

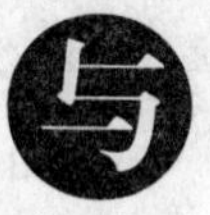

岗位职责

东南大学出版社
·南京·

图书在版编目(CIP)数据

医院护理管理制度与岗位职责/ 刘云，朱红主编.
—南京：东南大学出版社，2014.6
ISBN 978-7-5641-4921-5

Ⅰ.①医… Ⅱ.①刘… ②朱… Ⅲ.①医院—护理—管理规范 ②医院—护理人员—职责 Ⅳ.①R47

中国版本图书馆 CIP 数据核字(2014)第 093546 号

医院护理管理制度与岗位职责

出版发行	东南大学出版社
出 版 人	江建中
网　　址	http://www.seupress.com
电子邮件	press@seupress.com
社　　址	南京市四牌楼 2 号
经　　销	全国各地新华书店
排　　版	南京新翰博图文制作有限公司
印　　刷	常州市武进第三印刷有限公司
开　　本	787 mm×1092 mm　1/16
印　　张	41
字　　数	1040 千字
版　　次	2014 年 6 月第 1 版
印　　次	2014 年 6 月第 1 次印刷
书　　号	ISBN 978-7-5641-4921-5
定　　价	100.00 元

本社图书若有印装质量问题，请直接与营销部联系(电话:025-83791830)

编 委 会

前　言

科学、规范、有序地开展各项护理工作，对全面提升医院护理精细化管理水平，促进护理学科发展，增强医院综合实力，更好地为患者服务都将发挥十分重要的作用。管理大师彼得·德鲁克说过："管理，从本质上讲，意味着用智慧代替鲁莽，用知识代替习惯与传统，用合作代替强制。"一个合格的管理者必须掌握科学管理规律，了解当今国际先进的管理理论和方法，在管理实践中注重探索和创新，提高管理能力和水平。

医院护理管理制度是护理管理工作的重要组成部分，它反映了护理工作的客观规律，是护理人员长期工作实践的经验总结，是处理各项护理工作的标准，是维护医院护理工作正常秩序的保证，也是护理教学和在职护理人员培训的基本内容。

本书以护理核心制度、护理管理组织体系、护理质量管理与持续改进、护理安全管理、特殊护理单元质量管理与监测五个部分为主线，结合《三级综合医院评审标准实施细则》及我院多年护理质量管理的经验及体会，基本形成一套比较完整规范的护理管理运行制度。本书收录的各项内容，是医院先行的护理工作规章制度，它规范和完善了医院各级各类护理人员岗位职责、护理工作管理制度，优化了护理工作流程，规范了临床护理人员执业行为，为护理工作更贴近患者、贴近临床、贴近社会提供了参考依据。本书的结集出版，希望不仅可为医院护理管理工作者、临床护士、进修护士及实习护生更好地了解和把握医院护理工作提供帮助，也为非护理专业的医务人员和研究人员了解护理工作提供参考。

由于编者水平有限加上时间仓促，书中不足之处在所难免，希望广大读者及护理同仁提出批评指正。

南京军区南京总医院护理部

2014 年 3 月

目　录

第一部分　护理核心制度

第二部分　护理管理组织体系

第三部分　护理质量管理与持续改进

第四部分　护理安全管理

第五部分 特殊护理单元质量管理与监测

第六部分　学组、管理组绩效考核制度

第一部分

护理核心制度

护理查对制度

护理人员在执行各种治疗护理前，必须认真执行查对制度，以避免差错事故发生。

一、医嘱查对制度

1. 每日医嘱处理、打印、执行前后，护士站秘书（简称“护秘”）和执行护士应做到及时、认真查对，凡有疑问，必须核实后再执行。护秘或护士处理完长期医嘱后必须按照要求用红、蓝笔画对等勾并签全名以示负责。

2. 已执行的临时医嘱必须由执行者本人在医嘱本上用铅笔画对等勾、签时间、签全名以示负责。

3. 尚未执行或需要在次日执行的医嘱，在床号前用铅笔画“△”记号进行交班以免遗漏，执行后擦去。

4. 当日医嘱应执行班班查对制度，并由查对者按照规定用红、蓝笔画对等勾且用红笔在医嘱本的右下签全名以示负责。例：8～15 班查对上午全部长期、临时医嘱的正确性和执行情况；15～22 班查对 8～15 班核对以后执行的全部长期医嘱及临时医嘱；22～8 班查对 15～22 班执行的全部长期医嘱和临时医嘱；护秘或护士长查对前一日 22～8 班执行的全部长期医嘱和临时医嘱。

5. 凡是有关患者饮食、治疗、护理及各种特殊检查等，均须有医嘱方可执行。仅于紧急情况下可先做后补。即只在抢救病人时，方可执行医生下达的口头医嘱，但执行者必须复述一遍，经医生确认无误后方可执行，并保留抢救用药的安瓿，经二人核对后再弃去。抢救结束后应补开抢救医嘱，由执行者签时间、签全名。每一班次的护士或护秘下班前必须打印出本班的全部医嘱，并注明打印时间，以便于查对。特别注意凡是作废的医嘱必须确定在医生工作站已经作废，才可以打印医嘱本，否则易造成医嘱执行重复或错误。

6. 打印的长期、临时医嘱本每天早晨 8:00 由护士站秘书装订，每月底由护士长装订成册，并由病区保存一年。

二、服药、注射、输液、采集标本查对制度

1. 服药、注射、输液前必须严格执行三查七对。三查即备药前查、备药中查和备药后查，七对即对床号、姓名、药名、剂量、浓度、用药时间、方法。

2. 准备药品应做到三查：查药品质量（如安瓿或药瓶有无裂痕、瓶口有无松动、输液袋有无破漏、有无沉淀、有无发霉、有无絮状物等）；查药品有效期；查药品配伍禁忌。有疑问、错误和标签不清的药品，不得使用。

3. 摆药、加药后必须经第二人核对，正确无误后方可执行。

4. 采集标本、给药、输血或血制品、发放特殊饮食前，应至少同时使用两种患者身份识

别方法，如姓名（性别）、床号等（禁止仅以房间号或床号作为识别的唯一依据），让患者或家属陈述患者名字。重症医学科、新生儿、手术、急诊抢救室、病危、病重、分娩、意识不清、抢救、输血、不同语种语言交流障碍、言语障碍、智力障碍、无自主能力等患者使用腕带识别。如查对时患者或其家属提出疑问，应及时核实，正确无误后方可执行。

5. 发药、注射、输液时必须携带治疗单到床旁，严格执行查对。

6. 护士按时核对发药，确保服药到口。执行注射剂的医嘱（或处方）时要按药品说明书应用。

7. 易导致过敏的药物，必须给药前询问患者或其家属有无过敏史，遵医嘱做皮肤过敏试验。使用麻醉药时，必须经二人核对，用后保留空药瓶。

三、输血查对制度

1. 采集血型交叉标本时需由采集者和核对者持《临床输血申请单》与“军卫一号”条形码对患者的信息进行核对，包括患者的床号、姓名、性别、年龄、住院号、科室/门急诊号和诊断。采集者持《临床输血申请单》及试管至床旁，核对床号、姓名、性别、年龄、住院号、科室/门急诊号和诊断，使用两种患者身份识别的方法进行确认，正确无误后方可抽血。采集血型交叉标本必须严格做到“一人一次一管一单一针”。

2. 医护人员取血时必须携带《临床输血申请单》。取血者与血库人员双方交接核对无误后，在血库输血报告单“取血者”一栏签字。核对内容有：

（1）受血者床号、姓名、性别、年龄、住院号、科室/门急诊号、血型（包括 Rh 因子）、血液成分、血量、有无凝集反应。

（2）核对血袋标签：献血者条形码编号、血型（包括 Rh 因子）、血液有效期。

（3）检查血袋有无破损渗漏，血袋内血液有无溶血及凝块。

3. 血液领回病房后，在护士站由两名医护人员共同核对（核对内容与取血时相同），核对无误后方可输血。

4. 输血时，必须由两名医护人员携带病历及“输血标识”牌共同到床旁，严格执行“三查八对”、采用两种患者身份识别的方法，核对无误后，在配血报告单反面签名后方可执行。

（1）三查：查血液有效期、质量、输血装置是否完好。

（2）八对：受血者床号、姓名、（性别）、血型及交叉配血试验结果；供血者血袋条形码编号、有无凝血反应，核对采血日期、血的种类及血量。

5. 输血完毕，血袋低温保存 24 小时。

值班、交接班制度

1. 护士必须实行24小时连续的轮班制，严格遵守医院规定的工作时数与护士长派班制度，不擅自调班，不得脱岗。

2. 值班护士必须坚守岗位，严守劳动纪律，做到“四轻”（说话轻、走路轻、操作轻、开关门轻）、“十不”（不擅自离岗外出、不违反护士仪表规范、不带私人用物入工作场所、不在工作场所内吃东西、不做私事、不打瞌睡不闲聊、不开手机、不与患者及探陪人员争吵、不接受患者馈赠、不利用工作之便谋私利）。

3. 按时交接班，提前做好接班前的准备工作。在交接未清楚之前，交班者不得离开岗位。

4. 掌握病室动态及患者的病情与心理状态，保证各项治疗、护理准确、及时地完成。

5. 严格执行“十不交接”：衣着穿戴不整不交接；危重患者抢救时不交接；患者出、入院或转科、死亡未处理好不交接；皮试结果未观察、未记录不交接；医嘱未处理完不交接；床边处置未做好不交接；物品、麻醉药品数目不清时不交接；清洁卫生未处理好不交接；未为下一班工作做好准备不交接；护理记录未写完不交接。

6. 认真详细地对患者实行逐个床边交接，如发现病情、治疗、器材、物品交代不清和患者不在病房时须立即查问。接班时发现的问题应由交班者负责，接班后发现的问题应由接班者负责。

7. 交班报告在交班前1小时开始书写，内容及格式按统一规定。

8. 交接班的内容

(1) 病室患者的动态。

(2) 患者的一般情况，医嘱执行情况，重症患者护理记录，各种检查标本采集，各项处置完成情况以及尚待继续完成的各项工作。

(3) 查看重症和生活不能自理患者的基础护理完成情况，检查皮肤情况，各种管道的护理，术后患者病情及伤口情况等。

(4) 常规备用的贵重、毒、麻醉、限制药品的数量、保存及使用，抢救仪器及物品的备用状况。

(5) 环境的整洁与安全，各项物品的处置情况。

9. 交接班形式：集体早交班（医护集中、分开、集中与分开交替等形式酌情选用）、床边交班、口头交班、书面交班。集体早交班限定在15～30分钟完成。

分级护理制度

确定患者的护理级别，应当以患者病情和生活自理能力为依据，并根据患者的情况变化进行动态调整。护士应当遵守临床护理技术规范和疾病护理常规，并根据患者的护理级别和医生制订的诊疗计划，按照护理程序开展护理工作。

特级护理

【指征】

1. 病情危重，随时可能发生病情变化需要进行抢救的患者；
2. 重症监护患者；
3. 各种复杂或者大手术后的患者；
4. 严重创伤或大面积烧伤的患者；
5. 使用呼吸机辅助呼吸，并需要严密监护病情的患者；
6. 实施连续性肾脏替代治疗(CRRT)，并需要严密监护生命体征的患者；
7. 其他有生命危险，需要严密监护生命体征的患者。

【护理要点】

1. 严密观察患者病情变化，检测生命体征；
2. 根据医嘱，正确实施治疗、给药措施；
3. 根据医嘱，准确测量出入量；
4. 根据患者病情，正确实施基础护理和专科护理，如口腔护理、压疮护理、气道护理及管路管理等，实施安全措施；
5. 保持患者的舒适和功能体位；
6. 实施床边交接班。

一级护理

【指征】

1. 病情趋向稳定的重症患者；
2. 手术后或者治疗期间需要严格卧床的患者；
3. 生活完全不能自理且病情不稳定的患者；
4. 生活部分自理，病情随时可能发生变化的患者。

【护理要点】

1. 每小时巡视患者，观察患者病情变化。
2. 根据患者病情，测量生命体征。
3. 根据医嘱，正确实施治疗、给药措施。

4. 根据患者病情，正确实施基础护理和专科护理，如口腔护理、压疮护理、气道护理及管路管理等，实施安全措施。

5. 提供护理相关的健康指导，如术前宣教、检查准备等。

6. 提供生活照顾

(1) 维护患者卫生、仪表及仪容；

(2) 满足营养需求，协助进餐、进水、注入鼻饲饮食；

(3) 维持舒适体位、肢体功能位；

(4) 留取各种标本。

7. 保持环境整洁，空气新鲜。

8. 了解心理需求。

二 级 护 理

【指征】

1. 病情稳定，仍需卧床的患者；

2. 生活部分自理的患者。

【护理要点】

1. 每 2 小时巡视患者，观察患者病情变化；

2. 根据患者病情，测量生命体征；

3. 根据医嘱，正确实施治疗、给药措施；

4. 根据患者病情，正确实施护理措施和安全措施；

5. 提供护理相关的健康指导：术前训练、检查准备等；

6. 6、7、8 条。

三 级 护 理

【指征】

1. 生活完全自理且病情稳定的患者；

2. 生活完全自理且处于康复期的患者。

【护理要点】

1. 每 3 小时巡视患者，观察患者病情变化；

2. 根据患者病情，测量生命体征；

3. 根据医嘱，正确实施治疗、给药措施；

4. 提供护理相关的健康指导。

参照：《卫生部关于印发〈综合医院分级护理指导原则（试行）〉的通知》（卫医政发〔2009〕49 号）

护理文书书写管理制度

一、护理评估单及护理措施单书写要求

1. 所有病人均须有入院评估单、住院评估单、护理措施单和健康教育评价单。

2. 入院评估单必须在病人入院后 2 小时内完成，资料收集完整、准确，内容填写齐全。

3. 护理评估单及护理措施单按内、外科及监护病人分别规定书写要求如下：

(1) 所有监护室病人必须每天评估记录至少一次。

(2) 外科病人入院后连续 3 天给予评估记录，术前 1 天、手术当日及术后连续 7 天必须有评估记录，以后，一级护理病人每天评估记录，二级、三级护理病人每 3 天评估记录一次直至出院。病人如有病情变化及时评估记录。记录按要求由手术病人当时所在科室负责评估记录。

(3) 内科病人入院后连续 3 天给予评估记录，以后一级护理病人每天评估记录，二级、三级护理病人每 3 天评估一次，住院超过 3 周的病人每周记录一次，有病情变化及时评估记录。

(4) 心内科、血液科：病危病重病人必须每日评估记录，其余病人隔日评估记录。

(5) 护理评估单、护理措施单由当班或当日责任护士评估记录。所有病人护理评估记录必须与病人具体情况相符，体现病人个体特征，评估异常项目应有相应有效的护理措施。

(6) 护理组长及护士长按职责对记录单进行检查指导并签名。病人出院后所有记录按要求归档。

二、危重护理记录单书写要求

危重病人护理记录是护士根据病情和医嘱对危重患者住院期间护理过程的客观记录，包括护理人员监测和观察到的真实数据和病情变化及相应的护理经过。

1. 医生开病危医嘱后，护士应即时进行危重病人护理记录。

2. 科别应填写××科，病区用中文小写数字填写，床号用阿拉伯数字填写。例如："神经内科 二十四病区 23 床"。用钢笔或中性笔记录(7:00～18:59 及眉栏用蓝黑色，19:00～6:59 用红色)，记录时间具体到分钟。

3. 根据医嘱准确记录生命体征，记录时间应具体到小时、分钟。如无医嘱至少每班次或每 4 小时记录一次。物理降温 30 分钟后应有重测体温记录。有病情变化时应及时记录，同时通知医生。

4. 所有病人均需记 24 小时出入量，记出入量应具体到分钟。药物液量＜1 mL 时可以不纳入出入量统计，大便重量 1 g 换算为 1 mL。各种引流液、呕吐物等除记量外还需将颜色、性状记录于病情栏内。18:59 进行 12 小时小结，6:59 进行 24 小时总结，并将 24 小时出

入量总结记录在体温单上(输入液量栏内只记静脉入量,尿量栏内只记尿量,其他如口入、引流液量、床边血液净化者需将 CBP 出超、实际出超分别记录在体温单的空格栏内)。未满 24 小时的按实际时间总结出入量。

5. 入量包括药物和食物。药物栏内应准确记录各种治疗药物的名称、用法、剂量(含输血)等,并且在病情栏内须交代输入液体的速度。药物用法(如"VD""H"等)必须写在格内,不可写在横线上。食物栏内记录的饮食包括流质、半流质、固体食物以及通过鼻饲进入消化道的食物(包括混合奶),口服药如片剂以"药+水"、水剂以"药"或"药+水"形式记录在食物栏,同时在病情栏内写明口服药的用法。若在输入液体及进食等的同一时间有尿等排泄物则记录在下一行的出量栏内。膀胱冲洗、灌肠等用药均记录在病情栏内,如 0.02%呋喃西林 250 mL 膀胱冲洗。

6. 病情栏内每班至少记录 2 次,内容为对病情的观察和治疗情况以及采取的护理措施和效果。手术病人还应重点记录麻醉方式、病人返回病房状况(如意识)、给氧方式和流量、伤口情况、引流管名称、皮肤和卧位及精神(如烦躁)等情况。病人生命体征及其他病情变化时应及时记录,具体到分钟。每班应有一次清楚扼要的小结并签名,班次时间按 24 小时制记录,如 8～15、15～22、22～8 等,签名须签全名,班次与签名之间不加斜杠或横线。凡是没有护士执业证书的护士、进修护士等非属地注册护士签名后必须有上级注册护士用同色笔在斜杠前面再签名,护理秘书及助理护士无记录权限。

7. 药物和病情栏遇有空格时应用斜杠填满。

8. 病人外出检查或治疗时可在病情栏内说明,病人返回病房时写明返回时间,需监测项目按实际监测时间补记录。

9. 危重病人给予医疗干预时(呼吸机辅助呼吸、胸外按压、人工心脏起搏)记录方式为"自主/医疗干预"。例如:有自主呼吸又有呼吸机辅助呼吸的病人记录方式为"8/20","8"为自主呼吸次数,"20"为呼吸机干预后呼吸次数。

10. 每页的开头必须有年、月、日、时间;每日的开头必须有月、日、时间;24:00 整开始记为"0:00"。

11. 如果医生未开病危医嘱的病人需要监测血压、脉氧、血糖等项目,可使用一般护理记录单。

12. 一般病人的护理记录与危重病人的护理记录转换使用时,应在备注(或病情)栏内注明"以下转危重(或一般)护理记录单"。

13. 停病危医嘱在病情栏内记录"停病危"。

三、一般护理记录单书写要求

1. 适用于非病危病人、外科术后病人及突然发生病情变化的病人。

2. 记录单眉栏:科别应填写××科,病区用中文数字小写填写,床号用阿拉伯数字填写。例如:"神经内科 二十四病区 23 床"。

3. 记录单的内容依次为日期、时间、体温、脉搏、呼吸、血压、脉氧、血糖、卧位、签名及备注,如有其他记录项目请在卧位项目栏后自行添加。

4. 病情异常及变化时须记录处理情况(通知医生、处理措施)。有压疮发生时记录部位、大小、深度及处理情况。

5. 外科病人手术后均应根据医嘱和护理常规至少记录 24 小时，每班至少记录一次或进行简单小结并签名，班次时间按 24 小时制记录，如：8～15、15～22、22～8 等。局部麻醉、表面麻醉的病人具有以下情况者也必须记录一般护理记录单：①年龄≥70 岁的病人；②既往有高血压、心脏病、糖尿病等慢性健康状况不佳病史的病人。手术病人从手术室返回病室后开始记录，在备注栏内记录术后意识、伤口、引流、给氧流量、皮肤状况（完整或破溃）等，以后每班记录引流管引流情况、引流液的颜色、性质、引流量等。如病情稳定但仍需监测血压等可根据医嘱监测并记录直至医嘱停止。

6. 内科病人无病情变化只需根据医嘱记录监测结果，有病情变化又不需记录危重护理记录单的病人需记录病人的特殊主诉、特殊症状和体征、特殊护理措施、特殊治疗以及效果观察，如病人的疼痛、呼吸困难、高热的处理等。

7. 病人如病情不稳定下达病危医嘱须改记危重护理记录单时应在一般护理记录单的备注栏内注明"以下转危重护理记录单"。

8. 记录单用钢笔或中性笔记录。7:00～18:59 用蓝黑色，19:00～6:59 用红色。

9. 实习护士、试用期护士、进修护士等非属地注册护士签名后必须有上级注册护士用同色笔在斜杠前面再签名，护理秘书及助理护士无记录权限。记录单记录结束后归档。

10. 病人外出检查或治疗时须注明外出和返回时间，返回病房时补测需监测项目并按实际监测时间补记录。

四、体温记录单书写要求

体温单记录应正确、及时，一律用红、蓝黑水笔书写，并须保持整洁，均应填写清楚年、月、日。字体必须端正清楚、容易辨认。

1. 眉栏用蓝笔填写下列各项：①姓名；②科别；③病区；④床号；⑤住院号；⑥住院日期；⑦日期（每张体温单的第一日应写明年、月、日）。

在 42～40 ℃横线之间，用蓝笔记录下列各项：①入院、死亡时间，分娩时间（时间一律用中文书写×时×分）。②手术（不写名称）。③转科。④出院。⑤外出。⑥体温拒试应写"拒试"。⑦入院 3 天测体温 2 次/日×3 天；如体温正常改 1 次/日直至出院。≥39 ℃测体温 4 小时一次，并有物理降温标志；≥38 ℃测体温 4 次/日；37.4～37.9 ℃测体温 2 次/日，体温正常 3 天，改测1～2次/日体温。一级护理一般 4 次/日；特殊需要时按医嘱增加次数。瘫痪、牵引、卧石膏床的患者病情稳定，可 1 次/日。大、中手术前一天 2 次/日，大手术后 4 次/日，中手术后 2 次/日，连测 7 天，无异常者改测 1 次/日。专科疾病需观察体温者，按疾病常规执行。术后并发感染及有污染或有污染可能的伤口，4 次/日且至正常 3 天。

2. 自呼吸记录以下各项，用蓝笔记录阿拉伯数字，但免记量或单位。

(1) 呼吸次数：相邻的两次呼吸应上下错开记录。

(2) 大便次数：每隔 24 小时填写前一日的大便次数，如无大便记"0"；大便次数连续三天以上仍为"0"，需处理并显示处理结果，如系灌肠后的大便次数，应于次数后加短斜线写 E，如"3/E"表示灌肠后大便 3 次；3/2E 表示灌肠两次后大便 3 次；1^2/E 表示自解一次，灌肠后解 2 次；人工肛门、大便失禁者写"＊"。摄入液量：记录前一日的数字。如果长期禁食无大便应该如实记录，并且与质管科达成一致意见。

(3) 排出液量：同上。

(4) 尿量:同上。

(5) 空格做机动用,记录痰量、引流液、腹围、CRRT 出超,大便重量、口入量、肠内入、鼻饲入等数字,不作他用,液体记 mL 数,长度记 cm,免记单位名称。

(6) 体重:入院当日常规测量一次并记录,以 kg 计数填入,无特殊要求每周常规测量一次,凡因各种原因不能测体重者,此格记录“卧床”。

(7) 血压:入院当日常规测量一次并记录,由测量者填入数字即可,如 120/80(如用 kPa 为单位,则需加记单位,如 16.6/8.0 kPa)。测血压仅 1～2 次/日记录在体温单上。

(8) 手术后日期:一般记一周即止,如系第二次手术的第一天写成“Ⅱ-1”,第二天写成“Ⅱ-2”,依此类推。此格亦可用于记录急性传染病的患病日数或产妇的分娩日数。

(9) 阳性体征,如青霉素皮试用红笔标识。

(10) 页码以蓝笔填写。

3. 体温:按实际测量读数记录,不得折算。

(1) 口内温度以蓝点表示“·”。

(2) 直肠温度以蓝圈表示“◦”。

(3) 腋下温度以蓝叉表示“×”。

(4) 物理降温如温水或乙醇擦浴后的体温,以红圈表示,并用红色虚线在相同的时间段内与物理降温前的体温相连,下一次体温亦应与物理降温前体温相连。

(5) 任何异常的高或低体温,应重复测量,待肯定无误后记入,并须立即报告护士长或医师,体温<35 ℃,则于 34～35 ℃横线之间用蓝笔写“不升”两字,曲线断开不连。患者外出因故未测体温,前后两次体温断开不连。

4. 脉搏

(1) 脉率以红点表示。

(2) 心率以红圈表示。

(3) 若需记录脉搏短绌图表,则于心率与脉率之间以蓝笔涂满。

5. 脉搏与体温重叠于一点时,先画体温,再将脉搏用红圈画于其外,若系肛表体温,先以蓝圈表示体温,其内以红点表示脉搏。

五、医嘱单记录书写规范

1. 患者饮食、治疗、护理及各种特殊检查等,均须有医嘱方可执行,仅于紧急情况下可先做后补,并及时记录,待医师到达立即补开医嘱。

2. 临时医嘱(有效期不超过 24 小时的医嘱)开出后必须在 15 分钟内执行;执行后,即用铅笔在医嘱前栏内画对等勾,并写上执行时间,签全名。

3. 长期医嘱(有效期超过 24 小时的医嘱)由护士转录于饮食单、治疗单、服药单等后,应以红笔画对等勾。

4. 将医嘱转抄后,以蓝笔在铅笔勾或红勾下画对等勾。

5. 医嘱因故未执行或取消时,用红笔在已打印医嘱单上需作废的医嘱所在的行内写“作废”,并由医生用红笔在医生栏内签名,并由护士在护士工作站的医嘱上“作废”后再通知医生“作废”。“作废”及医生的红笔签名不能压在医嘱的线行上。若有多行医嘱需作废,在一行医嘱内写“作废”二字,在紧贴医生红笔签名的左边用红笔大括弧囊括所需作废的相关医嘱。

6. 尚未执行或需要在次日或备用执行的医嘱，在病人姓名后栏内用铅笔画“△”记号，以免遗漏，执行后擦去“△”并用铅笔打勾并写上执行时间，签名。

7. 当班护士处理完医嘱后在最后一项医嘱的打勾的下方用深蓝水笔签上自己的全名。接班护士必须校对上一班护士已处理的医嘱，校对后在校对栏内分别打红、蓝勾，并用红笔签名。

8. 医嘱打印时间定在下班前，每次打印临时医嘱时记录打印时间。

六、交班报告书写规范

1. 完整填写眉栏各空白项目，无者写“0”。

2. 按床号顺序报告下列情况的患者：(1)减员：出院、转科、死亡等；(2)增员：入院、转入等；(3)今日重点：手术、分娩、危重、有异常情况或病情突变的患者；(4)预备工作交代：预手术、预检查、预留取标本等；(5)出院、转出、入院、转入、手术、分娩、病危、死亡等各项应在姓名下用红笔注明。

3. 报告内容：首先报告体温、脉搏、呼吸、血压，并注明测量时间。然后根据不同的患者有所侧重地书写以下具体内容：

(1) 新入院及转入患者，主要报告入院时间，主诉、病情，入院后的处置，即刻给予的治疗护理及效果，并交代下一班需观察及注意的事项。

(2) 手术患者应报告在何种麻醉下行何种手术、术中情况、清醒及回病房的时间，返回后的生命体征，伤口敷料有无渗血、渗液，各种引流管是否通畅，引流液性质、色、量，能否自行排尿及镇痛药的应用情况。

(3) 危重患者交代神志、意识、重要病情变化，所有治疗方法、护理措施、效果、反应、护理评价等。

(4) 产妇应报告胎次、产程、分娩时间、分娩方式、分娩创口及恶露情况。

(5) 预手术、预检查等应注明注意事项、术前用药及术前准备情况。

(6) 各类患者应报告思想情绪、心理状态及夜间睡眠情况。

4. 有护理记录的，可以以记录中交班代替病房交班。

七、危重病人 APACHEⅡ系统评分标准及书写要求

使用急性生理和慢性健康状况评分系统即 APACHEⅡ系统对危重病人病情危重度进行评分，可为合理使用人力资源、对不同病人给予不同程度的关注、采取适当有效的护理措施提供可靠的依据，从而提高医疗及护理质量和救治成功率。

1. 原则上意愿开展危重病人护理研究的科室，在医生开病危医嘱及病人入 ICU 后，护士应及时进行危重病人 APACHEⅡ评分。

2. 科别应填写××科，病区用中文数字小写填写，床号用阿拉伯数字填写。例如：“神经外科 十病区 23 床”，各项记录均用蓝黑色钢笔或中性笔书写。

3. APACHEⅡ评分系统记录：要求在开病危医嘱及病人入 ICU 满 24 小时完成首次评分(即开病危医嘱时间及病人入 ICU 时间$<$24 小时的可以不评分)。①急症或病情突变病人：要求首次评分的第 2、3、7 天复评 1 次，以后每周评分 1 次直至出院或病情好转；②慢性

病人:要求首次评分的第 3、7 天复评 1 次,以后每周评分 1 次直至出院或病情好转,病危及入 ICU>2 个月的,2 个月后每月评分 1 次;③有病情变化的应及时评分。

4. APACHEⅡ评分≥12 分,或 Glasgow 评分≤8 分,应在护理措施单上有相应的护理措施。

5. 评分可在病人资料收到后进行,各项值可用同一天内的最差值。未检测项视为正常,在结果和得分处不填写。

6. 慢性健康状况评分填写:肝脏、心血管、呼吸系统、肾脏、免疫系统有异常时,分别在对应项目的分值上打勾,结果项栏内不填,得分项栏内填异常项目的总分。如:肝—2 分、呼吸—5 分、肾—2 分时,可在该项目对应的“2 分、5 分、2 分”处打“√”,得分项栏内填写 9 分。

7. APACHEⅡ评分表结束后归档。

急救药品、器材管理制度

1. 保持急救车内清洁、规范、整齐，药、物品放置规定位置；
2. 急救物品及仪器设专人管理、定期保养，每周清洁、检查；
3. 急救药品齐全，保证基数，标签清晰，无变质、过期；
4. 每次使用后立即按要求清点、消毒、补充；
5. 非急救状态下不得使用或外借急救车内物品、药品、器械；
6. 专科常用急救药品种类、数量根据各专科疾病特点设定；
7. 急救车专人管理，自查后粘贴封条双签名并注明检查日期；
8. 护士长每周检查并记录；
9. 护理部质控组定期检查急救药、物品的管理。

急救器材(药品)一封、二签、三全、四有、五定

“一封” 贴封条
“二签” 双签名
“三全” 物品全、药品全、登记全
“四有” 有开口器、拉舌钳
有压舌板、口咽通气道
有手电筒、喉罩
有简易呼吸气囊
“五定” 定人保管、定点放置、定期消毒、
定品种数量、定期检查维修

毒麻、精神药物管理制度

1. 毒性、麻醉、精神药品应分类存放，并在药橱内张贴科内保存的品种、数量及解毒方法简明表。做到定位存放，定基数保管，定专人管理，定时清点登记，定期更换过期、霉变药品。

2. 毒、麻、精神药品的瓶签，应按瓶签书写规定书写，标有明显标志。

3. 瓶签模糊立即更换。无瓶签或内容物可疑者，须经检验后方可发出使用。瓶签颜色：精神药品为白底绿边、麻醉药品为白底蓝边。

4. 毒性、麻醉药品的管理应设专用账簿，填写清晰，数字确实，账页必须编码，放在特殊药品柜内保存。

5. 药品清点登记本必须班班清点交接，钥匙妥善保管。各科室根据各自排班方式确定每日清点登记班次，各时间段必须是连续的，可叠加但不可中断。

6. 药品使用后应及时在毒麻限剧药使用登记簿内登记。登记内容包括：日期、时间、床号、姓名、药品名称、剂量、用药途径、护士签名。使用后请及时补充。

7. 基数要求：毒性、麻醉、精神限制药的常备量，一般按该科编制 10％床位人数各一次用量储备，麻醉药品的储备限注射剂 3 种，手术室按每张手术台 2 人 1 次用量储备。急诊室、门诊按 1～5 人 1 次用量储备，用后凭处方向药剂科领取，麻醉药品凭空安瓿换取。

危重抢救制度

1. 定期对护理人员进行急救知识培训，提高其抢救意识和抢救水平，抢救患者时做到人员到位、行动敏捷、有条不紊、分秒必争。

2. 抢救时做到明确分工，密切配合，听从指挥，坚守岗位。

3. 每日核对抢救物品，班班交接，做到账物相符。各种急救药品、器材及物品应做到“四定”（定品种数量、定点放置、定专人管理、定期维修），“三及时”（及时检查、及时消毒灭菌、及时补充）。抢救物品不准任意挪用或外借，必须处于应急状态。无菌物品须注明灭菌日期，保证在有效期内使用。

4. 参加抢救人员必须熟练掌握各种抢救技术和抢救常规，确保抢救的顺利进行。

5. 严密观察病情变化，准确、及时填写患者护理记录单，记录内容完整、准确。

6. 严格交接班制度和查对制度，在抢救患者过程中，正确执行医嘱。口头医嘱要求准确清楚，护士执行前必须复述一遍，确认无误后再执行；所有药品空安瓿须经两人核对，补开医嘱后方可丢弃。及时记录护理记录单，来不及记录的于抢救结束后 6 小时内据实补记，并加以说明。

7. 抢救结束后及时清理各种物品并进行初步处理、登记。

8. 认真做好抢救患者的各项基础护理及生活护理。烦躁、昏迷及神志不清者，加床档并采取保护性约束，确保患者安全。预防和减少并发症的发生。

护理查房制度

护理人员针对特殊、疑难、危重病人所采取的护理活动之一，通过查房达到检查护理质量，解决病人护理问题，保证病人安全的目的。

可分为护理临床查房、护理个案追踪查房、护理教学查房等。

1. 护理临床查房：每日一次，由护士长主持，责任组长或责任护士汇报病情；病情选择危重、术后、新入院、特殊治疗的患者；查房目标解决患者现存的护理问题，重点检查临床护理工作质量及护理措施落实情况；查房时间不超过 20 分钟，查房安排记录在每周排班表上（注明床号、姓名、诊断）。

2. 护理个案追踪查房：每月四次，由护士长组织，全体护士参加；病例选择疑难、特殊、病情复杂有护理难点的患者；查房目标主要解决疑难问题，指导护理措施落实，由责任组长对病人现存护理问题、措施及效果进行汇报；护士长评价责任组长的工作质量及对危重症患者的护理措施落实情况，对存在的问题及下一步的护理要点进行归纳小结。个案追踪护理查房不超过 40 分钟，查房内容记录在病区环节质量自查本上。

3. 护理教学查房：每月一次，由总带教负责；全体护士、实习护士、进修护士参加；查房目标掌握护理程序，复习相关知识；选择专科典型病例，进行护理评估，研讨护理问题及护理措施，评价护理效果，重点培养护士、护生的临床思维能力。每年集中装订成册。查房时间控制在 40 分钟左右，并做好记录。

4. 护理部查房：护理部组织护理查房或行政查房每月两次，选择典型病例，查房目标系统学习专病知识，反映该专科领域国内外最新护理进展；组织全院护理人员查房观摩、专科学习和业务指导，时间不超过 40 分钟。

护理会诊制度

1. 目的

自2007年组建护理专业学组(伤口护理学组、静脉治疗管理学组、营养支持学组、气道护理学组、糖尿病护理学组、疼痛护理学组、心理健康护理学组、消毒灭菌管理学组、血液净化学组)以来,在研究和推进护理专项技术、促进自身发展和患者受益方面取得了长足进步,为建立专项技术研究应用的长效机制,使患者得到及时、准确、专业的专项护理技术服务,特制定院内护理会诊制度。

2. 程序

(1) 会诊对象:本专科不能解决的护理专项技术问题,可提出会诊申请。

(2) 会诊人员资格:护理会诊原则上由护理专业学组的主管护师以上及经专科护士培训合格的护理人员担任。

(3) 会诊申请:由责任护士填写书面会诊单,科室护士长签字后上报各专业学组批准。由学组通知受邀请人员后执行。

(4) 会诊时间:在接到院内护理会诊单24小时内完成。

(5) 会诊记录:所有会诊均由本科责任护士汇报病情。受邀会诊人员会诊完毕后,要在相关护理记录单中翔实记录护理会诊内容并签名。

(6) 会诊费用:会诊申请单由受邀请会诊人员保存,每月底将会诊申请单交质量管理科汇总,由经济管理科核算后由财务结算中心发放。会诊补助标准参照医疗系列为:正高职称每次5元,副高职称每次3.5元,主管或专科护士每次1.5元。

病区管理制度

1. 病房管理由护士长负责，科主任积极协助，全体医护人员参加。

2. 严格执行陪护制度，加强对陪护人员的管理，积极开展卫生宣教和健康教育。主管护士应及时向新住院患者介绍住院规则、医院规章制度，及时进行安全教育，签署住院患者告知书，教育患者共同参与病房管理。

3. 保持病房整洁、舒适、安静、安全，避免噪音，做到走路轻、开关门轻、操作轻、说话轻。

4. 统一病房陈设，室内物品和床位应摆放整齐，固定位置，未经护士长同意不得任意搬动。

5. 工作人员应遵守劳动纪律，坚守岗位。工作时间内必须按规定着装。病房内不准吸烟，工作时间不聊天、不闲坐、不做私事。治疗室、护士站不得存放私人物品。原则上，工作时间不接私人电话。

6. 患者被服、用具按基数配给患者使用，出院时清点收回并做终末处理。

7. 护士长全面负责保管病房财产、设备，并分别指派专人管理，建立账目，定期清点。如有遗失，及时查明原因，按规定处理。管理人员调动时，要办好交接手续。

8. 每月召开工休座谈会 1～2 次，听取患者对医疗、护理、医技、后勤等方面的意见，对患者反映的问题要有处理意见及反馈，不断改进工作。

9. 病房内不接待非住院患者，不会客。值班医生与护士及时清理非陪护人员，对可疑人员进行询问。严禁散发各种传单、广告及推销人员进入病房。

10. 注意节约水电、按时熄灯和关闭水龙头，杜绝长流水长明灯。

11. 保持病房清洁卫生，注意通风，每日至少清扫两次，每周大清扫一次。病房卫生间清洁、无味。

消毒隔离制度

1. 病房内收住患者应按感染与非感染性疾病分别收治，感染性疾病的患者在患者一览表卡片上做标记。

2. 医务人员进入感染患者房间，应严格执行相应疾病的消毒隔离及防护措施，必要时穿隔离衣、戴手套等。

3. 一般情况下，病房应定时开窗通风，每日 2 次。地面湿式清扫，必要时进行空气消毒。发现明确污染时，应立即消毒。患者出院、转院、转科、死亡后均要进行终末消毒。

4. 患者的衣服、被单每周更换一次。被血液、体液污染时及时更换，在规定地点清点更换下的衣物及床单用品。

5. 医护人员在诊治护理不同患者前后，应洗手或用快速手消毒剂擦洗。

6. 各种诊疗护理用品用后按医院感染管理要求进行处理，特殊感染的患者采用一次性用品，用后装入黄色塑料袋内并粘贴标识，专人负责回收。

7. 对特殊感染患者要严格限制探视及陪护人员，必要时穿隔离衣裤、戴口罩及帽子。

8. 患者的餐具、便器固定使用，特殊感染患者的排泄物及剩余饭菜，按相关规定进行处理。

9. 各种医疗废物按规定收集、包装、专人回收。

10. 病房及卫生间的拖把等卫生清洁用具，要分开使用，且标记清楚。用后消毒液浸泡，并清洗后晾挂备用。

11. 患者的床头柜用消毒液擦拭，做到一桌一巾，每日 1～2 次。病床湿式清扫，做到一床一巾，每日 1～2 次。

12. 重点部门：如手术室、消毒供应科、产房、重症监护室(ICU、CCU、NICU 等)、导管介入治疗室、内镜中心、口腔科、血液净化中心等执行相应部门的消毒隔离要求。

13. 特殊疾病和感染者按相关要求执行。

安全管理制度

1. 科主任护士长为科室医疗护理质量安全负责人，负责全科医疗护理活动质量与安全，督促科内人员及时发现处理医疗护理缺陷及违规违章行为，并及时上报主管职能部门。

2. 每月进行一次质量与安全分析，对本月工作中存在的安全隐患提出整改与防范措施并及时落实。

3. 如发生医疗护理缺陷、事故，应积极组织抢救，防止损害扩大，同时妥善保管好书证和物证，及时上报相关主管部门，并根据事情轻重，在2～7天内组织全科人员进行分析讨论，查明原因，提出处理意见与防范措施。

4. 遵守基本医疗护理制度及各项操作规程，认真履行岗位职责。

5. 对意识不清和没有自我保护能力的患者，加强安全保护，严防摔伤、烫伤、压伤等各种意外事故发生。

6. 加强巡视病房，密切观察病情变化，发现异常情况及时报告，及时处理。

7. 严格执行病历保管制度，病历柜随时上锁。

8. 保持病区各种设施设备及环境安全，如：电器、门窗、玻璃、床架等应定期检查，若有损伤，及时维修。治疗室、换药室、配餐室、开水房及库房的门应随时上锁；危险物品及药品妥善保管；抢救用物和抢救药品固定放置，随时处于备用状态。

9. 注意消防安全，保证消防通道通畅。任何人，任何时间内不能阻塞消防通路。

10. 无陪病房严格出入病室制度，进出病房随手锁门。除本科人员、进修及实习人员外一律不能进入病区内。相关人员因工作原因入病区须征得护士长的同意。

11. 患儿玩具应选用较大不易误吞的、橡胶或塑料制品，禁止玩弄刀、剪、玻璃易破损的物品，任何针头、刀剪、玻璃等锐器在操作完毕后必须清点检查，不能遗留在病室内，工作人员工作服上不要使用大头针或别针，以免刺伤患儿。

12. 工作场所及病房内严禁患者使用非医院配置的各种电炉、电磁炉、电饭锅等电器，确保安全用电。

13. 制定并落实突发事件的应急处理预案和危重患者抢救护理预案。

质量管理制度

1. 医院成立由分管院长、护理部主任(副主任)、科护士长组成的护理质量管理委员会，负责全院护理质量管理目标及各项护理质量标准制定并对护理质量实施控制与管理。

2. 护理质量实行护理部、科室、病区三级控制和管理。

(1) 病区护理质量控制组(Ⅰ级)：由 2～4 人组成，病区护士长参加并负责。按照质量标准对护理质量实施全面控制，及时发现工作中存在的问题与不足，对出现的质量缺陷进行分析，制定改进措施。检查需登记、记录并及时反馈，每月填写检查登记表及护理质量月报表报上一级质控组。

(2) 科护理质量控制组(Ⅱ级)：由 3～5 人组成，科护士长参加并负责。每月有计划地或根据科室护理质量的薄弱环节进行检查，填写检查登记表及护理质量月报表报护理部控制组，对于检查中发现的问题及时研究分析，制定切实可行的措施并落实。

(3) 护理部护理质量控制组(Ⅲ级)：由 6～9 人组成，护理部主任参加并负责。每月按护理质量控制项目有计划、有目的、有针对性地对各病区护理工作进行检查评价，填写检查登记表及综合报表。及时研究、分析、解决检查中发现的问题。每月在护士长会议上反馈检查结果，提出整改意见，限期整改。

3. 建立专职护理文书终末质量控制督察小组，由主管护师以上人员承担负责全院护理文书质量检查。每月对出院患者的体温单、医嘱单、护理记录单、手术护理记录单等进行检查评价，不定期到临床科室抽查护理文书书写质量，填写检查登记表上报护理部。

4. 对护理质量缺陷进行跟踪监控，实现护理质量的持续改进。

5. 各级质控组每月按时上报检查结果，科及病区于每月 30 日以前报护理部，护理部负责对全院检查结果进行综合评价，填写报表并在护士长例会上反馈检查评价结果。

6. 护理部随时向主管院长汇报全院护理质量控制与管理情况，每月召开一次护理质量分析会，每年进行护理质量控制与管理总结并向全院护理人员通报。

7. 护理工作质量检查考评结果作为各级护理人员的考核内容。

健康教育制度

1. 护理人员对住院及门诊就诊患者必须进行一般卫生知识的宣教及健康教育

2. 健康教育方式

(1) 个体指导：内容包括一般卫生知识，如个人卫生、公共卫生、饮食卫生；常见病、多发病、季节性传染病的防病知识；急救常识、妇幼卫生、婴儿保健、计划生育等知识。在护理患者时，结合病情、家庭情况和生活条件做具体指导。

(2) 集体讲解：门诊患者可利用候诊时间，住院患者根据作息时间。采取集中讲解、示范、模拟操作相结合及播放电视录像等形式进行。

(3) 文字宣传：以黑板报、宣传栏、编写短文、健康教育处方、图画、诗歌等形式进行。

3. 对患者的卫生宣教要贯穿患者就医的全过程

(1) 门诊患者在挂号、分诊、诊治等各个环节均应有相应的卫生知识宣传。

(2) 住院患者在入院介绍、诊治护理过程、出院指导内容中均应有卫生常识及防病知识的宣教。住院患者的宣教要记录在健康教育登记表中，并及时进行效果评价，责任护士及患者或家属签名。

教育培训制度

1. 岗前培训制度

(1) 新护士必须进行岗前培训。由护理部负责组织护理专业相关内容培训。如院史教育、医院传统教育、医德医风教育、行政管理教育、护理规章制度、护士的基本素质及礼仪规范、护士职业道德规范、护理基本技术操作等。

(2) 培训结束要组织考核。

2. 在岗培训制度

(1) 每年对各级护士要制定护理培训考核计划,包括基础理论、基本操作、基本技能、专业技能、新业务技术及应急处理技能培训。由护理部组织实施。

(2) 要求护士参训率达100%。

(3) 根据专科发展需要,有计划选送护士进修学习。

(4) 护理部每月组织业务讲座,科室每周组织业务学习。

3. 护理人员考核制度

(1) 按院、科两级实施考核,科室每月组织一次,护理部每半年组织一次,并记录在册。未达标准分者,予以补考直至达标。

(2) 护理部每年对护士长进行综合考核。

① 护士长自评。

② 护士以不记名方式对护士长依照标准进行考评。

③ 科主任和部分医师对护士长进行考评。

④ 护理部对护士长日常工作每季度考核。

⑤ 考核资料由总护士长进行汇总、整理、归纳、排列,结果由护理部负责向本人进行反馈。

(3) 护理单元护士长对护士进行考核。

日常工作每月考评:通过护理工作质量、护理技术操作、服务态度、工作完成情况、劳动纪律、安全情况等作综合评估,结果填入护士长手册中的护士个人技术考核栏内。

4. 各级护士的考核

(1) 年度理论学习要求

一、二级护士:院内理论学习和学组学习必须参加16次以上。

三级护士完成8次以上院内理论学习和专业学组学习,1~2次院、科理论授课,单次授课时间大于45分钟。

四级护士完成6次以上院内理论学习和专业学组学习,3~4次院、科理论授课,单次授课时间大于45分钟。

军人和非现役文员按四级护士标准执行。

护秘系列人员按一、二级护士标准减半。

(2) 年度技能考试

一、二级护士:三基操作考核成绩合格为80分。

三级护士:三基45%,专科/专项操作55%,85分及格。

四级护士:三基40%,专科/专项操作60%,90分及格。

(3) 年度理论考试

一、二级护士:三基题目为主,考核成绩合格为65分。

三级护士:三基题目占75%,专项技术指南、综合判断占25%,70分合格。

四级护士、文员和军人:三基题目占40%,专项技术指南、综合判断占40%,护理管理题目占20%,80分合格。

(4) 年度科研论文发表:按科研组和院内要求执行。

(5) 年度继续教育学分登记:1类学分6分;2类学分9分。

(6) 其他

导诊、护秘、助护、一二级护士在核心统计源期刊发表论文一篇,免院内理论学习2次。

5. 护理部每月组织护师职称以下人员进行三基考核,每年年底组织会考,优秀者予以表彰

6. 有健全的护理人员技术档案,各项考核内容真实、准确填写

人力资源管理制度

一、护士管理规定

1. 严格遵守《中华人民共和国护士条例》。

2. 护士必须按规定及时完成首次注册和定期延续注册。

3. 护士执业过程中必须遵守相关法律法规、医疗护理工作的规章制度、技术规范和职业道德。

4. 护士需定期考核，护理部建有“护士考核制度”。

5. 护士应接受在职培训、完成规范化培训和继续教育有关规定。

6. 护士应对自己的护理行为负责，热情工作，尊重每一位病人，努力为病人提供最佳、最适宜的护理服务。

7. 护士要养成诚实、正直、慎独、上进的品格和沉着、严谨、机敏的工作作风。

8. 护士应通过实践、教育、管理、学习等方式提高专业水平。

9. 护士的使命是体现护理工作的价值、促进人类健康；护士应与其他医务人员合作，为提高整个社会健康水平而努力。

二、护士资质管理规范

1. 护理部每年初审核全院护士执业资质，按上级通知统一组织护士首次注册和延续注册（在注册期满前 30 日），对《中华人民共和国护士执业证书》进行集体校验注册。

2. 护理部协助人事部门审核招聘护士的身份证、毕业文凭、《中华人民共和国护士执业证书》。

3. 护理部负责审核进修护士的身份证、毕业文凭、《中华人民共和国护士执业证书》。

4. 护理部负责转入护士及时办理本地注册变更，在有效变更注册前不得在临床单独值班。

5. 实习护士、进修护士、未取得《中华人民共和国护士执业证书》并有效注册的新护士不能单独工作，必须在执业护士的指导下进行护理工作。

6. 护理部对资质审核不合格的护士，书面通知相关人员，确保做到依法执业。

7. 按“各级护士考核制度”进行定期考核，考核合格方可注册。

8. 护士长严格执行上述规范，加强依法执业管理。

三、护士执业岗位准入制度

护士执业岗位准入制度包括晚、夜班护士准入制度，特殊护理岗位专业护士准入制度，专科护士准入制度。

1. 晚、夜班护士

(1) 具有护士执业资格。

(2) 从事临床护理工作半年以上。

(3) 经科室护士长和带教护士考核相关理论、护理专业技术操作，成绩合格者，方可独立从事晚、夜班工作。

(4) 必须具备以下条件：独立完成急危重症抢救配合工作的能力、病情观察与应急处理能力、规范客观书写护理文件的能力、良好的慎独精神等。

2. 专科护士

(1) 符合专科护士任职资格，经考察选送省级以上卫生行政部门授权委托的规定机构和学时的专业培训，获得相应的专科护理人员培训合格证书。

(2) 有丰富的本专业临床护理工作经验，能循证解决本专科复杂疑难护理问题，有指导专业护士有效开展基础护理、专科护理的能力。

(3) 有组织、指导临床、教学、科研的能力。是本专科学术带头人。

(4) 能熟练运用一门外语获取学科信息和进行学术交流。

(5) 及时跟踪并掌握国内外本专科新理论、新技术，并有积极应用于临床的能力。

3. 特殊护理岗位专业护士

急诊室

(1) 具有护士执业资格。

(2) 急诊室 70%以上固定层护士要求：①完成规范化培训，考核合格；②接受过监护室专业培训，考核合格。

(3) 在监护室指定带教老师的指导下，进行 3 个月一对一带教培训，经考核合格后方能独立负责危重病人的监护工作。

(4) 独立工作应具备的能力：①具有分析、判断、预测和对急危重病人应急处理能力。②具有较强的团队协作精神，能与相关工作人员同心协力，做好急救工作。③掌握本专科相应的医学基础理论知识、病理生理学知识及多专科护理知识和实践经验。具有一定的病情综合分析能力。④熟练掌握心肺脑复苏、血流动力学监测、人工气道的应用及管理、常用急救与监护仪器的使用和管理，包括心电监护仪、除颤仪、呼吸机、降温机、血气分析仪、各种微量输液泵等。⑤掌握常见急危重症病人的抢救与护理、休克病人的观察及护理、器官移植术后监护、危重病人的营养支持。

四、各级各类护士任职资格

1. 护理部主任

【资质要求】

(1) 护理专业本科以上学历，注册护士。

(2) 副主任护师以上职称。

(3) 具有 10 年以上护理工作，5 年以上护理管理经验。

【岗位技术能力要求】

(1) 热爱本职工作，具有高度的责任心和敬业精神。

(2) 接受过护理管理专业知识和技能的培训和教育。

(3) 具有良好的语言和书面沟通能力、出色的人际交往能力和良好的协调能力。

(4) 身心健康,能胜任本职工作。

2. 科护士长

【资质要求】

(1) 护理专业本科以上学历(含本科在读),注册护士。

(2) 具有主管护师以上职称。

(3) 至少3年以上护理管理经验。

【岗位技术能力要求】

(1) 热爱本职工作,具有高度的责任心和敬业精神。

(2) 遵纪守法,有良好的医德医风,有较强的管理能力和协调能力,具有创新精神。

(3) 具有扎实的专业理论知识和较丰富的护理工作经验,能解决本专业疑难复杂的问题;具有较强的教学和科研能力;有全局观念和团队精神,善于沟通,有良好的群众基础。

(4) 具有一定的学术水平和科研能力,能够承担并胜任本专科不同层次的护理教学工作。

(5) 身心健康,能胜任本职工作,近两年病假累计不超过3个月。

3. 护理组长

【资质要求】

(1) 护理专业大专以上学历,注册护士。

(2) 具备护师以上职称。

【岗位技术能力要求】

(1) 思想品德:爱岗敬业,有高度的责任心、较强的沟通能力、较好的带教能力。

(2) 实践能力:具备较强的本专科临床护理经验,能独立解决护理中的问题。与医疗配合良好,并有一定的病区管理能力。每年晚、夜班工作量占轮班护士全年工作量的10%～20%。

(3) 教学能力:担任科室新护士和"三生"技术培训。

4. 临床轮班护士

【资质要求】

(1) 通过全国护士执业考试,取得有效注册。

(2) 能独立担任病区晚班、夜班工作。

【岗位技术能力要求】

(1) 热爱本职工作,具有高度的责任心和慎独精神。

(2) 具有良好的护理实践能力,能够熟练运用本专业护理理论知识和实践技能服务于病人。

(3) 各项考核合格。

(4) 身心健康,具备良好的理解能力、语言表达能力、沟通能力和学习能力,满足岗位需要。

5. 教学护士

【资质要求】

(1) 护理专业大专以上学历,注册护士。

(2) 具备护师以上职称。

(3) 3 年以上临床护理实践经验。

【岗位技术能力要求】

(1) 热爱本职工作，具有高度的责任心。

(2) 熟练掌握本专业护理理论知识和实践技能。

(3) 具有良好的语言表达能力和逻辑思维能力，热心教学工作。

(4) 身心健康，满足岗位需要。

6. 临床辅助护士

【资质要求】

(1) 已取得有效护士注册，有一定护理工作经验，但暂不宜从事晚、夜班工作。

(2) 省市卫生行政主管部门许可的护理专业学校毕业后，未取得有效护士注册者，协助护理各班工作，可担任助理护士工作。

重点岗位准入制度

1. 重点护理岗位是指:急诊、ICU、手术室、产房、血透室和供应室等科室。

2. 重点岗位护理人员上岗前必须接受由具备资质的医疗机构提供的岗前培训,考核合格者才能上岗。

3. 重点岗位护士必须是接受岗位继续教育,参加专业护士适任证书培训班 1～3 个月,专业培训合格的注册护士,并有三年以上临床护理工作经验。

4. 重点护理岗位护士必须熟练掌握本专科相应的医学基础理论知识,病理生理学知识及多专科护理知识和实践经验,具有较强的病情综合分析能力。

5. 每年获得规定的专业继续教育学分。

6. 进入重点岗位前,需经过由护理部组织的相关理论、专业技术和重症监护能力考核。成绩合格者,方可担任重点岗位工作。

7. 在护士长的指导下,重点岗位护士能根据患者的病情变化及时进行护理评估并修订护理计划。

8. 重点岗位护士负有指导下一层级护士完成疑难患者的护理工作、高危护理技术操作的职责。

9. 负责组织护理疑难病例讨论,检查评估下一层级护士护理计划实施情况及效果。

10. 承担病区患者及家属护理需求、意见征询与交流工作,做好医护、护患之间以及部门、科室的协调工作。

责任制护理管理制度

1. 在护士长/总责任护士的领导下，对所管的病人实行 8 小时在班、24 小时负责制。
2. 热情接待新病人，做好入院介绍并阐明自己的职责。
3. 对所负责病人的健康评估，计划的制订、实施及效果评价。
4. 对所负责病人的问题观察，有效地预防各种并发症。
5. 关心、重视病人的心理、营养及饮食护理。
6. 进行健康教育，指导病人掌握预防和康复的自护措施，积极从事功能恢复护理。
7. 对接班护士报告所负责的每个病人的情况负责。对护士间合作进行评价。
8. 对各有关专业综合协调。
9. 对制定的护理活动行为和决策结果负责。
10. 病人出院、转院或转科时，及时写好护理小结、出院指导，必要时定期随访。

第二部分
护理管理组织体系

护理组织管理体系构架图

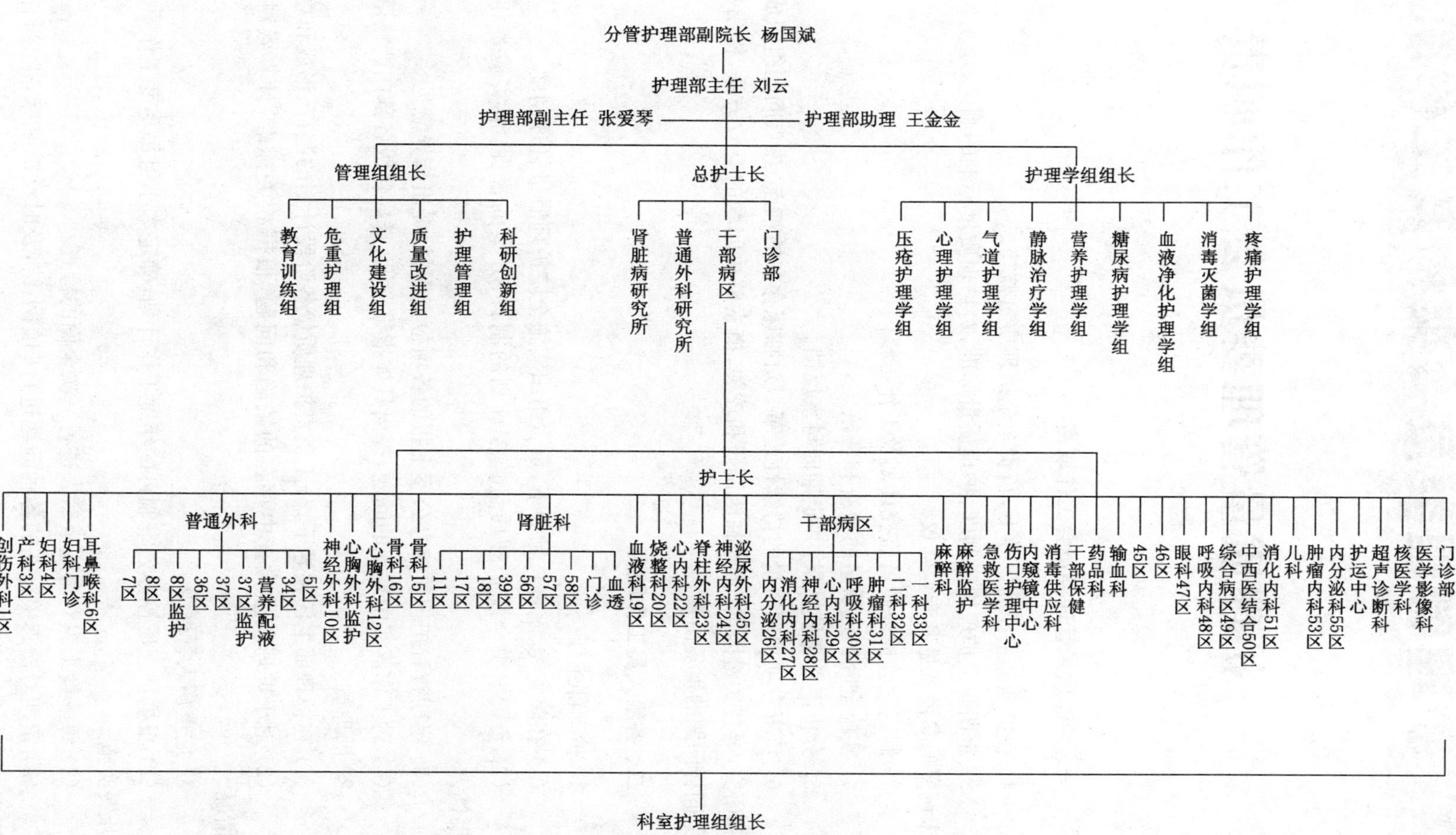

护理管理委员会架构及工作职责

护理质量管理委员会工作职责

一、护理质量管理委员会工作职责

1. 在护理部主任的领导下，负责全院护理质量监控。

2. 定期研究护理规章制度、护理质量标准，对护理质量标准的制定、质量监控等提出临床调研的参考意见和专业建议。

3. 制定完善护理质量监控计划及工作考核内容。

4. 实施全院护理质量的检查和考核。

5. 分析汇总考核结果，并定期向科室反馈。

6. 负责专项护理质量的持续性改革。对临床存在的难点、热点问题组织成员进行讨论和研究，寻找关键因素，实施临床调研和攻关，摸索解决问题的有效方法，提出控制对策，避免同样问题的重复出现。

二、各级人员工作职责

1. 护理部主任

(1) 在院党委、院首长领导下，负责组织实施全院护理质量管理制度。

(2) 负责组织全院护理质量监控计划的制订、方案的督促，落实检查和整改情况的反馈。

(3) 定期查看护理质控办公室上报的各项检查资料，提出指导意见。

(4) 对工作落实中发现的问题，提出具体指导意见，督导各级各部门严格落实。

2. 助理员

(1) 在护理部主任领导下，分工负责护理质量各阶段计划的制订、形成和总结。

(2) 对于护理质量检查中存在的缺陷和问题，根据相关标准，计算各科室护理得分情况。

3. 危重病人管理组

(1) 根据护理质控办公室制订的年度工作计划，确定本小组每季度工作重点，有步骤地开展实施。

(2) 每季度组织对全院重病人进行一次全面的检查。

(3) 定期对检查中存在的各种问题进行归纳小结，及时反馈临床，指导科室整改，不断提高危重病人护理质量。

(4) 对于检查中普遍存在的问题，及时开展专项调研，制定整改措施，指导临床护理工作。

4. 服务质量改进组

(1) 根据护理质控办公室制订的年度工作计划，确定本小组每季度的工作重点，有步骤地开展实施。

(2) 每季度组织对全院病区管理及抢救物品管理进行全面检查。

(3) 定期对检查中反映出的各种问题进行归纳小结，及时反馈临床，指导各临床科室整改，不断提高病区及抢救物品管理的质量。

(4) 对于检查中普遍存在的问题，及时开展专项调研，制定整改措施，指导临床护理工作。

(5) 每月按一定比例对各临床科室出院病人随机发放调查问卷，回收、统计、分析出院病人满意度。

(6) 定期对出院病人满意度调查中反映的各种问题进行归纳小结，及时反馈临床，指导各临床科室整改，不断提升病人满意度。

5. 消毒灭菌学组

(1) 根据护理质控办公室制订的年度工作计划，确定本小组每季度工作重点，有步骤地开展实施。

(2) 每季度组织对全院消毒隔离进行一次全面的检查。

(3) 定期对检查中反映出的各种问题进行归纳小结，及时反馈临床，指导各临床科室整改，不断提高病区消毒隔离管理的质量。

(4) 对于检查中普遍存在的问题，及时开展专项调研，制定整改措施，指导临床护理工作。

6. 护理管理组

(1) 根据护理质控办公室制订的年度工作计划，确定本小组每季度工作重点，有步骤地开展实施。

(2) 每季度组织对全院护理文书进行一次全面的检查。

(3) 定期对检查中反映出的各种问题进行归纳小结，及时反馈临床，指导各临床科室护士长调整护理管理的重点，提高病区护理文书的质量。

(4) 对于检查中普遍存在的问题，及时开展专项调研，制定整改措施，指导临床护理工作。

护理质量管理委员会构架图

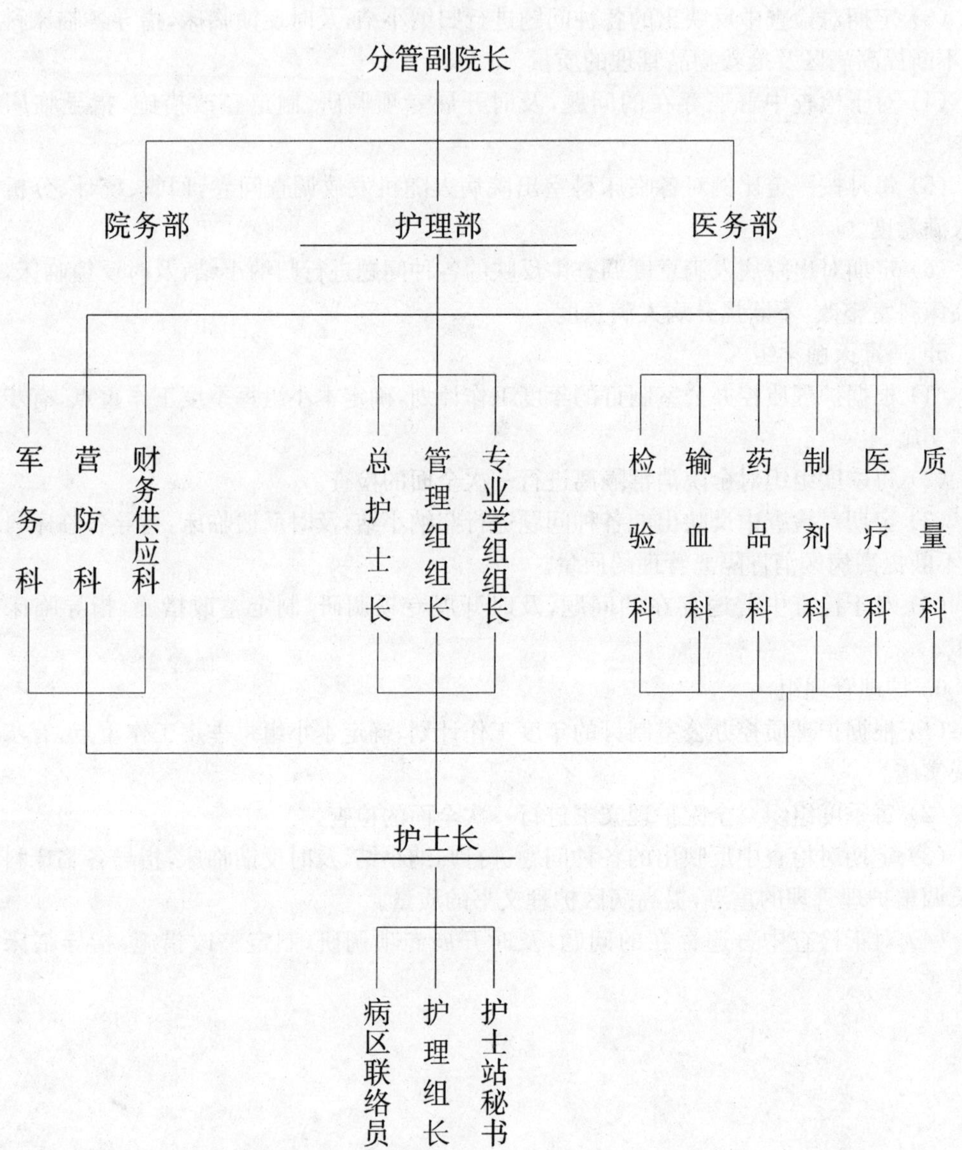

护理安全管理委员会工作职责

护理安全管理实施三级监控网络：

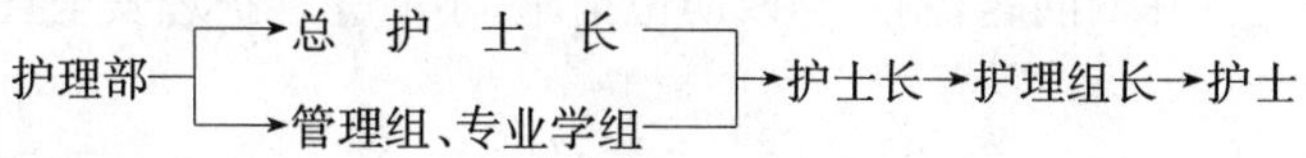

护理部→总护士长 / 管理组、专业学组→护士长→护理组长→护士

1. 护理部主任职责

全面负责医院护理安全管理工作，指导督促各级护理人员落实安全制度，确保护理工作安全。

2. 护理部助理员职责

在护理部主任的领导下，具体负责全院的护理安全管理工作。

(1) 制定并完善各项安全管理制度，预防压疮、跌倒/坠床、导管滑脱等各项安全专项工作质量标准，重点护理对象和环节管理流程等。

(2) 制定各类群体突发事件和应急意外事件的处理预案。

(3) 贯彻预防为主的管理原则，配合护理部主任对各级各类护理人员进行安全知识培训与教育，包括法律、法规、规范以及各种应急处理预案等，不断强化安全意识，规范安全行为。

(4) 健全院内各类护理安全标识，各种警示牌必须醒目、清晰、规范、易懂。

(5) 制定与护理安全管理工作相关的奖惩措施。

(6) 处理临床发生的护理安全(不良)事件与投诉、纠纷及潜在的隐患缺陷，提出整改措施，典型案例于每月护士长会通报共享。

(7) 定期召开安全管理委员会成员会议，分析护理安全隐患、不良事件，通过对典型实例的剖析，找出在环节管理、流程管理上存在的问题所在，制定整改防范措施，不断完善护理安全管理制度。

3. 总护士长职责

在护理部的指导下，全面负责本片内的护理安全管理工作。

(1) 考核临床护士对各项护理安全管理制度、各项应急处理预案的执行情况以及重点护理环节、对象安全管理措施的知晓及落实情况。

(2) 针对护理工作重点和薄弱环节，定期对各级护士进行护理安全教育，防止护理安全(不良)事件源于投诉、纠纷的发生。

(3) 定期召开片内护士长会议及安全小组成员会议，对分管片内的护理安全工作进行分析评价、反馈并提出切实有效的整改措施。

4. 护士长职责

在护理部及总护士长的领导下，全面负责本病区的护理安全管理工作。

(1) 完善病区内的护理安全管理制度(各班次的岗位职责、服务规范、工作流程、质量标准、操作规范和疾病护理常规等),并严格执行。

(2) 加强安全教育,使本病区的护理人员能熟练掌握各类群体突发事件和应急意外事件的处理流程。

(3) 正确使用护理部统一制作下发的各种标识以及护理安全的警示标识。

(4) 对高危人群实施监控措施并定期将结果上报。

(5) 及时传达护理部组织的年度安全教育、季度质量讲评及每月护士长例会精神,组织落实本科室护理安全讨论,通过对典型实例的剖析,制定整改措施并进行跟踪检查,找出环节管理、流程管理上存在的问题,制定整改防范措施,不断完善护理安全管理制度。

护理安全管理委员会构架图

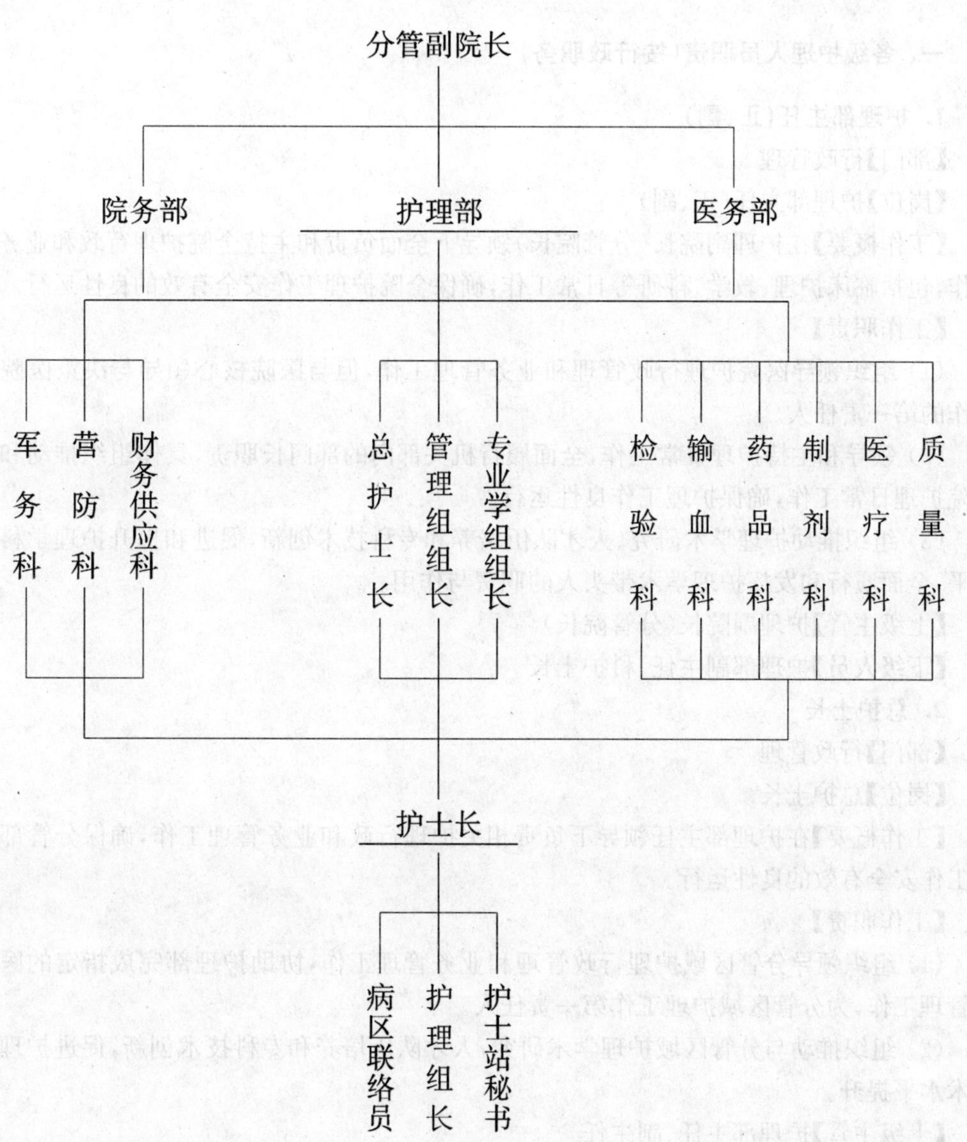

护理人员岗位职责

一、各级护理人员职责(按行政职务)

1. 护理部主任(正、副)

【部门】行政管理

【岗位】护理部主任(正、副)

【工作概要】在护理副院长(分管院长)领导下全面负责和主持全院护理行政和业务管理工作,包括临床护理、教学、科研等日常工作,确保全院护理工作安全有效的良性运行。

【工作职责】

(1) 组织领导医院护理行政管理和业务管理工作,但与医院核心领导与决策医院护理工作的第一责任人。

(2) 领导和主持护理日常工作,全面履行机关部门的部门长职责,具体组织推动和管理医院护理日常工作,确保护理工作良性运行。

(3) 组织推动护理学术研究、人才队伍培养和专科技术创新,促进和提升护理学科建设水平,全面履行和发挥护理学术带头人的职责与作用。

【上级主管】护理副院长(分管院长)

【下级人员】护理部副主任、科护士长

2. 总护士长

【部门】行政管理

【岗位】总护士长

【工作概要】在护理部主任领导下负责相关护理行政和业务管理工作,确保分管部门护理工作安全有效的良性运行。

【工作职责】

(1) 组织领导分管区域护理行政管理和业务管理工作,协助护理部完成指定的医院护理管理工作,为分管区域护理工作第一责任人。

(2) 组织推动与分管区域护理学术研究,人才队伍培养和专科技术创新,促进护理学科学术水平提升。

【上级主管】护理部主任、副主任

【下级人员】专科护士长、护士

3. 护士长

【部门】行政管理

【岗位】护士长

【工作概要】在科护士长领导下负责相关护理行政和业务管理工作,确保全科护理质量安全有效的良性运行。

【工作职责】

(1) 组织领导本科室护理行政管理和业务工作，为本科护理工作第一责任人。

(2) 组织推动本科护理学术研究、人才培养和专科技术创新，促进护理学科的提升和发展。

【上级主管】总护士长

【下级人员】本科护士

二、各级护理人员职责(按技术职称)

1. 主任护师

【岗位】主任护师

【工作概要】根据护理工作计划，全面负责科室护理人员的业务培训；指导、参与各项护理工作；主持业务讲座；指导、参与教学、科研、人才培养、学术交流。

【工作职责】

(1) 在上级主管领导下，应用护理程序的工作方法，指导科室(部门)的护理工作。

(2) 指导、参与急危重病人的抢救、治疗和护理；修订、检查下级护士护理计划的制订、实施与评价。

(3) 定期主持专科护理查房和护理病例讨论，解决本专业复杂疑难问题。

(4) 跟踪并掌握国内、外专科护理发展动态，定期开展护理新知识、新技术学术讲座。

(5) 协助护理部、科护士长、护士长做好护理质量控制工作，不断完善质控方案。

(6) 参与安全管理，定期分析安全隐患，提出防范措施，对护理缺陷提出鉴定意见和整改措施。

(7) 指导并参与护理教学、带教计划的制订、实施和评价，参与本科、研究生教学和学术交流。

(8) 指导、制订和实施护理科研计划，并指导撰写护理论文。

【上级主管】

【下级人员】副主任护师、主管护师、护师、护士

2. 副主任护师

【岗位】副主任护师

【工作概要】根据护士工作计划，负责科室护士人员的业务培训，指导、参与临床/社区护理工作，主持业务讲座，指导、参与教学、科研、人才培养。

【工作职责】

(1) 在护士长领导、主任护师业务指导下，以护理程序的工作方法，指导科室(部门)的护理工作。

(2) 指导、参与急危重病人的抢救、治疗和护理，修订、检查下级护士护理计划的制订、实施与评价。

(3) 定期主持专科护理查房和护理病例讨论，解决本科专业较复杂疑难问题。

(4) 协助护理部、科护士长、护士长做好护理质量控制工作，不断完善质控方案。

(5) 参与安全管理，定期分析安全隐患，提出防范措施，对护理缺陷和事故提出鉴定意

见和整改措施。

(6) 指导并参与护理教学、带教计划的制订、实施和评价，参与护理教学和学术交流。

【上级主管】主任护师

【下级人员】主管护师、护师、护士

3. 主管护师

【岗位】主管护师

【工作概要】根据护理工作计划，负责科室护理人员的业务培训，指导、参与临床/社区护理工作，开展业务讲座，参与教学(带教)、科研。

【工作职责】

(1) 在护士长领导和主任(副主任)护师业务指导下，落实各项护理工作。

(2) 指导并参与本科室急、危重症病人抢救、治疗和护理，协助拟订护理计划，检查下级护士护理计划的制订、实施和评价工作。

(3) 定期组织、参与科室护理查房和护理病例讨论。

(4) 协助护士长做好科室护理质量管理工作。

(5) 参与安全管理，分析存在隐患及护理过失和缺陷的原因，提出防范措施。

(6) 参与护理教学及带教计划制订、实施和效果评价。

(7) 参与护理科研计划和新技术引用的实施工作。

(8) 负责“三基”训练计划的落实与评价，参与下级护士规范化培训工作。

(9) 检查、修改下级护士书写的护理记录。

【上级主管】副主任护师

【下级人员】护师、护士

4. 护师

【岗位】护师

【工作概要】根据护理工作计划，掌握职业护理理论及操作技能，参与临床护理工作。

【工作职责】

(1) 在护士长和上级护师指导下进行整体护理工作。

(2) 以护理程序为指导，参与临床护理实践，制订护理计划并实施、评价。

(3) 在上级护师指导下参与危重、疑难病人护理，不断总结经验。

(4) 执行各项护理常规及安全管理措施，严格执行护理核心制度，减少护理缺陷及事故。

(5) 协助护士长、上级护师做好病区管理工作。

(6) 按照《病历书写规范》要求，书写护理记录。

(7) 参与科室组织的业务学习、护理查房和病例讨论。

(8) 完成“三基”训练计划，考核达标。

(9) 参与护理科研及带教工作。

【上级主管】主管护师

【下级人员】护士

5. 护士

【岗位】护士

【工作概要】根据护理工作计划，完成临床护理工作及“三基”训练和规范化培训工作。

【工作职责】

(1) 在护士长和上级护师指导下，进行临床护理工作。

(2) 以护理程序为指导，正确执行医嘱和各项护理措施。

(3) 执行各项护理常规及安全管理措施，严格执行护理核心制度，减少护理缺陷和事故。

(4) 参与危重病人抢救及疑难病人护理，不断学习，积累经验。

(5) 做好消毒隔离工作，保持病区整洁、安静、舒适、安全。

(6) 按照《病历书写规范》要求，书写护理记录。

(7) 按时参加业务学习和护理病例讨论、护理查房。

(8) 参加“三基”培训，考核达标。

(9) 按计划完成继续教育及规范化培训工作。

【上级主管】护师

【下级人员】

三、各类护理人员职责(按护理岗位)

1. 护理部助理员

【部门】护理管理

【岗位】护理部助理员

【工作概要】在护理部主任的领导下，协助护理部对临床疑难复杂问题处理的研究、计划与改进，负责对全院护理工作的质量、管理、教学、科研进行监督和指导，确保全院护理工作安全有效的运行。

【工作职责】

(1) 协助护理部对各级护理人员进行现场指导和考核工作，做好各科特殊、疑难、重大手术病例的护理现场指导工作。

(2) 协助护理部开展新技术、新业务，制定护理常规、工作标准和临床路径。

(3) 运用评估、检查、协调等管理手段，不断发现临床护理工作中现存和潜在的问题，改进全院护理管理质量，确保医院护理环节质量监控得到有效实施。

(4) 参与讨论、制订全院各级护理人员长期和短期在职培训考核及人才培养计划。

(5) 指导护士规范化培训、教学、科研等工作。参与并指导临床护理循证实践以及护理论文的初审、修改及投稿工作。

(6) 指导临床护理教学实践，及时向护理部反馈实习、进修人员的培养现状及师资队伍建设方面的合理化建议。

(7) 接受护士长及护理人员的业务咨询，指导其开展工作。

(8) 及时反馈护理单元及相关协作部门对护理工作的意见和建议。

【上级主管】护理部主任

【下级人员】科护士长、护士长、护士

2. 护理部质量控制员

【部门】护理管理

【岗位】护理部质量控制员

【工作概要】在护理部主任的领导下，协助护理部对临床护理质量进行计划与改进方案的起草，负责对全院护理工作的质量管理，进行资料收集的动态信息反馈，确保全院护理工作安全有效的良性运行。

【工作职责】

(1) 了解负责病人的病情，检查护理工作质量和效率，及时发现和指正环节质量中存在的问题。

(2) 参与对护理单元危重病人护理质量、护理文件书写质量的检查。

(3) 定期抽查护理单元危重病人基础护理工作。

(4) 定期对各护士单元的急救物品、病房管理、消毒隔离等情况进行全面检查，提出书面意见。

(5) 实地了解病人对护理工作的满意度，做到有记录、有反馈。

(6) 参与护士的"三基"理论及技能考核。

(7) 负责其他事务工作及临时性工作。

【上级主管】护理部主任、副主任

【下级人员】科护士长、护士长、护士

3. 总带教护士

【部门】病区

【岗位】总带教护士

【工作概要】在病区护士长和院教育训练组的领导下，根据护理部和科室教学计划，负责本病区临床护理教学工作，完成实习护生和进修护士的临床教学任务，并对他们的学习、工作情况实施管理。

【工作职责】

(1) 根据护理部和科室的教学计划，制订本病区临床护理教学计划，负责实施，定期总结经验，制定改进措施。

(2) 负责实习护生和进修护士带教人员的安排。

(3) 负责临床教学质量的监督与评价。督促作为护理人员的实习护生、进修护士认真执行各项护理常规、规章制度和技术操作规程，做好各项护理工作。

(4) 组织本病区的教学业务讲座和教学查房，定期召开座谈会，了解教与学两方面的意见，改进教学方法。

(5) 负责本病区实习护生、进修护士的出科考核工作。

【上级主管】病区护士长

【下级人员】进修护士、实习护生

4. 专科护士

【部门】病区

【岗位】专科护士

【工作概要】在病区护士长和专业学组的领导下，指导全院本专科疾病病人的护理工作，提供本科疾病的最新护理知识和护理措施。

【工作职责】

(1) 承担全院本专科病人的护理会诊、护理门诊及相关的专科护理临床工作；对专科病人进行护理评估，制订护理计划并落实护理措施，评价护理效果。

(2) 解决病人的专科护理问题，做好资料收集、评估、记录工作。抢救技术熟练，专业理论扎实，能正确分析病人监护资料。

(3) 负责本科病人健康教育的实施，开展本专科健康教育知识讲座和活动，不断提供本专科的最新进展及前沿知识。

(4) 为病人、家属、医护人员提供专科护理培训和咨询服务，负责临床护士专科知识与技能的培训和考核工作。

(5) 掌握本专科新技术、新业务，了解本学科发展的动态，开展本专科的护理科研，并应用本专科新的知识，丰富本专科知识体系，改进护理质量。

【岗位要求】取得本科相关知识培训资质

【上级主管】病区护士长

【管理对象】下级护士

5. 护理组长

【部门】病区

【岗位】护理组长

【工作概要】在护士长的领导下，协助临床疑难复杂问题处理的研究、计划与改进，负责对科室护理工作的质量、管理、教学、科研进行监督和指导，确保科室护理工作安全有效的运行。

【工作职责】

(1) 协助护士长对各级护理人员进行现场指导和考核工作，做好各科特殊、疑难、重大手术病例的护理现场指导工作。

(2) 协助护士长开展新技术、新业务，制定护理常规、工作标准和临床路径。

(3) 运用评估、检查、协调等管理手段，不断发现临床护理工作中现存和潜在的问题，改进科室护理管理质量，确保科室护理环节质量监控得到有效实施。

(4) 参与讨论、制订科室各级护理人员长期和短期在职培训考核及人才培养计划。

(5) 指导护士规范化培训、教学、科研等工作。

(6) 指导临床护理教学实践，及时向护理部反馈实习、进修人员的培养现状及师资队伍建设方面的合理化建议。

(7) 及时向上级反馈护理单元对护理工作的意见和建议。

【上级主管】主任、护士长

【下级人员】护士

6. 病区护士

【部门】病区

【岗位】病区护士

【工作概要】在病区护士长的领导下，全面负责分管病人的护理质量，参与病区的物品管理，承担部分临床护理教学和科研工作。

【工作职责】

(1) 运用整体护理的理念全面负责分管病人的护理质量，对分管病人进行评估，制订护理计划并落实护理措施，评价护理效果，执行各项护理常规、规章制度和技术操作规程，做好各种文件记录。

(2) 及时巡视病房，密切观察病情变化，发现异常及时汇报。

(3) 配合医生做好危重病人的抢救及诊疗工作，负责正确采集病人各种检查标本。

(4) 熟悉各种抢救器材的性能和使用方法，做好保养维护，确保完好，处于备用状态。

(5) 参与病房安全管理、物(药)品管理、消毒隔离工作。

(6) 承担本病区下级护士的业务指导、护生的见习和实习、进修护士的护士教学工作，参与本病区新业务、新技术的开展及护理科研工作。

【上级主管】病区护士长

【管理对象】下级病区护士

7. 护理秘书

【部门】病区

【岗位】护理秘书

【工作概要】在护士长的领导下工作，全面负责病区日常行政事务，包括医嘱的转抄、传达，对内对外联系、护理部通知传达、文件收发、信息收集与反馈等，保证病区工作正常有序运行。

【工作职责】

(1) 清理护士站周围环境，保持环境整洁。

(2) 检查校对夜间医嘱，并及时修改补充。

(3) 根据前一天护士所登记耗材及血气分析进行收费，纠正漏费。

(4) 病区接待：迎接前来住院的病人，及时通知医生和管床护士，做好家属的介绍、解释及咨询工作。

(5) 医嘱处理：负责白天医嘱的提取、转抄、校对和打印，督促治疗护士与管床护士及时执行各项医嘱，并检查医嘱执行情况。

(6) 整理医疗护理文件：办理出入院、转科、转院手续，整理各种医疗护理文件及出院归档病历。转出病人检查后再转出。危重护理记录单采取两人核对。

(7) 信息查询：为病人提供医疗费用查询密码，对于疑问给予解释，及时通知医生病人的欠费情况。

(8) 负责办公用品及各种医疗文书的请领、病区设施的报修。

(9) 负责查看政工网，通知护士参与各种学习、开会等。

(10) 负责每日下午的视频探视，定点巡视探视间的卫生及人员情况。

(11) 负责登记床位、工作量统计及签收各类化验报告单，新病人入院通知营养食堂加餐。

(12) 负责办公用品的请领。

(13) 负责其他事务性工作及临时性工作。

【上级主管】护士长

8. 助理护士

【部门】病区

【岗位】助理护士

【工作概要】在护士长和护理组长的领导下工作，全面负责病区患者基础护理的落实及患者外出检查的安全转运。

【工作职责】

(1) 负责保持病人的“三短六洁”、引流瓶倾倒及氧气湿化装置维护。

三短：头发、胡须、指(趾)甲。

六洁：皮肤、头发、口腔、手足、会阴、肛门。

(2) 协助当班护士做好病人的搬运、更换体位、功能锻炼、健康教育、仪器清洁，整理床位。

(3) 负责病人的外出检查，保障病人在外安全。

(4) 负责校对标本医嘱，扫描血尿标本的留取试管及标本杯，并收费。

(5) 指导和检查护理员的工作。

【上级主管】护士长

【下级人员】护理员、卫生员

9. 母婴同室护士

【部门】母婴同室

【岗位】母婴同室护士

【工作概要】在护士长领导和上级护师的指导下进行工作。以“儿童优先、母亲安全”为宗旨，执行母婴保健法，对母婴实施责任制整体护理。

【工作职责】

(1) 严格执行各项规章制度和各项技术操作规程，准确执行医嘱，及时完成各项护理工作。严格执行各项消毒隔离制度。

(2) 执行母婴同室工作制度，支持和促进母乳喂养。

(3) 按护理等级做好护理观察，及时发现母、婴异常情况，及时报告医师并遵医嘱给予相应处理。

(4) 做好健康教育工作，指导产妇掌握母乳喂养基础知识和操作技巧及新生儿护理知识，进行产褥期保健指导，并将出院母婴转入围产期三级保健网络。

(5) 备好各种抢救药品和器材，配合医师做好高危孕产妇的抢救工作。

(6) 做好孕产妇的基础护理和心理疏导。做好新生儿的基础护理及预防保健、治疗。

(7) 参与护理教学科研工作，开展护理新业务和新技术。

(8) 参加护理查房和危重病例讨论会，提高临床分析问题、解决问题的能力。

(9) 积极参与病室管理，配合护士长工作，指导下级护士、护生、进修生和护理员的工作。

【上级主管】护士长

【下级人员】下级护士、护理员

10. 产房护士

【部门】产房

【岗位】产房护士

【工作概要】在护士长领导和医师指导下进行工作。持证上岗，做好产程观察、记录及助产工作。

【工作职责】

(1) 执行各项规章制度和技术操作规程，准确及时地完成各项护理工作。

(2) 执行无菌操作常规及消毒隔离规范。

(3) 负责正常产妇的助产并协助医师进行难产的助产工作。

(4) 观察产程进展,正确绘制产程图,按照技术操作规范进行助产,注意观察并发症的发生。

(5) 配合医师做好危重产妇的抢救和新生儿窒息复苏的配合工作。

(6) 协助产妇做好新生儿早吸吮、早接触,做好围产期保健知识的健康教育,促进母乳喂养成功。

(7) 负责助产带教工作,指导新护士、进修人员、实习人员的助产工作。

(8) 开展新业务、新技术及科研活动。

【上级主管】护士长

【下级人员】下级护士、进修生、实习生

11. 重症医学科(ICU)护士

【部门】重症医学科(ICU)

【岗位】重症医学科(ICU)护士

【工作概要】在护士长领导下和上级护师的指导下进行工作。认真履行岗位职责,遵守各项规章制度。

【工作职责】

(1) 执行各项护理制度和技术操作规程,准确及时完成各项治疗、护理措施。

(2) 做好病人的基础护理和心理护理。

(3) 护理中做到有评估、有计划、有措施,有评价以减少护理并发症的发生。

(4) 参加主管病人的 ICU 医生查房,及时了解病人的治疗护理重点。

(5) 掌握常规监测手段,使用各种仪器设备,密切观察病情变化并及时通知医生采取相应措施,护理记录翔实、准确。

(6) 掌握抢救技术,能够配合医生完成各项抢救。

(7) 严格执行消毒隔离制度,防控医院感染的发生及扩散。

(8) 做好病房仪器、设备、药品、医用材料的保管工作。

(9) 参加科室组织的护理查房、会诊和病例讨论,参与本科室护理教学、科研和新技术、新项目开展工作。

(10) 参与病室管理,协助护士长工作。

【上级主管】ICU 护士长

【下级人员】下级护士、护理员

12. 血液净化中心护士

【部门】血液净化中心

【岗位】血液净化中心护士

【工作概要】在护士长的领导下和上级护师的指导下进行工作。完成病人的治疗方案、治疗期间的病情观察、抢救配合、健康教育、心理护理等。

【工作职责】

(1) 执行各项护理制度和技术操作规程,执行医嘱,准确及时完成各项护理工作,严格执行查对及交接班制度。

(2) 参与危重病人的抢救工作，备好各种抢救药品、物品，遵医嘱准确及时用药。

(3) 观察病情变化、穿刺局部及机器运转情况，如有异常及时与医师联系并协助护理。

(4) 执行操作规程及复用透析器使用规范，防止交叉感染。

(5) 开展心理护理及健康教育工作。

(6) 按操作常规使用血液净化设备，保持机器清洁，发现机器异常及时处理汇报。

(7) 参与科室组织的护理查房、病例讨论。

【上级主管】护士长

【下级人员】病区护理员、卫生员

13. 门诊协诊护士

【部门】门诊部

【岗位】门诊协诊护士

【工作概要】在护士长领导下，协助医师做好门诊病人的诊检工作，并做好物品、环境的管理。

【工作职责】

(1) 做好开诊前的准备工作，物品准备完好，诊检仪器设备性能良好，处于备用状态。

(2) 协助医师进行检诊，按医嘱对病人进行处置。

(3) 观察候诊病人的病情，发现病情变化者安排提前诊治或送急诊室处理。

(4) 维持就诊秩序，保持诊室及候诊环境整洁、安静。

(5) 做好健康科普知识宣教。

(6) 负责诊室物品清洁、整理及器械的消毒工作，补充相关用品。

【上级主管】门诊护士长(科护士长)

【下级人员】进修实习护士

14. 换药室护士

【部门】门诊部

【岗位】换药室护士

【工作概要】在护士长领导下，完成门诊病人的换药工作，做好换药室的管理工作。

【工作职责】

(1) 按照无菌原则和各种伤口的技术操作规程，为门诊病人换药，视伤口情况给予不同处理。

(2) 备好应急药品，做好紧急状态下的急救工作。

(3) 做好伤口护理知识健康教育。

(4) 执行换药室的消毒隔离制度，做好换药用具及换药敷料的终末处理工作。

(5) 做好物品器械的清点、保管工作。

(6) 保持换药室整齐、清洁、有序。

【上级主管】换药室护士长(门诊护士长)

【下级人员】实习护士、进修人员

15. 门诊治疗室护士

【部门】门诊部

【岗位】门诊治疗室护士

【工作概要】在护士长领导下，完成门诊病人的治疗工作，并做好治疗室管理。

【工作职责】

(1) 按照无菌操作原则和各项技术操作规程，做好门诊病人的治疗工作。

(2) 做好治疗前的解释工作，取得配合。治疗完毕，清理用品，向病人交代有关注意事项。

(3) 执行治疗室的消毒隔离制度，做好各种治疗用品的消毒、灭菌工作。

(4) 保持治疗室清洁、整齐，负责治疗室各种用品的清点保管。

(5) 做好采集标本的保管和送检工作。

【上级主管】护士长

【下级人员】进修护士、实习护士

16. 注射室护士

【部门】注射室

【岗位】注射室护士

【工作概要】在护士长(组长)领导下，完成门诊病人的注射任务，做好注射病人的病情观察和健康教育。

【工作职责】

(1) 按照无菌原则和技术操作规程，做好各种注射治疗。

(2) 做好注射前的查对工作，对过敏药物做好注射前的过敏试验。

(3) 备好抢救药品、物品，保证正常使用。发生注射反应及时进行处理并立即通知医生。

(4) 解答病人提出的疑问。根据用药特点，交代注射后的注意事项。

(5) 执行消毒隔离制度，按要求做好医疗垃圾的分类处理。

【上级主管】护士长(组长)

【下级人员】进修、实习护士

17. 门诊手术室护士

【部门】门诊手术室

【岗位】门诊手术室护士

【工作概要】在护士长(组长)领导下，完成门诊手术病人的安排和手术配合，做好门诊手术环境和物品的管理。

【工作职责】

(1) 做好门诊手术病人的预约和登记工作。

(2) 执行手术室各项规章制度和技术操作规程，督促检查参加手术人员的无菌操作。

(3) 严格查对，做好术前各项准备工作，保证各项物品完好，完全使用。

(4) 术中观察病情，做好心理护理，避免不良刺激。正确及时提供手术所需物品、药品。

(5) 做好手术标本的保管和送检。

(6) 术毕清理手术间及手术器械，向病人交代术后注意事项。

【上级主管】门诊手术室护士长(组长)

【下级人员】进修、实习护士

18. 预分诊护士

【部门】急诊科(室)

【岗位】预分诊护士

【工作概要】在护士长的领导下工作，熟练掌握急诊范围和相关工作制度与职责要求，根据病人的主诉和主要症状、体征，分清疾病的轻、重、缓、急及隶属专科，指导病人就诊。

【工作职责】

(1) 负责急诊病区分诊工作，及时与医师联系，通知医师尽快接诊。

(2) 指导急诊病人的就诊流程，并做好病人的预检工作。

(3) 负责突发事件的及时汇报。

(4) 严格执行消毒隔离制度，及时做好各项记录。

(5) 协助指导下级护士及进修、实习护士工作。

(6) 负责病人的咨询服务，并及时做好病人的健康教育。

(7) 完成护士长布置的临时工作任务。

【上级主管】急诊室护士长

【下级人员】急诊导诊员、进修实习护士

19. 观察室护士

【部门】急诊观察室

【岗位】观察室护士

【工作概要】在护士长的领导下及上级护士的指导下工作，做好观察室病人病情观察、治疗、护理及下级护士带教与观察室管理工作。

【工作职责】

(1) 负责留观病人病情观察，发现病情变化及时汇报值班医师，协助医师做好病人的抢救工作。

(2) 及时做好各项观察、护理记录。

(3) 做好病人的基础护理与心理护理。

(4) 完成各项治疗工作，协助医师进行各项诊疗工作。

(5) 协助指导下级护士及进修、实习护士工作。

(6) 负责留观病人的健康教育与出院指导。

(7) 负责观察室的消毒隔离与医疗垃圾分类管理工作，并及时做好相关记录。

(8) 协助护士长做好观察室的管理工作。

【上级主管】观察室护士长

【下级人员】进修实习护士、护理员

20. 抢救室护士

【部门】急诊室

【岗位】抢救室护士

【工作概要】在急诊室护士长的领导下及上级护士的指导下工作，熟练掌握常见疾病的抢救程序与急救技术操作规程，明确急救工作的性质与任务，严格执行急诊抢救工作制度、查对制度、执行医嘱制度，值班交接班制度、消毒隔离制度等，协同医师对急救病人实行迅速、及时、有效的抢救措施，为病人争取抢救时机；同时协助急诊室护士长做好急诊抢救药品、物品的管理，及对下级护士、进修实习护士的带教工作。

【工作职责】

(1) 在急救过程中,迅速、准确地协助医师进行抢救,并及时做好相关记录。

(2) 负责急诊抢救室病人的病情观察,按护理程序对病人实施护理并及时做好各项护理记录。

(3) 按医嘱及时准确地为病人进行各项治疗。

(4) 做好急救病人与家属的健康教育与心理护理。

(5) 协同医师护送危重病人及手术病人到病房或手术室,并与病房和(或)手术室护士做好病人的交接工作。

(6) 负责检查、补充各种急救、急诊医疗器械、药品及物品,保证急救物品、药品、器械完好,并能随时使用。

(7) 按消毒隔离制度完成无菌物品的管理、空气消毒及医疗垃圾分类管理等工作,并及时做好相关记录。

(8) 接受护士长带教任务的安排,指导下级护士、进修与实习护士的工作。

(9) 协助护士长做好急诊抢救室的管理,保证良好的抢救秩序。

【上级主管】急诊室护士长

【下级人员】进修实习护士、护理员

21. 输液室护士

【部门】输液室

【岗位】输液室护士

【工作概要】在护士长领导下,遵医嘱完成门急诊病人的输液治疗工作,并做好输液室管理和病人健康教育。

【工作职责】

(1) 为病人安排合适体位,按时配制药液并完成输液治疗。

(2) 严格执行各项操作规程,严格执行查对制度。

(3) 观察输液病人的病情,备好急救药品、物品,发现输液反应和其他病情变化及时处理并立即报告医师。

(4) 保持输液室环境的整洁、安静。

(5) 经常与病人交流沟通,解答病人提出的疑问,做好健康知识宣教。

(6) 执行消毒隔离制度,做好输液器具的终末处理工作。

【上级主管】输液室护士长

【下级人员】进修、实习护士

22. 手术室护士长

【部门】手术室

【岗位】手术室护士长

【工作概要】在科护士长领导下,根据护理部、大科工作计划,全面管理手术室各项工作,包括教学、科研及手术室人力、物品、环境管理等。

【工作职责】

(1) 在护理部主任、护士长和科室主任的领导下,负责本室的行政、业务管理思想工作。

(2) 制订科室工作计划并组织实施。合理安排人员,进行科学分工,对难度较大或新开展的手术和抢救工作，必要时亲自参加或指导操作。

(3) 负责组织科室各级护理人员的业务学习，根据专科业务、技术需要，有计划地采取多种方式学习新业务知识、新技术操作和新仪器的使用等，并组织理论考试和技术考核。

(4) 督促所属人员认真执行无菌技术操作规程，定期对灭菌物品、手术间空气进行了采样培养，结果存档备查，督促和检查卫生员做好清洁消毒工作。

(5) 督促检查各项规章制度和护理常规贯彻执行情况，发现问题及时纠正，对发生的不良事件要认真组织讨论，分析原因，制定防范措施。

(6) 负责本室的财产预算、管理和报损等。对各类物品、食品、设备要指定专人负责，建立账目，定期组织清点、报修。贵重、精密器械要建立使用登记卡。

(7) 督查手术标本的保管和及时送检。

【上级主管】护理部主任/科护士长

【下级人员】下级护士、进修实习护士、护理员、卫生员

23. 手术室巡回护士

【部门】手术室

【岗位】手术室巡回护士

【工作概要】在护士长领导下进行各项工作，具有一定的工作经验，并经相关专科知识培训。工作中能严格遵守各项规章制度和护理标准，做好术前术后室内清洁卫生、物品准备、协助器械护士及麻醉师进行各项操作，保证手术顺利进行。

【工作职责】

(1) 配合手术

① 做好术前室内清洁卫生和各类物品的准备。

② 术前一日访视病人，评估了解病人情况及所施手术，根据不同情况给予相关指导。

③ 做好查对工作：查对病室、床位、姓名、性别、年龄、手术部门、腕带标识、手术名称，检查备血情况，术前禁食、禁饮、消化道准备，检查输血同意书、手术同意书是否签字和从病室带入的物品是否齐全等。

④ 检查手术区备皮情况：复查术前用药（药名、用量、方法），固定体位，使手术区域充分暴露，同时保证病人肢体处于舒适、安全状态。

⑤ 与洗手护士共同核对器械、敷料、缝针等，详细记录。关闭体腔及深部组织前，应再次核对，防止异物遗留。

⑥ 协助手术人员穿脱手术衣，供应手术台上需要的一切用物，保持手术间整洁、安静，适时调节手术室灯光与室温。

⑦ 根据医嘱负责输液、输血。输血前必须两人仔细核对血型、交叉配血结果，注意输液速度，防止液体外渗。

⑧ 随时督促手术人员严格执行无菌操作，对违反者应立即予以纠正；参观人员不可直接接触手术者或手术台，以防污染。坚守工作岗位，了解手术进展情况，不得擅自离开手术间。

⑨ 术毕，协助妥善包扎伤口。

⑩ 整理手术间，室内一切用物归还原处。

(2) 配合麻醉

【上级主管】护士长

【下级人员】进修、实习护士、护理员、卫生员

24. 手术室器械护士

【部门】护士长

【岗位】手术室器械护士

【工作概要】在手术室护士长领导下进行各项工作。具有一定的工作经验并经相关专科知识培训。工作中能严格遵守各项规章和操作制度，术中配合迅速准确。

【工作职责】

(1) 了解病情，熟悉手术步骤，以便与术者密切配合。

(2) 提前15～20分钟洗手、穿手术衣等。铺好无菌器械桌，并将手术器械分类按使用次序列于升降台及器械桌上，与巡回护士详细核对器械、敷料、缝针等。

(3) 协助铺好无菌手术单。

(4) 按手术步骤准确传递器械，器械用毕，迅速取回擦净，归还原处。吸引器头每次使用后，需及时吸洗，以免血液凝固而造成管腔堵塞。

(5) 手术所需各种缝针，应提前备好，缝线用无菌巾保护好，传递针线时，应先将线头拉出6～8厘米，随时清理束线残端，防止带入伤口。

(6) 保持器械台及手术台清洁，严格执行无菌操作，切开空腔脏器前，切口下方用无菌巾保护，已污染的器械、用物应放入弯盘内隔离。

(7) 术中留取的标本，以盐水纱布包裹，巾钳固定，不可遗落，由医师填写申请单送检，术中取样标本，应及时交巡回护士送检。

(8) 缝合体腔及皮下深部组织前后，应与巡回护士详细核对器械、敷料、缝针等，严防异物遗留。

(9) 术毕，按先清洗、后消毒的原则处理器械，器械应擦干，按手术器械卡打包，灭菌备用。特殊感染科所用器械按规定处理。锐利、精密和贵重医疗器械应分别清洗、处理，放入专柜。

(10) 协助整理手术间。

【上级主管】护士长

【下级人员】进修、实习护士、护理员、卫生员

25. 复苏室护士

【部门】手术室

【岗位】复苏室护士

【工作概要】在护士长领导下进行各项工作。具有一定的工作经验并经相关专科知识培训。负责病人在麻醉复苏期间的监测与护理工作。

【工作职责】

(1) 在手术室护士长领导下、麻醉科主任业务指导下进行工作。

(2) 负责病人在麻醉复苏期间的监测与护理工作。

(3) 严密观察病情，做好监测与记录工作，准确执行麻醉医师的医嘱。

(4) 负责麻醉复苏室内药品、器械的管理工作，定位放置，定时维护，确保无失效，处于应急状态。

(5) 负责麻醉复苏室和室内所有物品的清洁、消毒工作。

(6) 负责相关资料管理及统计工作。

【上级主管】麻醉科主任、手术室护士长

【下级人员】进修护士、实习护士、护理员、卫生员

26. 内镜室护士

【部门】内镜室

【岗位】内镜室护士

【工作概要】在护士长的领导下进行工作。完成各种内镜检查的配合工作，严密病情观察，适时心理护理、健康教育，准确收集标本，做好各种仪器的管理。

【工作职责】

(1) 胃肠镜室

① 配合医师完成各种检查和治疗工作。

② 做好内镜和附件使用的检查，保证内镜检查和治疗的顺利进行。

③ 按消毒规范要求对内镜进行清洗、消毒。并做好内镜及附件的维护、保养工作，定期检查。

④ 做好电话咨询、预约登记工作，向病人交代注意事项。

⑤ 做好检查前准备工作，认真填写病史单，核对姓名、性别、年龄，检查前用药、检查中观察、检查后交代事项及取报告时间。进行心理护理及健康教育。

⑥ 保证药品、物品完好无缺，急救用品齐全，处于备用状态。

⑦ 检查治疗中严密观察病人情况，如发现异常，及时报告医师，并协助医师处理。

⑧ 收集核对病理标本，及时送检，及时发送报告单。

⑨ 做好仪器档案的登记及保管，病例资料的存档工作。

⑩ 每日工作结束后保持工作台清洁、整齐，消毒液擦地面，紫外线照射 30 分钟。

(2) 耳鼻喉镜室

① 保持室内清洁、整齐，定期作空气消毒及培养。

② 严格执行消毒隔离制度，遵守无菌技术操作规程，防止交叉感染。

③ 熟悉仪器设备性能，定期保养器械。

④ 检查手术过程中配合医师采集图像，递送活检钳。

⑤ 严格按消毒规范对内镜进行消毒，防止交叉感染。

⑥ 妥善保管活检标本。

⑦ 备齐各种抢救物品、药品及器械。

⑧ 做好心理护理及健康教育。

【上级主管】护士长

【下级人员】护理员

27. 核医学科护士

【部门】核医学科

【岗位】核医学科护士

【工作概要】在科主任、护士长领导下负责本部门各项护理工作，如病人预约、登记、注射、环境消毒以及药物管理。同时负责每月的工作月报、年报及相关登记工作。

【工作职责】

(1) 熟悉各种核医学检查及治疗的名称、检查要求及价格等。

(2) 严格执行登记程序,不漏登、错登。

(3) 核对病人姓名、编号后请病人到候诊室接受检查及治疗,在核对后协助发放报告单。

(4) 负责核医学科用品的及时领取、存放。

(5) 协助做好同位素的开瓶、分装、送服、注射等工作,及时安排好急诊、出诊事宜。

(6) 保持工作场所清洁、整齐,做好消毒工作。

(7) 配合核医学科检查及治疗操作。

(8) 负责核医学科抢救药品及器材管理,协助医师进行病人抢救。

(9) 做好放射防护工作。

【上级主管】护士长

【下级人员】护秘、登记员

28. 影像科护士

【部门】影像科(CT、MRI、B超、DSA导管治疗室)

【岗位】影像科护士

【工作概要】在科主任、护士长领导下负责本部门的各项护理工作,如病人预约、登记、记账、统计以及药物管理、注射和环境消毒等工作。

【工作职责】

(1) 做好预约、登记(包括电话预约登记)、划价、收费等管理工作。

(2) 为预约病人解释接受检查和治疗准备规程,如CT、MRI增强扫描病人预先静脉留置针,并在检查中高压注射对比剂。

(3) 负责领取、保管药品、器材和其他物品,并做好器械的清洁消毒工作。

(4) 严格执行各项规章制度和技术操作规程。

(5) 加强机房感染管理,控制进出机房人员数量,指导进出人员做好职业防护,保持机房内整洁、肃静,调节空气温度、温度、定期做细菌培养。

(6) 做好候诊病人检查前的准备工作,评估受检查者的病情、检查部位、配合程度等,科学安排就诊秩序,适时做好候诊病人相关健康教育。

(7) 与医技人员密切配合完成检查治疗工作。

(8) 在检查治疗过程中严密观察病人的病情变化。病人有异常情况时,配合医师做好急救处理并及时完成护理记录。

(9) 检查结束后主动告知病人及家属注意事项及领取报告的时间、地点。

(10) 指导进修生、实习生、卫生员的各项工作。

【上级主管】护理部/护士长

【下级人员】进修实习人员、护秘、卫生员

29. 静脉药物配置中心护士

【部门】静脉药物配制中心

【岗位】静脉药物配制中心护士

【工作概要】在护士长领导下,在药剂师的业务指导下,全面负责各病区静脉用药配置等工作。

【工作职责】

(1) 执行各项规章制度和操作规程，严防差错发生。

(2) 负责接受病区医嘱，在药师核对无误后打印配制单，按要求领取并保管各种药品。

(3) 配制前核对药名、剂量、有效期、药品质量、配制方法、配伍禁忌及用药时间等，做到现配现用。

(4) 配制过程严格查对，发现问题及时沟通、汇报。

(5) 药物配制后专人核对并包装，外送人员在规定时间内下送到各科，并与病房护士认真核对交接。

(6) 保持配制室及生物柜清洁整齐，每天按要求进行消毒并记录。

(7) 加强新业务、新技术学习，不断提高业务知识。

【上级主管】护士长

【下级人员】进修实习人员

30. 高压氧室护士

【部门】高压氧室

【岗位】高压氧室护士

【工作概要】在科主任和科护士长的领导下，全面负责高压氧室病人的护理质量管理，参与高压氧室的物品管理，承担部分临床护理教学和科研工作。

【工作职责】

(1) 运用整体护理理念，全面负责高压氧室病人的护理质量管理，对进舱治疗的病人进行评估，制订护理计划并落实护理措施，评价护理效果，执行各项护理常规、规章制度和技术操作规程，做好各种文件记录。

(2) 负责各种急救器材、药品的领取和更换，使之随时处于备用状态。

(3) 掌握氧舱设备、仪表的功能和使用方法，在氧舱医师的指导下，负责氧舱操作台阀件、仪表的操作以及具体治疗方案的实施。

(4) 配合氧舱技术人员进行氧舱供氧和设备的日常维护保养工作。

(5) 承担下级护士的业务指导、进修护士的护理教学工作，参与高压氧的新业务、新技术的开展及护理科研工作。

【上级主管】护士长(组长)

【下级人员】进修实习人员

31. 体检中心护士

【部门】体检中心

【岗位】体检中心护士

【工作概要】在体检中心主任与门诊部护士长的双重领导下进行工作，熟练掌握相关的规章制度与护理技术，熟悉体检中心的工作流程，为来院体检的人员提供人性化护理服务，提升公众的健康意识。

【工作职责】

(1) 负责体检人员的接待、分类，维持体检秩序，合理安排体检人员进入诊室体验。

(2) 及时巡视各体检诊室，协助体检医师进行诊检。

(3) 负责对来院体检人员进行健康教育。

(4) 负责体检诊室开诊前的准备和诊后各类体检器械的消毒整理工作。

(5) 做好体检人员的健康资料整理与保管工作。

【上级主管】护士长(组长)

【下级人员】进修、实习人员

32. 预防保健科护士

【部门】预防保健科

【岗位】预防保健科护士

【工作概要】在预防保健科科长与门诊部护士长的领导下工作,掌握各项规章制度与技术规程,按照传染病防治法及时做好传染病的传报工作;注重自身的理论知识更新,参与社区人群的预防保健工作。

【工作职责】

(1) 负责收集门、急诊及病房的各类传染病报告卡,及时进行登记上报。

(2) 按要求进行传染病报告卡审核,指导有关人员对不符合要求的卡片及时进行填写与补报。

(3) 参与本院职工的医疗保健与体检工作。

(4) 参与社区人群预防保健及健康促进工作。

(5) 参与医院的爱国卫生运动,负责督促、检查、指导医院环境卫生及污水处理等工作。

(6) 及时完成上级主管布置的临时任务。

【上级主管】护士长

【下级人员】进修实习人员

33. 营养配液室护士

【部门】普通外科

【岗位】营养配液室护士

【工作概要】在科主任、总护士长领导下完成肠外与肠内营养液的配制与输注等工作。

【工作职责】

(1) 在护士长领导及护师指导下进行工作。

(2) 认真执行各项规章制度、岗位职责和护理技术操作规程,正确执行医嘱,准确及时地完成各项护理工作,严格执行查对制度、消毒隔离制度,防止差错事故的发生。

(3) 严格执行无菌操作及其他技术操作规程,严防差错事故发生。

(4) 协助医师进行各种治疗工作,负责采集各种检验标本。

(5) 经常巡视病人,密切观察记录营养支持病人的不良反应,如发现异常情况及时处理并报告。

(6) 参加护理教学和科研工作,工作中应不断总结经验,写出论文,以提高护理水平。

(7) 指导护生、护理员、卫生员工作。

(8) 负责做好患者营养支持健康教育。经常征求患者意见,做好说服解释工作并采取改进措施。在出院前做好卫生宣教工作。

【上级主管】护士长

【下级人员】进修实习人员

34. 伤口护理中心护士

【部门】门诊部

【岗位】伤口护理中心护士

【工作概要】在护士长领导和医师指导下进行工作。持证上岗,做好伤口、造口护理工作。

【工作职责】

(1) 认真执行各项护理制度和技术操作规程,正确执行医嘱,及时准确地完成各项护理工作,做好查对和交班工作,防止差错、事故的发生。

(2) 做好简单伤口、造口护理和日常工作。

(3) 在上级护士指导下参与疑难、复杂伤口处理。

(4) 在上级护士指导下进行各项专科护理技能操作,采用恰当沟通技巧与患者及其家属进行良好的沟通与健康教育。

(5) 办理伤口、造口护理及其耗材的计价收费,预约就诊时间,办理患者基本信息的登记手续并交代注意事项。

(6) 经常征求患者意见,改进护理工作。在患者治愈后定期进行电话随访、指导并做好随访记录。

(7) 按要求及时做好伤口、造口护理记录。

【上级主管】护士长

【下级人员】下级护士、进修生、实习生

35. 消毒供应中心(室)护士

【部门】消毒供应中心(室)

【岗位】消毒供应中心(室)护士

【工作概要】在护士长的领导下进行工作。负责临床医疗物品的回收、清洁、包装、灭菌、发放及管理工作。

【工作职责】

(1) 在护士长的领导下进行工作。负责可重复使用物品的回收、清洁、包装、灭菌、发放及管理工作,及时满足临床需求。

(2) 严格执行操作规程、查对制度。

(3) 参与消毒灭菌质量检测,确保消毒灭菌质量合格。

(4) 协助护士长做好科室管理工作,听取、收集使用部门对各类物品的意见,必要时向有关部门反馈,及时改进。

(5) 掌握本科专业技术,并能结合实际工作科研,不断学习新业务、新技术。

(6) 指导消毒员做好消毒灭菌供应工作。

(7) 在护士长指导下做好实习生带教工作,完成教学计划。

【上级主管】消毒供应室护士长

【下级人员】下级护士、进修实习护士

36. 血液移植病房护士

【部门】血液移植病房

【岗位】血液移植病房护士

【工作概要】在护士长的领导下和上级护师的指导下进行工作。全面负责移植病人的护理质量，配合医生完成病人的移植前预处理、干细胞回输工作。承担病人治疗期间的病情观察、抢救配合、健康教育、心理护理等。

【工作职责】

(1) 执行各项护理制度和技术操作规程，执行医嘱，执行无菌操作时必须洗手、戴口罩。准确及时完成各项护理工作，严格执行查对及交接班制度。

(2) 开展心理护理及健康教育工作并记录，负责采集各种检验标本。移植回输过程密切观察病人生命体征，多巡视、多询问。

(3) 严格执行消毒隔离制度，做到每人一针一管一带，防止交叉感染。做好层流室内物品、药品、材料的保管工作。

(4) 做完一次治疗要及时进行清理，保持室内清洁整齐。

(5) 协助医生进行各项治疗工作，观察病人的病情转化情况。

(6) 参与科室组织的护理查房，病例讨论。

【上级主管】护士长

【下级人员】下级护士

总护士长管理

总护士长工作重点及要求

1. 每周工作

(1) 参加病区早交班,一周两次。

(2) 抽查护士长深入病房,一周三次。

(3) 抽查指导护理质量、护理文书记录、病区管理工作,一周两次。

(4) 了解和掌握所管辖病区护士长、护士的思想动态,患者的思想动态,工作情况、人力资源等情况,组织片内护理人员的临时调配。

(5) 有紧急任务、特殊任务及时传达。

(6) 审核各病区重点护理器材请领情况。

2. 每月工作

(1) 征求教员、学员双方对教学反映的意见,检查带教护生情况 2 次/月。

(2) 抽查各科业务学习记录、心得笔记记录 2 次/月。

(3) 参加指导各病区护理教学查房 1 次/月。

(4) 征求 3～4 个病区,每病区 10 名病人对护理工作的满意度。

(5) 召开片内工作会议,小结讲评一月工作情况。

(6) 每月初制订片内工作计划。

(7) 每月中旬检查护士长管理台账并填写评语和签名。

(8) 参加护理部护理质控检查 2～3 次/月,参加技术操作考核工作。

(9) 检查各病区护理指标达标情况,并指出整改措施。

3. 每季度工作

(1) 总结讲评片内护士长双休日、晚夜间自查各病区护理工作质量情况。

(2) 组织并指导年轻护士书写读书心得工作。

(3) 组织并指导片内开展科研论文撰写工作,每半年一次。

(4) 对片内护理工作半年小结一次,一年总结一次,年初有全年计划;对分管工作有年计划、年总结。

4. 具体要求

(1) 遵守劳动纪律,不迟到、不早退,有事向护理部主任请假。

(2) 对分管的工作(护理质量、护理教学、在职教育、科研工作)做到政令通畅、执行力强。

(3) 落实所分管护理单元日、周、月检查工作,并有记录。

(4) 每月月底汇报各个科室科主任、护士长意见及片内护士、患者的思想动态。对危重病人、有纠纷苗头、有特殊情况等重点病人及时反馈。

(5) 所在护理单元积极参加院及部组织的各项活动。

(6) 服从护理部主任的统一安排，协助调配分管片内的护理人员，积极支持全院性的特殊任务及护理部安排的公派任务和特护等任务。不得找任何理由推诿。

(7) 分管片内的人员调动及借用时，及时汇报护理部主任。

(8) 选派护士外出业务学习、开会等及时汇报护理部主任。

(9) 分管部内工作及片内工作出现问题需要协调解决时，应逐级汇报。

(10) 负责专业学组工作应指导全院一线注重新理论、新业务、新进展的学习及临床新技术的开展，把握专业学组发展的新动态。

(11) 节假日及时掌握并反馈护士长及护士值班情况。

总护士长一周工作安排

<table>
<tr><th>星期
时间</th><th>周一</th><th>周二</th><th>周三</th><th>周四</th><th>周五</th></tr>
<tr><td>上午</td><td>巡视病区，了解双休日工作</td><td>1. 参加病区早交班
2. 查阅文书书写，检查护士长工作
3. 检查危重病人护理
4. 检查病区管理
5. 检查消毒隔离工作</td><td>同周二工作</td><td>同周二工作</td><td>1. 参加医院院周会
2. 检查病区工作或处理分管工作</td></tr>
<tr><td>下午</td><td colspan="2">1. 参加片内护士工作会议，2 次/月
2. 参加片内病区护理查房，1～2 次/月
3. 检查新护士手册，检查护士长手册填写评语
4. 抽查各科业务笔记和读书心得体会
5. 召开片内护士长工作会议
6. 了解科室工作现状、人员思想动态并做好工作
7. 参加全院业务学习及会议
8. 处理分管工作</td><td colspan="3">注：① 下午的 8 项工作可随机视情况安排
② 已安排好的本片工作与院部工作安排有冲突时，以院部工作安排为先
③ 无特殊情况一周内至少参加 2 个病区的早交班和工作检查
④ 护士长上报压疮、防坠床/跌倒、防导管滑脱病人及时到位查看，督导护理措施，填写监控意见，以后按褥疮预防规定执行
⑤ 根据各科工作量及全院需派出的公差，可在片内临时调配支援的人员</td></tr>
</table>

总护士长检查病区护理质量流程

8:00	参加病区早交班 1. 检查护士仪表仪态,交班秩序 2. 检查交班内容及病情熟悉情况 3. 检查早查房质量 4. 讲评或指导工作
8:20～8:35	了解病区病人动态 1. 了解病区危重病人、大手术病人、一级护理病人情况 2. 查看护士长排班是否合理
8:35～9:10	查文书及安全 1. 抽查二份护理文书记录,一份为一般护理记录,一份为危重病人记录(如无危重者查一般记录) 2. 抽查青霉素阳性标志、输血规范、药品管理、消毒隔离工作 3. 抽查护士对抢救物品、消毒隔离、安全制度应知应会内容
9:10～9:30	检查危重病人护理质量 1. 抽查特级护理和一级护理病人 2 名(无一级者查二级) 2. 抽查 2 人次的输液滴数 3. 抽查 2 人次的健康教育 重点:分级护理公示制知晓率、入院介绍、术前及术后指导、用药及特殊检查情况、出院指导、征求对服务质量的意见 4. 检查新入院病人认识护士长、床位护士情况
9:30～9:40	抽查一名护士,问病情九知
9:40～9:50	将检查中存在的问题反馈给护士长,如果存在问题多,应直接帮助护士长分析整改
9:50	第二个病区检查,内容同 8:20 后要求
11:30	上午检查结束
14:00～17:00	可随机视情况安排以下工作 1. 参加片内病区护士工作会议 2. 参加片内病区护理查房 3. 召开片内护士长工作会议 4. 参加院业务学习及会议 5. 参考总护士长一周工作安排中下午的 8 项工作及总护士长工作重点中的内容酌情安排。

注：1. 总护士长检查病区工作程序安排呈动态性，根据各自分工任务的不同，可随机调整检查程序，自行掌握病区检查的时间段。

2. 已安排好的工作检查及有突击性任务，工作重点以护理部安排为主。无特殊情况一周内至少检查 2 个病区护理工作。

护士长管理

护士长管理规定

第一章　总　则

第一条　为进一步加强护士长队伍建设，强化护士长的管理职能，提高护理管理执行力，确保临床护理质量及安全，制定本规定。

第二条　本规定是护士长管理工作的基本依据。

第三条　本规定是参照《护士管理条例》、《军队护士执业管理规定》、《中华人民共和国劳动合同法》对护士长职责及护士长工作制度进行的补充规定。

第二章　质量管理

第四条　按照医院《护士长年度护理质量目标管理责任书》完成各项指标，每月按时完成护士长各类管理资料台账相关内容。

第五条　认真执行医院下发的《南京军区南京总医院护理人员规范化培训实施方案细则》，并填写《各级护理人员学分考核手册》。

第六条　护士长应深入临床第一线，及时掌握病区危重症患者的病情及各类护理人员的思想稳定情况，并及时逐级向科主任、总护士长、护理部汇报。

第七条　护士长上午工作时间应在病房指导检查工作，原则上不得离开病区或在护士长办公室进行书写、整理资料或排班等相关事宜。

第八条　护士长应严格按照《关于下发〈超劳务补贴二次分配管理办法（暂行）〉的通知》要求，由护理人员奖金分配小组共同进行奖金分配，并在全体护理人员中进行公示，做到公平、公开、公正。

第九条　护士长不得私自接受厂家试用护理产品，必须经相关部门审核同意后统一安排试用。

第十条　护士长要认真组织全体护士学习领会各级下发的管理文件，并严格执行。

第三章　人员管理

第十一条　外院护理人员入科进修或实习必须由护理部统一安排，护士长不得擅自接受。

第十二条　护士长应及时向总护士长及护理部上报科室护理人员的流动情况（包括进入、退聘、调动），并以书面形式上交护理部备案。

第十三条　对新入院护士，在试用期结束正式聘用时，护士长应根据护理部出具的《护士执业资质审核表》安排其人科工作；对退聘护士，护士长应及时填写《聘用护士退聘申请表》，并随同护士本人的《退聘申请报告》一并上交护理部。

第十四条　遇突发事件时护士长应坚决服从并执行护理部的人力资源调配。

第十五条　护士长应按要求对各级护理人员进行科学弹性排班，原则上护士(包括护士长)积休一般不超过 2 天，不跨年度。

第十六条　医院实行每天 8 小时工作、每周工作 40 小时的标准工时制度。如每天工作未满 8 小时或每周累计工作未满 40 小时者，从平时积休中扣除。

第十七条　一周内上班 3 天可积休一天，上班 5 天可积休 2 天。国定节假日期间参加上班后方可享受国定假期。各级护理管理者参加医院值班不积休。

第十八条　调休 3 天可积休 1 天，调休 5 天可积休 2 天。年休假、病假、婚假及其他计划生育等各类休假期间国定假日一律冲掉。

第十九条　享受正常年休假，规定期限内的婚假、晚婚假、丧假期间原则上不扣发超劳务补贴。产假期间超劳务补贴的发放遵照院《计划生育管理细则》。

第二十条　经医院证明并经领导批准方可按照规定的医疗期休病假。护士长应及时将请病假者上报护理部及财务科，按照规定扣除相应的工资。

累计工作满 1 年不满 10 年，请病假累计 2 个月以上者；累计工作满 10 年不满 20 年，请病假累计 3 个月以上者；累计工作满 20 年，请病假累计 4 个月以上者，不享受当年的年休假。

第二十一条　护士办理私事应主要利用公休假日，需要请事假时，护士长应上报护理部审批备案，期间工资全部扣发(名单报人力资源办)。事假 1～2 天:扣发半个月超劳务补贴；事假 3～5 天:扣发 2 个月超劳务补贴；事假 6～10 天:扣发 3 个月超劳务补贴；事假 11～15 天，扣发 6 个月超劳务补贴；事假 15 天以上扣发 12 个月超劳务补贴。以上扣发可跨年度执行。

第二十二条　旷工 3 天以内的，每旷工一天扣发 1 个月超劳务补贴；旷工 3 天以上的，扣发 12 个月超劳务补贴，且跨年度计扣。

第四章　请假管理

第二十三条　正常工作日期间原则上护士长不安排休息，如有特殊情况需要调休或休假≤2 天者，必须向护理部主任报告批准；＞2 天者以书面报告请假，经科主任、护理部主任批准，并备案。

第二十四条　国家法定节假日护士长应主动带头值班，原则上放假 3 天，至少值班 1 天；放假 7 天，至少值班 2 天；节日连休不超过 3 天。护士长节日值班要求顶班，不得不到、迟到或提前离开病房。

第二十五条　护士长根据护理部的统一安排参加晚夜间、节假日及双休日的护理质量查房，并认真如实记录查房情况。护士长值班不得随意私自调班，如有特殊情况不能按时参加查房者应提前一周向护理部申请调班，并报分管总护士长。护士长在值班期间应坚守岗位，不得离开医院，保持通讯通畅。护士长值班不积休。

第二十六条　护士长应准时参加由护理部组织的各类会议，原则上不允许请假，如有特殊情况不能参加者应提前向护理部主任请假并上报护理部备案。

第二十七条 护士长外出参加会议、学术交流、参观学习等需填写《医务人员外出参加学术会议审批表》,经护理部主任审批,并将审批表与会议通知单或邀请函同时上交护理部备案。出国学习或考察者需经分管副院长审批。

第二十八条 护士长履行职责情况与护士长管理岗位津贴考评挂勾。

第五章 附 则

第二十九条 本规定解释权归属护理部。

第三十条 本规定自下发之日起执行。

护士长每日工作程序

内容 时间 星期	7:45～8:00	8:00～8:15	8:15～10:00	10:00～11:00	11:00～11:30	13:30～14:30	14:30～16:30
一	检查周日早班及夜班工作	早会： ① 床头交接班 ② 上周工作讲评 ③ 布置本周工作重点 ④ 检查仪表仪容	① 巡视病房，参加重症病人铺床及护理工作 ② 检查并修改出院、转科、死亡病例	检查消毒隔离、急救器材及药品管理	① 组织参加开饭 ② 巡视新病人、术后及危重病人	操作训练或业务学习	① 基础护理 ② 深入病房，与病人或家属交流 ③ 领取器材物品 ④ 检查护理文书记录
二	检查夜班及早班护理工作 查床铺质量	早会： ① 晨会提问 ② 检查仪表仪容 ③ 讲评夜班、早班工作及铺床质量	① 巡视病房，参加重症病人铺床及护理工作 ② 检查并修改出院、转科、死亡病例	检查危重、一级护理病人的护理计划落实情况，查健康宣教落实情况	① 组织参加开饭 ② 巡视新病人、术后及危重病人	教学查房、护士工作会议、业务考核	① 基础护理 ② 深入病房，与病人或家属交流 ③ 机动（填写护士长管理资料）
三	检查夜班及早班护理工作 查床铺质量	早会： ① 基础护理查房或业务小测验 ② 检查仪表仪容 ③ 讲评夜班、早班工作及铺床质量	① 巡视病房，参加重症病人铺床及护理工作 ② 检查并修改出院、转科、死亡病例	检查教学周计划落实情况，考核实习生病情观察及执行护理措施情况	① 组织参加开饭 ② 巡视新病人、术后及危重病人	机动 召集公休座谈会	① 基础护理 ② 深入病房，与病人或家属交流 ③ 清点被服、器材、营具
四	检查夜班及早班护理工作 查床铺质量	早会： ① 晨会提问 ② 检查仪表仪容 ③ 讲评夜班、早班工作及铺床质量	① 巡视病房，参加重症病人铺床及护理工作 ② 检查并修改出院、转科、死亡病例	检查各岗位职责落实情况（青十输血单）、各种护理标识等执行情况	① 组织参加开饭 ② 巡视新病人、术后及危重病人	排班	① 基础护理 ② 深入病房，与病人或家属交流 ③ 检查护理文书记录
五	检查夜班及早班护理工作 查床铺质量	早会： ① 检查仪表仪容 ② 讲评夜班、早班工作及铺床质量	① 巡视病房，参加重症病人铺床及护理工作 ② 检查并修改出院、转科、死亡病例	检查办公室工作，药品管理（使用、保管） 参加总对医嘱 查“军卫1号”护士站工作	① 组织参加开饭 ② 巡视新病人、术后及危重病人	政治学习 党团活动	政治学习 党团活动

注：每周跟科主任查房一次，了解全科病人情况；每周检查教学计划落实情况一次。

护士长工作重点

日	周	月	季	年
1. 交班前查夜班工作、晨间护理及晨间铺床质量 2. 交班后参加危重、一级护理病人铺床工作 3. 巡视病房查看重病人及专科特殊护理病人每日不少于3次 4. 检查各岗位工作质量≥3次/日(参照临床护理质量自查自控工作程序) 5. 查出院、转科及死亡病历的护理记录并签名 6. 查褥疮预防及护理安全措施预防情况 7. 下班前检查当日治疗、护理完成情况。参加危重、大手术等重点病人床边交接班	1. 晨会提问,2次/周 2. 参加科主任查房,1次/周 3. 查护理带教周计划落实情况,1次/周 4. 查一人一职制执行情况,1次/周 5. 组织护理质量查房,1次/周 6. 查护理文书书写,1～2次/周 7. 查急救药品器材,1次/周 8. 查“军卫1号”护士站工作,1次/周 9. 查药品管理,1次/周 10. 查消毒隔离相关工作,1次/周	1. 填写护士长手册及工作月报,1次/月(10号前上交) 2. 护士工作例会(含助理护士),1次/月 3. 科业务学习,1次/月 4. 护理质量分析、讲评,1次/月 5. 查实习生及进修生带教月计划完成情况,1次/月 6. 填写及检查新护士手册,1次/月 7. 查新护士读书笔记,1次/月 8. 工作座谈会,1次/月 9. 护理教学查房,1次/月 10. 清点被服、器械、营具,1次/月	1. 组织参加理论或技术操作考核,半年一次(全院统一) 2. 组织护理骨干参加全院季度护理质量讲评会,结合护理质量检查反馈表对全体护理人员进行讲评并进行奖金二次分配 3. 组织定期更新健康教育专栏 4. 每年6月检查年度工作计划部分落实完成情况	1. 参加护士长工作研讨会,组织护士学习领会护理部全年工作计划精神,制订年度护理单元工作计划及业务学习计划 2. 做好年终护理工作总结及各项护理奖项的资料统计及材料上报工作 3. 统计年度内护理单元形成或发表的论文数,护士长本人要求年内论文见刊一篇 4. 参加年度护士长工作述职考评

护士长年度教育培训计划

1. 培训目标

加强护理管理队伍建设，建立并实施护理管理人员的岗位培训制度，开展对护理管理人员的规范化培训，尽快培养一支既精通护理业务又具备科学管理知识、能力的护理管理队伍。

2. 培训要求

从每一位护士长走上护理岗位开始，明确培训目标，对护士长重点培养行政组织管理，护理质量与风险管理策略，护理岗位能级培训，护理团队沟通与合作，护理服务流程化管理，教学、科研管理等。

3. 培训内容

(1) 管理培训

① 护士长管理培训班。对象：护士长及护理骨干。时间和内容详见年度业务培训计划。

② 新护士长岗前培训班。对象：新上岗的护士长和后备护理管理人员。时间：每年第二季度。学时数：12。内容：根据国家、军队要求适时修订培训计划。

(2) 质控培训

① 卫生部关于护理质量控制的相关文件内容。

② 质量检查跟踪培训：每季度汇总和公布重点监控项目结果，安全质量讲评，病人满意度动态分析。对象：护士长及护理骨干。

(3) 继续教育

① 根据国家继续教育项目年度计划，由护理部安排护士长分批、分期参加全国的各类继续教育学分项目培训，取得的1类学分计入学分手册，作为年度考评指标之一。

② 按照《南京军区南京总医院护理人员规范化培训实施方案细则》中的规定制定各项培训内容。

(4) 教学培训：临床护理师资培训班。培训对象：护师以上人员，包括护理管理人员；举办时间：7月初，通知另发。

(5) 科研培训：由护理部科研组负责组织护士长科研能力的培养。培训内容：根据科研组计划安排；时间：每季度一次。

4. 培训考核

按照护士长目标责任管理书的管理要求完成各项指标，其中护理质量等各项检查内容参照护士长管理手册上的有关要求，各级护士的业务管理遵循继续教育学分手册上的标准。年中针对全年各项护理指标的完成情况进行总结，参加年度述职考评。

护理人员管理

护士条例(全文)

中华人民共和国国务院令

第517号

《护士条例》已经2008年1月23日国务院第206次常务会议通过,现予公布,自2008年5月12日起施行。

总理 温家宝

二〇〇八年一月三十一日

护士条例

第一章 总 则

第一条 为了维护护士的合法权益,规范护理行为,促进护理事业发展,保障医疗安全和人体健康,制定本条例。

第二条 本条例所称护士,是指经执业注册取得护士执业证书,依照本条例规定从事护理活动,履行保护生命、减轻痛苦、增进健康职责的卫生技术人员。

第三条 护士人格尊严、人身安全不受侵犯。护士依法履行职责,受法律保护。

全社会应当尊重护士。

第四条 国务院有关部门、县级以上地方人民政府及其有关部门以及乡(镇)人民政府应当采取措施,改善护士的工作条件,保障护士待遇,加强护士队伍建设,促进护理事业健康发展。

国务院有关部门和县级以上地方人民政府应当采取措施,鼓励护士到农村、基层医疗卫生机构工作。

第五条 国务院卫生主管部门负责全国的护士监督管理工作。

县级以上地方人民政府卫生主管部门负责本行政区域的护士监督管理工作。

第六条 国务院有关部门对在护理工作中做出杰出贡献的护士,应当授予全国卫生系统先进工作者荣誉称号或者颁发白求恩奖章,受到表彰、奖励的护士享受省部级劳动模范、先进工作者待遇;对长期从事护理工作的护士应当颁发荣誉证书。具体办法由国务院有关部门制定。

县级以上地方人民政府及其有关部门对本行政区域内做出突出贡献的护士，按照省、自治区、直辖市人民政府的有关规定给予表彰、奖励。

第二章　执业注册

第七条　护士执业，应当经执业注册取得护士执业证书。

申请护士执业注册，应当具备下列条件：

（一）具有完全民事行为能力；

（二）在中等职业学校、高等学校完成国务院教育主管部门和国务院卫生主管部门规定的普通全日制 3 年以上的护理、助产专业课程学习，包括在教学、综合医院完成 8 个月以上护理临床实习，并取得相应学历证书；

（三）通过国务院卫生主管部门组织的护士执业资格考试；

（四）符合国务院卫生主管部门规定的健康标准。

护士执业注册申请，应当自通过护士执业资格考试之日起 3 年内提出；逾期提出申请的，除应当具备前款第（一）项、第（二）项和第（四）项规定条件外，还应当在符合国务院卫生主管部门规定条件的医疗卫生机构接受 3 个月临床护理培训并考核合格。

护士执业资格考试办法由国务院卫生主管部门会同国务院人事部门制定。

第八条　申请护士执业注册的，应当向拟执业地省、自治区、直辖市人民政府卫生主管部门提出申请。收到申请的卫生主管部门应当自收到申请之日起 20 个工作日内做出决定，对具备本条例规定条件的，准予注册，并发给护士执业证书；对不具备本条例规定条件的，不予注册，并书面说明理由。

护士执业注册有效期为 5 年。

第九条　护士在其执业注册有效期内变更执业地点的，应当向拟执业地省、自治区、直辖市人民政府卫生主管部门报告。收到报告的卫生主管部门应当自收到报告之日起 7 个工作日内为其办理变更手续。护士跨省、自治区、直辖市变更执业地点的，收到报告的卫生主管部门还应当向其原执业地省、自治区、直辖市人民政府卫生主管部门通报。

第十条　护士执业注册有效期届满需要继续执业的，应当在护士执业注册有效期届满前 30 日向执业地省、自治区、直辖市人民政府卫生主管部门申请延续注册。收到申请的卫生主管部门对具备本条例规定条件的，准予延续，延续执业注册有效期为 5 年；对不具备本条例规定条件的，不予延续，并书面说明理由。

护士有行政许可法规定的应当予以注销执业注册情形的，原注册部门应当依照行政许可法的规定注销其执业注册。

第十一条　县级以上地方人民政府卫生主管部门应当建立本行政区域的护士执业良好记录和不良记录，并将该记录记入护士执业信息系统。

护士执业良好记录包括护士受到的表彰、奖励以及完成政府指令性任务的情况等内容。护士执业不良记录包括护士因违反本条例以及其他卫生管理法律、法规、规章或者诊疗技术规范的规定受到行政处罚、处分的情况等内容。

第三章 权利和义务

第十二条 护士执业，有按照国家有关规定获取工资报酬、享受福利待遇、参加社会保险的权利。任何单位或者个人不得克扣护士工资，降低或者取消护士福利等待遇。

第十三条 护士执业，有获得与其所从事的护理工作相适应的卫生防护、医疗保健服务的权利。从事直接接触有毒有害物质、有感染传染病危险工作的护士，有依照有关法律、行政法规的规定接受职业健康监护的权利；患职业病的，有依照有关法律、行政法规的规定获得赔偿的权利。

第十四条 护士有按照国家有关规定获得与本人业务能力和学术水平相应的专业技术职务、职称的权利；有参加专业培训、从事学术研究和交流、参加行业协会和专业学术团体的权利。

第十五条 护士有获得疾病诊疗、护理相关信息的权利和其他与履行护理职责相关的权利，可以对医疗卫生机构和卫生主管部门的工作提出意见和建议。

第十六条 护士执业，应当遵守法律、法规、规章和诊疗技术规范的规定。

第十七条 护士在执业活动中，发现患者病情危急，应当立即通知医师；在紧急情况下为抢救垂危患者生命，应当先行实施必要的紧急救护。

护士发现医嘱违反法律、法规、规章或者诊疗技术规范规定的，应当及时向开具医嘱的医师提出；必要时，应当向该医师所在科室的负责人或者医疗卫生机构负责医疗服务管理的人员报告。

第十八条 护士应当尊重、关心、爱护患者，保护患者的隐私。

第十九条 护士有义务参与公共卫生和疾病预防控制工作。发生自然灾害、公共卫生事件等严重威胁公众生命健康的突发事件，护士应当服从县级以上人民政府卫生主管部门或者所在医疗卫生机构的安排，参加医疗救护。

第四章 医疗卫生机构的职责

第二十条 医疗卫生机构配备护士的数量不得低于国务院卫生主管部门规定的护士配备标准。

第二十一条 医疗卫生机构不得允许下列人员在本机构从事诊疗技术规范规定的护理活动：

（一）未取得护士执业证书的人员；

（二）未依照本条例第九条的规定办理执业地点变更手续的护士；

（三）护士执业注册有效期届满未延续执业注册的护士。

在教学、综合医院进行护理临床实习的人员应当在护士指导下开展有关工作。

第二十二条 医疗卫生机构应当为护士提供卫生防护用品，并采取有效的卫生防护措施和医疗保健措施。

第二十三条 医疗卫生机构应当执行国家有关工资、福利待遇等规定，按照国家有关规定为在本机构从事护理工作的护士足额缴纳社会保险费用，保障护士的合法权益。

对在艰苦边远地区工作，或者从事直接接触有毒有害物质、有感染传染病危险工作的护士，所在医疗卫生机构应当按照国家有关规定给予津贴。

第二十四条 医疗卫生机构应当制定、实施本机构护士在职培训计划，并保证护士接受培训。

护士培训应当注重新知识、新技术的应用；根据临床专科护理发展和专科护理岗位的需要，开展对护士的专科护理培训。

第二十五条 医疗卫生机构应当按照国务院卫生主管部门的规定，设置专门机构或者配备专（兼）职人员负责护理管理工作。

第二十六条 医疗卫生机构应当建立护士岗位责任制并进行监督检查。

护士因不履行职责或者违反职业道德受到投诉的，其所在医疗卫生机构应当进行调查。经查证属实的，医疗卫生机构应当对护士做出处理，并将调查处理情况告知投诉人。

第五章　法律责任

第二十七条 卫生主管部门的工作人员未依照本条例规定履行职责，在护士监督管理工作中滥用职权、徇私舞弊，或者有其他失职、渎职行为的，依法给予处分；构成犯罪的，依法追究刑事责任。

第二十八条 医疗卫生机构有下列情形之一的，由县级以上地方人民政府卫生主管部门依据职责分工责令限期改正，给予警告；逾期不改正的，根据国务院卫生主管部门规定的护士配备标准和在医疗卫生机构合法执业的护士数量核减其诊疗科目，或者暂停其 6 个月以上 1 年以下执业活动；国家举办的医疗卫生机构有下列情形之一、情节严重的，还应当对负有责任的主管人员和其他直接责任人员依法给予处分：

（一）违反本条例规定，护士的配备数量低于国务院卫生主管部门规定的护士配备标准的；

（二）允许未取得护士执业证书的人员或者允许未依照本条例规定办理执业地点变更手续、延续执业注册有效期的护士在本机构从事诊疗技术规范规定的护理活动的。

第二十九条 医疗卫生机构有下列情形之一的，依照有关法律、行政法规的规定给予处罚；国家举办的医疗卫生机构有下列情形之一、情节严重的，还应当对负有责任的主管人员和其他直接责任人员依法给予处分：

（一）未执行国家有关工资、福利待遇等规定的；

（二）对在本机构从事护理工作的护士，未按照国家有关规定足额缴纳社会保险费用的；

（三）未为护士提供卫生防护用品，或者未采取有效的卫生防护措施、医疗保健措施的；

（四）对在艰苦边远地区工作，或者从事直接接触有毒有害物质、有感染传染病危险工作的护士，未按照国家有关规定给予津贴的。

第三十条 医疗卫生机构有下列情形之一的，由县级以上地方人民政府卫生主管部门依据职责分工责令限期改正，给予警告：

（一）未制定、实施本机构护士在职培训计划或者未保证护士接受培训的；

（二）未依照本条例规定履行护士管理职责的。

第三十一条 护士在执业活动中有下列情形之一的，由县级以上地方人民政府卫生主管部门依据职责分工责令改正，给予警告；情节严重的，暂停其 6 个月以上 1 年以下执业活动，直至由原发证部门吊销其护士执业证书：

（一）发现患者病情危急未立即通知医师的；

（二）发现医嘱违反法律、法规、规章或者诊疗技术规范的规定，未依照本条例第十七条的规定提出或者报告的；

（三）泄露患者隐私的；

（四）发生自然灾害、公共卫生事件等严重威胁公众生命健康的突发事件，不服从安排参加医疗救护的。

护士在执业活动中造成医疗事故的，依照医疗事故处理的有关规定承担法律责任。

第三十二条 护士被吊销执业证书的，自执业证书被吊销之日起 2 年内不得申请执业注册。

第三十三条 扰乱医疗秩序，阻碍护士依法开展执业活动，侮辱、威胁、殴打护士，或者有其他侵犯护士合法权益行为的，由公安机关依照治安管理处罚法的规定给予处罚；构成犯罪的，依法追究刑事责任。

第六章 附 则

第三十四条 本条例施行前按照国家有关规定已经取得护士执业证书或者护理专业技术职称、从事护理活动的人员，经执业地省、自治区、直辖市人民政府卫生主管部门审核合格，换领护士执业证书。

本条例施行前，尚未达到护士配备标准的医疗卫生机构，应当按照国务院卫生主管部门规定的实施步骤，自本条例施行之日起 3 年内达到护士配备标准。

第三十五条 本条例自 2008 年 5 月 12 日起施行。

护士守则

前言

为了更好地贯彻落实《护士条例》，为全国护理工作者提供护理伦理及执业行为的基本规范，中华护理学会组织专家，在借鉴国内外经验和广泛征求意见的基础上，制定了《护士守则》。中华护理学会号召全国护理工作者自觉履行《护士条例》赋予的义务，以《护士守则》为准则，恪尽职守，诚信服务，为人民群众的健康努力工作。

中华护理学会

2008 年 5 月 12 日

第一条　护士应当奉行救死扶伤的人道主义精神，履行保护生命、减轻痛苦、增进健康的专业职责。

第二条　护士应当对患者一视同仁，尊重患者，维护患者的健康权益。

第三条　护士应当为患者提供医学照顾，协助完成诊疗计划，开展健康指导，提供心理支持。

第四条　护士应当履行岗位职责，工作严谨、慎独，对个人的护理判断及执业行为负责。

第五条　护士应当关心、爱护患者，保护患者的隐私。

第六条　护士发现患者的生命安全受到威胁时，应当积极采取保护措施。

第七条　护士应当积极参与公共卫生和健康促进活动，参与突发事件时的医疗救护。

第八条　护士应当加强学习，提高执业能力，适应医学科学和护理专业的发展。

第九条　护士应当积极加入护理专业团体，参与促进护理专业发展的活动。

第十条　护士应当与其他医务工作者建立良好关系，密切配合、团结协作。

护士守则释义

第一条　护士应当奉行救死扶伤的人道主义精神，履行保护生命、减轻痛苦、增进健康的专业职责。

人类对护理服务的需求是普遍的，护士的工作服务于人生命的全过程。救死扶伤是医务工作者的天职，护士应当发扬人道主义精神，以增强人民群众的健康为宗旨，树立崇高的职业责任感，把关爱和尊重患者的理念付诸行动，担负起保护生命、减轻痛苦、增进健康的专业责任。

第二条　护士应当对患者一视同仁，尊重患者，维护患者的健康权益。

生命面前人人平等，任何公民都应当享有同等的生命健康权。护士提供护理服务应当建立在尊重人的生命、尊严、权利的基础上。护士要树立以人为本的观念，把患者的生命与健康放在首位，维护患者的尊严与权利，尊重患者的价值观、信仰及风俗习惯，且不论其国籍、种族、肤色、年龄、性别、政治与社会经济地位等，同等对待，维护每一位患者的健康权益。

第三条 护士应当为患者提供医学照顾，协助完成诊疗计划，开展健康指导，提供心理支持。

护理具有照顾的本质，护士应当为患者提供专业的医学照顾；护士应当正确执行医嘱，协助医生完成患者的诊疗计划；护士应当提供符合患者需要的健康指导和心理支持，促进患者恢复健康和减少因患病所带来的痛苦，提高患者的健康水平。

第四条 护士应当履行岗位职责，工作严谨、慎独，对个人的护理判断及执业行为负责。

在护理工作中，护士并非简单地服从于他人的判断和决策，而是应当立足于患者的实际情况，运用护理专业知识，以岗位职责、个人的能力和专业资格为依据，严谨、慎重、科学地作出专业判断，采取正确的护理措施，为患者提供优质的护理服务，护士应当对其所确定的护理判断及执业行为负责。

第五条 护士应当关心、爱护患者，保护患者的隐私。

护患关系建立在相互信任的基础上，护士应当关心、爱护患者，保护患者的隐私。护士的职业特点决定其可以接触到患者的隐私和健康状况，任何人都有权利维护自己的隐私不受侵害。护士应当对其所知悉的患者个人资料保密，不能出于非医疗目的公开患者的资料。未经患者同意，也不得公开和使用患者的个人资料。护士利用工作之便随意泄露患者隐私是不道德的行为。

第六条 护士发现患者的生命安全受到威胁时，应当积极采取保护措施。

护士是患者健康的维护者和保护者，应尽力保护患者的生命安全和健康权益。护士要为患者提供安全、有效的护理服务和有利于患者接受治疗和康复的环境，不能允许和纵容任何有可能危害患者生命安全的行为。护士还应当主动发现任何有可能威胁患者安全的情况，积极采取保护患者的措施，并向主管机构报告。

第七条 护士应当积极参与公共卫生和健康促进活动，参与突发事件时的医疗救护。

护士应当积极参与公共卫生及健康促进活动，倡导并支持各项有利于公众健康的工作，增强公众预防疾病、维护和促进健康的意识与能力。发生自然灾害、公共卫生事件等严重威胁公众生命安全和健康的突发事件时，护士应当服从政府部门和所在医疗卫生机构的安排，履行医疗救护的社会责任。

第八条 护士应当加强学习，提高执业能力，适应医学科学和护理专业的发展。

随着医学科学的发展和诊疗技术水平的不断提高，护理专业技术得到快速发展，护理工作的技术性、复杂性日益提高，护理专业的理论、知识不断更新。因此，护士有必要加强学习，注重护理实践的研究、改善及创新，以更新知识、增进学识，维持和提高其专业水平和执业能力。只有掌握了丰富的护理等专业知识、护理操作技能、相关医学知识、必要的人文科学知识，并能熟练地运用于护理实践中，才能胜任护理工作，适应护理专业的发展。

第九条 护士应当积极加入护理专业团体，参与促进护理专业发展的活动。

护理专业的发展，需要各有关的护理学术专业团体的参与与协作。护理专业团体是护理专业发展有力的推动者和促进者。护士应当积极加入各种学术专业团体，主动参与对护理专业发展有贡献的教育、科研、管理等活动，在促进护理专业发展的活动中体现个人的学术价值，提升专业水平与执业能力。

第十条 护士应当与其他医务工作者建立良好关系，密切配合、团结协作。

医疗过程关系到人的生命和健康，是护士与其他医务工作者的共同责任。护士应当与其他医务工作者密切配合、团结协作，做到行动、心理、态度、情绪上相互帮助、相互适应、相互尊重、相互扶植、相互制约、相互督促、相互交流，共同为人民群众的健康服务。

军队护士执业管理规定

第一章　总　则

第一条　为了规范军队护士执业管理工作，维护军队护士的合法权益，提高护理质量，保障医疗安全，根据国家和军队有关规定，制定本规定。

第二条　本规定是军队护士执业管理工作的基本依据。

本规定所称军队护士，是指经执业注册取得《中华人民共和国护士执业证书》，在军队医院、疗养院、机关院校门诊部、干休所卫生所以及部队的医院、医疗所、卫生队(所、室)等(以下简称军队医疗卫生机构)从事护理工作的卫生专业技术人员。

第三条　军队护士人格尊严、人身安全不受侵犯。军队护士依法履行职责，受法律保护。

救死扶伤是军队护士的神圣使命，全体官兵及伤病员应当尊重军队护士。

第四条　总参谋部军务部、总政治部干部部、总后勤部卫生部按照职能分工分别负责军队护士执业管理的有关工作。

第五条　军队有关部门应当采取措施，改善军队护士的工作条件，保障军队护士待遇，加强护士队伍建设，发挥军队护士在医疗、预防、保健中的作用，促进军队护理事业健康发展。

第二章　职　责

第六条　总后勤部卫生部在军队护士执业管理工作方面，履行下列职责：

(一) 会同有关部门拟制军队护士执业管理工作的政策规章，组织指导全军护士参加全国护士执业考试；

(二) 组织指导全军护士执业注册工作；

(三) 组织指导全军护士专业训练工作；

(四) 组织指导全军护理学术研究与交流工作；

(五) 总结和推广全军护理工作经验，报告全军护理工作情况；

(六) 监督检查全军护士业务工作；

(七) 负责总后勤部直(附)属单位、军事科学院、国防大学、国防科学技术大学、总参谋部第三部的军队护士执业注册工作；

(八) 上级赋予的其他职责。

第七条　总装备部和各军兵种后勤部、军区联勤部(以下简称军区级单位)卫生部门在护士执业管理工作方面，履行下列职责：

(一) 拟制本系统、本区护士执业管理规章和工作计划；

（二）组织指导本系统、本区护士执业考试工作；

（三）负责本系统、本区护士执业注册工作；

（四）组织指导本系统、本区护士专业训练工作；

（五）组织本系统、本区护理学术研究与交流工作；

（六）总结和推广本系统、本区护理工作经验，报告本系统、本区护理工作情况；

（七）监督检查本系统、本区护士业务工作；

（八）上级赋予的其他职责。

总参谋部管理保障部、总政治部直工部、总后勤部司令部管理保障局卫生部门和军事科学院、国防大学、国防科学技术大学、新疆军区、海军舰队、军区空军后勤（联勤）机关卫生部门在军队护士业务管理工作方面，参照前款规定履行职责。

第八条　军级以下部队（含相当等级单位，下同）后勤机关卫生部门在护士执业管理工作方面，履行下列职责：

（一）拟制本单位护士执业工作计划和管理制度；

（二）组织本单位护士参加全国护士执业考试；

（三）负责本单位护士执业注册的有关工作；

（四）组织开展本单位护士专业训练工作；

（五）组织本单位护理学术研究与交流工作；

（六）总结和推广本单位护理工作经验，报告本单位护理工作情况；

（七）监督检查本单位护士业务工作；

（八）上级赋予的其他职责。

第九条　军队医疗卫生机构在护士执业管理工作方面，履行下列职责：

（一）拟制本单位护士执业管理制度、工作标准、技术规范，制定本单位护理工作规划和计划；

（二）组织本单位护士参加全国护士执业考试；

（三）承办本单位护士执业注册集体申报工作；

（四）制定本单位护士在职培训计划并组织实施；

（五）组织实施本单位护理学术研究与交流工作；

（六）开展护理新技术、新业务；

（七）总结和推广护理工作经验，报告本单位护理工作情况；

（八）监督检查本单位护士岗位责任制落实情况；

（九）上级赋予的其他职责。

第三章　考　试

第十条　申请护士执业注册，必须通过全国护士执业资格考试。

第十一条　在军队医学院校或者地方普通全日制院校护理、助产专业，完成 3 年以上护理、助产专业课程学习的军队人员，可以申请参加全国护士执业资格考试。

第十二条　申请参加全国护士执业资格考试的人员，属于应届毕业生的，由申请人所在学校办理报名手续；属于非应届毕业生的，由申请人所在医疗卫生机构办理报名手续。

第十三条　军队护士执业资格考试成绩，由总参谋部军务部、总政治部干部部、总后勤部卫生部公布。

第四章　注　册

第十四条　护士经执业注册取得《中华人民共和国护士执业证书》后，方可按照注册的执业地点从事护理工作。

第十五条　申请护士执业注册，应当具备下列条件：

（一）具有完全民事行为能力；

（二）在军队医学院校全日制护理专业毕业或者在中等职业学校、高等学校完成国务院教育主管部门和国务院卫生主管部门规定的普通全日制三年以上的护理、助产专业课程学习(包括在教学、综合医院完成 8 个月以上护理临床实习)，并取得相应学历证书；

（三）通过全国护士执业资格考试；

（四）身心健康，无影响履行护士职责的疾病、残疾或者功能障碍，经体检合格。

第十六条　申请护士执业注册的，应当向拟注册的医疗卫生机构提交下列材料：

（一）军队护士执业注册申请表；

（二）申请人有效身份证明；

（三）申请人学历证书及在校学习期间临床实习证明；

（四）全国护士执业资格考试成绩合格证明；

（五）指定医疗机构出具的申请人 6 个月内健康体检证明。

第十七条　对申请护士执业注册申请人提交的申请材料，医疗卫生机构应当进行初审，经本单位卫生部门审核后，逐级上报至护士所在军区级单位后勤(联勤)机关卫生部门审批。其中，总后勤部直(附)属单位、军事科学院、国防大学、国防科学技术大学、总参谋部第三部应当将审核合格的申请和有关材料，直接报至总后勤部卫生部审批。

军队医疗卫生机构应当为申请护士执业注册的人员集体办理申请执业注册手续。

第十八条　总后勤部卫生部、军区级单位后勤(联勤)机关卫生部门应当自受理申请之日起 20 个工作日内，对医疗卫生机构提交的申报材料进行审核。审核合格的，准予注册，发给国务院卫生部统一制发的《中华人民共和国护士执业证书》，对不符合规定条件的，不予注册，并书面说明理由。

对未取得《中华人民共和国护士执业证书》的人员，不得任命或者聘用为军队护士。

第十九条　申请护士执业注册，申请人应当自通过护士执业资格考试之日起 3 年内提出；逾期提出申请的，除提交第十六条规定的材料外，还应当提交在军队医院(不含部队师旅医院，下同)或者省级人民政府卫生行政管理部门规定的教学、综合医院接受 3 个月临床护理培训并经考核合格的证明。

第二十条　军队护士执业注册有效期为 5 年。护士执业注册有效期届满需要继续执业的，应当在有效期届满前 30 日，向原注册审批部门申请延续注册。

军队护士因执行军事任务或者上级指派的其他任务，不能按时申请延续注册的，经所在医疗卫生机构批准，可以在执行任务结束后，再行申请办理护士执业延续注册手续。

第二十一条　军队护士执业注册审批部门自受理延续注册申请之日起 20 个工作日内进行审核。审核合格的，予以延续注册，延续执业注册有效期为 5 年。

对受到暂停执业活动处罚且处罚期限未满的，或者经健康体检不符合健康要求的申请人，不予延续注册，并书面说明理由。

第二十二条　注册有效期届满未延续注册，或者受到吊销《中华人民共和国护士执业证书》处罚、自吊销之日起满 2 年需要注册的，可以重新申请注册。

重新申请注册的护士，按照第十六条规定提交申请材料。中断护理执业活动超过 3 年的，还应当提交在军队医院或者省级人民政府卫生行政管理部门规定的教学、综合医院接受 3 个月临床护理培训并经考核合格的证明。

第二十三条　军队护士在其执业注册有效期内，执业地点和其他注册项目发生变化时，应当申请办理变更执业注册手续。

军队护士经所在医疗卫生机构批准，参加支援保障、进修学习、学术交流等任务，不办理变更执业注册手续。

第二十四条　护士办理变更执业注册手续，应当提交军队护士变更执业注册申请表和《中华人民共和国护士执业证书》。

办理护士变更执业注册手续，按照第十六条至第十八条的程序和要求实施。

第二十五条　军队护士办理执业注册后有下列情形之一的，护士执业注册审批部门应当注销执业注册：

（一）注册有效期届满未申请延续注册的；

（二）受吊销《中华人民共和国护士执业证书》处罚的；

（三）死亡或者丧失民事行为能力的。

第二十六条　各级后勤（联勤）机关卫生部门和医疗卫生机构应当对本单位护士执业表现进行记录，并将记录录入军队护士执业信息系统及技术档案。

军队护士执业表现记录包括表彰和奖励、完成指令性护理任务情况，以及违反本规定和诊疗技术规范发生医疗事故或者受到处罚情况等内容。

第五章　权利和义务

第二十七条　军队护士执业，按照国家和军队的有关规定享有参加政治活动，获得政治荣誉和精神、物质奖励的权利，享有获取工资报酬、享受福利待遇、参加社会保险的权利。

第二十八条　军队护士享有获得与其所从事的护理工作相适应的卫生防护、医疗保健服务的权利。从事直接接触有毒有害物质、有感染传染病危险工作的军队护士，享有依照国家和军队有关规定接受职业健康监护的权利；患职业病的，享有依照国家和军队有关规定获得赔偿的权利。

第二十九条　军队护士享有按照国家和军队有关规定获得与本人业务能力和学术水平相应的专业技术职务（资格）的权利；享有参加专业培训、从事学术研究和交流、参加行业协会和专业学术团体的权利。

第三十条　军队护士享有获得疾病诊疗、护理相关信息和其他与履行护理职责相关的权利，享有对医疗卫生机构和卫生部门的工作提出意见和建议的权利。

第三十一条　军队护士执业，应当遵守国家和军队的法律、法规、规章和诊疗技术规范。

第三十二条　军队护士应当全心全意为伤病员服务，尊重、关心、爱护伤病员，严格执行医嘱，认真观察病情，正确实施护理，准确书写护理记录，进行健康教育和康复指导，保护伤病员的隐私。

第三十三条 军队护士在执业活动中，发现伤病员病情危急，应当立即通知有关医师；在紧急情况下为抢救垂危伤病员生命，应当先行实施必要的紧急救护。

军队护士发现医嘱违反有关规定和诊疗技术规范的，应当及时向开具医嘱的医师提出；必要时，应当向该医师所在科室的负责人或者医疗卫生机构管理医疗工作的负责人报告。

第三十四条 军队护士应当服从命令，听从指挥，按照军队有关规定和上级的命令、指示参加作战、军事演习、军事训练和处置突发事件中的医疗救护工作。发生严重威胁官兵和公众生命健康的自然灾害、公共卫生等事件时，军队护士有义务参加医疗护理工作。

第六章　医疗卫生机构的责任

第三十五条 医院、疗养院实际展开医疗床位与配备护士数量的比例，不得低于国家规定的护士配备标准。

第三十六条 医疗卫生机构不得允许下列人员在本机构从事诊疗技术规范规定的护理活动：

（一）未取得《中华人民共和国护士执业证书》的；

（二）变更执业地点，未按本规定办理护士执业变更注册手续的；

（三）护士执业注册有效期届满，未办理延续执业注册手续的。

在医疗卫生机构进行护理临床实习的人员应当在军队护士指导下开展有关工作。

第三十七条 医疗卫生机构应当执行国家和军队有关工资、福利待遇、保险等规定，保障军队护士的合法权益。

对在艰苦边远地区工作，或者从事直接接触有毒有害物质、有感染传染病危险工作的，军队护士所在医疗卫生机构应当按照国家和军队的有关规定给予津贴补助。

第三十八条 医疗卫生机构应当保证军队护士接受培训。

护士培训应当注重新知识、新技术的应用；根据临床专科护理发展和专科护理岗位的需要，开展对军队护士的专科护理培训。

第三十九条 军队护士因不履行职责或者违反职业道德受到投诉的，其所在医疗卫生机构应当进行调查。经查证属实的，医疗卫生机构应当对军队护士做出处理，并将调查处理情况告知投诉人。

第七章　奖励与处分

第四十条 对在军队护士执业管理工作中做出突出成绩的单位和个人，依照《中国人民解放军纪律条令》和有关规定，给予奖励。

第四十一条 卫生部门的工作人员未依照本规定履行职责，在军队护士监督管理工作中滥用职权、徇私舞弊，或者有其他失职、渎职行为的，依照《中国人民解放军纪律条令》和有关规定，给予处分；构成犯罪的，依法追究刑事责任。

第四十二条 医院、疗养院实际展开医疗床位与配备护士数量的比例，低于国家规定的护士配备标准的，由军级以上单位后勤（联勤）机关卫生部门责令医院限期改正，给予通报批评；逾期不改正的，根据护士配备标准和在医院、疗养院合法执业的军队护士数量，核减其展开医疗床位，对负有直接责任的主管人员，依照《中国人民解放军纪律条令》和有关规定，给予处分。

第四十三条 医疗卫生机构允许未取得《中华人民共和国护士执业证书》的人员或者允许未依照本规定办理护士执业地点变更和延续执业注册手续的护士，在本机构从事诊疗技术规范规定的护理活动的，由军级以上单位后勤（联勤）机关卫生部门责令限期改正，给予通报批评；对负有直接责任的主管人员和其他直接责任人员，依照《中国人民解放军纪律条令》和有关规定，给予处分。

第四十四条 医疗卫生机构有下列情形之一的，对单位给予通报批评；对负有直接责任的主管人员和其他直接责任人员，依照《中国人民解放军纪律条令》和有关规定，给予处分；

（一）未执行国家和军队有关工资、福利待遇等规定的；

（二）未按照国家和军队有关规定给本单位护士足额缴纳保险费的；

（三）未为军队护士提供卫生防护用品，或者未采取有效的卫生防护措施、医疗保健措施，导致军队护士感染传染病和发生中毒事件的；

（四）未按照国家和军队有关规定给予军队护士特殊岗位津贴补助的。

第四十五条 军队护士在执业活动中有下列情形之一的，医疗卫生机构暂停其执业活动，情节严重的，《中华人民共和国护士执业证书》发证部门吊销其证书，并依照《中国人民解放军纪律条令》和有关规定，给予处分：

（一）发现患者病情危急未立即通知医师的；

（二）发现医嘱违反法律、法规、规章或者诊疗技术规范，未依照本规定提出或者报告的；

（三）泄露患者隐私的；

（四）不服从命令和安排，不参加医疗救护工作的。

军队护士在执业活动中造成医疗事故的，依照国家和军队医疗事故处理的有关规定承担法律责任。

第八章 附 则

第四十六条 本规定施行前，按照国家和军队有关规定已经取得《中华人民共和国护士执业证书》或者护理专业技术职务，并从事护理工作的人员，经护士执业注册审批部门审核合格后，换领《中华人民共和国护士执业证书》。

第四十七条 军队基层单位的卫生员，可以按照卫生员职责从事一般护理工作。其中，经过护理专业学历教育的卫生员，符合护士执业注册条件的，可以按照本规定进行执业注册。

第四十八条 中国人民武装警察部队的护士执业管理工作，参照本规定执行。

第四十九条 本规定自 2008 年 12 月 1 日起施行。1997 年 5 月 21 日总后勤部发布的《军队护士执业管理暂行办法》同时废止。

护理人员手册

医护人员守则

1. 要有高度的爱伤观念和认真负责的精神，上班时间思想集中，工作严谨有条，认真履行自己的职责，严格三查七对制度。

2. 讲文明、讲礼貌，服务态度热情周到、谦虚谨慎、作风正派。

3. 严禁接收礼品，不托病员家属及随员办私事。

4. 注意保护性医疗制度，不该让病人知道的病情，不私自转告；按规定穿着工作服，做到仪表庄重大方；不嬉笑，不高声喧哗，保持病区安静。

5. 严格执行保密守则，不擅自将病人的病情及隐私泄漏给他人。不私下讨论医院相关政策等。

6. 严守工作纪律，工作时间不会客，不得擅自离开工作岗位，不陪病员打牌、下棋，不在工作时间干私事，如看电视、打私人电话、聊天、看文艺书籍或报刊、吃零食、玩游戏等。

7. 不得在工作时间将自己的家属、亲友带入病区。

8. 严禁私自取用病区内的药品及使用其他一切公物。

医院管理构架

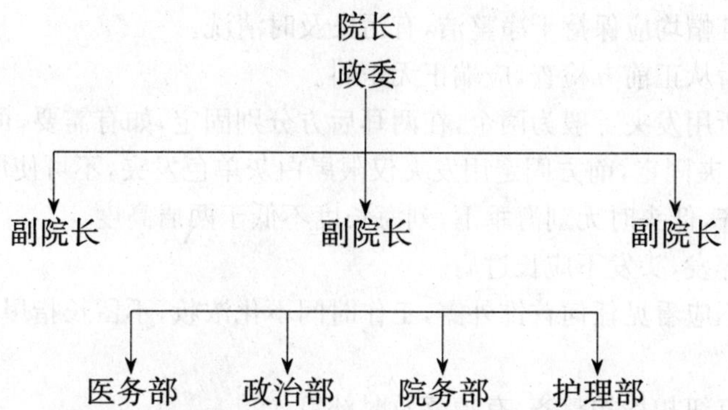

护理工作三级管理构架

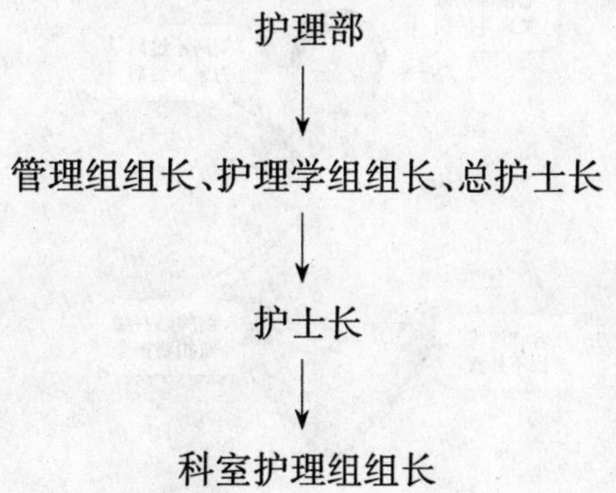

护士规范着装要求

1. 工作服和鞋帽均应保持干净整洁，有污染及时清洗。

2. 燕帽佩带后从正前方检查，应端正无歪斜。

3. 固定燕帽所用发夹一般为两个，在两耳后方分别固定，如有需要，可在右眉上方的燕帽边缘增加一枚发夹固定，前方固定用发夹仅限黑白灰单色发夹，不可使用耀眼饰夹。

4. 刘海应整齐，低头时无刘海垂下，刘海长度不低于两眉高度。

5. 两耳际无碎发，头发不应长过肩。

6. 工作服外不应看见任何首饰外露，工作时间不化浓妆，不留长指甲，不涂深色及珠光指甲油。

7. 工作服所有纽扣均扣整齐，有掉落及时补钉。

8. 袜子干净无破损，仅限肉色及白色。如单独着裙妆，应内着衬裙，衬裙下缘不外露；长筒丝袜仅限肉色无网眼丝袜，应看不到丝袜边缘。

9. 左胸前口袋内仅限佩带胸牌和挂表。胸牌统一夹于口袋右侧边缘，产科因工作性质特殊，统一佩戴于左侧腰下口袋的右缘。

10. 工作牌所用相片，军人为免冠军装照，聘用制人员为夏季工作服、佩带燕帽照。

南京军区南京总医院护士规范着装图示

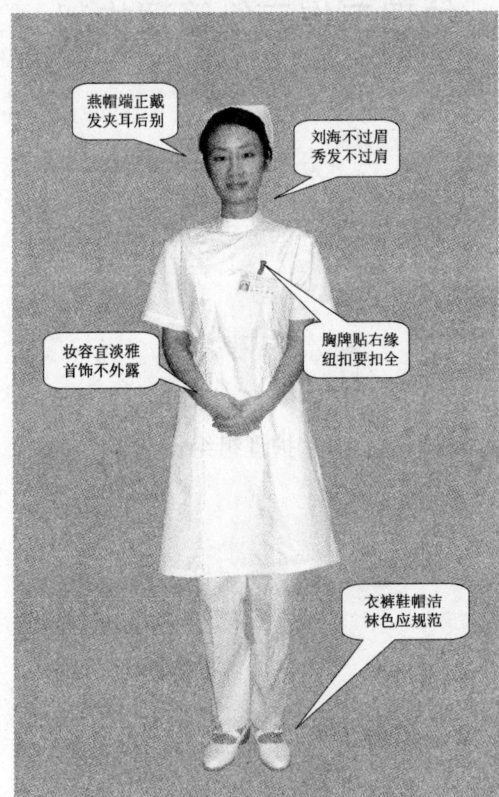

护秘规范着装要求

1. 工作服、工作鞋干净整洁。
2. 领结佩带端正无歪斜。
3. 两耳际无碎发，刘海不过眉，头发不过肩。
4. 工作服纽扣齐全，有掉落及时补。
5. 袜子干净无破损，限肉色和白色。
6. 胸牌居中，挂于领结的正下方。
7. 工作服外无首饰外露，工作时间不化浓妆，不留长指甲，不涂深色及珠光指甲油。

南京军区南京总医院护秘规范着装图示

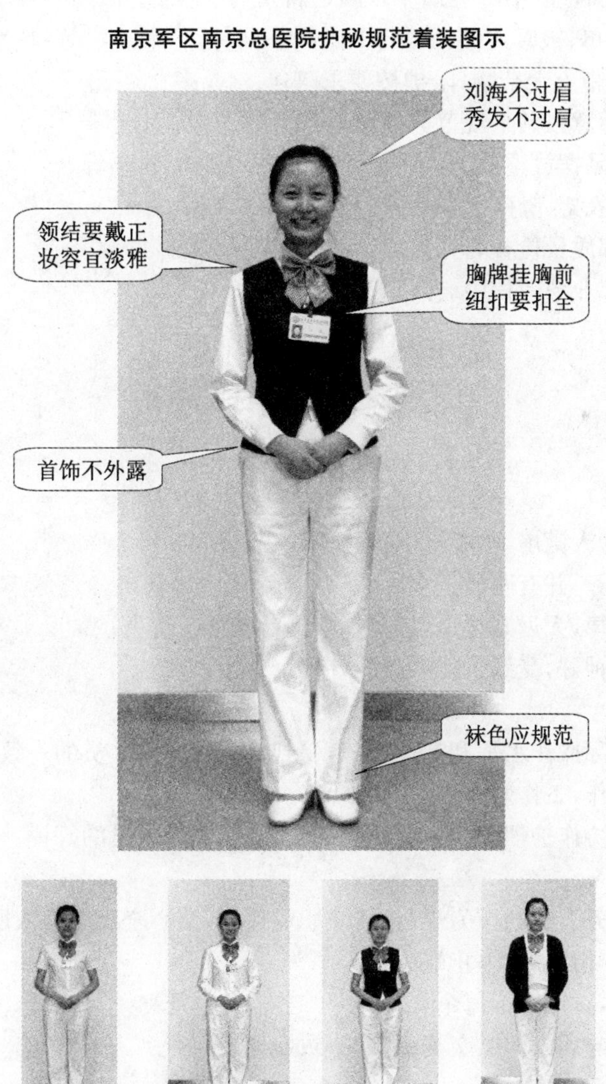

“先进护理单元”评比标准

1. 总标准

病区环境安静、整洁、有序；护士仪表端庄，工作行为规范。

2. 具体标准

(1) 护士仪表端庄、在岗尽职、忙而有序、语言亲切、服务及时准确。

(2) 病区大厅、走廊整洁，无加床，对流动人员管理有序。

(3) 护士站、医生及主任办公室各类物品摆放有序，办公桌面整洁，软玻璃下各种资料放置整齐有序。

(4) 病房内布局合理(不随意加床)，满足病人基本需要；床单位(窗周围及床头柜上)物品摆放整齐；病人床单、被套清洁，平整；卫生间整洁，无晾晒衣物等；热水瓶摆放符合要求；阳台外、窗台及设备带上无杂物；陪护按要求陪伴。

(5) 病区内不随意张贴不规范的提示语言。

(6) 夜班房：物品摆放整齐、合理，地面无杂物，无晾晒衣物等。

(7) 污物间：晾衣架完好，无杂物，物品摆放整齐有序。

(8) 历次护理部质量检查名列前茅，病人满意率 95%。

(9) 历次护理部业务考核中名列前茅。

“护理之星”评比标准

勤勉之星：

1. 勤奋努力，为人谦虚，不断进取；
2. 刻苦钻研业务，并有明显进步；
3. 遵守劳动纪律，无迟到早退，加班加点不计较个人得失；
4. 团结协作精神好，受到工作人员的好评。

技术能手：

1. 有较高的实际操作水平和专业知识，受到病人和工作人员的一致好评；
2. 合理安排工作，工作效率高，准确率高；
3. 能够指导和协作护理操作中的各类问题，受到工作人员的好评。

服务标兵：

1. 认真履行医务人员的行为规范，恪守职业道德，全心全意为病人服务；
2. 微笑服务，热情周到，举止端庄；
3. 拥有“爱心”，真诚对待每个人；
4. 能够很好地与病人沟通交流，受到一致好评。

人性化服务十二项规定

1. 称呼病人不用“喂”、“某某床”，应用尊称；与病人交流时多用“请”、“您好”、“谢谢”等称呼。

2. 护士不得用“不知道”、“不行”、“没空”等词回答病人的护理需求，而应尽力为病人解决问题。在自己无力解决的情况下，可帮病人寻求其他医务人员的帮助。

3. 新病人入院到达病区护士站，护理秘书或值班护士应主动起立迎接病人，打招呼，并妥善安置病人，再进行详细介绍及护理体检。

4. 急诊病人入院由急诊护士送至相关病区，转科病人由转出病区护士送至相关病区，病区护士应主动迎接病人。

5. 手术病人由病区护士送至电梯口。病人到达手术间时，麻醉护士主动介绍自我，并做好心理安慰。

6. 出院病人未离开病房时，不清理床单位。病人离院时，将病人送至病区门口。

7. 护理操作前征得病人或家属配合，护理操作后询问病人感受。

8. 连续两次穿刺失败，必须请高年资护士完成，夜间求助夜班组长。

9. 必要时主动用遮拦物保护病人隐私。

10. 在护理工作中得到病人陪护、家属协助时，应主动表示谢意。

11. 病人用餐时不做卫生清扫和床单位整理工作。

12. 除护理管理人员外，工作时间不得随身携带手机，不得随意用办公电话聊私事。

静脉输液管理规范

1. 输液巡视“两及时”、“两不准”、“一保证”。

“两及时”：

及时更换液体；及时发现并处置输液故障和输液反应。

“两不准”：

不准工勤人员或陪护人员更换液体和拔针；不准将未输的液体或空瓶放于病人床头柜上。

“一保证”：

确保输液病人“三送”到位（送饭、送水、送便器）。

2. 药品检查环节“三查”、“四看”、“五掌握”。

“三查”：

加药前查；输液前查；更换液体查。

“四看”：

看玻璃有无裂纹；

看液体与药品的有效期；

看瓶盖有无松动；

看液体有无杂质、变色、混浊、沉淀。

“五掌握”：

掌握药物的性能、给药途径与方法；

掌握药物的主要作用及配伍禁忌；

掌握药物常用剂量；

掌握药品的毒副作用及其预防；

掌握输液反应的临床表现与处置方法。

3. 加药环节做到“一合理”、“两不宜”。

“一合理”：

合理安排各类药物、液体的输入顺序。

“两不宜”：

加药时间不宜过早；

一瓶液体内同时加入药品种类不宜过多。

基础护理“十做到”

1. 入院送病室，用品、开水送床边。
2. 病房、床铺清洁，舒适。
3. “三短六结”，保证落实。
4. 送水到杯，服药到口。
5. 输液巡视、记录、更换，准确主动。
6. 标本留验解释到位，交接落实。
7. 卧床病人饭前洗手到床边。
8. 协助病人饭前洗手到床边。
9. 便器及时倾倒，定时消毒。
10. 护士“四轻”，微笑耐心。

口服药发药“十规定”

1. 严格三查七对，按次发药。
2. 发药时应备温开水。
3. 发药到手，如病人不在，应将药品带回，待其回来后再发。
4. 原则上看服药到口。当时未服入的，应巡视督促服下。因故不服的药物应收回，并通知医生。
5. 为卧床病人发药时，备水帮助其服药。
6. 必要时为病人将药物碾碎，有刺激或会污染牙齿的药液，如：酸类、铁剂及碘剂水溶液应给予吸管吸入。

7. 必要时对病人就药物的主要作用、副作用和不良反应进行答疑。
8. 严格用药时间的药物确保按时服用,特殊情况不能按时服用的药物应通知医生。
9. 严格口服药的交接工作。
10. 治疗性、维持性用药原则上不允许因欠费停药。

重病人掌握病情"九知道"

1. 病人姓名、年龄。
2. 诊断。
3. 主要病情。
4. 治疗。
5. 护理措施。
6. 心理、睡眠。
7. 饮食。
8. 二便。
9. 异常化验结果。

为病人"多说一句话"活动

1. 入院时多说一句话,使病人感到温暖。
2. 操作前多说一句话,使病人消除顾虑。
3. 检查前多说一句话,使病人少走冤枉路。
4. 留标本前多说一句话,使病人能一次完成。
5. 出院时多说一句话,使病人顺利办好手续。
6. 为安全多说一句话,使病人避免意外受伤。
7. 为康复多说一句话,使病人提高自我防护能力。

"六一、三送、一必须"活动

对住院患者做到:

做一次医院及院规介绍;
送上一瓶开水;
铺好一张床;
落实第一餐饮食;
提供一套洗漱用品;

重大节日给每位官兵赠送一张贺卡或一份礼品。

对住院战士做到：

出院前科室必须与部队联系，通知出院时间。

对老年干部做到：

送物到人，送饭到床(卧床)，送水到房。

病情观察“四及时”

发现病情及时
抢救处理及时
报告医生及时
护理记录及时

巡视工作“四及时”

输液巡视及时
二便处理及时
饭、水送到床边及时
服药到口及时

重病人基础护理落实目标

六洁：皮肤、头发、口腔、手足、外阴、肛门
三短：头发、胡须、指(趾)甲
一保持：导管在位通畅清洁
三无：压疮、烫伤、坠床

护理交接班制度

“四看”

看交班本
看医嘱本
看体温本
看各项护理记录是否完整准确

“五查”

查新入院病人

查危重瘫痪病人

查术前准备病人

查大小便失禁病人

查术后病人

“一巡视”

对重点病人进行床边巡视

卫生专业技术资格考试报名要求

档案在南京市高层人才服务中心(南京军区南京总院代理单位)进行人事代理手续的人员在我院统一报名。

1. 报考资格

(1) 取得相应专业中专学历,可报考初级(士)资格;

(2) 取得相应专业大学专科学历,可报考初级(士)资格;

(3) 取得相应专业大学本科学历,可报考初级(师)资格;

(4) 取得相应专业中专学历并获得初级(士)资格后,从事本专业工作满 5 年,可报考初级(师)资格;

(5) 取得相应专业大学专科学历并获得初级(士)资格后,从事本专业工作满 1 年,可报考初级(师)资格。

2. 报名材料

(1)《××年度卫生专业技术资格考试申报表》(一式一份);

(2) 本人身份证(原件及一份复印件);

(3) 学历证书或学位证书(原件及一份复印件);

(4) 现专业技术资格证书[原件及一份复印件,此材料报考初级(士)者不需要];

(5) 近期小二吋彩色免冠照片 1 张(浅蓝色底,照片背面必须写上单位名称及姓名,可以用小药袋装,药袋上必须用圆珠笔写上科室名称及姓名、身份证号码);

(6) 已通过部分科目考试的人员,报名时须提交统一印发的上一年度卫生专业技术资格考试成绩单;

(7) 报考初级资格时须提供劳动或聘用合同的原件及复印件;

(8) 从事卫生专业技术工作的证明(现场领取表格,上交材料时统一盖章)。

护士执业资格注册办理要求

1. 参加注册人员

(1) 本年度护士执业考试成绩合格人员；

(2) 具有普通高等院校护理专业本科以上学历者(免考)。

2. 报名材料

(1) 护理专业初级(士)资格考试成绩单原件(免考者不须提交)；

(2) 医疗机构聘用证明；

(3) 身份证原件及复印件2张；

(4) 近期一吋免冠彩照2张；

(5)《护士首次注册申请表》；

(6)《护士注册健康检查表》；

(7) 毕业证书原件、复印件；

(8) 外省考生须提交:原考试地发证机关出具的未领证证明。

护士执业资格再注册办理要求

1. 参加再注册人员

前一注册期满的人员

2. 报名材料

(1)《护士注册申请表》一份；

(2) 编号为“宁×××号”的护士执业证书(副本)；

(3)《继续教育证书》须由卫生局授予编号并加盖钢印；

(4) Ⅰ类学分6分/注册年度,Ⅱ类学分9分/注册年度；

Ⅰ类学分要求:须有继续教育委员会和主办单位分别盖章。

聘用制护理人员管理规定

第一章　总　　则

第一条　为适应新时期军队医院建设发展的需要，利用社会人才资源为军队医院建设服务，规范军队医院聘用制护理人员的招聘和管理，提高聘用制护理人员的整体素质，确保医疗工作质量及医疗安全，维护医院和聘用制护理人员双方的合法权益，根据《中华人民共和国劳动合同法》及《军队医院聘用护士管理规定》，参照南京地区卫生行政部门及劳动社会保障部门有关文件规定，结合医院实际，制定本规定。

第二条　本规定所称聘用制护理人员，是指医院从经国家教委批准的全日制院校护理专业毕业生中选聘到护理岗位上工作的聘用制护士、助理护士、护理站秘书及导诊护士，其中聘用制护士必须是取得护理类《中华人民共和国专业技术资格证书》且经驻地地方卫生行政部门注册的人员。

第三条　本规定仅适用于本院聘用制护理人员的管理工作。聘用管理工作受医院党委直接领导，政治部、院务部和护理部共同负责医院聘用制护理人员的聘用及管理工作。具体分工是：政治部负责聘用人员的招聘政审工作、政治工作、组织发展工作、计划生育工作、奖惩工作；院务部负责工资待遇审定发放等事项；人力资源办公室负责组织办理劳动人事代理招聘考核、业务培训，组织参加执业资格考试，签订、解除或终止聘用合同，教育管理等。由地方人才交流服务中心具体负责人事代理相关工作，包括档案托管、合同鉴证、社会保障费用缴存、协调职称考试与评定、政策咨询、业务培训等相关工作。

第四条　医院聘用制护理人员的聘用和管理，应当贯彻尊重劳动、尊重知识、尊重人才、尊重创造的方针，坚持任人唯贤、德才兼备、公平择优的原则。

第二章　聘用条件及程序

第五条　聘用制护理人员主要通过社会公开招聘，人力资源办公室每年在招聘之前以一定形式发布招聘信息。招聘坚持德才兼备的标准，贯彻公开、平等、竞争、择优、责权利一致的原则。

第六条　聘用制护理人员必须具备下列条件：

1. 坚决拥护党和国家的路线、方针、政策，遵纪守法，作风正派，自愿到军队医院从事医务工作，服从军队相关管理规定，经政审合格。

2. 应聘护理人员学历要求：

——聘用制护士须经国家教委和卫生部批准的全日制院校护理专业培训，具有国家教委认可的合格毕业证书和国家颁发的执业资格证书并经驻地地方卫生行政部门注册，获得大专以上毕业文凭；

——聘用制助理护士和护理站秘书、导诊护士等须经国家教委批准的全日制院校护理专业培训，获得中专以上毕业文凭。

3. 应聘护理人员首次聘用年龄原则上要求：

——本科毕业的24周岁以下(含24周岁)；

——大专毕业的22周岁以下(含22周岁)；

——中专护理毕业的20周岁以下(含20周岁)。

有工作经验的已婚人员，持有计划生育证明者，年龄可适当放宽。

4. 热爱护理专业，品学兼优，工作责任心强，经考核合格者。

5. 身心健康，五官端正，身高158厘米以上，经体检合格者(矫正视力在1.0以上)。

6. 聘用制护理人员岗位等级设置最高为中级职称。

7. 聘用制护理人员的最高工作年龄：初级职称为40周岁；中级职称为45周岁。

第七条 聘用应按照下列程序办理：

1. 应聘护理人员必须将个人简历交至人力资源办公室并交验护理专业毕业证书、身份证、户籍所在地人民政府人事劳动部门介绍信或者学校毕业分配部门介绍信，已婚者应当开具计划生育证明，曾从事护理工作一年以上的人员，同时交验原单位工作鉴定证明及护理类《中华人民共和国专业技术资格证书》、护士执业注册证明。

2. 政治部对应聘护理人员进行政治审核。

3. 由人力资源办公室对应聘护理人员进行体格检查，包括血常规，肝、肾功能，妇科，传染病四项，胸片、心电图、视力等。体检费用为80元，由人力资源办公室统一代收上交门诊办公室，门诊体检中心负责安排具体体检事宜。

4. 应聘护理人员填写《军队医院聘用护士审批表》，人力资源办公室拟定考题，并组织应聘护理人员进行业务考核。

5. 应聘护理人员须参加职业能力测试，由政治部博士后站负责测评相关事宜。

6. 综合上述各项，择优确定拟聘人选，由人力资源办公室办理审批手续。

7. 人力资源办公室与受聘人员签订培训期协议，并组织专业技术培训，包括岗前培训，理论、技能培训等。培训期间，受聘人员需缴纳岗前培训费500元整。

8. 受聘人员在签订聘用合同时需交纳2 000元物品管理费。合同期满18个月的受聘人员遵守合同有关约定(见第五章第三十条规定)，管理费用悉数归还。

9. 医院按照有关规定与受聘护理人员签订聘用合同。

第八条

1. 已取得护士执业证书驻地地方卫生行政管理部门注册的应聘护理人员受聘后试用期为3个月，在试用期内，科室应对聘用护理人员进行专业技术和职业道德培训；试用期满，经科室考核合格达到聘用护理人员必备条件的，聘任其相应护理专业技术职务。

2. 未取得护士执业证书及驻地地方卫生行政管理部门注册的定科实习人员自取得毕业证书后至取得护士执业证书驻地地方卫生行政管理部门注册为培训期，但原则上不得超过12个月。培训期间签订培训协议、发放培训补贴。

3. 已取得护士执业证书驻地地方卫生行政管理部门的培训期人员，从注册当月始，签订聘用合同，享受聘用制护理人员的工资等待遇；培训期 12 个月内未取得护士执业证书驻地地方卫生行政管理部门注册的人员，不再接受继续培训。

第九条　聘用制护理人员的聘用期根据护理人员的临床表现和实际情况制定，原则上，普通人员签订固定期限为 2 年、7 年，护理骨干签订固定期限为 4 年、5 年，聘用期满后，根据本人德才表现和工作需要，可以终止聘用，也可以续聘。医院需要续聘时按照规定办理续聘手续，签订续聘合同。

第三章　聘用合同

第十条　医院依照国家和军队有关规定，在平等自愿、协商一致的基础上，与受聘护理人员签订聘用合同，明确双方的责任、权利和义务。

聘用合同一经签订，双方必须严格遵守。

第十一条　经双方同意续聘的聘用制护士，医院与其签订聘用合同，聘用合同由地方人才交流服务中心负责鉴证。聘用合同一式三份，人力资源办公室及受聘护士各执一份，一份存入个人档案。

第十二条　聘用制护理人员有下列情形之一，医院可以终止或单方面解除聘用合同或临时劳动协议：

(1) 聘用合同期限届满的；

(2) 在试用期间经科室考核未达到聘用条件的；

(3) 无故旷工超过 2 个工作日，1 年内累计休事假超出 20 个工作日的；

(4) 未经医院同意，擅自到其他单位工作的；

(5) 违反工作规定或者操作规程，发生医疗差错和医疗事故的；

(6) 违反操作规程造成医疗仪器、设备严重损坏，或引发责任性医疗纠纷并造成严重影响的；

(7) 发生严重违反医德规范和服务质量问题给医院利益和声誉造成重大不良影响的；

(8) 服务质量遭到病员投诉并经医院查实、情节较重、造成不良影响的；

(9) 严重扰乱工作秩序，致使医院或科室工作不能正常进行的；

(10) 违反国家的法律法规或犯有政治性错误的；

(11) 在院外有不良行为和劣迹；

(12) 被判处有期徒刑或劳动教养的；

(13) 受聘人患病或者非工伤原因，医疗期满后，不能从事原工作的；

(14) 受聘人不能胜任本职工作的；

(15) 合同订立时所依据的客观情况发生重大变化(如不可抗拒力量致使无法继续工作的，或因岗位撤销或精简、合并，无法安排工作的)，致使原合同无法履行，经当事人协商不能就变更合同达成协议的；

(16) 符合解除或终止聘用合同其他条件的。

其中，本条 13～16 款，用人单位可以解除合同，但应提前 30 日以书面形式通知受聘人本人。

第十三条 有下列情形之一,聘用制护理人员可以终止或单方面解除聘用合同:

(1) 聘用合同期限届满的;

(2) 在试用期内的;

(3) 医院未按照合同约定支付劳动报酬或者提供劳动条件的;

(4) 依法服现役或者考入院校学习的;

(5) 出国(境)定居、留学的。

受聘人要求解除或终止合同,应当提前30日以书面形式通知医院,否则医院可以不予办理。由于受聘人违反合同有关约定而给医院造成经济损失的,应依据有关法律、法规、规章的规定和合同约定,由受聘人承担赔偿责任。

第十四条 聘用制护理人员有下列情形之一,医院不得解除聘用合同:

(1) 聘用期未满,又不具备本规定第十三条规定的;

(2) 患病或者非因工负伤,在规定的医疗期内的;

(3) 在孕期、产期和哺乳期内的;

(4) 国家规定不得解除聘用合同的其他情形的。

第十五条 聘用制护理人员被解除或终止聘用合同后,应当在7个工作日内办理相关手续并离开医院。凡不按照规定办理手续擅自离职,或者无正当理由拖延离院时间的,医院视情形给予经济处罚。

第十六条 聘用人员因工死亡,经有关部门确认属实,按政府有关规定执行,聘用合同自然终止,医院有权不接受聘用人员亲属及第三者超出法律及本规定的额外要求。

第十七条 医院与受聘护理人员发生人事劳动争议,原则上先由双方协商解决,经协商不能达成一致的,可以由上级机关劳动人事部门调解或者按照有关规定进行仲裁。

第四章 培训与考核

第十八条 护理部必须对新聘用的护理人员进行岗前培训,内容包括医院基本情况、各项规章制度、整体护理有关知识和工作要求、医德医风规范等,培训时间不少于7天。

第十九条 科室负责对试用期内的聘用制护理人员进行专业培训,尤其是护理基础知识和技术操作常规,培训时间一般不少于30天。

第二十条 聘用制护理人员参加医院和地方组织的规范化培训和继续教育。按照护士再次注册规定要求,修满学分,按时注册。

第二十一条 由地方人才交流服务中心配合护理部一起负责组织参加全国统一组织的职称考试,考核合格的发给全国统一的护理类《中华人民共和国专业技术资格证书》。

第二十二条 护理部每年度对聘用制护理人员进行理论、操作、继续教育、科室工作表现等方面全面考核,考核结果作为聘用制护理人员奖惩、晋升、解聘和续聘的主要依据并记入个人技术档案。

第五章 待　遇

第二十三条 聘用制护士在聘用期内,通过国家统一组织的专业技术资格考试并取得资格证书的，参照国家卫生系列专业技术职务资格评审有关规定，结合医院实际实施。

第二十四条　聘用制护理人员工资以月工资计算。除按规定正常休假外，每月因病或因事缺勤超过 3 个工作日(含 3 个工作日)且不足 15 个工作日(不含 15 个工作日)的，只发月工资的一半；每月缺勤超过 15 个工作日(含 15 个工作日)的，月工资全部扣除。

1. 聘用制护理人员在试用期内实行临时补贴，每月 300 元，不发放奖金。

2. 聘用制护士每月基本工资按医院聘用人员基本工资分配方案执行，学历按全日制最高学历执行。护理站秘书、助理护士、导诊护士基本工资按初初级一档中专学历执行。

基本工资组成说明：

(1) 职务工资

职务工资参照军官晋升职务，晋升一级职务降一档次。两年进一档次(参照事业单位职工)；初初级职务工资基本档为 336 元。

(2) 生活补贴

执行南京市统一标准 165 元，职工也是此标准。

(3) 职岗津贴

中专 25 元、大专 75 元、本科 125 元(体现原工资中的 50 元差别)

(4) 服务

为职务工资 * 3/7

(5) 伙补

为了参照军人或职工午餐补贴，目前定为 150 元，增加时相应调整。

例：中专护士第一年工资为：336＋165＋25＋(336 * 3/7)＋150＝820 元

例：初初级五档(370 元)晋升为初级时降到上一级的四档(393 元)。

3. 每月奖金按科室平均奖金(1.0 系数)的一定比例发放，其中在本院工作年限(取得上岗证南京注册后开始计算)为 1～3 年的按照 75%发放；4～5 年的按照 80%发放；6～8 年的按照 85%发放；9～10 年的按照 90%发放；11～15 年的按照 95%发放；16 年以上的按照 100%发放。护理站秘书、助理护士、导诊护士每月奖金按科室平均奖金(1.0 系数)的 50%发放。培训期护士每月奖金按科室平均奖金(1.0 系数)的 35%发放。

4. 聘用制护理人员享受医院实物福利待遇。

5. 培训期前 3 个月发放实习补贴。

第二十五条　聘用制护理人员依法享受国家法定的节假日，享受 7 天工龄休假；符合晚婚年龄依法登记结婚的初婚者享受 10 天晚婚假，符合晚育者享受 4 个月产假。孕期、产假期间、哺乳期，享受当地职工同等待遇。

第二十六条　实行人事代理制度。原则是：人事代理费每人每年 180 元，本人自付。由财务科按照每月 15 元的标准在工资中扣缴。

第二十七条　按国家及属地劳动社会保障部门相关规定，符合聘用要求且签订劳动合同的聘用制护理人员享受养老保险、医疗保险、失业保险、工伤、生育保险及规定的缴纳标准。

第二十八条　聘用人员因工受伤，医疗期 3～6 月内按聘用人员基本劳动报酬标准发放，医疗期 6 个月以上的按基本劳动报酬标准减半作为生活补助费发放。

第二十九条　聘用人员原则上不解决住宿，可享受医院规定的住房补贴和交通车贴，工作 2 年以内的未婚护士原则上要求集体居住，房租按照医院规定标准收费，不再享受住房补贴。

第三十条 聘用人员签订合同时、培训期人员签订协议时一次性交纳物品管理费 2 000 元，其中助理护士、导诊护士、护秘交纳物品管理费金额为 1 000 元。合同期满，续订合同第 7 个月全额退还上年度物品管理费。合同期或培训期内由于本人原因违反合同规定擅自离开医院的，物品管理费予以扣发。

第六章 管 理

第三十一条 聘用人员的管理纳入医院党委的统一领导，机关各部门按职责进行相关管理工作。聘用人员所在科室负责日常业务管理和工作时间内的行政管理。招收聘用制护理人员，必须由护理部根据医院工作需要，提出计划，报医院党委研究决定后方可进行，科室不得自行招聘。

第三十二条 聘用制护理人员为中共党员、共青团员的，应当按照党章、团章规定参加所在支部的组织生活，定期缴纳党费、团费。

第三十三条 聘用制护理人员在聘期内符合结婚条件的，向医院政治部提出结婚申请，经批准后，办理结婚登记手续，并严格遵守计划生育政策规定，医院不解决住房。

第三十四条 住集体宿舍的聘用制护理人员应自觉遵守集体宿舍管理规定，对违规的聘用制护理人员按自动解聘处理，集体宿舍的管理人员负责清退床位。

第三十五条 护理站秘书和助理护士、导诊护士等在本岗位工作满两年并取得《中华人民共和国专业技术资格证书》且经注册者，工作表现突出的，在有聘用制护士名额的前提下，科室护士长向护理部提出申请，经考核合格，可优先录用为聘用制护士。

第三十六条 聘用人员的医疗行政管理、业务培训、科研工作由护理部按职责分工负责。聘用人员经医院批准参加短期培训和学术活动等(正式聘用 2 年以后)，所需费用按医院有关规定执行。聘用人员应积极参加医院内组织的业务培训、继续医学教育和学术活动及理论技术操作考核。

第三十七条 职称评聘：

1. 聘用人员在聘用期内，符合南京市规定晋职条件，参加地方人才交流服务中心组织的考核，取得相应资格证书后，医院将根据实际岗位需要和工作能力予以聘任。

2. 参加资格考试，由个人申请、业务部门审核合格，护理部联系，统一委托地方人才交流服务中心上门组织参加全国职称考试。

3. 聘用人员在院期间医院有权决定收回聘用期内评聘的职称资格。

学习方面：

1. 研究生考试：聘用人员在聘期内遵守医院有关的考研管理规定，必须工作满四年后方可参加。

2. 学历考试：聘用人员在聘期间参加地方院校的专升本、研究生课程班等学习，费用自理。

3. 进修学习：医院组织派出参加的新业务新技术学习班，取得合格证并按时返回医院者，学习费用由医院负责承担。

4. 学术会议:遵守本院在职人员的有关管理规定。

第三十八条　依照《中国人民解放军纪律条令》、《军队职工奖惩实施办法》有关规定,护理部每年度对表现突出的聘用护理人员给予奖励。

第三十九条　根据医院建设的需要,聘用人员依照国家及部队有关规定,有执行特殊任务的义务。

第七章　附　　则

第四十条　本规定从发布之日起实行。若部分条例有变更,以医院通知为准。

第四十一条　本规定解释权在护理部。

离职原因调查表

姓名：________　　部门：________　　职称、职业：________

到职日：________　　离职日：________　　调查日期：________

员工感受	非常满意	满意	一般	不满意	非常不满意	若选择了最后两项中任一项请予说明
可能原因						
工作本身						
工作环境条件						
能力发挥						
组长能力						
薪水						
福利						
考核						
培训						
职业生涯发展						
建议及意见						
员工签名：						调查者签名：

离职面谈表

<table>
<tr><td>离职人姓名</td><td></td><td>所在部门</td><td></td><td>职务</td><td></td><td rowspan="2">离职类别</td><td>□自愿</td></tr>
<tr><td>入职日期</td><td></td><td>离职日期</td><td></td><td>工作年限</td><td></td><td>□非自愿</td></tr>
<tr><td>面谈者</td><td></td><td>面谈地点</td><td></td><td>面谈
开始时间</td><td></td><td>面谈
结束时间</td><td></td></tr>
<tr><td rowspan="2">1. 请指出你离职最主要的原因（请在恰当处画“√”，）并加以说明</td><td>内部
原因</td><td colspan="6">□工资低 □工作环境 □工作时间
□福利 □加班 □没有事业发展机会
□无晋升机会 □领导分工不公正 □工作量太大，压力大
□同事关系不融洽 □与领导关系不和谐 □不满意本院的政策和措施
□其他，请说明</td></tr>
<tr><td>外部
原因</td><td colspan="6">□找到更好的工作 □自己经营生意 □家庭原因
□回校深造 □转换行业 □个人身体健康因素
□交通不便，离住处远 □其他，请说明</td></tr>
<tr><td>2. 你认为公司在以下哪些方面需要加以改善（可选择多项）</td><td colspan="7">□工作流程 □部门之间的沟通 □上层管理能力
□员工发展机会 □工作环境及设施 □工资与福利
□教育培训与发展机会 □团队合作精神 □其他，请说明</td></tr>
<tr><td colspan="8">3. 是什么促使你当初选择加入本院工作？</td></tr>
<tr><td colspan="8">4. 在你做出离职决定时，你发现我们在哪些方面与你的想象和期望差距较大？</td></tr>
<tr><td colspan="8">5. 您觉得您的组长和您在工作方面的沟通是否顺利？具体表现在哪些方面？你最后想对你直接组长说些什么？你对你的组长有何评价？</td></tr>
<tr><td colspan="8">6. 你认为本院应该采取哪些措施来更有效地吸引和留住人才？</td></tr>
<tr><td>备注承诺</td><td colspan="7">以上调查内容属保密资料，一律不允许对外公开，特此申明，并在此承诺！谢谢！</td></tr>
<tr><td>离职护士签名</td><td colspan="4"></td><td>离职面谈人签名</td><td colspan="2"></td></tr>
<tr><td>离职分析</td><td colspan="7"></td></tr>
<tr><td>采取措施</td><td colspan="7"></td></tr>
</table>

护理岗位管理规范

根据《中国人民解放军总后勤部卫生部(通知)》(卫医疗〔2012〕70 号),参照《关于卫生事业单位岗位设置管理的指导意见》(国人部发〔2007〕35 号)、《江苏省卫生事业单位岗位设置管理指导意见》(苏人社发〔2009〕170 号)和《卫生部关于实施医院护士岗位管理的指导意见》(卫医政发〔2012〕30 号)的文件精神,结合我院实际情况,以实施护士岗位管理为切入点,从护理岗位设置、护士配置、绩效考核、职称晋升、薪酬分配等方面制定和完善制度框架,现就实施医院护士岗位管理提出以下初步意见:

1 护理岗位管理设计

1.1 护理岗位设置与分级

护理岗位设置以国家相关规定和医院工作需要为依据,按照科学统一、按需设岗的原则,考虑临床、教学、科研、职能管理等要素,结合护士能级进阶需要和职业发展规划有机统一。护理岗位分为护理管理岗位、临床护理岗位和其他护理岗位三大类别(见表 1),护理管理岗位目录,具体是护理部主任、副主任、助理员岗位;总护士长、科室护士长、病区护士长岗位;相关职能部门(质量管理科、感染管理科、卫生干部训练中心)行政编制明确、实际工作需要的负责护理相关工作的岗位。临床专业技术岗位目录,分为普通病房、重症监护、门急诊、手术室、内镜、伤口护理、静脉置管中心、高压氧、消毒供应、营养保障等十三类直接从事护理技术服务的岗位。其他护理岗位目录,主要是病区护秘、助理护士、窗口导诊护士岗位。

护理岗位名称和等级统一按国家卫生部文件"三等十三级"的规定(见表 2),岗位名称分高、中、初三等,从护士到特级主任护师十三个档次,分别对应专业技术岗位十三个级别。初级分护士、二级护师、一级护师三个档次,分别对应十三到十一级三个级别。中级岗位分三级、二级、一级主管护师三个档次,分别对应十至八级三个级别。高级岗位分正高、副高,副高分三级、二级、一级副主任护师三个档次,对应七至五级三个级别;正高分三级、二级、一级、特级四个档次,分别对应四至一级四个级别,其中特级和一级为国家和省级特设级别。

高中初专业技术岗位结构比例,参照驻地省市三级医院,高级为 20%～25%,中级 40%～50%,初级按需设置规定。考虑到现阶段医院医技护的总体平衡和我院当前护理队伍结构和实际工作需要,高中初级结构比例暂定 10%,30%,60%比例,以后视发展情况再调整增加高中级比例。

表 1　南京军区南京总医院护理岗位设置目录

<table>
<tr><th>岗位类别</th><th>岗位范围</th><th>岗位目录</th><th colspan="3">岗位等级</th></tr>
<tr><td rowspan="16">护理管理岗位</td><td>院部</td><td>分管副院长</td><td colspan="3" rowspan="3">高级职称</td></tr>
<tr><td rowspan="3">护理部</td><td>护理部主任</td></tr>
<tr><td>护理部副主任</td></tr>
<tr><td>护理部助理</td><td colspan="3" rowspan="13">中级职称及以上</td></tr>
<tr><td rowspan="3">质量管理科</td><td>质控科主任</td></tr>
<tr><td>质控科副主任</td></tr>
<tr><td>质控护士</td></tr>
<tr><td rowspan="3">感染管理科</td><td>感染管理科主任</td></tr>
<tr><td>感染管理科副主任</td></tr>
<tr><td>感控护士</td></tr>
<tr><td rowspan="4">卫生训练中心</td><td>中心主任</td></tr>
<tr><td>中心副主任</td></tr>
<tr><td>护理教研室教师</td></tr>
<tr><td>护理系班主任</td></tr>
<tr><td>大科</td><td>总护士长</td></tr>
<tr><td>病区</td><td>护士长</td></tr>
<tr><td rowspan="11">临床护理岗位</td><td rowspan="9">门诊部</td><td>换药室护士</td><td colspan="3" rowspan="11">中级职称以下</td></tr>
<tr><td>治疗室护士</td></tr>
<tr><td>注射室护士</td></tr>
<tr><td>门诊手术室护士</td></tr>
<tr><td>B 超室护士</td></tr>
<tr><td>抽血护士</td></tr>
<tr><td>核医学护士</td></tr>
<tr><td>影像护士</td></tr>
<tr><td>体检护士</td></tr>
<tr><td>营养科</td><td>营养科护士</td></tr>
<tr><td>供应室</td><td>供应室护士</td></tr>
<tr><td rowspan="5">临床专业技术岗位</td><td rowspan="5">普通病房
重症监护病房
血液净化室
手术室
产房</td><td rowspan="5">高级专家护师</td><td rowspan="5">高级</td><td>三</td><td>二级主任护师</td></tr>
<tr><td>四</td><td>三级主任护师</td></tr>
<tr><td>五</td><td>一级副主任护师</td></tr>
<tr><td>六</td><td>二级副主任护师</td></tr>
<tr><td>七</td><td>三级副主任护师</td></tr>
</table>

（续表）

<table>
<tr><th>岗位类别</th><th>岗位范围</th><th>岗位目录</th><th colspan="3">岗位等级</th></tr>
<tr><td rowspan="6">临床专业
技术岗位</td><td rowspan="6">急诊科
内镜中心
伤口护理中心
静脉置管中心
高压氧科</td><td rowspan="3">专科护师
护理组长</td><td rowspan="3">中级</td><td>八</td><td>一级主管护师</td></tr>
<tr><td>九</td><td>二级主管护师</td></tr>
<tr><td>十</td><td>三级主管护师</td></tr>
<tr><td>专科护士</td><td rowspan="3">初级</td><td>十一</td><td>一级护师</td></tr>
<tr><td rowspan="2">责任护士</td><td>十二</td><td>二级护师</td></tr>
<tr><td>十三</td><td>护士</td></tr>
<tr><td rowspan="5">其他护理岗位</td><td></td><td>护秘</td><td colspan="2" rowspan="5"></td><td></td></tr>
<tr><td></td><td>导诊护士</td><td></td></tr>
<tr><td></td><td>助理护士</td><td></td></tr>
<tr><td></td><td>护运中心护士</td><td></td></tr>
<tr><td></td><td>护理员</td><td></td></tr>
</table>

表 2　护理岗位名称、等级及比例设置情况

<table>
<tr><th rowspan="2">岗位
等级</th><th colspan="2">岗位设置</th><th colspan="4">现阶段目标</th><th rowspan="2">政策目标
结构比</th></tr>
<tr><th>等级</th><th>名称</th><th>结构比</th><th>人数</th><th>人数</th><th>总人数</th></tr>
<tr><td rowspan="7">高级</td><td>一</td><td>特级主任护师</td><td rowspan="7">10%</td><td rowspan="7">131</td><td></td><td></td><td rowspan="7">20%～25%</td></tr>
<tr><td>二</td><td>一级主任护师</td><td>2</td><td rowspan="3">26</td></tr>
<tr><td>三</td><td>二级主任护师</td><td>8</td></tr>
<tr><td>四</td><td>三级主任护师</td><td>16</td></tr>
<tr><td>五</td><td>一级副主任护师</td><td>21</td><td rowspan="3">105</td></tr>
<tr><td>六</td><td>二级副主任护师</td><td>42</td></tr>
<tr><td>七</td><td>三级副主任护师</td><td>42</td></tr>
<tr><td rowspan="3">中级</td><td>八</td><td>一级主管护师</td><td rowspan="3">30%</td><td rowspan="3">395</td><td>118</td><td rowspan="3">395</td><td rowspan="3">40%～50%</td></tr>
<tr><td>九</td><td>二级主管护师</td><td>158</td></tr>
<tr><td>十</td><td>三级主管护师</td><td>119</td></tr>
<tr><td rowspan="3">初级</td><td>十一</td><td>一级护师</td><td rowspan="3">60%</td><td rowspan="3">791</td><td>197</td><td rowspan="2">395</td><td rowspan="3">按需设置</td></tr>
<tr><td>十二</td><td>二级护师</td><td>198</td></tr>
<tr><td>十三</td><td>护士</td><td>396</td><td>396</td></tr>
</table>

1.2　护理岗位配置原则

实行护士岗位管理，要按照因事设岗的原则对具体护理岗位进行梳理确定，对每个岗位的工作量进行测定分解，从而确定不同等级的护理岗位设置和人员配置比例。一是临床科室按照专业技术难易和工作强度高低分为 A 类、B 类、C 类、特殊部门四大类，A 类为工作量、护理风险、技术难度大、危重病人多、实际床护比应大于 1∶0.4，如 ICU、神经外科、神经内科、儿科等。B类为工作量、护理风险、技术难度适度,实际床护比不低于1∶0.4,如消化内科、胸外科、妇科、心内科、肾内科等。C类为工作量、护理风险、技术难度较小,实际床护比可低于1∶0.4,如眼科、皮肤科、中西医结合科、内分泌科、口腔科等。在确定以上床护比的基础上,再根据科室医疗专业情况作加减调整。国家和全军研究所的护理单元,在上述基础上加0.1,国家和全军中心、军区中心和保健系统的护理单元,在上述基础上加0.05,A类病房在原基础上加0.05,B类病房按标准不增不减,C类病房在上述基础上减0.1。在核定上述系数的基础上,确定不同等级的岗位设置,计算出不同等级护士配置数量,并确定不同等级护士岗位设置和数量。二是根据责任制整体护理模式的要求,以护理单元为基础,对不同档次等级的护士进行优化组合,形成责任制整体护理的岗位结构和人员组合,真正把责任制整体护理模式落实到护士岗位管理的设置和组合上。例如:

例1 南京军区南京总医院普通外科八区病房

护理人力资源配置标准测算表(试行)

国家岗位等级	国家文件比例	国家文件岗位设置			岗位名称	现阶段目标			
						高中初级		十三级	
		等级	名称	比例		结构比	人数	人数	总人数
高级	10%	一	特级主任护师		高级专家护师	10%	1.8		
		二	一级主任护师						
		三	二级主任护师	40%				0.29	0.72
		四	三级主任护师	60%				0.43	
		五	一级副主任护师	20%				0.22	1.08
		六	二级副主任护师	40%				0.43	
		七	三级副主任护师	40%				0.43	
中级	30%	八	一级主管护师	30%	专科护师	30%	5.4	1.62	5.4
		九	二级主管护师	40%				2.16	
		十	三级主管护师	30%				1.62	
初级	60%	十一	一级护师	50%	专科护士 护理组长	60%	10.8	2.7	5.4
		十二	二级护师	50%	责任护师			2.7	
		十三	护士		责任护士			5.4	5.4
					护秘				
					助理护士				
					护理员				

注:普外八区为全军普通外科研究所,护士与患者配置比例在原有基础上加0.1普通病房36张床位,护士与患者配置比例为0.5∶1,护士18人

例 2　南京军区南京总医院普通外科八区监护
护理人力资源配置标准测算表(试行)

国家岗位等级	国家文件比例	国家文件岗位设置			岗位名称	现阶段目标			
						高中初级		十三级	
		等级	名称	比例		结构比	人数	人数	总人数
		一	特级主任护师						
		二	一级主任护师						
		三	二级主任护师	40%				0.54	1.36
高级	10%	四	三级主任护师	60%	高级专家护师	10%	3.4	0.82	
		五	一级副主任护师	20%				0.42	
		六	二级副主任护师	40%				0.81	2.04
		七	三级副主任护师	40%				0.81	
		八	一级主管护师	30%				3.06	
中级	30%	九	二级主管护师	40%	专科护师	30%	10.2	4.08	10.2
		十	三级主管护师	30%				3.06	
		十一	一级护师	50%	专科护士 护理组长			5.1	
初级	60%	十二	二级护师	50%	责任护师	60%	20.4	5.1	10.2
		十三	护士		责任护士			10.2	10.2
					护秘				
					助理护士				
					护理员				

注:普外八区监护为全军普通外科研究所,护士与患者配置比例在原有基础上加 0.1,重症监护病房 13 张床位,护士与患者配置比例为 2.6∶1,护士 34 人

1.3　护士岗位的薪酬与分配

基本工资部分,军人护士、文员护士暂按原标准执行,聘用制护士按照应聘的护士岗位工资标准执行。制定具体护士岗位工资标准,采取参照驻地省市事业单位工资标准,比照驻地公立三甲医院护士岗位绩效工资水平,兼顾医院文员护士工资标准等因素科学合理设定。特别是文员工资标准调整到总部标准后,进一步拉大了同聘用制护士的工资差距,不同身份护士间的矛盾更加突显,聘用制护士实行岗位管理工资制更具迫切性。配套护士岗位管理的薪酬工资标准,对现有聘用制护士有较强的吸引力,可较好地防止同一驻地因工资待遇不同的非正常流动。护士人员岗位津贴,不同身份人员统一按应聘护士岗位标准执行。奖金部分按不同类型病房、不同岗位和业绩,由医院采取逐步加大考核达标比重,相应减少科室效益挂勾部分,逐步实现同岗同酬。

1.4 护士岗位说明与任职条件

明确具体护理岗位的职责任务、工作权限、工作关系和任职资格条件等要素。岗位设置与任职条件，要以岗位职责为核心，贯穿责任制整体护理要求，体现护士能级进阶和专业发展体系，成为考核评价护士绩效与能力水平的标准，成为护士履职尽职的依据，成为护士学习培训的指南。

1.5 护士岗位的分层培训与考核

科学严格的考核是实行护士岗位管理的重要环节，要充分发挥岗位职务年度考核、任期绩效考核、晋升考核制度的作用，年度考核依据岗位职责对护士的工作量、工作质量、技术难度，患者满意度、业务能力与工作表现作为主要考评要素。任期考核和晋升高中级岗位职务考核可参照军队专业技术职务考核的做法，在取得任期合格和晋升合格的资格后，按任期考评、晋升考评的岗位管理的程序和要求，竞聘上岗。根据不同考核和竞聘的不同岗位，设置相应的考核指标和权重。岗位绩效考核结果同护士的奖金分配、晋岗晋级、学习培养和评比优秀挂勾，充分发挥激励监督作用。

以岗位需求为牵引的分层培训是提升护理质量和个人能力的重要途径。按照成长型人才全面培养打牢基础，骨干型人才素质全面技有专长，专家型人才领衔专科成果丰硕的要求，根据不同层次能力进阶的需要和不同护士岗位任职条件规定，设置相应分层次培训计划。在国家和军队没有相应的高中级岗位职务培训机制的情况下，医院层面要发挥自身优势，积极主动地落实分层培训计划。通过依托关键岗位培养，到重点科室、重要岗位和各管理组、专业学组轮转；通过依托教学院校培训和外送境内外参观学习培训；通过依托教研协作，提高带教和科研能力；通过依托学术平台，讲课辅导和论文交流，扩大影响培养人才。

1.6 现有护士的改套与晋升

首次实施护士岗位管理改革时，对不同身份在编在岗的全员护士，按照医院护士岗位管理编配方案和实施细则，比照相应任职条件，原则上以不低于现任职务等级全部进入相应岗位职务等级。如军人(含文员)护士，任主任护师大于等于 5 年的改套为二级主任护师；任主管护师大于等于 5 年的改套为一级主管护师；任护师大专 4 年以上、本科 2 年以上的改套为一级护师。如聘用制护士，任主任护师 5 年以上的改套二级主任护师(目前无此条件人选)，中 4 级及以上护士，根据任职时间，可分别改套为一、二、三级主管护师。初 4 级和 3 级护士可分别改套一、二级护师。

在护理管理岗位工作的具有专业技术职务的技术干部，原则上按相应护理管理岗位等级改套，个别专业技术职务高于现任管理岗位编配标准的，可采取兼任临床专业技术岗位职务等级。实施护理岗位管理后，因工作需要护理管理和临床专业技术护理人员互换岗位的，可互改护理管理岗位职务等级和护理临床专业技术岗位职务等级。在实施护理岗位管理改革中，已不在护士岗位设置目录范围工作的有护理专业技术职称的人员，可以到相应护士岗位竞聘，原岗位不得聘任护士岗位职务，从政策制度层面解决非护理岗位占用护理人员的问题。

改套后的护士岗位根据岗位名称，分别进入相应岗位职务等级，具备晋升上一级岗位职务条件，且有岗位空缺的，可以按条件申报晋升，并进入晋升考核程序。具备破格晋升条件的，可按条件进入破格晋升程序。

2 护理岗位管理组织实施意见

2.1 岗位分级管理试点工作

(1) 成立护理岗位管理试点工作领导小组。由护理部主任担任组长，护理部副主任为副组长，组员由护理部助理、人事助理以及护理研究生等组成。

(2) 检索国内外相关文献，查阅国家、地方文件。

(3) 拟定我院岗位分级管理试点方案和配套文件。如：护理岗位管理实施意见、护理岗位设置目录、护理人力资源配置标准、岗位说明书、岗位等级比照改套表、考核评定表和工资分配表等。

2.2 护理岗位管理组织工作方案

(1) 加强组织领导。

① 领导小组

组　长：院长　政委

副组长：分管副院长

成　员：机关各部门领导

② 办公室

主　任：

副主任：

成　员：

(2) 办公室在领导小组的领导下开展工作，分析护理队伍现有状况，了解不同人群的岗位需求，确立护理岗位管理基本方案，进行科室套改，初步测算工资分配，广泛征求各方意见，反复修改论证，公布结果，上报办公会审批。

护理岗位设置名录

<table>
<tr><th>岗位类型</th><th>部门</th><th>岗位名称</th><th colspan="3">备　注</th></tr>
<tr><td rowspan="7">护理管理岗位</td><td>院　部</td><td>分管副院长</td><td colspan="3"></td></tr>
<tr><td rowspan="3">护理部</td><td>护理部主任</td><td colspan="3" rowspan="2">高级职称</td></tr>
<tr><td>护理部副主任</td></tr>
<tr><td>护理部助理</td><td colspan="3" rowspan="4">中级职称及以上</td></tr>
<tr><td>大　科</td><td>总护士长</td></tr>
<tr><td>病　区</td><td>护士长</td></tr>
<tr><td>病　区</td><td>护理组长</td></tr>
<tr><td rowspan="13">临床护理岗位</td><td rowspan="11">门诊部</td><td>换药室护士</td><td colspan="3" rowspan="13">中级职称以下</td></tr>
<tr><td>治疗室护士</td></tr>
<tr><td>注射室护士</td></tr>
<tr><td>门诊手术室护士</td></tr>
<tr><td>内镜室护士</td></tr>
<tr><td>伤口中心护士</td></tr>
<tr><td>静脉置管护士</td></tr>
<tr><td>核医学护士</td></tr>
<tr><td>影像护士</td></tr>
<tr><td>高压氧护士</td></tr>
<tr><td>体检护士</td></tr>
<tr><td>营养科</td><td>营养科护士</td></tr>
<tr><td>供应室</td><td>供应室护士</td></tr>
<tr><td rowspan="5">临床护理岗位</td><td rowspan="2">普通病房</td><td rowspan="5">高级专家护师</td><td rowspan="5">高级</td><td>三</td><td>二级主任护师</td></tr>
<tr><td>四</td><td>三级主任护师</td></tr>
<tr><td>重症监护病房</td><td>五</td><td>一级副主任护师</td></tr>
<tr><td rowspan="2">血液净化室</td><td>六</td><td>二级副主任护师</td></tr>
<tr><td>七</td><td>三级副主任护师</td></tr>
</table>

（续表）

<table>
<tr><th>岗位类型</th><th>部门</th><th>岗位名称</th><th colspan="3">备　注</th></tr>
<tr><td rowspan="6">临床护理岗位</td><td rowspan="6">手术室
产房
急诊科</td><td rowspan="3">专科护师</td><td rowspan="3">中级</td><td>八</td><td>一级主管护师</td></tr>
<tr><td>九</td><td>二级主管护师</td></tr>
<tr><td>十</td><td>三级主管护师</td></tr>
<tr><td>专科护士</td><td rowspan="3">初级</td><td>十一</td><td>一级护师</td></tr>
<tr><td rowspan="2">责任护士</td><td>十二</td><td>二级护师</td></tr>
<tr><td>十三</td><td>护　士</td></tr>
<tr><td rowspan="5">其他护理岗位</td><td rowspan="5"></td><td>护　秘</td><td colspan="3" rowspan="5">员级</td></tr>
<tr><td>导诊护士</td></tr>
<tr><td>助理护士</td></tr>
<tr><td>护运中心护士</td></tr>
<tr><td>护理员</td></tr>
</table>

专科护理人力资源配置标准

类别	科 室 名 称	配 置 比 例	备　注
A类	ICU	≥2.5∶1	
	手术室	护士与手术台比≥2.5∶1	
	急诊留观室	护士与患者比≥0.4∶1	
	急诊抢救室	护士与抢救床比≥1.5∶1	
	神经外科		
	神经内科		
	新生儿科	≥0.6∶1	
	母婴同室	≥0.6∶1	
	儿科		
	骨科		
B类	呼吸内科		
	消化内科		
	心血管内科		
	肾脏内科		
	内分泌科		

（续表）

类别	科室名称	配置比例	备　注
B类	血液内科		
	肿瘤内科	放疗病房为(0.3～0.35)∶1 化疗病房为(0.4～0.5)∶1	
	心胸外科		
	泌尿外科		
	普外科		
	妇科		
C类	皮肤科		
	烧伤整形科		
	中西医结合科		
	耳鼻喉科	0.35∶1	
	眼科	0.3∶1	
	口腔科	0.3∶1	
特殊部门	门诊	平均每天每100名就诊患者配置1名护士	
	静脉置管中心		
	内镜中心		
	伤口护理中心		
	产房	平均每人每月接生不宜超过20名分娩产妇	
	血液净化室	护士与透析机比例≥0.4∶1	
	供应室	100∶(2～3)(其中，护士占50%～70%)	

注：此标准参照中华人民共和国行业标准《医院护士人力配置》文件，各护理单元护士数根据专科特点实行差别化配置，同时结合军队医院特点，作出如下建议：

(1) 国家或全军医学研究所所属护理单元，护士与患者配置比例在原有基础上加0.1。

(2) 国家或全军医学中心、军区医学研究所、军区专科中心和保健系统所属护理单元，护士与患者配置比例在原有基础上加0.05。

(3) A类病房护士与患者配置比例在原有基础上加0.05；B类病房护士与患者配置比例按国家标准；C类病房护士与患者配置比例在原有基础上减0.1。

护理人员岗位说明书

二级主任护师岗位说明书

<table>
<tr><td colspan="2">一、基本资料</td></tr>
<tr><td>岗位名称</td><td>二级主任护师</td></tr>
<tr><td>岗位等级</td><td>三级</td></tr>
<tr><td colspan="2">二、工作内容</td></tr>
<tr><td colspan="2">(一)工作概述</td></tr>
<tr><td colspan="2">在护士长的领导下,负责指导并参与本科系统的护理、预防、教学和科研工作。</td></tr>
<tr><td colspan="2">(二)工作职责</td></tr>
<tr><td>管理职责</td><td>1. 督促护理人员严格执行各项规章制度、职业道德规范和技术操作规程,加强护理安全管理。
2. 负责协助制定护理差错、事故的防范措施,并对已发生的差错提出鉴定意见和持续改进措施。
3. 参加护理部组织的对主管护师、护师、护士的服务态度、业务技术、护理质量、教学能力等的考核工作。
4. 总结管理经验,协助护理部加强护理队伍的建设。</td></tr>
<tr><td>业务职责</td><td>1. 每年主持全院护理大查房≥5 次。
2. 负责检查、指导本科危重患者的护理及护理程序的应用,组织并参加对危重患者的抢救和疑难病例的护理会诊,提出解决护理问题的建议或意见。
3. 了解国内外护理学科的发展动态,努力引进先进护理技术,提高护理专业水平。</td></tr>
<tr><td>教学职责</td><td>1. 承担教育教学工作,完成规定的教学工作量。
2. 担任护理学院或护理专业本科生毕业论文指导教师,指导毕业论文撰写或答辩。
3. 指导下级护士工作,每年在院内为下级护士举办学术讲座(本人主讲)≥2 次。</td></tr>
<tr><td>科研职责</td><td>1. 负责指导下级护理人员进行“三基”训练;积极开展新业务、新技术。
2. 协助制订或实施本科护理科研、技术革新计划,研究护理管理理论,总结经验,写出具有较高水平的科研论文、文献综述或专著,任主任护师期间,作为第一作者或通讯作者(必须是研究生导师,所带研究生所写论文)公开发表、出版本专业有一定学术价值的论文,在统计源期刊发表论文≥4 篇,完成规定的继续教育学分。
3. 积极申报国家、全军/省(部)、军区、市级科技奖项目,积极申报国家、全军/省(部)、军区、市级科研课题。</td></tr>
</table>

（续表）

<table>
<tr><td>科研职责</td><td colspan="3">4. 每年到国内一流专业中心参观学习一周。参加国家级专业学术会议 1 次。聘期内可申请参加国际专业学术会议 1～2 次。
5. 无省级以上在研项目的，要求每年参加省部级及以上研究项目申报。
6. 参加评审护理论文和科研成果。</td></tr>
<tr><td colspan="4">（三）工作关系</td></tr>
<tr><td rowspan="2">岗位工作关系</td><td rowspan="2">内部关系</td><td>监督带教</td><td>主管护师、护师、护士、见习护士</td></tr>
<tr><td>请示上报</td><td>科主任、护理部主任</td></tr>
<tr><td colspan="4">三、任职资格</td></tr>
<tr><td colspan="4">（一）基本要求</td></tr>
<tr><td>性别年龄要求</td><td colspan="3">性别：不限
年龄：60 岁以下</td></tr>
<tr><td>教育要求</td><td colspan="3">学历要求：本科或以上学历
专业要求：护理专业</td></tr>
<tr><td>从业资格要求</td><td colspan="3">执业资格：执业护士，并获主任护师职称
工作经验：大学本科毕业以上学历或学士以上学位，取得副主任护师资格后，受聘主任护师职务 5 年以上，从事临床工作满 28 年以上</td></tr>
<tr><td colspan="4">（二）知识技能要求</td></tr>
<tr><td>基础理论要求</td><td colspan="3">1. 掌握本科系统疾病相关系统解剖学、生理学、病理学与病理生理学、药理学、医学微生物学等方面的基础理论。
2. 精通护理学专业本科系统学科的基本知识。</td></tr>
<tr><td>基础技能要求</td><td colspan="3">1. 精通本科系统护理学专业基础技能。
2. 掌握本科系统常见疾病的临床表现，主要护理诊断和相关护理措施。
3. 掌握整体护理和循证护理，熟悉本科系统常见疾病的护理程序。</td></tr>
<tr><td>专业技能要求</td><td colspan="3">1. 精通与本科系统护理学密切的专业技能。
2. 掌握与本科系统护理学密切的相关学科专业技能的配合流程。</td></tr>
<tr><td>其他要求</td><td colspan="3">1. 具备相应的管理知识与技能，有较丰富的教学和科研经验。
2. 熟悉护理学专业国内外现状及发展趋势，不断汲取新理论、新知识、新技术，并用于医疗实践和科学研究，了解相关学科近年来的进展。</td></tr>
<tr><td colspan="4">（三）应知法规</td></tr>
<tr><td colspan="4">《中华人民共和国护士管理办法》、《护士条例》、《护理文书书写规范与管理规定》、《医院感染管理办法》、《医疗卫生机构医疗废物管理办法》、《医疗机构管理条例》、《医疗事故处理条例》、《医院消毒卫生标准》、《医院消毒管理办法》、《突发公共卫生事件应急条例》及有关的护理技术操作规程、本院的护理制度、本岗位职责和有关工作制度等。</td></tr>
<tr><td colspan="4">（四）基本素质要求</td></tr>
<tr><td colspan="4">1. 身体健康，恪尽职守，具有良好的职业道德素质和团队合作精神。
2. 工作踏实肯干、认真负责、细心周到，有一定的创新性，较强的服务意识和奉献精神。
3. 较强的组织管理能力、决断能力，良好的沟通、协调能力和人际关系。</td></tr>
</table>

（续表）

（五）培训要求
1. 本科室护理知识与操作技能培训。 2. 医院和护理管理培训。 3. 护理服务技能及沟通技能培训。 4. 相关法律法规知识培训。 5. 心理学知识培训。
四、工作权限
1. 护理进修、实习人员的带教权。 2. 护理工作质量的监督检查权。 3. 病区护理员工的管理考核权和奖、罚、升、降、调的建议权。 4. 领导交给的其他权限。
五、协调关系
1. 医护、护患间工作关系的配合与协调。 2. 与院内相关科室人员、部门的关系协调。
六、绩效考核要点
1. 系统掌握护理学的基本理论和专业知识，熟悉相关学科知识。 2. 较全面了解国内外本专业的新理论、新技术，能将最新技术成果应用于工作实践。 3. 能独立处理外科系统护理学专业较复杂重大的技术问题，工作业绩较显著，取得较大价值的临床或研究成果，公开发表、出版较高水平的论文、著作。 4. 指导和培养下一级卫生技术人员的能力。 5. 较熟练运用一门外语获取医学信息和进行学术交流。 6. 具有良好的职业道德和敬业精神，严格遵守医德规范，认真履行岗位职责。

三级主任护师岗位说明书

一、基本资料	
岗位名称	三级主任护师
岗位等级	四级
二、工作内容	
（一）工作概述	
在护士长的领导下，负责指导并参与本科系统的护理、预防、教学和科研工作。	
（二）工作职责	
管理职责	1. 督促护理人员严格执行各项规章制度、职业道德规范和技术操作规程，加强护理安全管理。 2. 负责协助制定护理差错、事故的防范措施，并对已发生的差错提出鉴定意见和持续改进措施。

（续表）

管理职责	3. 参加护理部组织的对主管护师、护师、护士的服务态度、业务技术、护理质量、教学能力等的考核工作。 4. 总结管理经验，协助护理部加强护理队伍的建设。
业务职责	1. 主持全院护理大查房≥4次。 2. 负责检查、指导本科危重患者的护理及护理程序的应用，组织并参加对危重患者的抢救和疑难病例的护理会诊，提出解决护理问题的建议或意见。 3. 了解国内外护理学科的发展动态，努力引进先进护理技术，提高护理专业水平。
教学职责	1. 承担教育教学工作，完成规定的教学工作量。 2. 担任护理学院或护理专业专升本毕业论文指导教师，指导毕业论文撰写或答辩。 3. 指导下级护士工作，每年在院内为下级护士举办学术讲座≥1次，每年为规培护士举办讲座≥1次。
科研职责	1. 负责指导下级护理人员进行"三基"训练；积极开展新业务、新技术。 2. 协助制订或实施本科护理科研、技术革新计划，研究护理管理理论，总结经验，写出具有较高水平的科研论文、文献综述或专著，协助制订或实施本科护理科研、技术革新计划，研究护理管理理论，总结经验，写出具有较高水平的科研论文、文献综述或专著，任主任护师期间，作为第一作者或通讯作者（必须是作为研究生导师所带研究生所写论文）公开发表、出版本专业有一定学术价值的论文，在统计源期刊发表论文≥4篇，完成规定的继续教育学分。 3. 积极申报国家、全军/省（部）、军区、市级科技奖项目，积极申报国家、全军/省（部）、军区、市级科研课题。 4. 聘期内到国内一流专业中心参观学习一周，参加国家级专业学术会议1次。 5. 无在研项目的，要求每年参加省部级及以上研究项目申报。 6. 参加评审护理论文和科研成果。

（三）工作关系

岗位工作关系	内部关系	监督带教	主管护师、护师、护士、见习护士
		请示上报	科主任、护理部主任
	外部关系		各业务科室及相关的职能部门

三、任职资格

（一）基本要求

性别年龄要求	性别：不限 年龄：60岁以下
教育要求	学历要求：本科或以上学历 专业要求：护理专业
从业资格要求	执业资格：执业护士，并获副主任护师职称 工作经验：获大学本科毕业以上学历或学士以上学位，取得副主任护师资格后，受聘副主任护师职务5年以上，从事临床工作满23年以上。

（二）知识技能要求

基础理论要求	1. 掌握本科系统疾病相关系统解剖学、生理学、病理学与病理生理学、药理学、医学微生物学等方面的基础理论。 2. 精通护理学专业本科系统学科的基本知识。

（续表）

基础技能要求	1. 精通本科系统护理学专业基础技能。 2. 掌握本科系统常见疾病的临床表现，主要护理诊断和相关护理措施。 3. 掌握整体护理和护理程序，熟悉本科系统常见疾病的护理程序。
专业技能要求	1. 精通与本科系统护理学密切的专业技能。 2. 掌握与本科系统护理学密切的相关学科专业技能的配合流程。
其他要求	1. 具备相应的管理知识与技能，有较丰富的教学和科研经验。 2. 熟悉护理学专业国内外现状及发展趋势，不断汲取新理论、新知识、新技术，并用于医疗实践和科学研究，了解相关学科近年来的进展。
（三）应知法规	
《中华人民共和国护士管理办法》、《护士条例》、《护理文书书写规范与管理规定》、《医院感染管理办法》、《医疗卫生机构医疗废物管理办法》、《医疗机构管理条例》、《医疗事故处理条例》、《医院消毒卫生标准》、《医院消毒管理办法》、《突发公共卫生事件应急条例》及有关的护理技术操作规程、本院的护理制度、本岗位职责和有关工作制度等。	
（四）基本素质要求	
1. 身体健康，恪尽职守，具有良好的职业道德素质和团队合作精神。 2. 工作踏实肯干、认真负责、细心周到，有一定的创新性，较强的服务意识和奉献精神。 3. 较强的组织管理能力、决断能力，良好的沟通、协调能力和人际关系。	
（五）培训要求	
1. 本科室护理知识与操作技能培训。 2. 医院和护理管理培训。 3. 护理服务技能及沟通技能培训。 4. 相关法律法规知识培训。 5. 心理学知识培训。	
四、工作权限	
1. 护理进修、实习人员的带教权。 2. 护理工作质量的监督检查权。 3. 病区护理员工的管理考核权和奖、罚、升、降、调的建议权。 4. 领导交给的其他权限。	
五、协调关系	
1. 医护、护患间工作关系的配合与协调。 2. 与院内相关科室人员、部门的关系协调。	
六、绩效考核要点	
1. 系统掌握护理学的基本理论和专业知识，熟悉相关学科知识。 2. 较全面了解国内外本专业的新理论、新技术，能将最新技术成果应用于工作实践。 3. 能独立处理外科系统护理学专业较复杂重大的技术问题，工作业绩较显著，取得较大价值的临床或研究成果，公开发表、出版较高水平的论文、著作。 4. 指导和培养下一级卫生技术人员的能力。 5. 较熟练运用一门外语获取医学信息和进行学术交流。 6. 具有良好的职业道德和敬业精神，严格遵守医德规范，认真履行岗位职责。	

一级副主任护师岗位说明书

<table>
<tr><td colspan="4">一、基本资料</td></tr>
<tr><td>岗位名称</td><td colspan="3">一级副主任护师</td></tr>
<tr><td>岗位等级</td><td colspan="3">五级</td></tr>
<tr><td colspan="4">二、工作内容</td></tr>
<tr><td colspan="4">（一）工作概述</td></tr>
<tr><td colspan="4">在护士长的领导下，负责指导并参与本科系统的护理、预防、教学和科研工作。</td></tr>
<tr><td colspan="4">（二）工作职责</td></tr>
<tr><td>管理职责</td><td colspan="3">1. 督促护理人员严格执行各项规章制度、职业道德规范和技术操作规程，加强护理安全管理。
2. 负责协助制定护理差错、事故的防范措施，并对已发生的差错提出鉴定意见和持续改进措施。
3. 参加护理部组织的对主管护师、护师、护士的服务态度、业务技术、护理质量、教学能力等的考核工作。
4. 总结管理经验，协助护理部加强护理队伍的建设。</td></tr>
<tr><td>业务职责</td><td colspan="3">1. 主持全院或片区护理大查房≥3 次。
2. 负责检查、指导本科危重患者的护理及护理程序的应用，组织并参加对危重患者的抢救和疑难病例的护理会诊，提出解决护理问题的建议或意见。
3. 了解国内外护理学科的发展动态，努力引进先进护理技术，提高护理专业水平。</td></tr>
<tr><td>教学职责</td><td colspan="3">1. 每年承担教学工作，参与理论教学，完成规定的教学工作量。
2. 每年为规范化培训护士举办讲座≥3 次。</td></tr>
<tr><td>科研职责</td><td colspan="3">1. 负责指导下级护理人员进行“三基”训练；积极开展新业务、新技术。
2. 协助制订或实施本科护理科研、技术革新计划，研究护理管理理论，总结经验，写出具有较高水平的科研论文、文献综述或专著，协助制订或实施本科护理科研、技术革新计划，研究护理管理理论，总结经验，写出具有较高水平的科研论文、文献综述或专著，任副主任护师期间，作为第一作者或通讯作者(必须是研究生导师所带研究生所写论文)公开发表、出版本专业有一定学术价值的论文，在统计源期刊发表论文≥3 篇，完成规定的继续教育学分。
3. 积极申报国家、全军/省(部)、军区、市级科技奖项目，积极申报国家、全军/省(部)、军区、市级科研课题。
4. 积极参加国内外学术组织活动，每年参加省级以上专业学术会议 3 次。
5. 无在研项目的，要求每年参加省部级及以上研究项目申报。
6. 参加评审护理论文和科研成果。</td></tr>
<tr><td colspan="4">（三）工作关系</td></tr>
<tr><td rowspan="3">岗位工作关系</td><td rowspan="2">内部关系</td><td>监督带教</td><td>主管护师、护师、护士、见习护士</td></tr>
<tr><td>请示上报</td><td>科主任、护理部主任</td></tr>
<tr><td colspan="2">外部关系</td><td>各业务科室及相关的职能部门</td></tr>
</table>

（续表）

<table>
<tr><td colspan="2">三、任职资格</td></tr>
<tr><td colspan="2">（一）基本要求</td></tr>
<tr><td>性别年龄要求</td><td>性别：不限
年龄：55 岁以下</td></tr>
<tr><td>教育要求</td><td>学历要求：本科或以上学历
专业要求：护理专业</td></tr>
<tr><td>从业资格要求</td><td>执业资格：执业护士，并获副主任护师职称。
工作经验：大学本科及以上学历，受聘副主任护师职务满 5 年，从事临床工作 20 年以上；大专学历，取得副主任护师资格后，受聘副主任护师职务满 5 年，从事临床工作 24 年以上。</td></tr>
<tr><td colspan="2">（二）知识技能要求</td></tr>
<tr><td>基础理论要求</td><td>1. 掌握本科系统疾病相关系统解剖学、生理学、病理学与病理生理学、药理学、医学微生物学等方面的基础理论。
2. 精通护理学专业本科系统学科的基本知识。</td></tr>
<tr><td>基础技能要求</td><td>1. 精通本科系统护理学专业基础技能。
2. 掌握本科系统常见疾病的临床表现，主要护理诊断和相关护理措施。
3. 掌握整体护理和护理程序，熟悉本科系统常见疾病的护理程序。</td></tr>
<tr><td>专业技能要求</td><td>1. 精通与本科系统护理学密切的专业技能。
2. 掌握与本科系统护理学密切的相关学科专业技能的配合流程。</td></tr>
<tr><td>其他要求</td><td>1. 具备相应的管理知识与技能，有较丰富的教学和科研经验。
2. 熟悉护理学专业国内外现状及发展趋势，不断汲取新理论、新知识、新技术，并用于医疗实践和科学研究，了解相关学科近年来的进展。</td></tr>
<tr><td colspan="2">（三）应知法规</td></tr>
<tr><td colspan="2">《中华人民共和国护士管理办法》、《护士条例》、《护理文书书写规范与管理规定》、《医院感染管理办法》、《医疗卫生机构医疗废物管理办法》、《医疗机构管理条例》、《医疗事故处理条例》、《医院消毒卫生标准》、《医院消毒管理办法》、《突发公共卫生事件应急条例》及有关的护理技术操作规程、本院的护理制度、本岗位职责和有关工作制度等。</td></tr>
<tr><td colspan="2">（四）基本素质要求</td></tr>
<tr><td colspan="2">1. 身体健康，恪尽职守，具有良好的职业道德素质和团队合作精神。
2. 工作踏实肯干、认真负责、细心周到，有一定的创新性，较强的服务意识和奉献精神。
3. 较强的组织管理能力、决断能力，良好的沟通、协调能力和人际关系。</td></tr>
<tr><td colspan="2">（五）培训要求</td></tr>
<tr><td colspan="2">1. 本科室护理知识与操作技能培训。
2. 医院和护理管理培训。
3. 护理服务技能及沟通技能培训。
4. 相关法律法规知识培训。
5. 心理学知识培训。</td></tr>
</table>

（续表）

四、工作权限
1. 护理进修、实习人员的带教权。 2. 护理工作质量的监督检查权。 3. 病区护理员工的管理考核权和奖、罚、升、降、调的建议权。 4. 领导交给的其他权限。
五、协调关系
1. 医护、护患间工作关系的配合与协调。 2. 与院内相关科室人员、部门的关系协调。
六、绩效考核要点
1. 系统掌握护理学的基本理论和专业知识，熟悉相关学科知识。 2. 较全面了解国内外本专业的新理论、新技术，能将最新技术成果应用于工作实践。 3. 独立处理外科系统护理学专业较复杂重大的技术问题，工作业绩较显著，取得较大价值的临床或研究成果，公开发表、出版较高水平的论文、著作。 4. 指导和培养下一级卫生技术人员的能力。 5. 较熟练运用一门外语获取医学信息和进行学术交流。 6. 具有良好的职业道德和敬业精神，严格遵守医德规范，认真履行岗位职责。

二级副主任护师岗位说明书

一、基本资料	
岗位名称	二级副主任护师
岗位等级	六级
二、工作内容	
（一）工作概述	
在护士长的领导下，负责指导并参与本科系统的护理、预防、教学和科研工作。	
（二）工作职责	
管理职责	1. 督促护理人员严格执行各项规章制度、职业道德规范和技术操作规程，加强护理安全管理。 2. 负责协助制定护理差错、事故的防范措施，并对已发生的差错提出鉴定意见和持续改进措施。 3. 参加护理部组织的对主管护师、护师、护士的服务态度、业务技术、护理质量、教学能力等的考核工作。 4. 总结管理经验，协助护理部加强护理队伍的建设。
业务职责	1. 主持全院或片区护理大查房≥2 次。 2. 负责检查、指导本科危重患者的护理及护理程序的应用，组织并参加对危重患者的抢救和疑难病例的护理会诊，提出解决护理问题的建议或意见。 3. 了解国内外护理学科的发展动态，努力引进先进护理技术，提高护理专业水平。

（续表）

<table>
<tr><td>教学职责</td><td colspan="3">1. 每年承担教学工作，完成规定的教学工作量，担任或指导下级护士临床教学。
2. 指导下级护士工作。
3. 每年为规范化培训护士举办讲座≥2 次。</td></tr>
<tr><td>科研职责</td><td colspan="3">1. 负责指导下级护理人员进行“三基”训练；积极开展新业务、新技术。
2. 协助制订或实施本科护理科研、技术革新计划，研究护理管理理论，总结经验，具有较高水平的科研论文、文献综述或专著，协助制订或实施本科护理科研、技术革新计划，研究护理管理理论，总结经验，写出具有较高水平的科研论文、文献综述或专著，任副主任护师期间，作为第一作者或通讯作者（必须是研究生导师所带研究生所写论文）公开发表、出版本专业有一定学术价值的论文，在统计源期刊发表论文≥3 篇，完成规定的继续教育学分。
3. 积极申报国家、全军/省（部）、军区、市级科技奖项目，积极申报国家、全军/省（部）、军区、市级科研课题。
4. 积极参加国内外学术组织活动，每年参加省级以上专业学术会议 2 次。
5. 无在研项目的，要求每年参加省部级及以上研究项目申报。
6. 参加评审护理论文和科研成果。</td></tr>
<tr><td colspan="4">（三）工作关系</td></tr>
<tr><td rowspan="3">岗位工作关系</td><td rowspan="2">内部关系</td><td>监督带教</td><td>主管护师、护师、护士、见习护士</td></tr>
<tr><td>请示上报</td><td>科主任、护理部主任</td></tr>
<tr><td colspan="2">外部关系</td><td>各业务科室及相关的职能部门</td></tr>
<tr><td colspan="4">三、任职资格</td></tr>
<tr><td colspan="4">（一）基本要求</td></tr>
<tr><td>性别年龄要求</td><td colspan="3">性别：不限
年龄：55 岁以下</td></tr>
<tr><td>教育要求</td><td colspan="3">学历要求：大专或以上学历
专业要求：护理专业</td></tr>
<tr><td>从业资格要求</td><td colspan="3">执业资格：执业护士，并获副主任护师职称。
工作经验：本科及以上学历，受聘副主任护师职务满 3 年，从事临床工作满 18 年。大专学历，受聘副主任护师职务满 3 年，从事临床工作满 22 年以上。</td></tr>
<tr><td colspan="4">（二）知识技能要求</td></tr>
<tr><td>基础理论要求</td><td colspan="3">1. 掌握本科系统疾病相关系统解剖学、生理学、病理学与病理生理学、药理学、医学微生物学等方面的基础理论。
2. 精通护理学专业本科系统学科的基本知识。</td></tr>
<tr><td>基础技能要求</td><td colspan="3">1. 精通本科系统护理学专业基础技能。
2. 掌握本科系统常见疾病的临床表现，主要护理诊断和相关护理措施。
3. 掌握整体护理和护理程序，熟悉本科系统常见疾病的护理程序。</td></tr>
<tr><td>专业技能要求</td><td colspan="3">1. 精通与本科系统护理学密切的专业技能。
2. 掌握与本科系统护理学密切的相关学科专业技能的配合流程。</td></tr>
<tr><td>其他要求</td><td colspan="3">1. 具备相应的管理知识与技能，有较丰富的教学和科研经验。
2. 熟悉护理学专业国内外现状及发展趋势，不断汲取新理论、新知识、新技术，并用于医疗实践和科学研究，了解相关学科近年来的进展。</td></tr>
</table>

（续表）

（三）应知法规
《中华人民共和国护士管理办法》、《护士条例》、《护理文书书写规范与管理规定》、《医院感染管理办法》、《医疗卫生机构医疗废物管理办法》、《医疗机构管理条例》、《医疗事故处理条例》、《医院消毒卫生标准》、《医院消毒管理办法》、《突发公共卫生事件应急条例》及有关的护理技术操作规程、本院的护理制度、本岗位职责和有关工作制度等。
（四）基本素质要求
1. 身体健康，恪尽职守，具有良好的职业道德素质和团队合作精神。 2. 工作踏实肯干、认真负责、细心周到，有一定的创新性，较强的服务意识和奉献精神。 3. 较强的组织管理能力、决断能力，良好的沟通、协调能力和人际关系。
（五）培训要求
1. 本科室护理知识与操作技能培训。 2. 医院和护理管理培训。 3. 护理服务技能及沟通技能培训。 4. 相关法律法规知识培训。 5. 心理学知识培训。
四、工作权限
1. 护理进修、实习人员的带教权。 2. 护理工作质量的监督检查权。 3. 病区护理员工的管理考核权和奖、罚、升、降、调的建议权。 4. 领导交给的其他权限。
五、协调关系
1. 医护、护患间工作关系的配合与协调。 2. 与院内相关科室人员、部门的关系协调。
六、绩效考核要点
1. 系统掌握护理学的基本理论和专业知识，熟悉相关学科知识。 2. 较全面了解国内外本专业的新理论、新技术，能将最新技术成果应用于工作实践。 3. 独立处理外科系统护理学专业较复杂重大的技术问题，工作业绩较显著，取得较大价值的临床或研究成果，公开发表、出版较高水平的论文、著作。 4. 指导和培养下一级卫生技术人员的能力。 5. 较熟练运用一门外语获取医学信息和进行学术交流。 6. 具有良好的职业道德和敬业精神，严格遵守医德规范，认真履行岗位职责。

三级副主任护师岗位说明书

<table>
<tr><td colspan="2">一、基本资料</td></tr>
<tr><td>岗位名称</td><td>三级副主任护师</td></tr>
<tr><td>岗位等级</td><td>七级</td></tr>
<tr><td colspan="2">二、工作内容</td></tr>
<tr><td colspan="2">（一）工作概述</td></tr>
<tr><td colspan="2">在护士长的领导下，负责指导并参与本科系统的护理、预防、教学和科研工作。</td></tr>
<tr><td colspan="2">（二）工作职责</td></tr>
<tr><td>管理职责</td><td>1. 督促护理人员严格执行各项规章制度、职业道德规范和技术操作规程，加强护理安全管理。
2. 负责协助制定护理差错、事故的防范措施，并对已发生的差错提出鉴定意见和持续改进措施。
3. 参加护理部组织的对主管护师、护师、护士的服务态度、业务技术、护理质量、教学能力等的考核工作。
4. 总结管理经验，协助护理部加强护理队伍的建设。</td></tr>
<tr><td>业务职责</td><td>1. 主持全院或本科系统护理大查房≥1次，片区护理大查房≥2次。
2. 负责检查、指导本科危重患者的护理及护理程序的应用，组织并参加对危重患者的抢救和疑难病例的护理会诊，提出解决护理问题的建议或意见。
3. 了解国内外护理学科的发展动态，努力引进先进护理技术，提高护理专业水平。</td></tr>
<tr><td>教学职责</td><td>1. 承担教育教学工作，参加理论课教学，完成规定的教学工作量，胜任高中级护理专业临床教学工作，带教质量高，效果好。
2. 指导下级护士进行临床教学，指导下级护士工作。
3. 每年为规范化培训护士举办讲座≥2次。</td></tr>
<tr><td>科研职责</td><td>1. 负责指导下级护理人员进行“三基”训练；积极开展新业务、新技术。
2. 协助制订或实施本科护理科研、技术革新计划，研究护理管理理论，总结经验，写出具有较高水平的科研论文、文献综述或专著，协助制订或实施本科护理科研、技术革新计划，研究护理管理理论，总结经验，写出具有较高水平的科研论文、文献综述或专著，任副主任护师期间，作为第一作者或通讯作者（必须是研究生导师所带研究生所写论文）公开发表、出版本专业有一定学术价值的论文，在统计源期刊发表论文≥3篇，完成规定的继续教育学分。
3. 积极申报国家、全军/省（部）、军区、市级科技奖项目，积极申报国家、全军/省（部）、军区、市级科研课题。
4. 积极参加国内外学术组织活动，每年可申请参加省级以上专业学术会议1次。
5. 无在研项目的，要求每年参加省部级及以上研究项目申报。
6. 参加评审护理论文和科研成果。</td></tr>
</table>

（续表）

<table>
<tr><td colspan="4">（三）工作关系</td></tr>
<tr><td rowspan="3">岗位工作关系</td><td rowspan="2">内部关系</td><td>监督带教</td><td>主管护师、护师、护士、见习护士</td></tr>
<tr><td>请示上报</td><td>科主任、护理部主任</td></tr>
<tr><td colspan="2">外部关系</td><td>各业务科室及相关的职能部门</td></tr>
<tr><td colspan="4">三、任职资格</td></tr>
<tr><td colspan="4">（一）基本要求</td></tr>
<tr><td>性别年龄要求</td><td colspan="3">性别：不限
年龄：55 岁以下</td></tr>
<tr><td>教育要求</td><td colspan="3">学历要求：大专或以上学历
专业要求：护理专业</td></tr>
<tr><td>从业资格要求</td><td colspan="3">执业资格：执业护士，并获副主任护师职称；
工作经验：获大学本科毕业以上学历或学士以上学位，取得主管护师资格后，受聘主管护师职务 5 年以上，从事临床工作 15 年。大专学历，取得主管护师资格后，受聘主管护师职务 7 年以上，从事临床工作 19 年。</td></tr>
<tr><td colspan="4">（二）知识技能要求</td></tr>
<tr><td>基础理论要求</td><td colspan="3">1. 掌握本科系统疾病相关系统解剖学、生理学、病理学与病理生理学、药理学、医学微生物学等方面的基础理论。
2. 精通护理学专业本科系统学科的基本知识。</td></tr>
<tr><td>基础技能要求</td><td colspan="3">1. 精通本科系统护理学专业基础技能。
2. 掌握本科系统常见疾病的临床表现、主要护理诊断和相关护理措施。
3. 掌握整体护理和护理程序，熟悉本科系统常见疾病的护理程序。</td></tr>
<tr><td>专业技能要求</td><td colspan="3">1. 精通与本科系统护理学密切的专业技能。
2. 掌握与本科系统护理学密切的相关学科专业技能的配合流程。</td></tr>
<tr><td>其他要求</td><td colspan="3">1. 具备相应的管理知识与技能，有较丰富的教学和科研经验。
2. 熟悉护理学专业国内外现状及发展趋势，不断汲取新理论、新知识、新技术，并用于医疗实践和科学研究，了解相关学科近年来的进展。</td></tr>
<tr><td colspan="4">（三）应知法规</td></tr>
<tr><td colspan="4">《中华人民共和国护士管理办法》、《护士条例》、《护理文书书写规范与管理规定》、《医院感染管理办法》、《医疗卫生机构医疗废物管理办法》、《医疗机构管理条例》、《医疗事故处理条例》、《医院消毒卫生标准》、《医院消毒管理办法》、《突发公共卫生事件应急条例》及有关的护理技术操作规程、本院的护理制度、本岗位职责和有关工作制度等。</td></tr>
<tr><td colspan="4">（四）基本素质要求</td></tr>
<tr><td colspan="4">1. 身体健康，恪尽职守，具有良好的职业道德素质和团队合作精神。
2. 工作踏实肯干、认真负责、细心周到，有一定的创新性，较强的服务意识和奉献精神。
3. 较强的组织管理能力、决断能力，良好的沟通、协调能力和人际关系。</td></tr>
</table>

（续表）

（五）培训要求
1. 本科室护理知识与操作技能培训。 2. 医院和护理管理培训。 3. 护理服务技能及沟通技能培训。 4. 相关法律法规知识培训。 5. 心理学知识培训。
四、工作权限
1. 护理进修、实习人员的带教权。 2. 护理工作质量的监督检查权。 3. 病区护理员工的管理考核权和奖、罚、升、降、调的建议权。 4. 领导交给的其他权限。
五、协调关系
1. 医护、护患间工作关系的配合与协调。 2. 与院内相关科室人员、部门的关系协调。
六、绩效考核要点
1. 系统掌握护理学的基本理论和专业知识，熟悉相关学科知识。 2. 较全面了解国内外本专业的新理论、新技术，能将最新技术成果应用于工作实践。 3. 能独立处理外科系统护理学专业较复杂重大的技术问题，工作业绩较显著，取得较大价值的临床或研究成果，公开发表、出版较高水平的论文、著作。 4. 指导和培养下一级卫生技术人员的能力。 5. 较熟练运用一门外语获取医学信息和进行学术交流。 6. 具有良好的职业道德和敬业精神，严格遵守医德规范，认真履行岗位职责。

一级主管护师岗位说明书

一、基本资料	
岗位名称	一级主管护师
岗位等级	八级
二、工作内容	
（一）工作概述	
在护士长的领导下，负责本科系统一定范围内的护理、教学、科研、预防工作。	
（二）工作职责	
管理职责	1. 负责督促检查本科室各病房护理工作，发现问题并及时解决，把好护理关。 2. 协助护士长做好行政管理和队伍建设工作。

（续表）

<table>
<tr><td>业务职责</td><td colspan="3">1. 协助护士长组织全科护理查房、会诊，参加并指导各病房的护理查房和护理会诊，对护理业务给予具体指导。
2. 解决本科室护理业务上的疑难问题，指导危重、疑难患者的护理计划的制订和实施。
3. 对各病房发生的护理差错、事故进行分析、鉴定，并提出防范措施。</td></tr>
<tr><td>教学职责</td><td colspan="3">1. 胜任护理专业教学工作，带教质量高、效果好。指导下级护士进行临床教学。
2. 指导下级护士工作，每年在科内学术讲座≥3 次，护理查房≥3 次，为规范化培训护士、实习护生讲座 3 次。
3. 负责进修生、规范化培训护士、实习生的临床带教工作，完成教学计划。</td></tr>
<tr><td>科研职责</td><td colspan="3">1. 协助科护士长制订本科室护理科研和技术革新计划，并组织实施写出一定水平的护理论文和科研总结，指导合科护师、护师开展科研工作。
2. 积极参与申报国家、全军/省（部）、军区、市级科技奖项目，积极申报国家、全军/省（部）、军区、市级科研课题。
3. 协助制订或实施本科护理科研、技术革新计划，研究护理管理理论，总结经验，写出具有较高水平的科研论文、文献综述或专著，任主管护师期间，作为第一作者或通讯作者（必须是研究生导师所带研究生所写论文）公开发表、出版本专业有一定学术价值的论文，在统计源期刊发表论文≥1 篇，完成规定的继续教育学分。
4. 积极参加国内外学术活动，聘期内参加省级及以上专业学术会议 2 次，每年听院级及以上学术报告≥8 次。
5. 无在研项目的，要求每年参加医院级以上研究项目的申报。</td></tr>
<tr><td colspan="4">（三）工作关系</td></tr>
<tr><td rowspan="3">岗位工作关系</td><td rowspan="2">内部关系</td><td>监督带教</td><td>护师、护士、见习护士</td></tr>
<tr><td>请示上报</td><td>护士长、副主任护师</td></tr>
<tr><td colspan="2">外部关系</td><td>各业务科室及相关的职能科室</td></tr>
<tr><td colspan="4">三、任职资格</td></tr>
<tr><td colspan="4">（一）基本要求</td></tr>
<tr><td>性别年龄要求</td><td colspan="3">性别：不限
年龄：45 岁以下</td></tr>
<tr><td>教育要求</td><td colspan="3">学历要求：大专或以上学历
专业要求：护理专业</td></tr>
<tr><td>从业资格要求</td><td colspan="3">执业资格：执业护士，并获得主管护师职称。
工作经验：本科及以上学历，取得主管护师资格后，受聘主管护师职务满 5 年。大专学历，受聘主管护师职务满 5 年，从事临床工作 16 年以上。</td></tr>
<tr><td colspan="4">（二）知识技能要求</td></tr>
<tr><td>基础理论要求</td><td colspan="3">1. 掌握本科系统疾病相关系统解剖学、生理学、病理学与病理生理学、药理学、医学微生物学等方面的基础理论。
2. 掌握护理学专业本科系统学科的基本知识。</td></tr>
</table>

（续表）

<table>
<tr><td>基础技能要求</td><td>1. 掌握本科系统护理学专业基础技能。
2. 掌握本科系统常见疾病的临床表现、主要护理诊断和相关护理措施。
3. 掌握整体护理和护理程序，熟悉本科系统常见疾病的护理程序。</td></tr>
<tr><td>专业技能要求</td><td>1. 掌握与本科系统护理学密切的专业技能。
2. 掌握与本科系统护理学密切的相关学科专业技能的配合流程。</td></tr>
<tr><td>其他要求</td><td>1. 具备相应的管理与技能，有较丰富的教学和科研经验。
2. 熟悉护理学专业国内外现状及发展趋势，不断汲取新理论、新知识、新技术，并用于医疗实践和科学研究。</td></tr>
<tr><td colspan="2">（三）应知法规</td></tr>
<tr><td colspan="2">《中华人民共和国护士管理办法》、《护士条例》、《护理文书书写规范与管理规定》、《医院感染管理办法》、《医疗卫生机构医疗废物管理办法》、《医疗机构管理条例》、《医疗事故处理条例》、《医院消毒卫生标准》、《医院消毒管理办法》、《突发公共卫生事件应急条例》及有关的护理技术操作规程、本院的护理制度、本岗位职责和有关工作制度等。</td></tr>
<tr><td colspan="2">（四）基本素质要求</td></tr>
<tr><td colspan="2">1. 身体健康，恪尽职守，具有良好的职业道德素质和团队合作精神。
2. 工作踏实肯干、认真负责、细心周到、有一定的创新性，具有较强的服务意识和奉献精神。
3. 较强的组织管理能力、决断能力，良好的沟通、协调能力和人际关系。</td></tr>
<tr><td colspan="2">（五）培训要求</td></tr>
<tr><td colspan="2">1. 本科护理知识与操作技能培训。
2. 医院和护理管理与相关法律法规知识培训。
3. 护理服务技能及沟通技能与心理学知识培训。</td></tr>
<tr><td colspan="2">四、工作权限</td></tr>
<tr><td colspan="2">1. 护理科研工作的组织指导和护理进修、实习人员的带教权。
2. 护理工作质量的监督检查权。
3. 领导交给的其他权限。
4. 下级护理人员的带教情况，论文发表情况。</td></tr>
<tr><td colspan="2">五、协调关系</td></tr>
<tr><td colspan="2">1. 医护、护患间工作关系的配合与协调。
2. 与院内相关科室人员、部门的关系协调。
3. 护理人员内部关系的协调。</td></tr>
<tr><td colspan="2">六、绩效考核要点</td></tr>
<tr><td colspan="2">1. 医院各项指令贯彻执行情况，各种医疗规章制度执行、检查与落实情况。
2. 本岗护理工作量、护理质量与工作效率，护理差错与护理事故发生情况和任务目标完成情况，医生和护理人员的评价情况。
3. 对本科室护理学专业知识和操作技能的掌握程度，并用于护理实践和科学研究的能力。</td></tr>
</table>

二级主管护师岗位说明书

<table>
<tr><td colspan="4">一、基本资料</td></tr>
<tr><td>岗位名称</td><td colspan="3">二级主管护师</td></tr>
<tr><td>岗位等级</td><td colspan="3">九级</td></tr>
<tr><td colspan="4">二、工作内容</td></tr>
<tr><td colspan="4">(一) 工作概述</td></tr>
<tr><td colspan="4">在护士长的领导下，负责本科系统一定范围内的护理、教学、科研、预防工作。</td></tr>
<tr><td colspan="4">(二) 工作职责</td></tr>
<tr><td>管理职责</td><td colspan="3">1. 负责督促检查本科室各病房护理工作，发现问题并及时解决，把好护理关。
2. 协助护士长做好行政管理和队伍建设工作。</td></tr>
<tr><td>业务职责</td><td colspan="3">1. 协助护士长组织全科护理查房、会诊，参加并指导各病房的护理查房和护理会诊，对护理业务给予具体指导。
2. 解决本科室护理业务上的疑难问题，指导危重、疑难患者的护理计划的制订和实施。
3. 对各病房发生的护理差错、事故进行分析、鉴定，并提出防范措施。</td></tr>
<tr><td>教学职责</td><td colspan="3">1. 胜任护理专业教学工作，带教质量高、效果好。指导下级护士进行临床教学。
2. 指导下级护士工作，每年在科内学术讲座≥2 次，护理查房≥2 次，为规范化培训护士、实习护生讲座 2 次。
3. 负责进修生、规范化培训护士、实习生的临床带教工作，完成教学计划。</td></tr>
<tr><td>科研职责</td><td colspan="3">1. 协助科护士长制订本科室护理科研和技术革新计划，并组织实施写出一定水平的护理论文和科研总结，指导合科护师、护师开展科研工作。
2. 积极参与申报国家、全军/省(部)、军区、市级科技奖项目，积极申报国家、全军/省(部)、军区、市级科研课题。
3. 协助制订或实施本科护理科研、技术革新计划，研究护理管理理论，总结经验，写出具有较高水平的科研论文、文献综述或专著，任主管护师期间作为第一作者或通讯作者(必须是研究生导师所带研究生所写论文)公开发表、出版本专业有一定学术价值的论文，在统计源期刊发表论文≥1 篇，完成规定的继续教育学分。
4. 积极参加国内外学术活动，聘期内参加省级及以上专业学术会议 1 次，每年听院级及以上学术报告≥8 次。</td></tr>
<tr><td colspan="4">(三) 工作关系</td></tr>
<tr><td rowspan="3">岗位工作关系</td><td rowspan="2">内部关系</td><td>监督带教</td><td>护师、护士、见习护士</td></tr>
<tr><td>请示上报</td><td>护士长、副主任护师</td></tr>
<tr><td colspan="2">外部关系</td><td>各业务科室及相关的职能科室</td></tr>
<tr><td colspan="4">三、任职资格</td></tr>
<tr><td colspan="4">(一) 基本要求</td></tr>
<tr><td>性别年龄要求</td><td colspan="3">性别：不限
年龄：45 岁以下</td></tr>
</table>

（续表）

教育要求	学历要求：大专或以上学历 专业要求：护理专业
从业资格要求	执业资格：执业护士，并获得主管护师职称。 工作经验：本科及以上学历，取得主管护师资格后，受聘主管护师职务 2 年以上；大专学历，取得主管护师资格后，受聘主管护师职务 2 年以上，从事临床 14 年。
（二）知识技能要求	
基础理论要求	1. 掌握本科系统疾病相关系统解剖学、生理学、病理学与病理生理学、药理学、医学微生物学等方面的基础理论。 2. 掌握护理学专业本科系统学科的基本知识。
基础技能要求	1. 掌握本科系统护理学专业基础技能。 2. 掌握本科系统常见疾病的临床表现、主要护理诊断和相关护理措施。 3. 掌握整体护理和护理程序，熟悉本科系统常见疾病的护理程序。
专业技能要求	1. 掌握与本科系统护理学密切的专业技能。 2. 掌握与本科系统护理学密切的相关学科专业技能的配合流程。
其他要求	1. 具备相应的管理与技能，有较丰富的教学和科研经验。 2. 熟悉护理学专业国内外现状及发展趋势，不断汲取新理论、新知识、新技术，并用于医疗实践和科学研究。
（三）应知法规	
《中华人民共和国护士管理办法》、《护士条例》、《护理文书书写规范与管理规定》、《医院感染管理办法》、《医疗卫生机构医疗废物管理办法》、《医疗机构管理条例》、《医疗事故处理条例》、《医院消毒卫生标准》、《医院消毒管理办法》、《突发公共卫生事件应急条例》及有关的护理技术操作规程、本院的护理制度、本岗位职责和有关工作制度等。	
（四）基本素质要求	
1. 身体健康，恪尽职守，具有良好的职业道德素质和团队合作精神。 2. 工作踏实肯干、认真负责、细心周到，有一定的创新性，具有较强的服务意识和奉献精神。 3. 较强的组织管理能力、决断能力，良好的沟通、协调能力和人际关系。	
（五）培训要求	
1. 本科护理知识与操作技能培训。 2. 医院和护理管理与相关法律法规知识培训。 3. 护理服务技能及沟通技能与心理学知识培训。	
四、工作权限	
1. 护理科研工作的组织指导和护理进修、实习人员的带教权。 2. 护理工作质量的监督检查权。 3. 领导交给的其他权限。	
五、协调关系	
1. 医护、护患间工作关系的配合与协调。 2. 与院内相关科室人员、部门的关系协调。 3. 护理人员内部关系的协调。	

（续表）

六、绩效考核要点
1. 医院各项指令贯彻执行情况，各种医疗规章制度执行、检查与落实情况。 2. 本岗护理工作量、护理质量与工作效率，护理差错与护理事故发生情况和任务目标完成情况，医生和护理人员的评价情况。 3. 对本科室护理学专业知识和操作技能的掌握程度，并用于护理实践和科学研究的能力。

三级主管护师岗位说明书

一、基本资料	
岗位名称	三级主管护师
岗位等级	十级
二、工作内容	
（一）工作概述	
在护士长的领导下，负责本科系统一定范围内的护理、教学、科研、预防工作。	
（二）工作职责	
管理职责	1. 负责督促检查本科室各病房护理工作，发现问题并及时解决，把好护理关。 2. 协助护士长做好行政管理和队伍建设工作。
业务职责	1. 协助护士长组织全科护理查房、会诊，参加并指导各病房的护理查房和护理会诊，对护理业务给予具体指导。 2. 解决本科室护理业务上的疑难问题，指导危重、疑难患者的护理计划的制订和实施。 3. 对各病房发生的护理差错、事故进行分析、鉴定，并提出防范措施。
教学职责	1. 任护理专业教学工作，带教质量高、效果好。指导下级护士进行临床教学。 2. 每年在科内学术讲座≥1 次，护理查房≥1 次，为规范化培训护士、实习护生讲座≥3 次。 3. 负责进修生、规范化培训护士、实习生的临床带教工作，完成教学计划。
科研职责	1. 协助科护士长制订本科室护理科研和技术革新计划，并组织实施写出一定水平的护理论文和科研总结，指导合科护师、护师开展科研工作。 2. 积极参与申报国家、全军/省（部）、军区、市级科技奖项目，积极申报国家、全军/省（部）、军区、市级科研课题。 3. 协助制订或实施本科护理科研、技术革新计划，研究护理管理理论，总结经验，写出具有较高水平的科研论文、文献综述或专著，任主管护师期间作为第一作者或通讯作者（必须是研究生导师所带研究生所写论文）公开发表、出版本专业有一定学术价值的论文，在统计源期刊发表论文≥1 篇，完成规定的继续教育学分。 4. 积极参加国内外学术活动，聘期内参加省级及以上专业学术会议 1 次，每年听院级及以上学术报告≥8 次。

（续表）

<table>
<tr><td colspan="4">（三）工作关系</td></tr>
<tr><td rowspan="3">岗位工作关系</td><td rowspan="2">内部关系</td><td>监督带教</td><td>护师、护士、见习护士</td></tr>
<tr><td>请示上报</td><td>护士长、副主任护师</td></tr>
<tr><td colspan="2">外部关系</td><td>各业务科室及相关的职能科室</td></tr>
<tr><td colspan="4">三、任职资格</td></tr>
<tr><td colspan="4">（一）基本要求</td></tr>
<tr><td>性别年龄要求</td><td colspan="3">性别:不限
年龄:45 岁以下</td></tr>
<tr><td>教育要求</td><td colspan="3">学历要求:大专或以上学历
专业要求:护理专业</td></tr>
<tr><td>从业资格要求</td><td colspan="3">执业资格:执业护士,并获得主管护师职称。
工作经验:博士学位,参加考试合格者即可;硕士学历,取得护师资格后,受聘护师职务 2 年以上;本科学历,取得护师资格后,受聘护师职务 4 年以上;大专学历,取得护师资格后,受聘护师职务 6 年以上。</td></tr>
<tr><td colspan="4">（二）知识技能要求</td></tr>
<tr><td>基础理论要求</td><td colspan="3">1. 掌握本科系统疾病相关系统解剖学、生理学、病理学与病理生理学、药理学、医学微生物学等方面的基础理论。
2. 掌握护理学专业本科系统学科的基本知识。</td></tr>
<tr><td>基础技能要求</td><td colspan="3">1. 掌握本科系统护理学专业基础技能。
2. 掌握本科系统常见疾病的临床表现、主要护理诊断和相关护理措施。
3. 掌握整体护理和护理程序,熟悉本科系统常见疾病的护理程序。</td></tr>
<tr><td>专业技能要求</td><td colspan="3">1. 掌握与本科系统护理学密切的专业技能。
2. 掌握与本科系统护理学密切的相关学科专业技能的配合流程。</td></tr>
<tr><td>其他要求</td><td colspan="3">1. 具备相应的管理与技能,有较丰富的教学和科研经验。
2. 熟悉护理学专业国内外现状及发展趋势,不断汲取新理论、新知识、新技术,并用于医疗实践和科学研究。</td></tr>
<tr><td colspan="4">（三）应知法规</td></tr>
<tr><td colspan="4">《中华人民共和国护士管理办法》、《护士条例》、《护理文书书写规范与管理规定》、《医院感染管理办法》、《医疗卫生机构医疗废物管理办法》、《医疗机构管理条例》、《医疗事故处理条例》、《医院消毒卫生标准》、《医院消毒管理办法》、《突发公共卫生事件应急条例》及有关的护理技术操作规程、本院的护理制度、本岗位职责和有关工作制度等。</td></tr>
<tr><td colspan="4">（四）基本素质要求</td></tr>
<tr><td colspan="4">1. 身体健康,恪尽职守,具有良好的职业道德素质和团队合作精神。
2. 工作踏实肯干、认真负责、细心周到,有一定的创新性,具有较强的服务意识和奉献精神。
3. 较强的组织管理能力、决断能力,良好的沟通、协调能力和人际关系。</td></tr>
<tr><td colspan="4">（五）培训要求</td></tr>
<tr><td colspan="4">1. 本科护理知识与操作技能培训。
2. 医院和护理管理与相关法律法规知识培训。
3. 护理服务技能及沟通技能与心理学知识培训。</td></tr>
</table>

（续表）

四、工作权限
1. 科研工作的组织指导和护理进修、实习人员的带教权。 2. 护理工作质量的监督检查权。 3. 领导交给的其他权限。
五、协调关系
1. 医护、护患间工作关系的配合与协调。 2. 与院内相关科室人员、部门的关系协调。 3. 护理人员内部关系的协调。
六、绩效考核要点
1. 医院各项指令贯彻执行情况，各种医疗规章制度执行、检查与落实情况。 2. 本岗护理工作量、护理质量与工作效率，护理差错与护理事故发生情况和任务目标完成情况，医生和护理人员的评价情况。 3. 对本科室护理学专业知识和操作技能的掌握程度，并用于护理实践和科学研究的能力。 4. 对下级护理人员的带教情况，论文发表情况。

一级护师岗位说明书

一、基本资料	
岗位名称	一级护师
岗位等级	十一级
二、工作内容	
（一）工作概述	
在护士长的领导下，负责本科系统一定范围内的护理、教学、科研、预防工作。	
（二）工作职责	
管理职责	协助护士长拟订病房护理工作计划，参与病房管理工作。
业务职责	1. 参加病房的护理实践，指导护士正确执行医嘱及各项护理技术操作规程，发现问题，及时解决。 2. 参加病房危重、疑难患者的护理工作及难度较大的护理技术操作。带领护士完成新业务、新技术的临床实践。 3. 参加本科室护士长、主管护师组织的护理查房、会诊和病例讨论。主持本病房的护理查房。 4. 对病房出现的护理差错、事故进行分析，并提出防范措施。
教学职责	1. 参与规范化培训护士、实习护生的临床带教工作。 2. 每年在科内为护生小讲课≥3 次，操作示范≥6 次。
科研职责	1. 协助护士长负责本病房护士和进修护士的业务培训，制订学习计划。 2. 负责护士临床实习的带教，对护士进行技术考核。

（续表）

<table>
<tr><td>科研职责</td><td colspan="3">3. 协助上级护师制订本病房的科研和技术革新计划，提出科研课题，并组织实施。任护师期间在省级及以上专业统计源期刊发表论文≥3 篇，完成规定的继续教育学分。
4. 每年听院级以上学术报告≥6 次。</td></tr>
<tr><td colspan="4">（三）工作关系</td></tr>
<tr><td rowspan="3">岗位工作关系</td><td rowspan="2">内部关系</td><td>监督带教</td><td>护士、见习护士</td></tr>
<tr><td>请示上报</td><td>护士长、副主任护师、主管护师</td></tr>
<tr><td colspan="2">外部关系</td><td>各业务科室及相关的职能科室</td></tr>
<tr><td colspan="4">三、任职资格</td></tr>
<tr><td colspan="4">（一）基本要求</td></tr>
<tr><td>性别年龄要求</td><td colspan="3">性别：不限
年龄：40 岁以下</td></tr>
<tr><td>教育要求</td><td colspan="3">学历要求：大专或以上学历
专业要求：护理专业</td></tr>
<tr><td>从业资格要求</td><td colspan="3">执业资格：执业护士，并获得护师职称。
工作经验：本科学历，取得护师资格后，受聘护师职务 2 年以上；大专学历，取得护师资格后，受聘护师职务 4 年以上。</td></tr>
<tr><td colspan="4">（二）知识技能要求</td></tr>
<tr><td>基础理论要求</td><td colspan="3">1. 掌握本科系统疾病相关系统解剖学、生理学、病理学与病理生理学、药理学、医学微生物学等方面的基础理论。
2. 精通护理学专业本科系统学科的基本知识。</td></tr>
<tr><td>基础技能要求</td><td colspan="3">1. 精通本科系统护理学专业基础技能。
2. 掌握本科系统常见疾病的临床表现、主要护理诊断和相关护理措施。
3. 掌握整体护理和护理程序，熟悉本科系统常见疾病的护理程序。</td></tr>
<tr><td>专业技能要求</td><td colspan="3">1. 精通与本科系统护理学密切的专业技能。
2. 掌握与本科系统护理学密切的相关学科专业技能的配合流程。</td></tr>
<tr><td colspan="4">（三）应知法规</td></tr>
<tr><td colspan="4">《中华人民共和国护士管理办法》、《护士条例》、《护理文书书写规范与管理规定》、《医院感染管理办法》、《医疗卫生机构医疗废物管理办法》、《医疗机构管理条例》、《医疗事故处理条例》、《医院消毒卫生标准》、《医院消毒管理办法》、《突发公共卫生事件应急条例》及有关的护理技术操作规程、本院的护理制度、本岗位职责和有关工作制度等。</td></tr>
<tr><td colspan="4">（四）基本素质要求</td></tr>
<tr><td colspan="4">1. 身体健康，恪尽职守，具有良好的职业道德素质。
2. 具有良好的团队合作精神，工作细心、周到、耐心，具有较强的服务意识和奉献精神。
3. 一定的组织管理能力、决断能力，良好的沟通、协调能力和人际关系。</td></tr>
</table>

（续表）

（五）培训要求
1. 本科护理知识与操作技能培训。 2. 医院和护理管理与相关法律法规知识培训。 3. 护理服务技能及沟通技能与心理学知识培训。
四、工作权限
1. 护理科研工作的组织指导和护理进修、实习人员的带教权。 2. 护理工作质量的监督检查权。
五、协调关系
1. 医护、护患间工作关系的配合与协调。 2. 与相关科室人员业务关系的协调。
六、绩效考核要点
1. 医院和科室各项指令的执行情况。 2. 本岗位护理工作量、护理质量与工作效率，护理差错与护理事故发生情况和任务目标完成情况。 3. 本人的业务技术水平和服务能力，医生和护理人员的评价情况等。

二级护师岗位说明书

一、基本资料	
岗位名称	二级护师
岗位等级	十二级
二、工作内容	
（一）工作概述	
在护士长的领导下，负责本科系统一定范围内的护理、教学、科研、预防工作。	
（二）工作职责	
管理职责	协助护士长拟订病房护理工作计划，参与病房管理工作。
业务职责	1. 参加病房的护理实践，指导护士正确执行医嘱及各项护理技术操作规程，发现问题，及时解决。 2. 参加病房危重、疑难患者的护理工作及难度较大的护理技术操作。带领护士完成新业务、新技术的临床实践。 3. 参加本科室护士长、主管护师组织的护理查房、会诊和病例讨论。主持本病房的护理查房。 4. 对病房出现的护理差错、事故进行分析，并提出防范措施。
教学职责	1. 参与规范化培训护士、实习护生的临床带教工作。 2. 每年在科内为护生小讲课≥1 次，操作示范≥3 次。

（续表）

<table>
<tr><td>科研职责</td><td colspan="3">1. 协助护士长负责本病房护士和进修护士的业务培训，制订学习计划。
2. 负责护士临床实习的带教，对护士进行技术考核。
3. 协助上级护师制订本病房的科研和技术革新计划，提出科研课题，并组织实施。
4. 刻苦学习专业知识，熟练掌握基本理论、基本知识、基本技能和专科护理技能，每年参加“三基”考试并达标；任护师期间以第一作者或通讯作者在核心期刊发表本专业论文≥1 篇，每年听院级以上学术报告≥6 次。</td></tr>
<tr><td colspan="4">（三）工作关系</td></tr>
<tr><td rowspan="3">岗位工作关系</td><td rowspan="2">内部关系</td><td>监督带教</td><td>护士、见习护士</td></tr>
<tr><td>请示上报</td><td>护士长、副主任护师、主管护师</td></tr>
<tr><td colspan="2">外部关系</td><td>各业务科室及相关的职能科室</td></tr>
<tr><td colspan="4">三、任职资格</td></tr>
<tr><td colspan="4">（一）基本要求</td></tr>
<tr><td>性别年龄要求</td><td colspan="3">性别：不限
年龄：40 岁以下</td></tr>
<tr><td>教育要求</td><td colspan="3">学历要求：大专或以上学历
专业要求：护理专业</td></tr>
<tr><td>从业资格要求</td><td colspan="3">执业资格：执业护士，并获得护师职称。
工作经验：本科学历或硕士学历，具备一年以上的临床实习经验；大专学历，见习一年期满并具备三年以上的临床经验。</td></tr>
<tr><td colspan="4">（二）知识技能要求</td></tr>
<tr><td>基础理论要求</td><td colspan="3">1. 掌握本科系统疾病相关系统解剖学、生理学、病理学与病理生理学、药理学、医学微生物学等方面的基础理论。
2. 精通护理学专业本科系统学科的基本知识。</td></tr>
<tr><td>基础技能要求</td><td colspan="3">1. 精通本科系统护理学专业基础技能。
2. 掌握本科系统常见疾病的临床表现、主要护理诊断和相关护理措施。
3. 掌握整体护理和护理程序，熟悉本科系统常见疾病的护理程序。</td></tr>
<tr><td>专业技能要求</td><td colspan="3">1. 精通与本科系统护理学密切的专业技能。
2. 掌握与本科系统护理学密切的相关学科专业技能的配合流程。</td></tr>
<tr><td colspan="4">（三）应知法规</td></tr>
<tr><td colspan="4">《中华人民共和国护士管理办法》、《护士条例》、《护理文书书写规范与管理规定》、《医院感染管理办法》、《医疗卫生机构医疗废物管理办法》、《医疗机构管理条例》、《医疗事故处理条例》、《医院消毒卫生标准》、《医院消毒管理办法》、《突发公共卫生事件应急条例》及有关的护理技术操作规程、本院的护理制度、本岗位职责和有关工作制度等。</td></tr>
<tr><td colspan="4">（四）基本素质要求</td></tr>
<tr><td colspan="4">1. 身体健康，恪尽职守，具有良好的职业道德素质。
2. 具有良好的团队合作精神，工作细心、周到、耐心，具有较强的服务意识和奉献精神。
3. 一定的组织管理能力、决断能力，良好的沟通、协调能力和人际关系。</td></tr>
</table>

（续表）

（五）培训要求
1. 本科护理知识与操作技能培训。 2. 医院和护理管理与相关法律法规知识培训。 3. 护理服务技能及沟通技能与心理学知识培训。
四、工作权限
1. 科研工作的组织指导和护理进修、实习人员的带教权。 2. 护理工作质量的监督检查权。
五、协调关系
1. 医护、护患间工作关系的配合与协调。 2. 与相关科室人员业务关系的协调。
六、绩效考核要点
1. 医院和科室各项指令的执行情况。 2. 本岗位护理工作量、护理质量与工作效率，护理差错与护理事故发生情况和任务目标完成情况。 3. 本人的业务技术水平和服务能力，医生和护理人员的评价情况等。

护士岗位说明书

一、基本资料	
岗位名称	护士
岗位等级	十三级
二、工作内容	
（一）工作概述	
在护士长的领导下，负责科室在护理、教学和科研过程的具体工作。	
（二）工作职责	
管理职责	在护士长的领导下，做好病房管理，消毒隔离，药品、物资、材料请领、保管等工作。
业务职责	1. 认真执行各项护理制度和技术操作规程，正确执行医嘱，准备及时地完成各项护理工作，做好查对和交班工作，防止差错、事故的发生。 2. 做好基础护理和心理护理工作，经常巡视病房，密切观察病情变化，发现异常及时报告。 3. 参与危重患者的抢救工作。 4. 协助医师进行各种治疗工作，负责采集各种检查标本。 5. 办理入出院、转科、转院手续及有关登记工作。定期组织患者学习，宣传卫生知识和住院规则。经常征求患者意见，改进护理工作。在患者出院前做好卫生宣传工作。

（续表）

<table>
<tr><td colspan="4">（三）工作关系</td></tr>
<tr><td rowspan="3">岗位工作关系</td><td rowspan="2">内部关系</td><td>监督带教</td><td>见习护士</td></tr>
<tr><td>请示上报</td><td>护士长、副主任护师、主管护师、护师</td></tr>
<tr><td colspan="2">外部关系</td><td>各业务科室及相关的职能科室</td></tr>
<tr><td colspan="4">三、任职资格</td></tr>
<tr><td colspan="4">（一）基本要求</td></tr>
<tr><td>性别年龄要求</td><td colspan="3">性别:不限
年龄:40 岁以下</td></tr>
<tr><td>教育要求</td><td colspan="3">学历要求:大专或以上学历
专业要求:护理专业</td></tr>
<tr><td>从业资格要求</td><td colspan="3">执业资格:执业护士
工作经验:具备实习护士经验≥8 个月</td></tr>
<tr><td colspan="4">（二）知识技能要求</td></tr>
<tr><td>基础理论要求</td><td colspan="3">熟悉掌握护理基础知识。</td></tr>
<tr><td>基础技能要求</td><td colspan="3">1. 熟悉本科室护理学专业理论。
2. 熟悉本科室常见疾病临床表现、主要护理诊断和相关护理措施。
3. 熟悉整体护理和护理程序理论。</td></tr>
<tr><td colspan="4">（三）应知法规</td></tr>
<tr><td colspan="4">《中华人民共和国护士管理办法》、《护士条例》、《护理文书书写规范与管理规定》、《医院感染管理办法》、《医疗卫生机构医疗废物管理办法》、《医疗机构管理条例》、《医疗事故处理条例》、《医院消毒卫生标准》、《医院消毒管理办法》、《突发公共卫生事件应急条例》及有关的护理技术操作规程、本院的护理制度、本岗位职责和有关工作制度等。</td></tr>
<tr><td colspan="4">（四）基本素质要求</td></tr>
<tr><td colspan="4">1. 身体健康，恪尽职守，具有良好的职业道德素质。
2. 具有良好的团队合作精神，工作细心、周到、耐心，具有较强的服务意识和奉献精神。
3. 一定的组织管理能力、决断能力，良好的沟通、协调能力和人际关系。</td></tr>
<tr><td colspan="4">（五）培训要求</td></tr>
<tr><td colspan="4">1. 本科护理知识、操作技能和相关法律法规培训。
2. 护理服务技能及沟通技能培训。
3. 心理学知识培训。</td></tr>
<tr><td colspan="4">四、工作权限</td></tr>
<tr><td colspan="4">1. 分管病房和患者的管理权。
2. 护理教学和科研的参与权。
3. 合理化建议权。</td></tr>
<tr><td colspan="4">五、协调关系</td></tr>
<tr><td colspan="4">1. 与病员及家属关系的协调。
2. 与内部员工关系的协调。
3. 与相关科室人员业务关系的协调。</td></tr>
</table>

（续表）

六、绩效考核要点
1. 医院和科室各项指令的执行情况。 2. 本岗位护理工作量、护理质量与工作效率，护理差错与护理事故发生情况和任务目标完成情况。 3. 本人的业务技术水平和服务能力，医生和护理人员的评价情况等。

员级护士岗位说明书

一、基本资料	
岗位名称	其他
岗位等级	员级
二、工作内容	
（一）工作概述	
在护士长的领导下，负责科室的护理工作。	
（二）工作职责	
管理职责	在护士长的领导下，做好物资、材料请领、保管等工作。
业务职责	1. 认真执行“三查七对”制度，正确处理医嘱，准备及时地完成各项护理工作，做好查对和交班工作，防止差错、事故的发生。 2. 协助护士工作，负责电话联系各种检查标本送检。 3. 办理入出院、转科、转院手续及有关登记工作。

护理人员岗位任职条件

二级主任护师任职条件

岗位职称	二级主任护师
岗位等级	三级
任职条件	
思想政治条件	遵守国家法律和法规，有良好的职业道德和敬业精神。
性别年龄要求	性别：不限 年龄：60 岁以下
学历、资历条件	大学本科以上学历或学士以上学位，取得副主任护师资格后，受聘主任护师职务 5 年以上，从事临床工作满 28 年以上。
外语条件	熟练掌握一门外语，阅读本专业外文期刊，了解本专业国内外现状及发展趋势。参加全国或全省统一命题考试，成绩符合规定要求。 符合下列条件之一者，可免全国专业技术人员外语考试： 1. 获博士学位； 2. 任现职期间公派出国留学或工作，出国前通过国家出国人员外语水平考试，并在国外学习或工作 1 年以上者。
计算机应用能力条件	全国专业技术人员计算机应用能力 5 个科目(模块)考试合格。 符合下列条件之一者，可免全国专业技术人员计算机应用能力考试： 1. 具有计算机专业中专及以上学历的人员； 2. 获得硕士学位，初次认定中级专业技术职务任职资格人员； 3. 获得博士学位的人员； 4. 参加全国计算机软件资格、水平考试的合格人员； 5. 1954 年 12 月 31 日以前出生的人员； 6. 转换系列参加同级专业技术职务评聘工作的人员。
继续教育条件	每年参加继续护理学教育活动所获得的学分不低于 25 学分，其中取得继教Ⅰ类学分 5～10 学分，Ⅱ类学分 15～20 学分。

（续表）

专业技术工作经历（能力）条件	1. 每年从事专业技术工作 30 周以上，每年进行全院护理大查房≥5 次，每年为下级护士学术讲座（本人主讲）≥2 次。 2. 有丰富的护理实践经验，独立解决复杂疑难的技术问题，有处理突发事件的护理抢救工作能力。 3. 组织、指导本专业的全面业务技术工作，开展系统化整体护理模式病房管理工作，熟练掌握各项护理技术操作。 4. 根据专业发展需要，确定并主持本专业重要科研项目的研究，或将国内外最新技术应用于实践 1 项以上。 5. 熟练正确地指导下一级卫生技术人员开展工作，培养专门人才。
业绩成果条件	（一）认真履行岗位职责，圆满完成工作任务，业绩突出。 （二）取得下列有较高学术价值的本专业科技成果之一： 1. 国家或全军/省（部）级科技成果一、二等奖获奖项目的主要完成人（以奖励证书为准）。 2. 被评为享受政府特殊津贴专家，南丁格尔奖章获得者，全军/省（部）级人才工程一二层次人选；或获国家部委、全军/省（部）级授予的专业技术工作先进称号；获全国、全军/省（部）级劳动模范（先进工作者）称号。 3. 获全军杰出专业技术人才，或全军有突出贡献的优秀中青年专家称号。 4. 作为前 3 名完成人获得国家发明专利 1 项；或本人（第一完成人）获得与本专业相关的国家实用新型专利 3 项，并经全军/省（部）级业务主管部门验收确认。 5. 全军/省（部）级立项科研课题的课题负责人（以项目申请书为准），2 项项目，课题执行情况良好，取得阶段性成果。
论文、著作条件	任主任护师期间，作为第一作者或通讯作者（必须是研究生导师所带研究生所写论文）公开发表、出版本专业有一定学术价值的论文，在统计源期刊发表论文≥4 篇。
破格条件	任现职期间业绩卓著，学术和护理技术上有重大突破，取得副主任护师资格后，受聘副主任护师职务 3 年以上，从事临床工作满 25 年以上。并具备以下条件： 1. 国家或全军科技成果奖一等奖获奖项目的主要完成人（以奖励证书为准），作为前 3 名完成人获得国家发明专利 1 项或本人（第一完成人）获得与本专业相关的国家实用新型专利 3 项。 2. 任主任护师期间，作为第一作者或通讯作者（必须是研究生导师所带研究生所写论文）公开发表、出版本专业有一定学术价值的论文，在统计源期刊发表论文≥6 篇。

三级主任护师任职条件

岗位职称	三级主任护师
岗位等级	四级
任职条件	
思想政治条件	遵守国家法律和法规，有良好的职业道德和敬业精神。

（续表）

性别年龄要求	性别:不限 年龄:60 岁以下
学历、资历条件	大学本科以上学历或学士以上学位,取得副主任护师资格后,受聘副主任护师职务 5 年以上,从事临床工作满 23 年以上。
外语条件	熟练掌握一门外语,阅读本专业外文期刊,了解本专业国内外现状及发展趋势。参加全国或全省统一命题考试,成绩符合规定要求。 符合下列条件之一者,可免全国专业技术人员外语考试: 1. 获博士学位。 2. 任现职期间公派出国留学或工作,出国前通过国家出国人员外语水平考试,并在国外学习或工作 1 年以上者。
计算机应用能力条件	全国专业技术人员计算机应用能力 5 个科目(模块)考试合格。 符合下列条件之一者,可免全国专业技术人员计算机应用能力考试: 1. 具有计算机专业中专及以上学历的人员; 2. 获得硕士学位,初次认定中级专业技术职务任职资格人员; 3. 获得博士学位的人员; 4. 参加全国计算机软件资格、水平考试的合格人员; 5. 1954 年 12 月 31 日以前出生的人员; 6. 转换系列参加同级专业技术职务评聘工作的人员。
继续教育条件	每年参加继续护理学教育活动所获得的学分不低于 25 学分,其中取得继教Ⅰ类学分 5～10 学分,Ⅱ类学分 15～20 学分。
专业技术工作经历(能力)条件	1. 每年从事专业技术工作 33 周以上,每年进行全院护理大查房≥4 次,每年为下级护士学术讲座(本人主讲)≥1 次,每年为规范化培训护士举办讲座≥1 次。 2. 有丰富的护理实践经验,独立解决复杂疑难的技术问题,有处理突发事件的护理抢救工作能力。 3. 组织、指导本专业的全面业务技术工作,开展系统化整体护理模式病房管理工作,熟练掌握各项护理技术操作。 4. 根据专业发展需要,确定并主持本专业重要科研项目的研究,或将国内外最新技术应用于实践 1 项以上。 5. 熟练正确地指导下一级卫生技术人员开展工作,培养专门人才。
业绩成果条件	(一) 认真履行岗位职责,圆满完成工作任务,业绩突出。 (二) 取得下列有较高学术价值的本专业科技成果之一: 1. 国家或全军/省(部)级科技成果一、二等奖获奖项目的主要完成人(前 3 名)(以奖励证书为准)。 2. 被评为享受政府特殊津贴专家,南丁格尔奖章获得者,全军/省(部)级人才工程一二层次人选;或获国家部委、全军/省(部)级授予的专业技术工作先进称号;获全国、全军/省(部)级劳动模范(先进工作者)称号。 3. 获全军杰出专业技术人才,或全军有突出贡献的优秀中青年专家称号。 4. 作为前 5 名完成人获得国家发明专利 1 项;或主要完成人(前 3 名)获得与本专业相关的国家实用新型专利 3 项,并经全军/省(部)级业务主管部门验收确认。 5. 全军/省(部)级立项科研课题的课题负责人(以项目申请书为准),1 项项目,课题执行情况良好,取得阶段性成果。

（续表）

论文、著作条件	任主任护师期间，作为第一作者或通讯作者（必须是研究生导师所带研究生所写论文）公开发表、出版本专业有一定学术价值的论文，在统计源期刊发表论文≥4篇。
破格条件	任现职期间业绩卓著，学术和护理技术上有重大突破，取得副主任护师资格后，受聘副主任护师职务4年以上，从事临床工作满22年以上。并具备以下条件： 1. 国家或全军/省（部）级科技成果一、二等奖获奖项目的主要完成人（前3名）（以奖励证书为准），作为前5名完成人获得国家发明专利1项。 2. 任主任护师期间，作为第一作者或通讯作者（必须是研究生导师所带研究生所写论文）公开发表、出版本专业有一定学术价值的论文，在统计源期刊发表论文≥5篇。

一级副主任护师任职条件

岗位职称	一级副主任护师
岗位等级	五级
任职条件	
思想政治条件	遵守国家法律和法规，有良好的职业道德和敬业精神。
性别年龄要求	性别：不限 年龄：55岁以下
学历、资历条件	1. 大学本科及以上学历，受聘副主任护师职务满5年，从事临床工作20年以上。 2. 大专学历，取得副主任护师资格后，受聘副主任护师职务满5年，从事临床工作满24年以上。
外语条件	熟练掌握一门外语，阅读本专业外文期刊，了解本专业国内外现状及发展趋势。参加全国或全省统一命题考试，成绩符合规定要求。 符合下列条件之一者，可免全国专业技术人员外语考试： 1. 获博士学位。 2. 任现职期间公派出国留学或工作，出国前通过国家出国人员外语水平考试，并在国外学习或工作1年以上者。
计算机应用能力条件	全国专业技术人员计算机应用能力4个科目（模块）考试合格。 符合下列条件之一者，可免全国专业技术人员计算机应用能力考试： 1. 具有计算机专业中专及以上学历的人员； 2. 获得硕士学位，初次认定中级专业技术职务任职资格人员； 3. 获得博士学位的人员； 4. 参加全国计算机软件资格、水平考试的合格人员； 5. 1954年12月31日以前出生的人员； 6. 转换系列参加同级专业技术职务评聘工作的人员。
继续教育条件	每年参加继续护理学教育活动所获得的学分不低于25学分，其中取得继教Ⅰ类学分5～10学分，Ⅱ类学分15～20学分。

（续表）

专业技术工作经历（能力）	1. 每年从事专业技术工作36周以上，在临床一线值夜班每年20次以上，每年进行全院护理大查房≥3次，片区护理大查房≥3次，每年为规范化培训护士举办讲座≥3次。 2. 有较丰富的护理工作经验，能独立解决本专业较复杂疑难技术问题。 3. 参与护理、教学、科研等业务管理的工作，开展整体护理模式病房的工作，熟练掌握各项护理操作技术。 4. 了解本专业国内外现状及发展趋势，将新技术应用于实践1项以上。
业绩成果条件	（一）认真履行岗位职责，圆满完成工作任务，业绩突出。 （二）取得下列有较高学术价值的本专业科技成果之一： 1. 国家或全军/省（部）级科技成果一、二等奖获奖项目的主要完成人（前5名）（以奖励证书为准）。 2. 全军/省（部）级人才工程一二层次人选；或获国家部委，全军/省（部）级授予的专业技术工作先进称号；获全国，全军/省（部）级劳动模范（先进工作者）称号。 3. 获全军杰出专业技术人才，或全军有突出贡献的优秀中青年专家称号。 4. 主要完成人（前3名）获得与本专业相关的国家实用新型专利2项，并经全军/省（部）级业务主管部门验收确认。 5. 军区立项科研课题的课题负责人（以项目申请书为准），2项项目，课题执行情况良好，取得阶段性成果。 6. 市级立项科研课题的课题负责人（以项目申请书为准），2项项目，课题执行情况良好，取得阶段性成果。
论文、著作条件	任副主任护师期间，作为第一作者或通讯作者（必须是研究生导师所带研究生所写论文）公开发表、出版本专业有一定学术价值的论文，在统计源期刊发表论文≥3篇。
破格条件	任现职期间业绩卓著，学术和护理技术上有重大突破，取得副主任护师资格后，受聘副主任护师职务4年以上，从事临床工作满18年以上。并具备以下条件： 1. 国家或全军/省（部）级科技成果一、二等奖获奖项目的主要完成人（前5名）（以奖励证书为准）。 2. 任副主任护师期间，作为第一作者或通讯作者（必须是研究生导师所带研究生所写论文）公开发表、出版本专业有一定学术价值的论文，在统计源期刊发表论文≥6篇。

二级副主任护师任职条件

岗位职称	二级副主任护师
岗位等级	六级
任职条件	
思想政治条件	遵守国家法律和法规，有良好的职业道德和敬业精神。
性别年龄要求	性别：不限 年龄：55岁以下
学历、资历条件	1. 本科及以上学历，受聘副主任护师职务满3年，从事临床工作满18年。 2. 大专学历，受聘副主任护师职务满3年，从事临床工作满22年以上。

（续表）

外语条件	熟练掌握一门外语，阅读本专业外文期刊，了解本专业国内外现状及发展趋势。 参加全国或全省统一命题考试，成绩符合规定要求。 符合下列条件之一者，可免全国专业技术人员外语考试： 1. 获博士学位。 2. 任现职期间公派出国留学或工作，出国前通过国家出国人员外语水平考试，并在国外学习或工作1年以上者。
计算机应用能力条件	全国专业技术人员计算机应用能力5个科目（模块）考试合格。 符合下列条件之一者，可免全国专业技术人员计算机应用能力考试： 1. 具有计算机专业中专及以上学历的人员； 2. 获得硕士学位，初次认定中级专业技术职务任职资格人员； 3. 获得博士学位的人员； 4. 参加全国计算机软件资格、水平考试的合格人员； 5. 1954年12月31日以前出生的人员； 6. 转换系列参加同级专业技术职务评聘工作的人员。
继续教育条件	每年参加继续护理学教育活动所获得的学分不低于25学分，其中取得继教Ⅰ类学分5～10学分，Ⅱ类学分15～20学分。
专业技术工作经历（能力）条件	1. 每年从事专业技术工作38周以上，在临床一线值夜班每年25次以上，每年进行全院护理大查房≥2次，片区护理大查房≥2次，每年为规范化培训护士举办讲座≥2次。 2. 有较丰富的护理工作经验，能独立解决本专业较复杂疑难技术问题。 3. 参与护理、教学、科研等业务管理的工作，开展整体护理模式病房的工作，熟练掌握各项护理操作技术。 4. 了解本专业国内外现状及发展趋势，将新技术应用于实践1项以上。
业绩成果条件	（一）认真履行岗位职责，圆满完成工作任务，业绩突出。 （二）取得下列有较高学术价值的本专业科技成果之一： 1. 国家或全军/省（部）级科技成果二、三等奖获奖项目的主要完成人（前3名）（以奖励证书为准）。 2. 全军/省（部）级人才工程一二层次人选；或获全军/省（部）级授予的专业技术工作先进称号；获全国，全军/省（部）级劳动模范（先进工作者）称号。 3. 获军区杰出专业技术人才，或军区有突出贡献的优秀中青年专家称号。 4. 主要完成人（前3名）获得与本专业相关的国家实用新型专利1项并经全军/省（部）级业务主管部门验收确认。 5. 军区立项科研课题的课题负责人（以项目申请书为准），1项项目，课题执行情况良好，取得阶段性成果。 6. 市级立项科研课题的课题负责人（以项目申请书为准），1项项目，课题执行情况良好，取得阶段性成果。
论文、著作条件	任副主任护师期间，作为第一作者或通讯作者（必须是研究生导师所带研究生所写论文）公开发表、出版本专业有一定学术价值的论文，在统计源期刊发表论文≥3篇。
破格条件	任现职期间业绩卓著，学术和临床护理技术上有较大突破，虽不具备规定的学历（或学位），但取得主管护师资格后，受聘副主任护师职务3年以上；或具备规定的学历（或学位），取得主管护师资格后，受聘副主任护师职务2年以上，从事临床工作满16年。并具备下列条件： 1. 国家科技成果奖二等奖获奖项目的主要完成人（前3名）（以奖励证书为准）。 2. 任副主任护师期间，作为第一作者或通讯作者（必须是研究生导师所带研究生所写论文）公开发表、出版本专业有一定学术价值的论文，在统计源期刊发表论文≥5篇。

三级副主任护师任职条件

岗位职称	三级副主任护师
岗位等级	七级
任职条件	
思想政治条件	遵守国家法律和法规,有良好的职业道德和敬业精神。
性别年龄要求	性别:不限 年龄:55 岁以下
学历、资历条件	1. 获大学本科以上学历或学士以上学位,取得主管护师资格后,受聘主管护师职务 5 年以上,从事临床工作 15 年。 2. 大专学历,取得主管护师资格后,受聘主管护师职务 7 年以上,从事临床工作 19 年。
外语条件	熟练掌握一门外语,阅读本专业外文期刊,了解本专业国内外现状及发展趋势。 参加全国或全省统一命题考试,成绩符合规定要求。 符合下列条件之一者,可免全国专业技术人员外语考试: 1. 获博士学位。 2. 任现职期间公派出国留学或工作,出国前通过国家出国人员外语水平考试,并在国外学习或工作 1 年以上者。
计算机应用能力条件	全国专业技术人员计算机应用能力 4 个科目(模块)考试合格。 符合下列条件之一者,可免全国专业技术人员计算机应用能力考试: 1. 具有计算机专业中专及以上学历的人员; 2. 获得硕士学位,初次认定中级专业技术职务任职资格人员; 3. 获得博士学位的人员; 4. 参加全国计算机软件资格、水平考试的合格人员; 5. 1954 年 12 月 31 日以前出生的人员; 6. 转换系列参加同级专业技术职务评聘工作的人员。
继续教育条件	每年参加继续护理学教育活动所获得的学分不低于 25 学分,其中取得继教Ⅰ类学分 5~10 学分,Ⅱ类学分 15~20 学分。
专业技术工作经历(能力)条件	1. 每年从事专业技术工作 40 周以上,在临床一线值夜班每年 30 次以上,每年进行全院护理大查房≥1 次,片区护理大查房≥2 次,每年为规范化培训护士举办讲座≥2 次。 2. 有较丰富的护理工作经验,能独立解决本专业较复杂疑难技术问题。 3. 参与护理、教学、科研等业务管理的工作,开展整体护理模式病房的工作,熟练掌握各项护理操作技术。 4. 了解本专业国内外现状及发展趋势,将新技术应用于实践 1 项以上。

（续表）

业绩成果条件	（一）认真履行岗位职责，圆满完成工作任务，业绩突出。 （二）取得下列有较高学术价值的本专业科技成果之一： 1. 国家或全军/省（部）级科技成果二、三等奖获奖项目的主要完成人（前5名）（以奖励证书为准）。 2. 全军/省（部）级人才工程一二层次人选；或获全军/省（部）级授予的专业技术工作先进称号；获全国，全军/省（部）级劳动模范（先进工作者）称号。 3. 获军区杰出专业技术人才，或军区有突出贡献的优秀中青年专家称号。 4. 主要完成人获得与本专业相关的国家实用新型专利1项，并经全军/省（部）级业务主管部门验收确认。 5. 军区立项科研课题的课题负责人（以项目申请书为准），1项项目，课题执行情况良好，取得阶段性成果。 6. 市级立项科研课题的课题负责人（前3名）（以项目申请书为准），1项项目，课题执行情况良好，取得阶段性成果。
论文、著作条件	任副主任护师期间，作为第一作者或通讯作者（必须是研究生导师所带研究生所写论文）公开发表、出版本专业有一定学术价值的论文，在统计源期刊发表论文≥3篇。
破格条件	有真才实学，任现职期间业绩卓著，学术和临床护理技术上有较大突破，虽不具备规定的学历（或学位），但取得主管护师资格后，受聘主管护师5年以上，从事临床工作满15年；或具备规定的学历（或学位），取得主管护师资格后，受聘主管护师职务满5年，从事临床工作满13年，或取得专科护士资格证满5年者，并具备下列条件： 1. 国家或全军/省（部）级科技成果二等奖获奖项目的主要完成人（前5名）（以奖励证书为准）。 2. 任副主任护师期间，作为第一作者或通讯作者（必须是研究生导师所带研究生所写论文）公开发表、出版本专业有一定学术价值的论文，在统计源期刊发表论文≥4篇。

一级主管护师任职条件

岗位职称	一级主管护师
岗位等级	八级
任职条件	
思想政治条件	遵守国家法律和法规，有良好的职业道德和敬业精神。
性别年龄要求	性别：不限 年龄：45岁以下
学历、资历条件	本科及以上学历，取得主管护师资格后，受聘主管护师职务满5年。大专学历，受聘主管护师职务满5年，从事临床工作16年以上。
外语条件	熟练掌握一门外语，阅读本专业外文期刊，了解本专业国内外现状及发展趋势。参加全国或全省统一命题考试，成绩符合规定要求。

（续表）

外语条件	符合下列条件之一者，可免全国专业技术人员外语考试： 1. 获博士学位。 2. 任现职期间公派出国留学或工作，出国前通过国家出国人员外语水平考试，并在国外学习或工作1年以上者。
计算机应用能力条件	全国专业技术人员计算机应用能力3个科目（模块）考试合格。 符合下列条件之一者，可免全国专业技术人员计算机应用能力考试： 1. 具有计算机专业中专及以上学历的人员； 2. 获得硕士学位，初次认定中级专业技术职务任职资格人员； 3. 获得博士学位的人员； 4. 参加全国计算机软件资格、水平考试的合格人员； 5. 1954年12月31日以前出生的人员； 6. 转换系列参加同级专业技术职务评聘工作的人员。
继续教育条件	每年参加继续护理学教育活动所获得的学分不低于25学分，其中取得继教Ⅰ类学分5～10学分，Ⅱ类学分15～20学分。
专业技术工作经历（能力）条件	1. 每年从事专业技术工作40周以上，在临床一线值夜班每年40次以上，每年在科内学术讲座≥3次，护理查房≥3次，为规范化培训护士、实习护生讲座≥3次。 2. 熟练掌握并独立完成25项基础护理操作及常用急救技术，参加技术操作考核成绩合格。 3. 参与科研工作，承担带教的任务，对下一级护理人员进行业务指导和带教。 4. 按规定参加护理人员规范化培训，并完成规定任务（由单位提交培训合格证书或证明）。
业绩成果条件	（一）认真履行岗位职责，圆满完成工作任务，业绩突出。 （二）取得下列有较高学术价值的本专业科技成果之一： 1. 参与国家或全军/省（部）级科技成果二、三等奖获奖项目。 2. 获军区或市级授予的专业技术工作先进称号2次；获军区或市级劳动模范（先进工作者）称号2次。 3. 获军区杰出专业技术人才，或军区有突出贡献的优秀中青年专家称号2次。 （三）主要完成人（前3名）获得与本专业相关的国家实用新型专利1项，并经全军/省（部）级业务主管部门验收确认。 1. 军区立项科研课题的课题负责人（前3名）（以项目申请书为准），1项项目，课题执行情况良好，取得阶段性成果。 2. 参与市级立项科研课题的课题负责人（以项目申请书为准），1项项目，课题执行情况良好，取得阶段性成果。
论文、著作条件	任主管护师期间，作为第一作者或通讯作者（必须是研究生导师所带研究生所写论文）公开发表、出版本专业有一定学术价值的论文，在统计源期刊发表论文≥1篇。
破格条件	任现职期间业绩显著，学术和护理技术上有一定的突破，虽不具备规定的学历（或学位），但取得主管护师资格后，受聘主管护师职务4年以上，从事临床工作经验14年；或具备规定的学历（或学位），取得护师资格后，受聘护师职务4年以上。并具备下列条件： 1. 省（部）级/全军科技成果奖二等奖获奖项目的完成人（排名前5）（以奖励证书为准）。 2. 任主管护师期间，作为第一作者或通讯作者（必须是研究生导师所带研究生所写论文）公开发表、出版本专业有一定学术价值的论文，在统计源期刊发表论文≥4篇。

二级主管护师任职条件

岗位职称	二级主管护师
岗位等级	九级
任职条件	
思想政治条件	遵守国家法律和法规,有良好的职业道德和敬业精神。
性别年龄要求	性别:不限 年龄:45 岁以下
学历、资历条件	本科及以上学历,取得主管护师资格后,受聘主管护师职务 2 年以上。 大专学历,取得主管护师资格后,受聘主管护师职务 2 年以上,从事临床工作经验 14 年。
外语条件	熟练掌握一门外语,阅读本专业外文期刊,了解本专业国内外现状及发展趋势。 参加全国或全省统一命题考试,成绩符合规定要求。 符合下列条件之一者,可免全国专业技术人员外语考试: 1. 获博士学位。 2. 任现职期间公派出国留学或工作,出国前通过国家出国人员外语水平考试,并在国外学习或工作 1 年以上者。
计算机应用能力条件	全国专业技术人员计算机应用能力 3 个科目(模块)考试合格。 符合下列条件之一者,可免全国专业技术人员计算机应用能力考试: 1. 具有计算机专业中专及以上学历的人员; 2. 获得硕士学位,初次认定中级专业技术职务任职资格人员; 3. 获得博士学位的人员; 4. 参加全国计算机软件资格、水平考试的合格人员; 5. 1954 年 12 月 31 日以前出生的人员; 6. 转换系列参加同级专业技术职务评聘工作的人员。
继续教育条件	每年参加继续护理学教育活动所获得的学分不低于 25 学分,其中取得继教Ⅰ类学分 5～10 学分,Ⅱ类学分 15～20 学分。
专业技术工作经历(能力)条件	1. 每年从事专业技术工作 42 周以上,在临床一线值夜班每年 50 次以上,每年在科内学术讲座≥2 次,护理查房≥2 次,为规范化培训护士、实习护生讲座≥2 次。 2. 熟练掌握并独立完成 25 项基础护理操作及常用急救技术,参加技术操作考核成绩合格。 3. 参与科研工作,承担带教的任务,对下一级护理人员进行业务指导和带教。 4. 按规定参加护理人员规范化培训,并完成规定任务(由单位提交培训合格证书或证明)。

（续表）

业绩成果条件	(一) 认真履行岗位职责，圆满完成工作任务，业绩突出。 (二) 取得下列有较高学术价值的本专业科技成果之一： 1. 获军区或市级授予的专业技术工作先进称号 1 次；获军区或市级劳动模范(先进工作者)称号 1 次。 2. 参与本专业相关的国家实用新型专利 1 项，并经全军/省(部)级业务主管部门验收确认。 3. 参与军区立项科研课题，1 项项目，课题执行情况良好，取得阶段性成果。 4. 参与市级立项科研课题的课题负责人(以项目申请书为准)，1 项项目，课题执行情况良好，取得阶段性成果。 5. 院内立项科研课题的课题主要负责人(排名前 3)(以项目申请书为准)，课题执行情况良好，取得阶段性成果。
论文、著作条件	任主管护师期间，作为第一作者或通讯作者(必须是研究生导师所带研究生所写论文)公开发表、出版本专业有一定学术价值的论文，在统计源期刊发表论文≥1 篇。
破格条件	任现职期间业绩显著，学术和护理技术上有一定的突破，虽不具备规定的学历(或学位)，但取得主管护师资格后，受聘主管护师职务 4 年以上，从事临床工作经验 14 年；或具备规定的学历(或学位)，取得护师资格后，受聘护师职务 4 年以上。并具备下列条件： 1. 院内立项科研课题的课题主要负责人(排名前 3)(以项目申请书为准)，课题执行情况良好，取得阶段性成果。 2. 任主管护师期间，作为第一作者或通讯作者(必须是研究生导师所带研究生所写论文)公开发表、出版本专业有一定学术价值的论文，在统计源期刊发表论文≥3 篇。

三级主管护师任职条件

岗位职称	三级主管护师
岗位等级	十级
任职条件	
思想政治条件	遵守国家法律和法规，有良好的职业道德和敬业精神。
性别年龄要求	性别：不限 年龄：45 岁以下
学历、资历条件	博士学位，参加考试合格者即可； 硕士学位，从事临床工作 1 年以上； 本科学历，取得护师资格后，受聘护师职务 4 年以上； 大专学位，取得护师资格后，受聘护师职务 6 年以上。

（续表）

外语条件	熟练掌握一门外语，阅读本专业外文期刊，了解本专业国内外现状及发展趋势。 参加全国或全省统一命题考试，成绩符合规定要求。 符合下列条件之一者，可免全国专业技术人员外语考试： 1. 获博士学位。 2. 任现职期间公派出国留学或工作，出国前通过国家出国人员外语水平考试，并在国外学习或工作1年以上者。
计算机应用能力条件	全国专业技术人员计算机应用能力3个科目（模块）考试合格。 符合下列条件之一者，可免全国专业技术人员计算机应用能力考试： 1. 具有计算机专业中专及以上学历的人员； 2. 获得硕士学位，初次认定中级专业技术职务任职资格人员； 3. 获得博士学位的人员； 4. 参加全国计算机软件资格、水平考试的合格人员； 5. 1954年12月31日以前出生的人员； 6. 转换系列参加同级专业技术职务评聘工作的人员。
继续教育条件	每年参加继续护理学教育活动所获得的学分不低于25学分，其中取得继教Ⅰ类学分5～10学分，Ⅱ类学分15～20学分。
专业技术工作经历（能力）条件	1. 每年从事专业技术工作44周以上，在临床一线值夜班每年60次以上，每年在科内学术讲座≥1次，护理查房≥1次，为规范化培训护士、实习护生讲座≥3次。 2. 熟练掌握并独立完成25项基础护理操作及常用急救技术，参加技术操作考核成绩合格。 3. 参与科研工作，承担带教的任务，对下一级护理人员进行业务指导和带教。 4. 按规定参加护理人员规范化培训，并完成规定任务（由单位提交培训合格证书或证明）。
业绩成果条件	（一）认真履行岗位职责，圆满完成工作任务，业绩突出。 （二）取得下列有较高学术价值的本专业科技成果之一： 1. 参与本专业相关的国家实用新型专利1项，并经全军/省（部）级业务主管部门验收确认。 2. 参与军区立项科研课题，1项项目，课题执行情况良好，取得阶段性成果。 3. 参与市级立项科研课题1项，课题执行情况良好，取得阶段性成果。 4. 参与院内立项科研课题，执行情况良好，取得阶段性成果。
论文、著作条件	任主管护师期间，作为第一作者或通讯作者（必须是研究生导师所带研究生所写论文）公开发表、出版本专业有一定学术价值的论文，在统计源期刊发表论文≥1篇。
破格条件	任现职期间业绩显著，学术和护理技术上有一定的突破，虽不具备规定的学历（或学位），但取得护师资格后，受聘护师职务4年以上；或具备规定的学历（或学位），取得护师资格后，受聘护师职务3年以上，或取得专科护士资格证。并具备下列条件： 1. 参与军区立项科研课题，1项项目，课题执行情况良好，取得阶段性成果。 2. 任主管护师期间，作为第一作者或通讯作者（必须是研究生导师所带研究生所写论文）公开发表、出版本专业有一定学术价值的论文，在统计源期刊发表论文≥2篇。

一级护师任职条件

岗位职称	一级护师
岗位等级	十一级
任职条件	
思想政治条件	遵守国家法律和法规,有良好的职业道德和敬业精神。
性别年龄要求	性别:不限 年龄:40 岁以下
学历、资历条件	硕士学位,毕业即具备护师资格。 本科学历,取得护师资格后,受聘护师职务 2 年以上。 大专学历,取得护师资格后,受聘护师职务 4 年以上。
计算机应用能力条件	全国专业技术人员计算机应用能力 2 个科目(模块)考试合格。
继续教育条件	每年参加继续护理学教育活动获得的学分不低于Ⅱ类学分 20 分。
专业技术工作经历(能力)条件	1. 在临床一线值夜班每年 65 次以上,每年在科内为护生小讲课≥3 次,操作示范≥6 次。 2. 熟练掌握并独立完成 25 项基础护理操作及常用急救技术,参加技术操作考核成绩合格。 3. 提供典型案例或专题报告 4 份,表明其熟练掌握急、危重病人抢救配合与正确处置;运用护理程序,对病人实施整体护理,提升本专业岗位技术水平的能力。
破格条件	确有真才实学,任现职期间业绩显著,学术和护理技术上有一定的突破,虽不具备规定的学历(或学位),但取得护师资格后,受聘护师职务 1 年以上;或具备规定的学历(或学位),取得护师资格后,受聘护师职务 3 年以上。并具备下列条件: 25 项基础护理操作及常用急救技术,参加技术操作考核成绩优秀,并在护理技能比赛中获一、二等奖者。

二级护师任职条件

岗位职称	二级护师
岗位等级	十二级
任职条件	
思想政治条件	遵守国家法律和法规,有良好的职业道德和敬业精神。
性别年龄要求	性别:不限 年龄:40 岁以下

（续表）

学历、资历条件	本科学历或硕士学位，从事本专业技术工作满1年。 大专学历，见习一年期满并具备担任护士职务满3年。
计算机应用能力条件	全国专业技术人员计算机应用能力2个科目(模块)考试合格。
继续教育条件	每年参加继续护理学教育活动获得的学分不低于Ⅱ类学分20分。
专业技术工作经历(能力)条件	1. 在临床一线值夜班每年70次以上，每年在科内为护生小讲课≥1次，操作示范≥3次。 2. 熟练掌握并独立完成25项基础护理操作及常用急救技术，参加技术操作考核成绩合格。 3. 提供典型案例或专题报告2份，表明其熟练掌握急、危重病人抢救配合与正确处置；运用护理程序，对病人实施整体护理，提升本专业岗位技术水平的能力。
论文、著作条件	在省级及以上专业核心期刊发表论文≥1篇。

护士任职条件

岗位职称	护士
岗位等级	十三级
任职条件	
思想政治条件	遵守国家法律和法规，有良好的职业道德和敬业精神。
性别年龄要求	性别：不限 年龄：40岁以下
学历、资历条件	护理专业具备实习护士经验≥8个月，并取得执业护士资格证。
继续教育条件	每年参加继续护理学教育活动获得的学分不低于Ⅱ类学分20分。
专业技术工作经历(能力)条件	1. 在临床一线值夜班每年70次以上，每年在科内为护生小讲课≥1次。 2. 熟练掌握并独立完成25项基础护理操作及常用急救技术，参加技术操作考核成绩合格。 3. 提供典型案例或专题报告1份；熟练掌握急、危重病人抢救配合与正确处置；运用护理程序，对病人实施整体护理，提升本专业岗位技术水平的能力。

培训考核制度

护理人员岗前培训考核制度

为了使新护士尽快适应岗位要求，对新聘用的护士进行岗前培训，内容为医院基本情况、各项规章制度、整体护理有关知识和工作要求、医德医风规范等，培训时间为 3 周，包括理论、操作、礼仪、军训，由医院护理部、教育训练组、文化建设组及院务部负责。

1. 培训要求

(1) 根据计划按时参加轮训。

(2) 自觉遵守医院的各项规章制度，尊重带教老师和医院的工作人员，爱护仪器设备，严格请销假制度。

(3) 专人带教，定时考勤。

(4) 制订相应的带教计划，严格按照计划进行培训。

(5) 由护士长或带教老师对培训人员进行专科项目考核、评价。

2. 考评方法

(1) 自我鉴定。培训人员对自己在德、能、勤、绩方面的表现做出自我评价。

(2) 培训结束之后由护理部组织人员进行理论、操作技能的考核。

(3) 最后由护理部将礼仪培训考核、自我鉴定、理论、操作技能考核整合做出最终评价。

护理人员岗前培训计划表

<table>
<tr><td colspan="3">培训时间、项目</td></tr>
<tr><td>8:30～11:30</td><td colspan="2">自豪、我是南总人</td></tr>
<tr><td>14:30～17:30</td><td colspan="2">礼仪培训(一)</td></tr>
<tr><td>8:30～11:30</td><td colspan="2">医院环境介绍(标识、线路)、各点实地考察(相关检查科室)</td></tr>
<tr><td>14:30～17:30</td><td colspan="2">礼仪培训(二)</td></tr>
<tr><td>8:30～11:30</td><td colspan="2">和谐护患关系的方法探讨</td></tr>
<tr><td>14:30～17:30</td><td colspan="2">礼仪培训(三)</td></tr>
<tr><td>8:30～11:30</td><td colspan="2">陪检过程的评估与处理</td></tr>
<tr><td>14:30～17:30</td><td colspan="2">军训(一)</td></tr>
<tr><td>8:30～11:30</td><td colspan="2">各种护理文书书写规范</td></tr>
<tr><td>14:30～17:30</td><td colspan="2">军训(二)</td></tr>
<tr><td>8:30～11:30</td><td colspan="2">护理科研方法与论文书写计算机应用</td></tr>
<tr><td>14:30～17:30</td><td colspan="2">保健工作职责要求</td></tr>
<tr><td>8:30～11:30</td><td colspan="2">履岗尽职</td></tr>
<tr><td>14:30～17:30</td><td colspan="2">静脉输液法、各种穿刺法</td></tr>
<tr><td>8:30～11:30</td><td colspan="2">生命体征测量、无菌技术</td></tr>
<tr><td>14:30～17:30</td><td colspan="2">脉氧仪、血糖仪的使用</td></tr>
<tr><td>8:30～11:30</td><td colspan="2">给氧、雾化吸入</td></tr>
<tr><td>14:30～17:30</td><td colspan="2">简易呼吸气囊、心肺复苏技术</td></tr>
<tr><td>8:30～11:30</td><td colspan="2">机　动</td></tr>
<tr><td>14:30～17:30</td><td colspan="2">自行练习</td></tr>
<tr><td>8:30～11:30</td><td colspan="2">理论、操作技能考核(必考一项、抽考二项)</td></tr>
<tr><td>14:30～17:30</td><td>会　操</td><td>文化组、军务科</td></tr>
</table>

护理人员继续教育制度

一、继续护理教育是继毕业后规范化专业培训之后，以学习新理论、新知识、新技术、新方法为主的一种终身性护理学教育。

二、南京总医院专业技术人员应遵守下列继续教育的要求：

1. 年度理论学习要求

(1) 一、二级护士：

院内理论学习和专业学组学习必须参加12次以上。

(2) 三、四级护士：

① 完成院内理论学习和专业学组学习(三级、四级6次以上)。

② 完成院/科理论授课，单次授课时间大于45分钟(三级1～2次；四级3～4次)。

(3) 军人和非现役文职护士：按四级护士标准执行。

(4) 护秘系列人员：按一、二级护士标准减半。

2. 年度技能考试(1次/年)

(1) 一、二级护士："三基"操作考核成绩合格为80分。

(2) 三级护士："三基"45%，专科/专项操作55%，85分合格。

(3) 四级护士："三基"40%，专科/专项操作60%，90分合格。

3. 年度理论考试(1次/年)

(1) 一、二级护士："三基"题目为主，考核成绩合格为65分。

(2) 三级护士："三基"题目占75%，专项技术指南、综合判断题占25%，70分合格。

(3) 四级护士、文员和军人："三基"题目占40%，专项技术指南、综合判断题占40%，护理管理题目占20%，80分合格。

4. 学组理论、技能考试

原则见各学组工作计划，年度理论考试和技能考试各1次。

5. 继续教育激励制度

(1) 利用业余时间参加本科、大专等提高本专业学历的学习，本年度每门课程经考试合格后，可减免2次院内或学组理论学习。

(2) 已取得本专业本科学历、护师职称者，利用业余时间参加非本专业的学习，每取得一门证书可减免2次院内或学组理论学习。

(3) 导诊护士、护秘、助理护士、一、二级护士在核心统计源期刊发表文章一篇，减免院内理论学习2次。

6. 奖励制度

每年(前一年4月1日至下一年的3月30日)上课次数大于40次以上且笔记完整的护士可参加院内理论学习次数最多者的评比活动，并给予奖励。

提醒：

1. 未按要求完成相应的培训任务，将影响再次聘用。

2. 使用完毕的学分册，请自行妥善保管，作为评级考核依据。

3. 交学分册未听课者，根据相关规定处理。

4. 小贴士：国家对护士再注册的学分要求，需要按年度修满Ⅰ类学分 6 分，Ⅱ类学分 9 分。

重点科室义务培训制度

为了使新护士强化基础护理技能培训、拓展专科护理技能培训，更快地熟悉医院的工作环境、适应临床护理工作，特制定新护士重点科室义务培训制度。

1. 培训人员

工作 2 年以内的护士(从定科实习开始计算)，以及刚到我院工作 2 年以内的护士。

2. 培训时间

利用护理人员自己的休息时间安排义务培训，每年连续 7 天，两年共完成 14 天义务培训。

3. 培训科室

培训科室以急诊科及胸外科、普外科、脑外科、神经内科、消化内科、呼吸内科、骨科等监护病房为主。

4. 培训内容

第一年以基础护理、口腔护理、生命体征测量及静脉输液为主，其中输液在急诊室集中培训。

第二年开展有针对性的义务培训，以病情观察、急救技术、专科护理技能培训为主。

5. 培训要求

接受义务培训的科室应安排专人带教，制订详细的带教计划，要尊重义务培训护士。带教目标包括:①使新护士掌握基础护理技术。②培养新护士严谨的工作作风和慎独精神。③使新护士了解病区的工作环境、工作制度、护理理念等。④使新护士了解危重病人的护理要点、各种重症监护技术和监护设备的使用。

新护士在义务培训过程中必须:①根据计划按时参加培训。②工作主动积极，认真完成各项护理工作。③遵守各项规章制度和管理规定。④严格遵守“三查七对”制度和操作规程。⑤仪表着装符合职业要求。⑥服从培训科室的工作安排。⑦尊敬老师，对病人态度热情。⑧义务培训时带上《培训手册》，培训结束后由各培训科室的护士长或总带教老师签名，对培训质量进行评价，并登记培训时间、培训科室，作为新护士年终考核项目之一。

派出义务培训的科室应根据义务培训计划合理排班，不要在义务培训时再安排护士参加科室的其他护理工作，包括小夜班等，不要将夜班休息带到下一个科室，防止护士过度劳累。因特殊情况不能如期派出的需提前与护理部及培训科室联系。科室义务培训的到课率将纳入护士长考核内容。

岗位练兵培训计划

为进一步拓展临床护士临床工作思维，依据护理部工作计划，教育训练组拟通过一个案例导入、护士完成多样化操作任务为主的教学方法。突出以整体护理为主线、利用护理程序的方法，要求护理人员结合案例提供信息资料(评估：看到什么)，能准确判断患者目前存在的主要护理问题(诊断、计划：想到什么)，并给予正确护理操作(措施：怎么做)。通过设置一定的突发情景，要求在班医护人员能够正确判断，处理病情变化(效果评价：为什么这么做)，从而开拓临床护士的直觉思维、发散思维、循证思维等，更好地适应临床工作的需要。首先，教育训练组将设有 5 个案例，其内容主要涉及：心肺复苏、简易呼吸球囊加压给氧、跌倒、过敏性休克、吸痰、吸氧等情景。与此同时，这些案例的建立将融合战创伤的内容。其次，考核临床护士能分析相关实验室检查、各种仪器设备的参数变化，考核突发情景的处理能力。最后，由监考老师根据案例分析的专业性，提问相关专科、专业理论知识。从而体现"护理学科循证建设"的发展趋势，计划如下：

(一) 培训目的

1. 通过案例体现护士分层级培训管理模式，展现一种考核方法完成多样化操作任务。

2. 考核专科护士、护理组长等骨干型人才能围绕案例进行思考，确立并分析问题，运用评判性思维、讨论修正并构造概念图，在解决问题的过程中锻炼护士专科思维能力。

3. 提高低年资护士的综合护理能力。

4. 增强团队合作精神，强化以患者为中心的服务理念。

(二) 培训对象

全院临床护士。

(三) 培训形式

通过案例分析形式，采用情景教学、角色扮演法。

(四) 培训内容

1. 角色安排

整个案例分析共设有 2 名高、中职(A、B 角色)和 3 名初职护士(A、B、C 角色)。由主管护师、护理组长、专科护士担任医生角色，其他护理人员担任护士角色。

2. 培训要求

① 科室以护士长为第一责任人，总带教、小教员为负责人。

② 科室护士长在培训期间能运用小组工作法，很好运用工学交替法，合理安排训练时间，充分调动科室骨干的积极性。

③ 科室需建立《案例分析培训记录及考核登记本》，内容需涉及案例培训时间、培训次数、培训人员、培训角色等(见文后表)。

④ 每人每次每角色培训次数不得小于 3 次。例如：在一个案例中郑××承担护士角色，那么她在训练中护士角色中的 A、B、C 三个角色必须每角色训练 3 次，共计 9 次。5 个案例共训练 45 次。教育训练组将安排骨干检查部分科室《案例分析培训记录及考核登记本》；5 个案例分析要求科室必须全部培训，人人考核过关。

3. 工作职责：医生角色主要负责病情评估、下达医嘱、气管插管、沟通等；护士角色A主要负责各种管道建立，B负责仪器设备的安装，C负责各种药物配置、记录等。

（五）考核形式

1. 人员组成：教育训练组提前2～3天从各科室抽取1～2名，科室推荐1～2名护理人员担任护士A、B、C角色（护理人数>15人推荐2名）。按抽签形式，教育训练组将人员随机组合成组，并提前1～2天将各组名单公示，由各组组长分配护士角色。

2. 考核案例：心肺复苏案例为必考项目，剩下4个案例抽考其中一项。

3. 考核成绩：团队考核成绩将作为相应组合科室最终考核成绩。如果抽考成绩高于科室自考成绩，将以最高分计算。反之，如果低于科室成绩，则科室成绩下降10%。

案例分析培训及考核计划

月　份	内　容
4月	① 下发计划及案例分析(4月25号之前) ② 4月25号由36病区演示案例分析情景
5月	科室训练月
6月	科室训练月
7月	考核

专科护士培训考核制度

为加强我院护理人才的培养，促进护理队伍的建设，进一步探索发展专科护士制度，提高护理专业技术水平，我院拟依托省专科护士培训的契机，分批安排护理人员进入重症监护、急诊急救、糖尿病护理、母婴护理、肿瘤护理、ET、营养、净化等8个专科护理基地进行集中培训。具体如下：

1. 培训目标

通过系统化的理论与实践培训，培养专科护士，使其能够具有扎实的专科理论基础、较高的专科护理技能、独立解决专科护理疑难问题及指导其他护士开展专科护理工作的能力，从而促使本专科护理水平进一步提高，促进专科的健康发展，成为具有高级临床实践能力的专科护士。

2. 培训人员

护理专业（全日制、住校）大专及以上学历的注册护士，对应以上8个专科护士培训基地，要求各科室考虑人员的综合素质、年龄档次、发展潜力，优先考虑各管理组的骨干。

3. 培训时间

专科基地培训3个月，重症监护训练3个月，机关锻炼6个月，有条件者争取出国培训，开拓国际护理人才交流。

4. 考核方法

每批次学习结束参加由江苏省护理学会组织的理论和操作考核，以及专业答辩，通过后获得由江苏省卫生厅颁发的专科护士培训合格证书。

5. 培养专科护士意义

（1）专科护士的形成和确立是护理专业化发展的一个标志；

（2）专科护士提供专业化的护理服务，提升护理质量；

（3）专科护士的工作体现了护理专业在卫生保健服务中的独特价值和贡献；

（4）专科护士在各个专门领域的刻苦钻研和经验积累，丰富了护理学知识体系，对护理学科的发展做出了贡献；

（5）专科护士给临床护士在专业上的发展展示了一个全新的领域。

护士长教育培训考核制度

(一) 培训目标

加强护理管理队伍建设，建立并实施护理管理人员的岗位培训制度，开展对护理管理人员的规范化培训，尽快培养一支既精通护理业务又具备科学管理知识、能力的护理管理队伍。

(二) 培训要求

从每一位护士长走上护理岗位开始，明确培训目标，对护士长重点培养行政组织管理，护理质量与风险管理策略，护理岗位等级培训，护理团队沟通与合作，护理服务流程化管理，教学、科研管理等能力。

(三) 培训内容

1. 管理培训

(1) 护士长管理培训班，对象：护士长及护理骨干。时间和内容详见年度业务培训计划。

(2) 新护士长岗前培训班，对象：新上岗的护士长和后备护理管理人员。时间：每年第二季度，学时数：12 小时。内容：根据国家、军队要求适时修订培训计划。

2. 质控培训

(1) 卫生部关于护理质量控制的相关文件内容。

(2) 质量检查跟踪培训：每季度汇总和公布重点监控项目结果，安全质量讲评，病人满意度动态分析，对象：护士长及护理骨干。

3. 继续教育

(1) 根据国家继续教育项目年度计划，由护理部安排护士长分批、分期参加全国的各类继续教育学分项目培训，取得的Ⅰ类学分计入学分手册，作为年度考评指标之一。

(2) 按照《南京军区南京总医院护理人员规范化培训实施方案细则》中规定的各项培训内容。

4. 教学培训

临床护理师资培训班。培训对象：新任护士长、总带教及小教员；举办时间 7 月初，通知另发。

5. 科研培训

由护理部科研组负责组织护士长科研能力的培养。培训内容：根据科研组计划安排，时间：每季度一次。

6. 实践要求

新护士长要求完成“五个一”的任务，即组织一次心理辅导(由心理护理组督导完成)、一次常规会(由护理管理组督导完成)、一次环节质量检查(由护理管理组督导完成)、一次教学查房(由教育训练组督导完成)、一次重病人床边查房(由危重护理组督导完成)。

(四) 培训考核

按照护士长目标责任管理书的管理要求完成各项指标，其中护理质量等各项检查内容参照护士长管理手册上的有关要求，各级护士的业务管理遵循继续教育学分手册上的标准。年中针对全年各项护理指标的完成情况进行总结，参加年度述职考评。

护士长集中学习制度

1. 培训目标

为加强护士长的科学管理能力,促进护士长队伍的建设,建立并实施护士长集中学习制度,开展对护士长管理能力的规范化培训。

2. 培训要求

明确学习目标,集中化和系统化培养护士长的科学管理能力,学习重点内容包括:行政组织管理,护理质量与风险策略,护理岗位等级培训,护理团体沟通与合作,护理服务流程化管理,教学、科研管理等。

3. 培训内容

见每年的护理部护理管理组工作计划。

护理人员绩效考核制度

为调动护理人员工作的积极性和主动性，提高护理质量和护理管理水平，促进优质护理服务实施的深化，以充分调动护士的工作积极性和创造性，更好地促进护理工作的可持续发展，特制定护士绩效考核方案，具体内容如下：

1. 适用对象

本制度适用于本院全体在职护理人员。

2. 绩效考核分类

(1) 等级护士聘任考核(按照年度通知文件执行)

(2) 等级护士任期考核(按照年度通知文件执行)

(3) 全院护理人员年度业务审核

护理部每年对护理人员的工作进行综合考核评价一次。考核内容有思想品德、工作责任心、业务能力、工作效率、团队精神、教育培训、沟通协调、服务态度、安全意识、出勤、差错及投诉等。

3. 绩效考核要求

注重实绩、客观公正、实事求是，给每一位护理人员进行公正的评价。

4. 年度考核测评内容

(1) 在职培训情况(按护士等级划分参加全院大课、教学查房、专业学组培训的次数及标准)

(2) 业务能力考核(由科室护士长、总护士长、科主任综合评价)

(3) “三基”、专科项目考核(由教育训练组提供每年两次的理论考试及操作考试成绩，由科室提供专科项目考核成绩)

(4) 教学能力考核(由教育训练组提供其全院范围授课记录，由科室提供科内授课记录)

(5) 科研水平考核(由科研创新组提供论文、专利发表情况的记录，论文限发表在核心统计源期刊，按作者排名顺序计分)

(6) 继续教育学分考核(按《护士条例》规定每人每年修满Ⅰ类学分 6 分，Ⅱ类学分 9 分)

(7) 院内评优获奖情况

5. 考核结果

所有考核结果与聘用、晋升挂勾，并作为护士年终评优评奖的重要依据之一。年度理论及操作考核结果反馈给护士长，由护士长负责记录在护士长手册和护士在职培训手册，成绩不合格者不能评定优职及称职(考评采用四等制：优职、称职、基本称职、不称职)，无故不参与考核者评定为不称职。不称职人员无资格参加续聘或晋升的考核。

各级护理管理人员绩效考核制度

为调动各级护理管理人员工作的积极性和主动性，提高护理质量和护理管理水平，促进优质护理服务实施的深化，更好地促进护理工作的可持续发展，特制定各级护理管理人员绩效考核方案，具体内容如下：

1. 适用对象

本制度适用于本院各级护理管理人员。

2. 绩效考核分类

(1) 综合管理考核

(2) 科室管理考核

(3) 理论考核

(4) 教学、科研能力考核

(5) 个人业务学习考核

护理部每年对各级护理管理人员的工作进行以上五项考核。考核内容有思想品德、工作责任心、业务能力、工作效率、团队精神、教育培训、沟通协调、服务态度、安全意识、出勤、差错及投诉等。

3. 绩效考核要求

注重实绩、客观公正、实事求是，给每一位护理管理人员进行公正的评价，肯定成绩，发现问题，为下一阶段管理工作的可持续改进做好准备。

4. 考核测评内容

(1) 病区综合绩效考核(由教育训练组提供每年病区综合绩效成绩)

(2) 病区护理管理考核(由各管理组、学组提供每月护理质量专项检查结果汇总得分排名)

(3) 个人理论考核(由教育训练组提供年度护士长理论考试成绩)

(4) 教学、科研能力考核(由教育训练组根据其在院、科级授课质量和次数评定教学成绩；由科研创新组根据其在核心统计源期刊论文发表、专利获得情况等指标评定科研成绩)

(5) 业务培训情况(由护理管理组提供护士长集中学习、业务学习的培训情况及成绩)

5. 考核结果

所有考核结果与聘用、晋升挂勾，并作为护理管理人员年终评优评奖的重要依据之一。考核不合格者不能评定优职及称职(考评采用四等制：优职、称职、基本称职、不称职)，无故不参与考核者评定为不称职。不称职人员无资格参加续聘或晋升的考核。

附：

护士长年度业务考评

一般资料		第一部分 50%	第二部分 30%				第三部分 20%			总分	排名
		第一部分＝均分 * 50%	第二部分＝(①＋②) * 30%＋③＋④				第三部分＝① * 20%＋②＋③				
			综合管理				个人学习				
科室	姓名	护理环节质量检查	护士问卷调查①	科室论文②	5.12 优秀团队评比③	全国、军区、省级等获奖论文④	理论考试①	国科金、军区、院管课题②	论文③		

说明：1. 第一部分护理环节质量是指护理部各月、次环节质量检查

2. 第二部分综合管理

(1) 护士问卷调查均分：问卷采取百分制，每科抽查三名各层级护士，取均分（一名组长、一名三四级护士、一名一二级护士）

(2) 科室论文达标：论文数达科室人数 30%则＋1 分；论文数达科室人数 40%则＋2 分；论文数达科室人数 50%及以上则封顶＋3 分；

(3) 为额外加分，在 5.12 评比中获得优秀团队的＋3 分；

(4) 为额外加分，在国内外、军内外论文荣获一等奖＋3 分，荣获二等奖＋2 分，三等奖＋1 分；

3. 第三部分个人学习

(1) 理论考试为专业机考＋命题作文的均分

(2) 国科金＋3 分；军区、面上课题＋2 分；院管课题＋1 分

(3) 按职称或职务超额完成论文任务 30%的＋1 分；按职称或职务超额完成论文任务 40%的＋2 分；按职称或职务超额完成论文任务 50%及以上的封顶＋3 分；

附：

总护士长年度业务考评(含高职护士长)

一般资料		第一部分 50%	第二部分 30%				第三部分 20%			总分	排名
		第一部分=均分 *50%	第二部分=(①+②)*30%+③+④				第三部分=①*20%+②+③				
			综合管理				个人学习				
科室	姓名	护理环节质量检查	护士问卷调查①	科室论文②	5.12 优秀团队评比③	全国、军区、省级等获奖论文④	论文基础分①	国科金、军区、院管课题②	论文③		

说明：1. 第一部分护理环节质量是指护理部各月、次环节质量检查

2. 第二部分综合管理

(1) 护士问卷调查均分：问卷采取百分制，每科抽查三名各层级护士，取均分(一名组长、一名三四级护士、一名一二级护士)

(2) 科室论文达标：论文数达科室人数 30%则+1 分；论文数达科室人数 40%则+2 分；论文数达科室人数 50%及以上则封顶+3 分；

(3) 为额外加分，在 5.12 评比中获得优秀团队的+3 分；

(4) 为额外加分，在国内外、军内外论文荣获一等奖+3 分，荣获二等奖+2 分，三等奖+1 分；

3. 第三部分个人学习

(1) 理论考试为专业机考+命题作文的均分

(2) 国科金+3 分；军区、面上课题+2 分；院管课题+1 分

(3) 按职称或职务超额完成论文任务 30%的+1 分；按职称或职务超额完成论文任务 40%的+2 分；按职称或职务超额完成论文任务 50%及以上的封顶+3 分；

附：

护士长综合绩效问卷

科室：________　　人员类别：________

1. 您觉得护士长制定的科室年度工作计划、月工作计划是否围绕医院、护理部工作部署，结合科室实际情况，并在科室进行讨论后定稿？

□ 围绕医院部署，计划全面、可行(4 分)

□ 计划偏离医院部署、简单(2 分)

□ 计划无新意、与往年重复(1 分)

2. 护士长是否安排科室骨干、专科护士按规定授课？

□ 按要求、次数授课(5 分)

□ 部分有授课(3 分)

□ 不安排(0 分)

3. 您对科室护士的绩效考核是否满意？

□ 公平、公正、公开(5 分)

□ 半公开(3 分)

□ 不公开或无考核(0 分)

4. 科室护理安全管理组织及质量控制小组是否有固定的活动时间及记录，并最终解决了存在的问题？

□ 末端落实到位(5 分)

□ 偶尔召开；问题解决不彻底(3 分)

□ 未开展(0 分)

5. 临床发生护理不良事件后护士长是否组织进行缺陷报告讨论并进行及时落实整改？

□ 讨论并落实整改，患者满意(4 分)

□ 有组织、但效果一般(2 分)

□ 随口说说就算了(0 分)

6. 临床发生应急情况，护士长是否按护理工作应急预案和处理流程组织实施和落实？

□ 处理过程娴熟、效果佳(5 分)

□ 处理流程欠缺、不顺畅(3 分)

□ 未开展(0 分)

7. 科室是否制定符合本专科专业特点的细化、量化的优质护理服务目标，并落实？

□ 全面开展并落实(5 分)

□ 部分开展(3 分)

□ 无目标及落实(0 分)

8. 是否按实际情况制定危重伤病员护理计划？

□ 有个性化计划，符合病人实情(5 分)

□ 部分制定，模板复制（2 分）

□ 无计划（0 分）

9. 每年度，护士长是否进行跟班（A、P、N 等），并进行班次流程整改？

□ 是（5 分）

□ 跟班无整改（3 分）

□ 未跟班（0 分）

10. 在国庆、春节长假期间，护士长是否穿插上班并查房？

□ 是（5 分）

□ 查房不上班（3 分）

□ 不上班、查房（0 分）

关于聘用制护士报考研究生工作的暂行规定

为了进一步加强和规范聘用制护理人员报考研究生工作的管理，提升聘用制护理人员履行岗位职责的能力，本着专业对口、学用一致、鼓励在职、奖励先进、突出护理、跟踪培养的原则，结合医院实际，经报院首长批准，特制定本规定。

1. 报考条件

(1) 志愿献身国防卫生事业，思想品德优良，遵纪守法，热爱本职，积极工作。

(2) 报考硕士研究生的，应具有大学本科学历，在医院聘用制护理人员岗位工作满 5 年以上；报考博士研究生的，原则上硕士研究生毕业后，在医院聘用制护理人员岗位工作满 2 年以上。

(3) 报考硕士研究生的年龄应在 32 周岁以下，报考博士研究生的年龄应在 35 周岁以下，特别优秀可适当放宽 1～2 岁。

(4) 身体健康，符合规定的体检标准。

2. 申报程序

按照本人申请、党支部推荐、党总支(基层党委)评议并研究上报的顺序进行。医院鼓励在职攻读学位，个别特殊情况经批准可脱产学习，但年度医院脱产学习的人数不得超过医院聘用制护理人员总数的 1%，报考人员须于每年 9 月写出个人申请上报，经护理部审核同意后，报考人不得随意更改报考院校及专业。未经批准擅自报考的，医院将不予办理任何手续，擅自离院的，将依据政策规定给予相应处理。

3. 攻读研究生期间的相关待遇

(1) 在职攻读学位的聘用制护理人员，在不影响履行岗位职责前提下，医院与其继续履行聘用合同，在读期间一切福利待遇不变。

(2) 脱产攻读学位的聘用制护理人员，本人应提前一个月递交解除聘用合同的书面申请，经护理部研究同意后，医院与其解除聘用合同。

(3) 聘用制护理人员脱产完成学业并取得学位后，志愿回院工作的，医院予以优先聘用。其中在院期间表现优秀、科室有明确培养意向并提出书面申请的，医院与其签订《南京总医院聘用制护理人员脱产攻读学位协议》，毕业回院工作后，按原有基本工资标准，一次性补发攻读学位期间的基本工资。

附：

报考________年研究生申请表

<table>
<tr><td>姓名</td><td></td><td>科室</td><td colspan="2"></td><td>文化
程度</td><td></td></tr>
<tr><td>毕业
院校</td><td colspan="2"></td><td>毕业
时间</td><td></td><td>参加工
作时间</td><td></td></tr>
<tr><td>报考
院校</td><td></td><td>报考
专业</td><td colspan="2"></td><td>指导
导师</td><td></td></tr>
<tr><td>科室意见</td><td colspan="6">护士长：　　　　总护士长：　　　　科主任：
年　月　日</td></tr>
<tr><td>总支意见</td><td colspan="6">政治协理员：
年　月　日</td></tr>
<tr><td>护理部意见</td><td colspan="6"></td></tr>
</table>

师资管理制度

1. 进修生带教老师资质要求

(1) 注册护士，大专以上学历(含大专)；

(2) 本专科工作 3～5 年；

(3) 有较好的沟通技巧，较强的语言表达能力和教学能力，熟练掌握基本护理技术操作、专科技术操作与专科理论知识；

(4) 熟练掌握护理程序的临床运用。

2. 大专学历实习护生带教老师资质要求

(1) 大专以上(含大专)学历；

(2) 高年资护士，具有 3 年以上本专科工作经验护士优先；

(3) 熟练掌握基本护理技术操作，掌握本专科技术操作与理论知识；

(4) 熟练掌握护理程序的临床运用；

(5) 具有良好的护理专业态度和行为，热心教学工作，能严格管理并爱护护生。

本科以上学历实习护生带教、指导教师资质要求

(1) 注册护士，本科以上(含本科)学历；

(2) 护师以上职称；

(3) 具有 3～5 年以上本专科工作经验；

(4) 有较好的沟通技巧，较强的语言表达能力和教学能力，胜任专科理论授课任务，能指导护生进行各项护理技术操作；

(5) 熟练掌握护理程序的临床运用，组织护理教学查房，实施护理病历讨论，修改护生书写的护理记录等；

(6) 担任毕业论文的指导老师应有主管护师以上职称，具有较强的护理科研能力，在统计源核心期刊上，以第一作者身份发表过学术论文 2 篇以上。

3. 专科护士临床指导教师资质要求

(1) 应为本专业专科护士；

(2) 本科以上(含本科)学历；

(3) 主管护师以上职称；

(4) 具有 5 年以上本专科工作经验；

(5) 有较好的沟通技巧，较强的语言表达能力和教学能力，能胜任本专科的理论授课任务，能规范地组织护理教学查房，能指导专科护士进行各项护理技术操作，能修改专科护士的护理记录，能组织和实施护理病历讨论；熟练掌握护理程序的临床运用；

(6) 熟练掌握专科各项技术操作及系统的专科理论知识，临床经验丰富；

(7) 有较强的护理科研能力，作为第一作者在统计源核心期刊上发表学术论文 2 篇以上。

4. 在职轮转轮训护士临床带教教师资质要求

(1) 大专以上(含大专)学历;

(2) 高年资护士,具有3年以上本专科工作经验的护师及以上职称;

(3) 熟练掌握基本护理技术操作,掌握本专科技术操作与理论知识;教育训练组骨干;

(4) 熟练掌握护理程序的临床运用,协作能力强。

(5) 具有良好的护理专业态度和行为,热心教学工作,能严格管理并爱护护士,表达、理解能力强。

教育训练组小教员要求

为进一步加强医院临床护理工作，规范护理行为，落实基础护理，改善护理服务，保证护理质量，实行技能分级培训体系，即教育训练组抓骨干、骨干抓全员的训练管理体系。为加强教育训练组骨干的准入，特别要求如下：

1. 要求 3 年以上，各项技能操作考核在科室优秀的护士推荐；
2. 教育训练组进行技能操作考核为优秀的护士；
3. 骨干参训出勤率高达 90%以上；
4. 在教育训练组考核培训期间，考核成绩 3 次处于倒数 3 名内，实行末位淘汰制。

上报流程

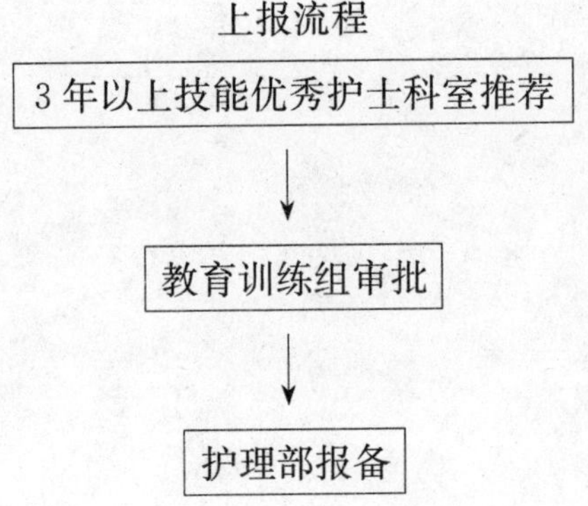

职业风险防护

护士职业风险防护制度

为最大程度地减少护理人员的职业伤害，制定相关护理人员职业风险防护措施如下：

1. 适用对象

(1) 在执行护理操作过程中可能会被乙肝、丙肝、梅毒、艾滋病等阳性病人血液、体液针刺伤的护理人员。

(2) 长期配置化疗药物的护理人员。

(3) 长期接触放射线的护理人员。

2. 防护措施

(1) 针刺伤。在执行操作中被乙肝、丙肝、梅毒、艾滋病等阳性病人血液、体液针刺伤的护士，可享受医院免费提供的以下检查和治疗项目：

① 肝功能检查及乙肝两对半检查；

② 梅毒抗体及艾滋病抗体检测；

③ 注射 1 次免疫球蛋白；

④ 注射三次乙肝疫苗。

针刺伤后的防护费用总计 572 元/人/次，由医院支付。

(2) 长期接触放射线，可申请按成本价收取，由本人医疗保险账户支付：

① 血常规检查 1 次/年；

② B 超甲状腺检查 1 次/年；

③ 眼底检查 1 次/半年。

长期接触放射线的防护费用合计 118 元/年/人。

(3) 长期接触化疗药物，应检查血常规 1 次/年，可申请按成本价收取，由本人医疗保险账户支付，防护费用为 18 元/年/人。

3. 相关费用

具体项目成本收费见下表。

项　目	收费/次(元)	项　目	收费/次(元)
肝功能检查	20	艾滋病抗体检测	63
乙肝两对半检查	25	血常规检查	18
三次乙肝疫苗注射	30	眼底检查	10
免疫球蛋白注射	412	B 超甲状腺检查	80
梅毒抗体检测	53		

护士职业防护流程

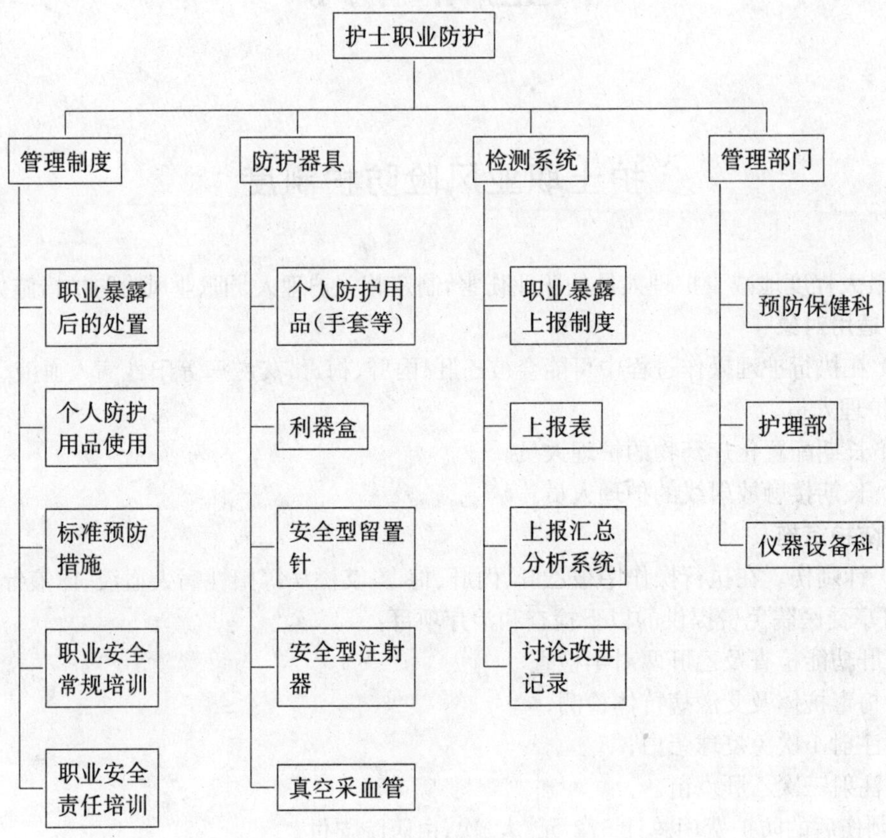
护士职业防护
管理制度
防护器具
检测系统
管理部门
职业暴露后的处置
个人防护用品使用
标准预防措施
职业安全常规培训
职业安全责任培训
个人防护用品(手套等)
利器盒
安全型留置针
安全型注射器
真空采血管
职业暴露上报制度
上报表
上报汇总分析系统
讨论改进记录
预防保健科
护理部
仪器设备科

职业暴露紧急处理流程

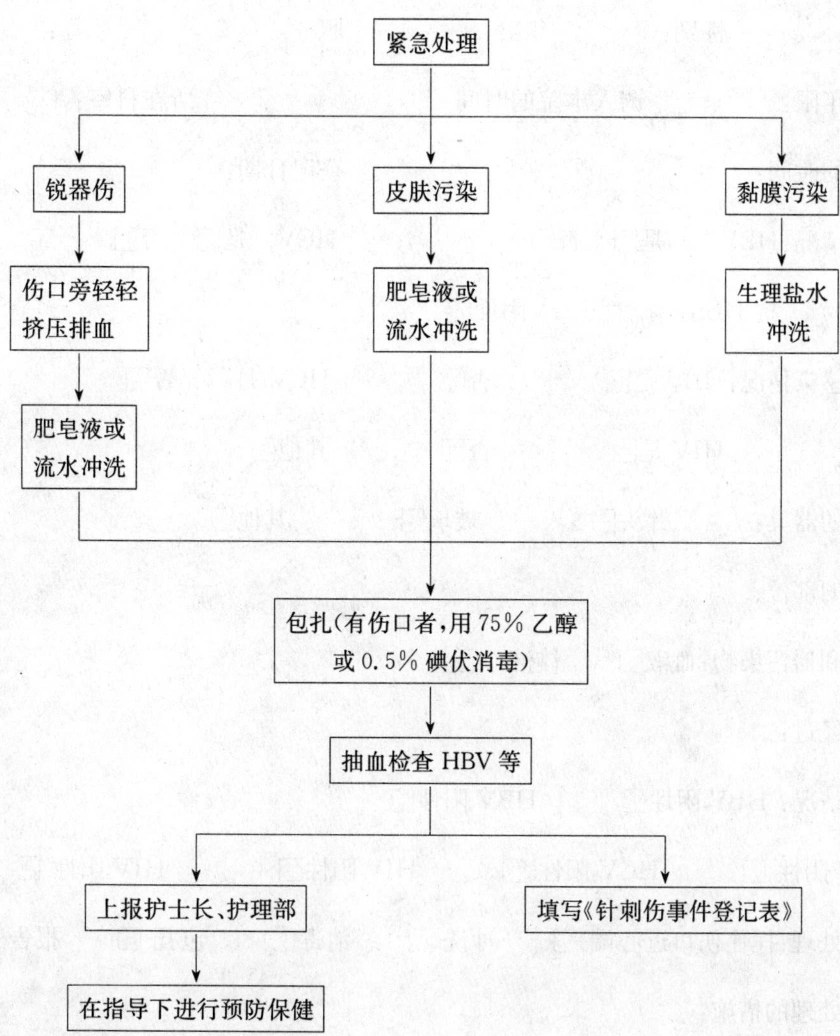
紧急处理
锐器伤
皮肤污染
黏膜污染
伤口旁轻轻挤压排血
肥皂液或流水冲洗
生理盐水冲洗
肥皂液或流水冲洗
包扎(有伤口者,用75%乙醇或0.5%碘伏消毒)
抽血检查HBV等
上报护士长、护理部
填写《针刺伤事件登记表》
在指导下进行预防保健

针刺伤事件登记表

姓名：　　性别：　　年龄：　　职务：　　职称：

工作年限：　　调入本院的时间：　　所在科室：

刺伤的时间：　　登记日期：

免疫情况：HBV　是□　否□　　HCV　是□　否□

抗 HBS　阳性□　阴性□

既往感染情况：HBV 是□　否□　　HCV 是□　否□

HIV 是□　否□　其他□

刺伤的器具：　针头□　玻璃□　其他□

刺伤的部位：

刺伤利器污染物：血液□　体液　□

刺伤经过：

病人情况：HBV 阴性□　HBV 阳性□

HCV 阴性 □　HCV 阳性 □　HIV 阴性□　HIV 阳性 □

紧急处理：捏住伤口近心端 □　冲洗 □　消毒 □　包扎 □　报告 □

预防处理的措施：

处理意见：

科室负责人：　　医务部　　护理部

针刺伤处理流程

（一）局部处理

（二）逐级上报

（三）暴露评估

（四）费用报销

逐级上报

◆ 报告科室负责人、医院感染管理科（医、药、技人员同时上报医务部，护理人员上报护理部）

◆ 填报《南京总医院经血源性病原体职业暴露个案登记表》

政工网感染管理模块

职业暴露登记表

暴露评估

◆ 根据具体情况开具各类检查单。

◆ 预防性用药。

◆ 如患者抗-HIV（+），立即向分管副院长报告，同时上报军区 CDC，医务部医疗科协调军地专家对暴露的级别和暴露源的病毒载量水平进行评估和确定。

◆ 补充填写《南京总医院艾滋病职业暴露人员个案登记表》。

职业暴露后的监测与随访

暴露病种	检查项目	暴露后检查时间
HBV	肝功能、乙肝两对半	即刻、半年内每月检测一次
HCV	肝功能、丙肝抗体	即刻、1 个月、3 个月、6 个月
梅毒	梅毒抗体	即刻、3 个月后
HIV	HIV 抗体	即刻、4 周、8 周、12 周及 6 个月和 12 个月

费用报销

《南京总医院经血源性病原体职业暴露个案登记表》

备注：如暴露者为医技人员分别由科室主任及医务部领导签字。

暴露者填写

科室护士长签字

护理部主任签字

感染管理主任签字

感染管理科、职业防护专项经费支出

针刺伤执行操作流程图

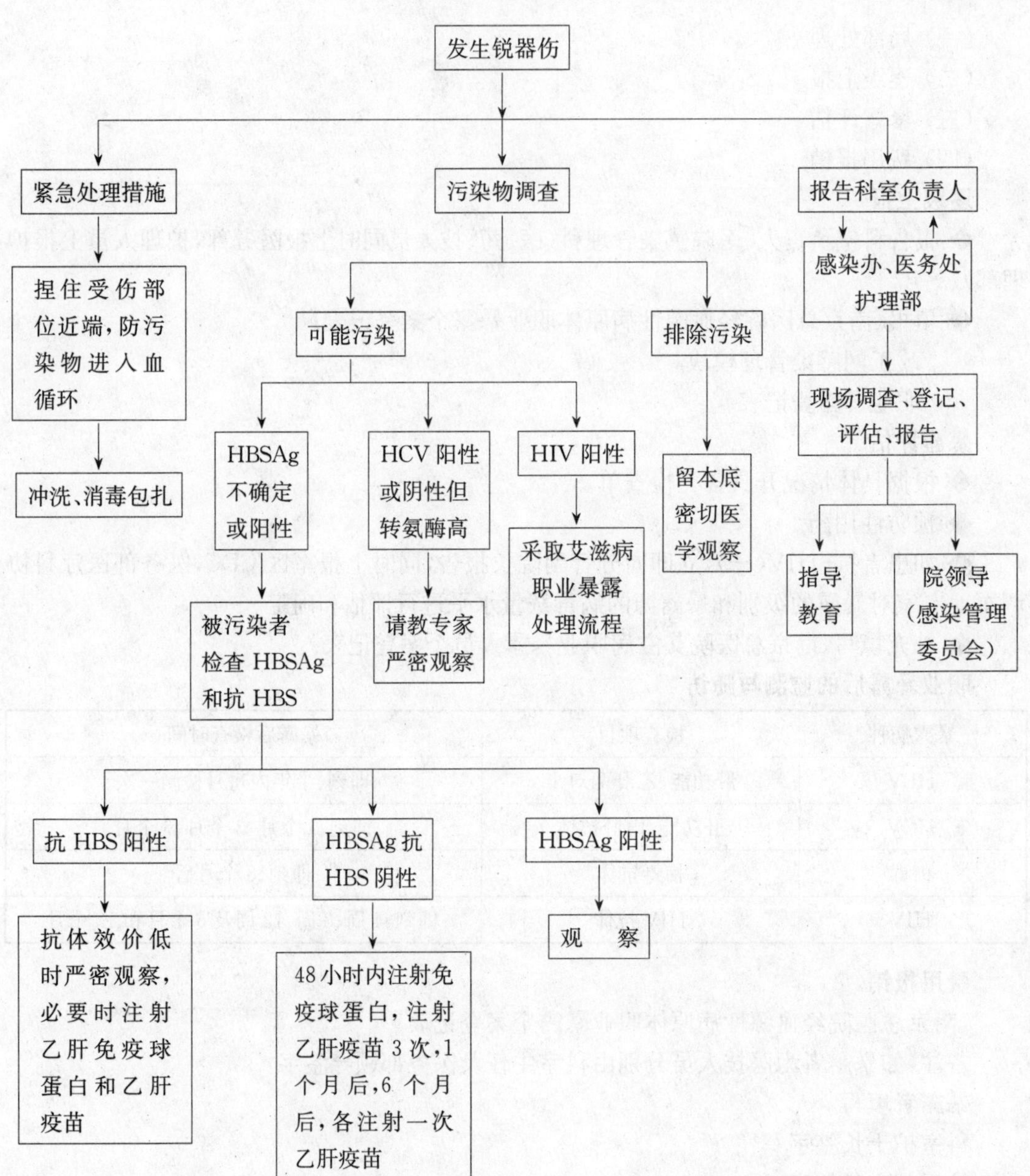
发生锐器伤
紧急处理措施
污染物调查
报告科室负责人
捏住受伤部位近端，防污染物进入血循环
冲洗、消毒包扎
可能污染
排除污染
感染办、医务处护理部
现场调查、登记、评估、报告
HBSAg不确定或阳性
HCV阳性或阴性但转氨酶高
HIV阳性
留本底密切医学观察
指导教育
院领导（感染管理委员会）
采取艾滋病职业暴露处理流程
被污染者检查HBSAg和抗HBS
请教专家严密观察
抗HBS阳性
HBSAg抗HBS阴性
HBSAg阳性
抗体效价低时严密观察，必要时注射乙肝免疫球蛋白和乙肝疫苗
48小时内注射免疫球蛋白，注射乙肝疫苗3次，1个月后，6个月后，各注射一次乙肝疫苗
观　察

附： 南京总医院经血源性病原体职业暴露个案登记表

登记者：　　　　　　　　　　　　　　　　　　　　　　　　　　　登记日期：

一、基本情况：

姓名：　　　性别：　　　年龄：　　　工作时间：　　　职称/岗位：

所在科室：　　　发生时间：　　　发生地点：　　　暴露时从事何种医疗活动______

既往职业暴露次数____次，接受职业安全培训：是□　否□

二、暴露情况：

暴露详细经过：

暴露方式	1. 接触 □　2. 表皮擦伤□　3. 抓咬伤□　4. 锐器伤□　5. 其他：_____			
暴露源性质	1. 血液 □　2. 何种体液：______　3. 其他：______		暴露时间	时/分钟/秒
暴露类型	1 皮肤无破损 □　2. 皮肤有破损 □　3. 皮肤黏膜□		暴露部位	
暴露量	1. 小□　2. 大(暴露源体液、血液≥5 ml)□		暴露面积	cm^2
暴露器材	1. 头皮针□　2. 注射器针头□　3. 缝合针□　4. 手术刀片□　5. 其他器材：			
损伤危险程度	1. 表皮擦伤、针刺 低危□　2. 伤口较深、器皿上可见血液 高危 □			
暴露者情况评估	既往感染情况	是否接种过乙型肝炎疫苗：是□ 否□　HBsAg：阳性□ 阴性□ 不详□		
		HCV：是□ 否□ 不详□　HIV：是□ 否□ 不详□		
	个人防护用品使用情况：			
	事故原因初步分析：			

三、暴露后紧急处理措施

1. 用肥皂液和流动水清洗污染的皮肤，用生理盐水冲洗黏膜。（①是□　②否□ ______　　　　）
2. 在伤口旁端轻挤压，尽可能挤出损伤处的血液，再用肥皂液和流动水进行冲洗。（①是□　②否□______ ）
3. 受伤部位的伤口冲洗后，用(75%乙醇或0.5%碘伏)消毒液进行消毒，并包扎伤口；被暴露的黏膜，反复用生理盐水冲洗干净。（①是□　②否□ ______　　　）

四、暴露源情况(病人的血清学检测报告单粘贴于背面)

患者情况	姓名：　　住院号：　　性别：　　年龄：　　诊断：
血清学检查情况	抗-HIV □　HBsAg□　抗-HCV□　TPHA□　不详□　其他：

五、暴露后预防性方案

暴露后方案	1. 是否需要预防性措施处理：①是□　②否□
	2. 开具 HBsAg、抗-HBs、ALT、抗-HCV、抗-HIV、TPHA 检查单：①是□　②否□
	3. 根据检查结果做相应治疗：①是□　②否□
确认签名	职业暴露者：　　联系电话：　　科室负责人： 感染管理科领导：　　护理部/医务部领导：

七、暴露者传染病(HBV、HCV、HIV、梅毒等)血清学检查结果

暴露后立即	
4 周后	
12 周后	
6 个月	
12 个月	
症状	1. 暴露后 4 周内是否出现急性传染病感染症状：①是□　②否□ 2. 症状及持续时间简要描述：

八、预防措施：

九、结论　1. 暴露后未感染病毒□　　2. 暴露后感染病毒□

附：　南京总医院艾滋病职业暴露人员个案登记表

登记者：　　　　　　　　　　　　　　　　　　　　　　　　登记日期：

<table>
<tr><td colspan="5">一、基本情况：</td></tr>
<tr><td colspan="5">姓名：　　　性别：　　　年龄：　　　工作时间：　　　职称/岗位：</td></tr>
<tr><td colspan="5">所在科室：　　　发生时间：　　　发生地点：　　　暴露时从事何种医疗活动：______</td></tr>
<tr><td colspan="5">既往职业暴露次数____次，接受职业安全培训：是□ 否□</td></tr>
<tr><td colspan="5">二、暴露方式</td></tr>
<tr><td>接触暴露</td><td colspan="4">1. 皮肤无破损□ 2. 皮肤有破损□ 3. 皮肤黏膜□ 4. 接触部位：______ 5. 接触部位面积：　cm²
6. 暴露量和时间：量小暴露时间短□　量大暴露时间长□
7. 污染物来源：① 血液□ ② 何种体液：______ ③其他：______</td></tr>
<tr><td rowspan="3">针刺或锐器割伤</td><td colspan="4">1. 何种器械 ① 空心针□ ②实心针□ ③其他器械：____</td></tr>
<tr><td colspan="4">2. 污染物来源：① 血液□ ② 何种体液：______ ③其他：______</td></tr>
<tr><td colspan="4">3. 损伤程度、危险度：①表皮擦伤、针刺 低危□ ② 伤口较深、器皿上可见血液 高危 □</td></tr>
<tr><td>其他方式</td><td colspan="4">1. 抓伤□ 2. 咬伤 □ 3. 其他：________ 4. 破损、出血：有□无□</td></tr>
<tr><td colspan="5">三、暴露源严重程度</td></tr>
<tr><td>实验室标本</td><td colspan="4">1. 血液□ 2. 何种体液：____ 3. 其他：_____ 4. 病毒含量：滴度低□ 滴度高□ 5. 其他情况：</td></tr>
<tr><td rowspan="3">来源于患者</td><td colspan="4">姓名：　　住院号：　　性别：　　年龄：　　确诊时间：</td></tr>
<tr><td colspan="4">患者病情：1. 无症状 HIV 感染者□ 2. 有症状，但不同于艾滋病□ 3. 艾滋病期□</td></tr>
<tr><td colspan="4">检验结果：1. 病毒载量：__________ 2. CD4 细胞计数：________</td></tr>
<tr><td>备　注</td><td colspan="4"></td></tr>
<tr><td colspan="5">四、暴露后紧急处理措施</td></tr>
<tr><td colspan="5">1. 用肥皂液和流动水清洗污染的皮肤，用生理盐水冲洗黏膜：①是□ ②否□
2. 在伤口旁端轻挤压，尽可能挤出损伤处的血液，再用肥皂液和流动水进行冲洗：①是□ ②否□
3. 受伤部位的伤口冲洗后，用 75%乙醇或 0. 5%碘伏消毒液进行消毒：①是□ ②否□
4. 包扎伤口：①是□ ②否□___
5. 被暴露的黏膜，反复用生理盐水冲洗干净。①是□ ②否□</td></tr>
<tr><td colspan="5">五、暴露后评估　　　　　　　　评估人：</td></tr>
<tr><td colspan="2">暴露级别：①1 级□ ②2 级□ ③3 级□</td><td colspan="3">暴露源头严重程度：①轻度□ ②重度□ ③不明□</td></tr>
<tr><td colspan="5">备注：</td></tr>
<tr><td colspan="5">六、暴露后预防性治疗方案</td></tr>
<tr><td colspan="5">1. 是否需要预防性用药：是□ 否□　　2. 开始用药时间：_____　　3. 停止用药时间：_____</td></tr>
<tr><td colspan="5">2. 用药方案：</td></tr>
<tr><td colspan="5">3. 是否有副作用：①是□ ②否□　　5. 肝功能检查：　　6. 肾功能检查：</td></tr>
<tr><td colspan="5">4. 因毒副作用，修改治疗方案：</td></tr>
<tr><td colspan="5">七、症状：</td></tr>
<tr><td colspan="5">1. 暴露后 4 周内是否出现急性 HIV 感染症状 是□ 否□　2. 症状及持续时间简要描述：</td></tr>
<tr><td colspan="5">八、暴露者 HIV 血清学检查（血清学检测报告单粘贴于背面）</td></tr>
<tr><td>暴露后当天□</td><td>4 周□</td><td>8 周□</td><td>12 周□</td><td>6 个月□</td></tr>
<tr><td>备　注：</td><td colspan="4"></td></tr>
<tr><td>九、结论</td><td colspan="4">1. 暴露后未感染 HIV□ 2. 暴露后感染 HIV□</td></tr>
<tr><td>备　注</td><td colspan="4"></td></tr>
<tr><td colspan="2">职业暴露者：</td><td colspan="2">联系电话：</td><td>科室负责人：</td></tr>
<tr><td colspan="2">感染管理科领导：</td><td colspan="2">护理部/ 医务部领导：</td><td></td></tr>
</table>

安全管理制度

护理人员院外居住安全管理制度

1. 及时向科室汇报在院外租房情况，详细说明居住地址及共同居住人员；

2. 自觉遵守国家的法律法规、军队的条令条例和各项规章制度；

3. 严格遵守交通安全法规，保证外出安全；

4. 严格遵守医院安全管理及其他制度；

5. 不参加地方社团组织，不涉足不健康娱乐场所；

6. 做到文明住宿，避免与出租人或合租人出现经济财产或人员纠纷；

7. 不在宿舍内存放或使用毒、麻精神药品等危险物品，不乱拉电线或使用大功率电器，注意用水、用电、用气安全；

8. 不带不明身份及闲杂人员进入宿舍，不留宿外来人员，妥善保管私人物品，离开宿舍时注意关锁门窗，防止失窃。

聘用制护理人员院外居住安全责任书

本人于　　年　　月　　日始自愿在外租房，并承诺做到：

1. 及时向科室汇报在院外租房情况，详细说明居住地址及共同居住人员；

2. 自觉遵守国家的法律法规、军队的条令条例和各项规章制度；

3. 严格遵守交通安全法规，保证外出安全；

4. 严格遵守医院安全管理及其他制度；

5. 不参加地方社团组织，不涉足不健康娱乐场所；

6. 做到文明住宿，避免与出租人或合租人出现经济财产或人员纠纷；

7. 不在宿舍内存放或使用毒、麻精神药品等危险物品，不乱拉电线或使用大功率电器，注意用水、用电、用气安全；

8. 不带不明身份及闲杂人员进入宿舍，不留宿外来人员，妥善保管私人物品，离开宿舍时注意关锁门窗，防止失窃。

如若违反以上规定，本人自愿承担一切后果和责任，并接受组织处理。

本人签名：　　　　　　日　期：

本人签名：　　　　　　日　期：

本人签名：　　　　　　日　期：

本人签名：　　　　　　日　期：

本人签名：　　　　　　日　期：

本人签名：　　　　　　日　期：

本人签名：　　　　　　日　期：

请护士长认真核对，避免遗漏人员，确认无误后签字。

护士长签名：　　　　　　日　期：

（如签名格不够，请自行复制）

护理人员“双四一”管理规范

1. “护理单元”有经常性的“双四一”教育活动；

2. 科室有全体护士的联络方式；

3. 护士知晓院内与科内安全管理规定；

4. 护士长与护理骨干、护士谈心或沟通无障碍，能及时掌握护士的工作情况与思想动态；

5. 重点人与事，能及时上报并且有安全防范措施；

6. 重点项目（毒麻药品、抢救设备、贵重器材等）有安全管理责任人；

7. 聘用人员院外居住时，知晓安全责任书并有本人签署。

附“双四一”活动内容：

四个知道，一个跟上：

上级对下级，领导对下属、干部对战士要随时知道在哪里，在干什么，需要什么，想什么，思想和管理工作要及时跟上。

四个报告，一个依靠：

部属要主动报告在哪里，在干什么，需要什么，想什么，遇到问题和困难依靠组织。

护士服务礼仪及着装管理制度

1. 正确使用服务用语，如“您好、谢谢、再见”等，态度和蔼，不争吵。

2. 导诊护士保持良好站姿，不弓腰驼背，不懒散。

3. 候诊区无喧哗吵闹，护士主动与病人沟通，维持良好、安静的就诊环境。

4. 工作人员工作时间不聊天、不看电视、不脱岗。

5. 分诊护士有秩序地分诊，合理利用分诊系统，及时处理突发事件。

6. 当患者需要帮助时，及时帮助就诊人员解决实际困难。

7. 病人做检查时，请无关人员回避，并用屏风遮挡，保护病人隐私。

8. 护理操作时应征得病人及家属同意及配合。

9. 操作失败时应主动道歉，并请高年资护士完成该项操作。

10. 工作中得到家属协助时应主动表示感谢，如“谢谢您的帮助”。

11. 工作时间不得使用手机。

12. 不着浓妆，不戴耳环、戒指。

13. 不留长指甲(五指并拢，从手掌面水平目测以看不见指甲露出为宜)，不涂深色指甲油及彩绘。

14. 工作服、工作鞋应保持干净整洁，有污渍时及时清洗，燕尾帽清洁无歪斜。

15. 刘海整齐，低头时不垂下，长度不过两眉，两耳无碎发，头发不过肩。

16. 胸牌佩戴规范(产科在左侧腰下口袋右边缘，其他科室在左胸前口袋右边缘)。

17. 工作服纽扣应齐全，有掉落及时补钉。

18. 袜子干净无破损，仅限肉色及白色。如单独着裙装时，长筒袜仅限肉色丝袜，裙装边缘不外露。

19. 不得穿工作服进入非工作场所。

护士工作服管理规定

一、目的

为了规范护士工作服的制作和发放及离职后工作服回收的流程，树立和保持我院护士良好的整体形象和精神面貌，规范护士着装，加强管理力度，现对我院护士工作服装的领用、着装和日常管理做出以下规定。

二、适用范围

本规定适用于我院全体护理人员各类工作服的申领、发放、使用、回收等。

三、工作服的领用规定

1. 请领：新进护士在入职后，办理完试用期相关手续后，到护理部申领工作服，凭护理部出具的请领单到院务部领取工作服。

(1) 新进护士领用工作服装包括：冬装 2 套、夏装 2 件、帽子 2 顶。

(2) 新进护秘领用服装包括：护秘马夹 1 件、短袖 2 件、长袖 2 件，护秘毛衣 1 件、裤子 1 条。

(3) 外出服包括：毛衣、羽绒服。

(4) 西装制服：院务部统一组织当年度新签订劳动合同人员量体制作。

(5) 进修护士服装：凭护理部进修通知单至财务供应科交纳服装费，持发票至被服仓库领取服装。

2. 更换

(1) 护士工作服的使用年限：原则为 2 年，护士工作服如未达到换发年限而遗失或损坏者，应按请领规定以旧换新。

(2) 聘用制护士西装制服的使用年限：原则为 5 年，如未达到换发年限而遗失或损坏者，应按请领规定报废后，再行领取新西装制服。

(3) 护士外出服的使用年限：原则为 2 年，如未达到换发年限而遗失或损坏者，应按请领规定报废后，再行领取毛衣、羽绒外出服。

(4) 护秘服装的使用年限：原则为 3 年，如未达到换发年限而遗失或损坏者，应按请领规定报废后，再行领取护秘服装。

(5) 护理人员如经护理部批准转岗后，凭护理部出具的转岗证明，将原岗位工作服交回院务部方可领取新岗位工作服。

(6) 符合更换服装条件人员，由科室护士长、主任签字上报护理部，经护理部核准审批，持护理部出具的请领单至院务部领取服装。

(7) 如因个人保管不善等造成服装遗失，按规定申领时，个人须到财务供应科交纳服装制作费用，凭发票再次领取服装。

3. 护理人员离职时，交回个人服装，由财务供应科出具证明，凭此证明到护理部办理相关手续。

四、工作服着装的要求

1. 所有护理人员必须按照我院要求，根据不同季节统一工作服着装。
2. 聘用制护士在参加我院组织的大型团体活动时按要求着装。
3. 护士工作服代表着我院形象，护士穿着的工作服必须整洁规范、大方得体。

以上规定从签发之日起开始执行。

实习生管理制度

实习同学须知

一、请假制度

1. 实习同学不享受休假，每周工作时间与本院护士相同。

2. 实习期间不允许离开市区。有特殊情况，如回校考试、家庭原因（原则上只有直系亲属生病等原因才能请假）需离开市区者必须凭学校的相关证明或经学校老师同意后，由护理部根据具体情况批假。单独实习的同学请假时需担保人签字。

3. 请病假者需出示病历及医生开具的病假证明。

4. 因紧急原因不能当面请假的，必须打电话向总带教或护士长请假，得到批准后方能休假，不允许让同学代请假。

5. 需要到外院应聘的同学可凭双选假条向护士长请假（双选假条由护理部根据各实习单位的相关通知批准发放）。

6. 尽量提前请假，以便护士长排班或调班。

二、实习要求

1. 遵守医院及科室的各项管理规定、尊敬老师、工作主动、对病人态度热情。

2. 护理操作：在老师的指导下进行护理操作，严格遵守“三查七对”和各项操作规程，防止护理差错的发生。

3. 理论学习：预先学习，注重理论与实际相结合，积极参加科室和医院的业务学习。

4. 在提高护理技术水平的同时，培养爱岗敬业的工作作风和慎独精神。

5. 与带教老师及病人加强沟通。

6. 对不熟悉的操作要及时向带教老师询问，发现病人有异常情况时要及时向老师或医生报告，及时处理。

7. 注意礼节礼貌和仪容仪表，按要求着装：服装、头发整洁，佩戴胸牌（胸牌照片为 1 寸证件照），不带首饰。

8. 准备口袋学习本随时记录，参加科室及医院学术讲座时应准时参加、认真听讲，并带笔记本记录。

9. 病区及图书馆（餐厅 5 楼）计算机均可进行文献检索，应充分利用信息资源获取知识。

10. 注意事项：不私自调班；不上班打手机；不穿工作服到非医疗区；不在工作区，吃东西，玩游戏；不坐在病区的空床上聊天或躺在空床上睡觉。

11. 如违反下列情况，护理部将终止其在我院实习：①严重违反规章制度，包括迟到、早退、在岗不尽职，②违反“三查七对”和操作规程等；③无故旷工，擅自离院，请假逾期不归；④发生护患纠纷或出现护理差错；⑤有不良行为；⑥两个科室以上反映较差。

实习生报到程序

根据通知日期带学校介绍信前来
护理部报到

↓

缴纳实习费(1 000 元/人)及服装费(350 元/人)
如转账,到财务科查阅
将发票号码登记到护理部

↓

领取实习服装、胸牌,办理就餐卡

↓

需住宿者安排住宿,实习组长将
联系号码留至护理部

↓

岗前培训(包括理论、操作、礼仪培训及考核)

↓

根据实习生轮转表到相关科室报到

实习生结束实习程序

在结束实习前一周到护理部说明情况

↓

将实习鉴定、培训手册填写好后交至护理部审核盖章

↓

按要求完成最后实习科室的工作

↓

按规定退办饭卡、宿舍等

↓

完成所有交接任务后到护理部说明，
安全圆满结束实习

实习生安全管理规定

1. 严格遵守《实习生规章制度》。

2. 工作中严格“三查七对”，遵守各项护理规章制度和操作规程，防止护理差错的发生。

3. 实习期间不允许离开市区；有特殊原因必须先由学校批准再到护理部请假；病假时原地休息。

4. 上下班途中及外出时遵守交通规则；外出需两人以上，晚上22:00前必须回宿舍；值夜班前后在病房值班室休息。

5. 遵守宿舍管理规定，不乱拉电线或使用大功率电器如电炉、热得快等危险电器，注意用水、用电、用气安全。

6. 不带不明身份及闲杂人员进入宿舍，不留宿外来人员，妥善保管私人物品，离开宿舍时注意关锁门窗，防止失窃。

7. 不参加地方社团组织，不涉足不健康娱乐场所，不去地方网吧（本院图书馆五楼可上网），不上非法网站。

8. 注意休息、起居规则；饮食规律，按时吃饭，防止低血糖；少吃生、冷食品，防止腹泻。

9. 不随便与陌生人交往，不与病人有工作以外的交往。

10. 实习组长应加强对小组人员的管理，有情况时及时与护理部、学校联系。

实习生带教要求

1. 各护理单元必须设立总带教老师负责实习生的管理并制订科室带教计划。

2. 各科室指定带教老师，带教老师必须在总带教的指导下按照带教计划带教学生。

在各科室实习前，由护士长(或总带教)详细介绍本科室情况。如病区组织、规章制度、各种用物的放置等。

3. 带教老师负责对实习生的管理，详细记录实习生情况。

4. 带教老师在带教过程中必须严格执行各项规章制度和操作规程，并做到放手不放眼。

5. 出科前，科室对实习生进行理论和操作考核，并按要求填写《实习护士临床评价手册》。

6. 实习生每周工作时间与本院护士相同，有特殊情况需要加班应给予补休。

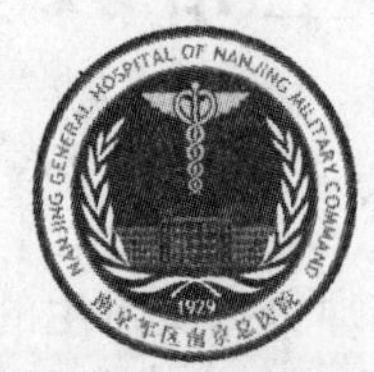

实习护士临床评价手册
（专科）

姓　　名：__________

学校名称：__________

学　　级：__________

南京军区南京总医院

护理部

（2013 版）

实习护士基本信息

照片

出生年月：__________

身　　高：__________

目　录

说　明

请各位总带教仔细阅读本手册，严格按照要求完成带教任务

1. 实习阶段完成2次小讲课(第3、4个科室)，1次读书报告(9～10月)。

第1次授课　时间______题目__________实习科室______签名______

第2次授课　时间______题目__________实习科室______签名______

读书报告会　时间______题目__________实习科室______签名______

2. 第2、5、8个实习科室各召开实习生茶话会1次。

科室______任务完成：是　　否

科室______任务完成：是　　否

科室______任务完成：是　　否

3. 督促实习生参加医院大课或教学查房≥4次，并做好记录，安排月份为____月、____月、____月、____月

参加时间______题目__________实习科室______签名______

参加时间______题目__________实习科室______签名______

参加时间______题目__________实习科室______签名______

参加时间______题目__________实习科室______签名______

4. 若实习生在该科室实习时间<2个月，排A班大于1周，若在该科室实习时间≥2个月，排A班不得少于1个月。

备注：

1. 实习护士评价手册由科室总带教负责填写；出科一周内将评价手册送至下一个科室

总带教。

2. 护理部及教育训练组将定期对评价手册、师生茶话会记录、学生学习笔记、口袋本等进行提问检查。

带教老师资质

1. 大专以上(含大专)学历；
2. 具有 3 年以上专科工作经验或护师以上职称；
3. 熟练掌握基本护理技术操作,掌握本专科技术操作与理论知识；
4. 熟练掌握护理程序的临床运用。
5. 具有良好的护理专业态度和行为,热心教学工作,能严格管理并爱护护生。

第一个科室

实习科室名称：____________

实习时间：____月____日～____月____日

专科实习目标：

1. ____________________

2. ____________________

3. ____________________

带教老师：

① ______

② ______

③ ______

④ ______

⑤ ______

⑥ ______

序号	讲 课 题 目	授课老师
1		
2		
3		
4		

考核内容:40%

项目	内 容	分数
操作考核(20 分)	1. 生命体征监测技术 2. 整理床单位	
专科理论(20 分)		

合计：______**分**

考察内容:60%

内容(占百分比)	结 果				依 据
学习能力(10%)	10	8	6	4	
主动动手能力(10%)	10	8	6	4	
患者满意度(5%)	5	4	2	1	
科研能力(10%)	10	8	6	4	
仪容仪表(5%)	5	4	2	1	
协作能力(5%)	5	4	2	1	
沟通能力(10%)	10	8	6	4	
劳动纪律(5%)	5	4	2	1	

合计：______**分**

附表：(请在性格一栏画“√”。爱好及特殊说明请认真填写)

性格	外向	内向	随和	一般
爱好				
特殊说明：				

总　分：______**分**

护士长：______

总带教：______

第二个科室

实习科室名称：____________

实习时间：____月____日～____月____日

专科实习目标：

1. ______________________

2. ______________________

3. ______________________

召开茶话会：签名__________

带教老师：
① ________
② ________
③ ________
④ ________
⑤ ________
⑥ ________

序号	讲 课 题 目	授课老师
1		
2		
3		
4		

考核内容:40%

项目	内 容	分数
操作考核(20分)	1. 静脉输液 2. 吸氧	
小讲课	题目：	
专科理论(20分)		

备注：小讲课评分：5分、4分、3分、2分

合计：______分

考察内容:60%

内容(占百分比)	结 果				依 据
学习能力(10%)	10	8	6	4	
主动动手能力(10%)	10	8	6	4	
患者满意度(5%)	5	4	2	1	
科研能力(10%)	10	8	6	4	
仪容仪表(5%)	5	4	2	1	
协作能力(5%)	5	4	2	1	
沟通能力(10%)	10	8	6	4	
劳动纪律(5%)	5	4	2	1	

合计：______分

附表：(请在性格一栏画"√"。爱好及特殊说明请认真填写)

性格	外向	内向	随和	一般
爱好				
特殊说明：				

总　分：________分

护士长：________

总带教：________

第三个科室

带教老师：
① ________
② ________
③ ________
④ ________
⑤ ________
⑥ ________

实习科室名称：____________

实习时间：____月____日～____月____日

专科实习目标：

1. ____________________
2. ____________________
3. ____________________

序号	讲　课　题　目	授课老师
1		
2		
3		
4		

考核内容:40%

项目	内　　容	分数
操作考核(20分)	1. 静脉输液 2. 吸氧	
小讲课	题目：	
专科理论(20分)		

备注：小讲课评分：5分、4分、3分、2分

合计：________分

考察内容:60%

内容(占百分比)	结	果			依　　据
学习能力(10%)	10	8	6	4	
主动动手能力(10%)	10	8	6	4	
患者满意度(5%)	5	4	2	1	
科研能力(10%)	10	8	6	4	
仪容仪表(5%)	5	4	2	1	
协作能力(5%)	5	4	2	1	
沟通能力(10%)	10	8	6	4	
劳动纪律(5%)	5	4	2	1	

合计：________分

附表:(请在性格一栏画"√"。爱好及特殊说明请认真填写)

性格	外向	内向	随和	一般
爱好				
特殊说明：				

总　分：________分

护士长：________

总带教：________

第四个科室

实习科室名称：__________

实习时间：____月____日～____月____日

专科实习目标：

1. ________________
2. ________________
3. ________________

带教老师：

① ________
② ________
③ ________
④ ________
⑤ ________
⑥ ________

序号	讲　课　题　目	授课老师
1		
2		
3		
4		

考核内容:40%

项目	内　　容	分数
操作考核(20 分)	1. 静脉输液 2. 吸氧	
小讲课	题目：	
专科理论(20 分)		

备注：小讲课评分：5 分、4 分、3 分、2 分

合计：________分

考察内容:60%

内容(占百分比)	结	果			依　据
学习能力(10%)	10	8	6	4	
主动动手能力(10%)	10	8	6	4	
患者满意度(5%)	5	4	2	1	
科研能力(10%)	10	8	6	4	
仪容仪表(5%)	5	4	2	1	
协作能力(5%)	5	4	2	1	
沟通能力(10%)	10	8	6	4	
劳动纪律(5%)	5	4	2	1	

合计：________分

附表:(请在性格一栏画"√"。爱好及特殊说明请认真填写)

性格	外向	内向	随和	一般
爱好				
特殊说明：				

总　分：________分

护士长：________

总带教：________

第五个科室

实习科室名称：＿＿＿＿＿＿

实习时间：＿＿月＿＿日～＿＿月＿＿日

专科实习目标：

1. ＿＿＿＿＿＿＿＿＿＿＿＿

2. ＿＿＿＿＿＿＿＿＿＿＿＿

3. ＿＿＿＿＿＿＿＿＿＿＿＿

召开茶话会：签名＿＿＿＿＿

带教老师：

① ＿＿＿＿

② ＿＿＿＿

③ ＿＿＿＿

④ ＿＿＿＿

⑤ ＿＿＿＿

⑥ ＿＿＿＿

序号	讲　课　题　目	授课老师
1		
2		
3		
4		

考核内容:40%

项目	内　容	分数
操作考核(20 分)	1. 口腔护理 2. 吸痰	
专科理论(20 分)		

合计：＿＿＿＿分

考察内容:60%

内容(占百分比)	结　果				依　据
学习能力(10%)	10	8	6	4	
主动动手能力(10%)	10	8	6	4	
患者满意度(5%)	5	4	2	1	
科研能力(10%)	10	8	6	4	
仪容仪表(5%)	5	4	2	1	
协作能力(5%)	5	4	2	1	
沟通能力(10%)	10	8	6	4	
劳动纪律(5%)	5	4	2	1	

合计：＿＿＿＿分

附表：(请在性格一栏画"√"。爱好及特殊说明请认真填写)

性格	外向	内向	随和	一般
爱好				
特殊说明：				

总　分：＿＿＿＿分

护士长：＿＿＿＿

总带教：＿＿＿＿

第六个科室

实习科室名称：________

实习时间：___月___日～___月___日

专科实习目标：

1. ________
2. ________
3. ________

带教老师：

① ______
② ______
③ ______
④ ______
⑤ ______
⑥ ______

序号	讲　课　题　目	授课老师
1		
2		
3		
4		

考核内容：40%

项目	内　　容	分数
操作考核（20 分）	1. 静脉采血 2. 低血糖应急预案	
专科理论（20 分）		

合计：______分

考察内容：60%

内容（占百分比）	结　　果				依　　据
学习能力（10%）	10	8	6	4	
主动动手能力（10%）	10	8	6	4	
患者满意度（5%）	5	4	2	1	
科研能力（10%）	10	8	6	4	
仪容仪表（5%）	5	4	2	1	
协作能力（5%）	5	4	2	1	
沟通能力（10%）	10	8	6	4	
劳动纪律（5%）	5	4	2	1	

合计：______分

附表：（请在性格一栏画“√”。爱好及特殊说明请认真填写）

性格	外向	内向	随和	一般
爱好				
特殊说明：				

总　分：______分

护士长：______

总带教：______

第七个科室

带教老师：
① ________
② ________
③ ________
④ ________
⑤ ________
⑥ ________

实习科室名称：____________

实习时间：____月____日～____月____日

专科实习目标：

1. ______________________
2. ______________________
3. ______________________

序号	讲　课　题　目	授课老师
1		
2		
3		
4		

考核内容:40%

项目	内　　容	分数
操作考核(20分)	1. 输液反应风险预案 2. B-D留置针静脉输液	
读书报告(10分)	题目：	
专科理论(10分)		

合计：________分

考察内容:60%

内容(占百分比)	结　果				依　据
学习能力(10%)	10	8	6	4	
主动动手能力(10%)	10	8	6	4	
患者满意度(5%)	5	4	2	1	
科研能力(10%)	10	8	6	4	
仪容仪表(5%)	5	4	2	1	
协作能力(5%)	5	4	2	1	
沟通能力(10%)	10	8	6	4	
劳动纪律(5%)	5	4	2	1	

合计：________分

附表：(请在性格一栏画“√”。爱好及特殊说明请认真填写)

性格	外向	内向	随和	一般
爱好				
特殊说明：				

总　分：________**分**

护士长：________

总带教：________

第八个科室

实习科室名称：____________

实习时间：___月___日～___月___日

专科实习目标：

1. ________________
2. ________________
3. ________________

召开茶话会：签名__________

带教老师：
① ______
② ______
③ ______
④ ______
⑤ ______
⑥ ______

序号	讲 课 题 目	授课老师
1		
2		
3		
4		

考核内容：40%

项目	内 容	分数
操作考核(20分)	1. 入院病人护理 2. 心肺复苏术	
专科理论(20分)		

合计：______**分**

考察内容：60%

内容(占百分比)	结 果				依 据
学习能力(10%)	10	8	6	4	
主动动手能力(10%)	10	8	6	4	
患者满意度(5%)	5	4	2	1	
科研能力(10%)	10	8	6	4	
仪容仪表(5%)	5	4	2	1	
协作能力(5%)	5	4	2	1	
沟通能力(10%)	10	8	6	4	
劳动纪律(5%)	5	4	2	1	

合计：______**分**

附表：(请在性格一栏画"√"。爱好及特殊说明请认真填写)

性格	外向	内向	随和	一般
爱好				
特殊说明：				

总　分：______**分**

护士长：______

总带教：______

第九个科室

带教老师：
① ______
② ______
③ ______
④ ______
⑤ ______
⑥ ______

实习科室名称：__________

实习时间：____月____日～____月____日

专科实习目标：

1. ______________
2. ______________
3. ______________

序号	讲 课 题 目	授课老师
1		
2		
3		
4		

考核内容：40%

项目	内 容	分数
操作考核(20 分)	1. 出院病人护理 2. 留置导尿	
专科理论(20 分)		

合计：______分

考察内容：60%

内容(占百分比)	结 果				依 据
学习能力(10%)	10	8	6	4	
主动动手能力(10%)	10	8	6	4	
患者满意度(5%)	5	4	2	1	
科研能力(10%)	10	8	6	4	
仪容仪表(5%)	5	4	2	1	
协作能力(5%)	5	4	2	1	
沟通能力(10%)	10	8	6	4	
劳动纪律(5%)	5	4	2	1	

合计：______分

附表：(请在性格一栏画“√”。爱好及特殊说明请认真填写)

性格	外向	内向	随和	一般
爱好				
特殊说明：				

总　分：______分

护士长：______

总带教：______

第十个科室

带教老师：
①______
②______
③______
④______
⑤______
⑥______

实习科室名称：__________

实习时间：____月____日～____月____日

专科实习目标：

1. ____________________
2. ____________________
3. ____________________

序号	讲 课 题 目	授课老师
1		
2		
3		
4		

考核内容：40%

项目	内 容	分数
操作考核（20分）	1. 呼吸机断电风险预案 2. 胃肠减压	
专科理论（20分）		

合计：______**分**

考察内容：60%

内容（占百分比）	结 果				依 据
学习能力（10%）	10	8	6	4	
主动动手能力（10%）	10	8	6	4	
患者满意度（5%）	5	4	2	1	
科研能力（10%）	10	8	6	4	
仪容仪表（5%）	5	4	2	1	
协作能力（5%）	5	4	2	1	
沟通能力（10%）	10	8	6	4	
劳动纪律（5%）	5	4	2	1	

合计：______**分**

附表：（请在性格一栏画"√"。爱好及特殊说明请认真填写）

性格	外向	内向	随和	一般
爱好				
特殊说明：				

总　分：______**分**

护士长：______

总带教：______

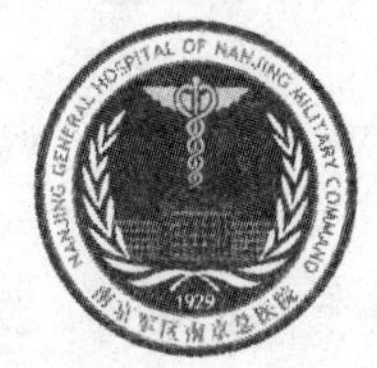

实习护士临床评价手册

（本科）

姓　　名：________________

学校名称：________________

学　　级：________________

南京军区南京总医院

护理部

（2013 版）

本科实习生基本信息

照片

出生年月：______________

身　　高：______________

科研指导老师信息

姓　　名：______________

科　　室：______________

联系方式：______________

目　　录

说　　明

请各位总带教仔细阅读本手册，严格按照要求完成带教任务

1. 完成小讲课 2 次(PPT)(第 3、第 4 个科室)。

第 1 次授课　时间________题目______________实习科室________签名________

第 2 次授课　时间________题目______________实习科室________签名________

2. 因本科生在实习期间需完成一篇论文，请总带教定期督促检查本科生的论文写作进度：

第一阶段(实习 1～4 周)完成科研选题，明确立题依据，确立研究目的。任务完成：是　否，查阅文献数量____

第二阶段(实习 5～12 周)广泛查阅文献，归纳总结文献精髓，参加开题报告。任务完成：是　否，查阅文献数量____

第三阶段(实习 13～28 周)根据开题报告，完成科研论文。任务完成：是　否

第四阶段(实习 29～40 周)修改论文，由导师推荐投稿。任务完成：是　否，是否投稿、刊登____

3. 第 2、5、8 个实习科室各组织召开实习生茶话会 1 次。

科室________任务完成：是　否

科室________任务完成：是　否

科室________任务完成：是　否

4. 督促实习生参加医院大课或教学查房≥4 次，并做好记录，安排月份为____月、____月、____月、____月

参加时间________题目________________实习科室________签名________

参加时间________题目________________实习科室________签名________

参加时间________题目________________实习科室________签名________

参加时间________题目________________实习科室________签名________

参加时间________题目________________实习科室________签名________

参加时间________题目________________实习科室________签名________

5. 每周安排本科实习生半天与科研指导导师见面或查阅资料等学习时间(不能占用休息时间)，本科生与科研指导老师见面每月至少 2 次，总见面次数必须≥20 次。

第 1 次指导时间：__________实习科室总带教签名：__________

第 2 次指导时间：__________实习科室总带教签名：__________

第 3 次指导时间：__________实习科室总带教签名：__________

第 4 次指导时间：__________实习科室总带教签名：__________

第 5 次指导时间：__________实习科室总带教签名：__________

第 6 次指导时间：__________实习科室总带教签名：__________

第 7 次指导时间：__________实习科室总带教签名：__________

第 8 次指导时间：__________实习科室总带教签名：__________

第 9 次指导时间：__________实习科室总带教签名：__________

第 10 次指导时间：__________实习科室总带教签名：__________

第 11 次指导时间：__________实习科室总带教签名：__________

第 12 次指导时间：__________实习科室总带教签名：__________

第 13 次指导时间：__________实习科室总带教签名：__________

第 14 次指导时间：__________实习科室总带教签名：__________

第 15 次指导时间：__________实习科室总带教签名：__________

第 16 次指导时间：__________实习科室总带教签名：__________

第 17 次指导时间：__________实习科室总带教签名：__________

第 18 次指导时间：__________实习科室总带教签名：__________

第 19 次指导时间：__________实习科室总带教签名：__________

第 20 次指导时间：__________实习科室总带教签名：__________

第 21 次指导时间：__________实习科室总带教签名：__________

第 22 次指导时间：__________实习科室总带教签名：__________

6. 若实习生在该科室实习时间<2个月，排A班大于1周，若在该科室实习时间≥2个月，排A班不得少于1个月。

备注：

1. 实习护士评价手册由科室总带教负责填写；出科一周内将评价手册送至下一个科室总带教。

2. 护理部及教育训练组将定期对评价手册、本导联系本、学生学习笔记、师生茶话会记录等进行提问检查。

带教老师资质

1. 注册护士，本科以上（含本科）学历；

2. 护师以上职称；

3. 具有3～5年以上本专科工作经验；

4. 有较好的沟通技巧，较强的语言表达能力和教学能力，胜任专科理论授课任务，能指导护生进行各项护理技术操作；

5. 熟练掌握护理程序的临床运用，组织护理教学查房，实施护理病历讨论，修改护生书写的护理记录等；

6. 担任毕业论文的指导老师应有主管护师以上职称，具有较强的护理科研能力，在统计源核心期刊上，以第一作者身份发表过学术论文2篇以上。

第一个科室

带教老师：
① ________
② ________
③ ________
④ ________
⑤ ________
⑥ ________

实习科室名称：____________
实习时间：____月____日～____月____日
专科实习目标：
1. ______________________
2. ______________________
3. ______________________

序号	讲　课　题　目	授课老师
1		
2		
3		
4		

考核内容:40%

项目	内　　容	分数
操作考核(20分)	1. 生命体征监测技术 2. 整理床单位	
专科理论(20分)		

合计：________**分**

考察内容:60%

内容(占百分比)	结　果				依　据
学习能力(10%)	10	8	6	4	
主动动手能力(10%)	10	8	6	4	
患者满意度(5%)	5	4	2	1	
科研能力(10%)	10	8	6	4	
仪容仪表(5%)	5	4	2	1	
协作能力(5%)	5	4	2	1	
沟通能力(10%)	10	8	6	4	
劳动纪律(5%)	5	4	2	1	

合计：________**分**

附表：(请在性格一栏画“√”。爱好及特殊说明请认真填写)

性格	外向	内向	随和	一般
爱好				
特殊说明：				

总　分：________**分**
护士长：________
总带教：________

第二个科室

实习科室名称:____________

实习时间:____月____日～____月____日

专科实习目标:

1. ______________________

2. ______________________

3. ______________________

召开茶话会:签名__________

带教老师:
① ________
② ________
③ ________
④ ________
⑤ ________
⑥ ________

序号	讲 课 题 目	授课老师
1		
2		
3		
4		

考核内容:40%

项目	内 容	分数
操作考核(20分)	1. 肌肉注射 2. 皮下注射	
专科理论(20分)		

合计:______分

考察内容:60%

内容(占百分比)	结 果				依 据
学习能力(10%)	10	8	6	4	
主动动手能力(10%)	10	8	6	4	
患者满意度(5%)	5	4	2	1	
科研能力(10%)	10	8	6	4	
仪容仪表(5%)	5	4	2	1	
协作能力(5%)	5	4	2	1	
沟通能力(10%)	10	8	6	4	
劳动纪律(5%)	5	4	2	1	

合计:______分

附表:(请在性格一栏画"√"。爱好及特殊说明请认真填写)

性格	外向	内向	随和	一般
爱好				
特殊说明:				

总　分:______分

护士长:______

总带教:______

第三个科室

实习科室名称：____________

实习时间：____月____日～____月____日

专科实习目标：

1. ______________________
2. ______________________
3. ______________________

带教老师：
① ________
② ________
③ ________
④ ________
⑤ ________
⑥ ________

序号	讲　课　题　目	授课老师
1		
2		
3		
4		

考核内容:40%

项目	内　　容	分数
操作考核(20 分)	1. 静脉输液 2. 吸氧	
小讲课	题目：	
专科理论(20 分)		

备注：小讲课部分:5 分、4 分、3 分、2 分

合计:________分

考察内容:60%

内容(占百分比)	结　果				依　据
学习能力(10%)	10	8	6	4	
主动动手能力(10%)	10	8	6	4	
患者满意度(5%)	5	4	2	1	
科研能力(10%)	10	8	6	4	
仪容仪表(5%)	5	4	2	1	
协作能力(5%)	5	4	2	1	
沟通能力(10%)	10	8	6	4	
劳动纪律(5%)	5	4	2	1	

合计:________分

附表:(请在性格一栏画“√”。爱好及特殊说明请认真填写)

性格	外向	内向	随和	一般
爱好				
特殊说明：				

总　分:________分

护士长:________

总带教:________

第四个科室

带教老师：
① ________
② ________
③ ________
④ ________
⑤ ________
⑥ ________

实习科室名称：____________
实习时间：____月____日～____月____日
专科实习目标：
1. ____________________
2. ____________________
3. ____________________

序号	讲　课　题　目	授课老师
1		
2		
3		
4		

考核内容:40%

项目	内　　容	分数
操作考核(20 分)	1. 静脉输液 2. 吸氧	
小讲课	题目:	
专科理论(20 分)		

备注：小讲课部分:5 分、4 分、3 分、2 分

合计:________分

考察内容:60%

内容(占百分比)	结　果				依　据
学习能力(10%)	10	8	6	4	
主动动手能力(10%)	10	8	6	4	
患者满意度(5%)	5	4	2	1	
科研能力(10%)	10	8	6	4	
仪容仪表(5%)	5	4	2	1	
协作能力(5%)	5	4	2	1	
沟通能力(10%)	10	8	6	4	
劳动纪律(5%)	5	4	2	1	

合计:________分

附表:(请在性格一栏画"√"。爱好及特殊说明请认真填写)

性格	外向	内向	随和	一般
爱好				
特殊说明：				

总　分:________分
护士长:________
总带教:________

第五个科室

实习科室名称：____________

实习时间：____月____日～____月____日

专科实习目标：

1. ______________________
2. ______________________
3. ______________________

召开茶话会：签名__________

带教老师：
① ________
② ________
③ ________
④ ________
⑤ ________
⑥ ________

序号	讲　课　题　目	授课老师
1		
2		
3		
4		

考核内容：40%

项目	内　　容	分数
操作考核(20 分)	1. 口腔护理 2. 吸痰	
专科理论(20 分)		

合计：______分

考察内容：60%

内容(占百分比)	结　果				依　据
学习能力(10%)	10	8	6	4	
主动动手能力(10%)	10	8	6	4	
患者满意度(5%)	5	4	2	1	
科研能力(10%)	10	8	6	4	
仪容仪表(5%)	5	4	2	1	
协作能力(5%)	5	4	2	1	
沟通能力(10%)	10	8	6	4	
劳动纪律(5%)	5	4	2	1	

合计：______分

附表：(请在性格一栏画“√”。爱好及特殊说明请认真填写)

性格	外向	内向	随和	一般
爱好				
特殊说明：				

总　分：______分

护士长：______

总带教：______

第六个科室

带教老师：
①______
②______
③______
④______
⑤______
⑥______

实习科室名称：____________
实习时间：____月____日～____月____日
专科实习目标：
1. ______________________
2. ______________________
3. ______________________

序号	讲 课 题 目	授课老师
1		
2		
3		
4		

考核内容:40%

项目	内 容	分数
操作考核(20分)	1. 静脉采血 2. 低血糖应急预案	
专科理论(20分)		

合计:________分

考察内容:60%

内容(占百分比)	结 果				依 据
学习能力(10%)	10	8	6	4	
主动动手能力(10%)	10	8	6	4	
患者满意度(5%)	5	4	2	1	
科研能力(10%)	10	8	6	4	
仪容仪表(5%)	5	4	2	1	
协作能力(5%)	5	4	2	1	
沟通能力(10%)	10	8	6	4	
劳动纪律(5%)	5	4	2	1	

合计:________分

附表:(请在性格一栏画"√"。爱好及特殊说明请认真填写)

性格	外向	内向	随和	一般
爱好				
特殊说明:				

总　分:________分
护士长:________
总带教:________

第七个科室

实习科室名称:__________

实习时间:___月___日～___月___日

专科实习目标:

1. __________
2. __________
3. __________

带教老师:
① ______
② ______
③ ______
④ ______
⑤ ______
⑥ ______

序号	讲 课 题 目	授课老师
1		
2		
3		
4		

考核内容:40%

项目	内 容	分数
操作考核(20分)	1. 输液反应风险预案 2. B-D留置针静脉输液	
专科理论(20分)		

合计:______分

考察内容:60%

内容(占百分比)	结 果				依 据
学习能力(10%)	10	8	6	4	
主动动手能力(10%)	10	8	6	4	
患者满意度(5%)	5	4	2	1	
科研能力(10%)	10	8	6	4	
仪容仪表(5%)	5	4	2	1	
协作能力(5%)	5	4	2	1	
沟通能力(10%)	10	8	6	4	
劳动纪律(5%)	5	4	2	1	

合计:______分

附表:(请在性格一栏画"√"。爱好及特殊说明请认真填写)

性格	外向	内向	随和	一般
爱好				
特殊说明:				

总　分:______分

护士长:______

总带教:______

第八个科室

实习科室名称：____________
实习时间：____月____日～____月____日
专科实习目标：
1. ______________________
2. ______________________
3. ______________________
召开茶话会：签名__________

带教老师：
① ________
② ________
③ ________
④ ________
⑤ ________
⑥ ________

序号	讲课题目	授课老师
1		
2		
3		
4		

考核内容:40%

项目	内容	分数
操作考核(20分)	1. 入院病人护理 2. 心肺复苏术	
专科理论(20分)		

合计:_______分

考察内容:60%

内容(占百分比)	结果				依据
学习能力(10%)	10	8	6	4	
主动动手能力(10%)	10	8	6	4	
患者满意度(5%)	5	4	2	1	
科研能力(10%)	10	8	6	4	
仪容仪表(5%)	5	4	2	1	
协作能力(5%)	5	4	2	1	
沟通能力(10%)	10	8	6	4	
劳动纪律(5%)	5	4	2	1	

合计:_______分

附表:(请在性格一栏画“√”。爱好及特殊说明请认真填写)

性格	外向	内向	随和	一般
爱好				
特殊说明:				

总　分:_______分
护士长:_______
总带教:_______

第九个科室

带教老师：
① ________
② ________
③ ________
④ ________
⑤ ________
⑥ ________

实习科室名称：____________
实习时间：____月____日～____月____日
专科实习目标：
1. ____________________
2. ____________________
3. ____________________

序号	讲　课　题　目	授课老师
1		
2		
3		
4		

考核内容:40%

项目	内　容	分数
操作考核(20分)	1. 出院病人护理 2. 留置导尿	
专科理论(20分)		

合计:________分

考察内容:60%

内容(占百分比)	结　果				依　据
学习能力(10%)	10	8	6	4	
主动动手能力(10%)	10	8	6	4	
患者满意度(5%)	5	4	2	1	
科研能力(10%)	10	8	6	4	
仪容仪表(5%)	5	4	2	1	
协作能力(5%)	5	4	2	1	
沟通能力(10%)	10	8	6	4	
劳动纪律(5%)	5	4	2	1	

合计:________分

附表:(请在性格一栏画“√”。爱好及特殊说明请认真填写)

性格	外向	内向	随和	一般
爱好				
特殊说明:				

总　分:________分
护士长:________
总带教:________

第十个科室

带教老师：
①______
②______
③______
④______
⑤______
⑥______

实习科室名称：__________
实习时间：____月____日～____月____日
专科实习目标：
1. ____________________
2. ____________________
3. ____________________

序号	讲　课　题　目	授课老师
1		
2		
3		
4		

考核内容:40%

项目	内　　容	分数
操作考核(20分)	1. 呼吸机断电风险预案 2. 胃肠减压	
专科理论(20分)		

合计：________分

考察内容:60%

内容(占百分比)	结　　果				依　　据
学习能力(10%)	10	8	6	4	
主动动手能力(10%)	10	8	6	4	
患者满意度(5%)	5	4	2	1	
科研能力(10%)	10	8	6	4	
仪容仪表(5%)	5	4	2	1	
协作能力(5%)	5	4	2	1	
沟通能力(10%)	10	8	6	4	
劳动纪律(5%)	5	4	2	1	

合计：________分

附表：(请在性格一栏画"√"。爱好及特殊说明请认真填写)

性格	外向	内向	随和	一般
爱好				
特殊说明：				

总　分：________分
护士长：________
总带教：________

护理本科实习生与临床导师联系制度

护理专业本科生作为护理高等教育人才培养的重要生力军，其全面素质和能力的养成及提高在临床实习阶段尤为重要。为了贯彻柔性培养模式，培养学生独立分析问题和解决问题的能力，在临床护理技能提高的同时，创新意识和科研能力得以不断提升，结合本院情况，特制定护理本科实习生与临床导师联系制度。

一、临床导师职责

1. 言传身教，加强和巩固学生的专业思想。

2. 帮助学生树立正确的学习目标，使其养成好学、从严、求实的良好学习科研作风。引导学生进入护理专业研究领域，培养学生的创新意识和创新能力。

3. 指导学生阅读专业资料，积极拓展学生的知识面，构筑优化和个性化的知识结构。

4. 负责辅导学生的临床科研选题，指导科研计划的书写、科研过程的实施、科研数据的统计分析以及科研论文的书写。

二、学生职责

1. 学生在确定导师后，应主动接受导师的指导，珍惜学习机会，尊敬导师及其他师长。

2. 积极主动与导师取得联系，保证每月与导师见面。

3. 学习积极主动，认真完成导师布置的作业，积极参加导师的科研学术活动。

4. 认真记录参加的各项活动情况及效果，写出个人体会。

三、联系制度

目的：1. 增进师生联系；2. 督导临床导师制度的落实；3. 了解学生完成论文等情况，协调解决相关问题。

主要内容：1. 教育并培养学生积极向上、刻苦钻研的学习作风；2. 熟悉学生的基本情况，提出个性化的实习指导意见和实习目标；3. 检查任务完成情况，交流科研的进展情况，及时发现存在的问题，给予有效的指导与修正。4. 建立联系登记本，每次会谈内容记录在册，导师与学生签名。

联系方式：采取定期面谈、电话、网络等形式联系（每月至少一次），每 3 个月一次全体导师与学生会议，内容为开题报告、进度汇报及论文报告等。

四、时间安排

1. 第一阶段（实习 1～4 周）：完成科研选题，学生在导师指导下，根据自身兴趣或结合导师的研究方向进行选题，明确立题依据，确立研究目的。

2. 第二阶段(实习 5～12 周):学生根据课题广泛查阅文献,在导师指导下,归纳总结文献精髓,参加开题报告。

3. 第三阶段(实习 13～28 周):根据开题报告,完成科研论文。

4. 第四阶段(实习 29～40 周):论文交予导师修改,修改后可由导师推荐投稿。

五、考核和管理

1. 每年 2 次考核导师的工作:组织学生座谈会,发放考评表,检查导师学生联系登记本,收集各种反馈意见,了解及评价导师的带教情况,以此作为优秀教师评选的主要条件之一。

2. 学生考核:学生屡次不完成导师布置任务,经教育不改者,导师可上报并有权停止指导。

本科实习生科研带教管理流程

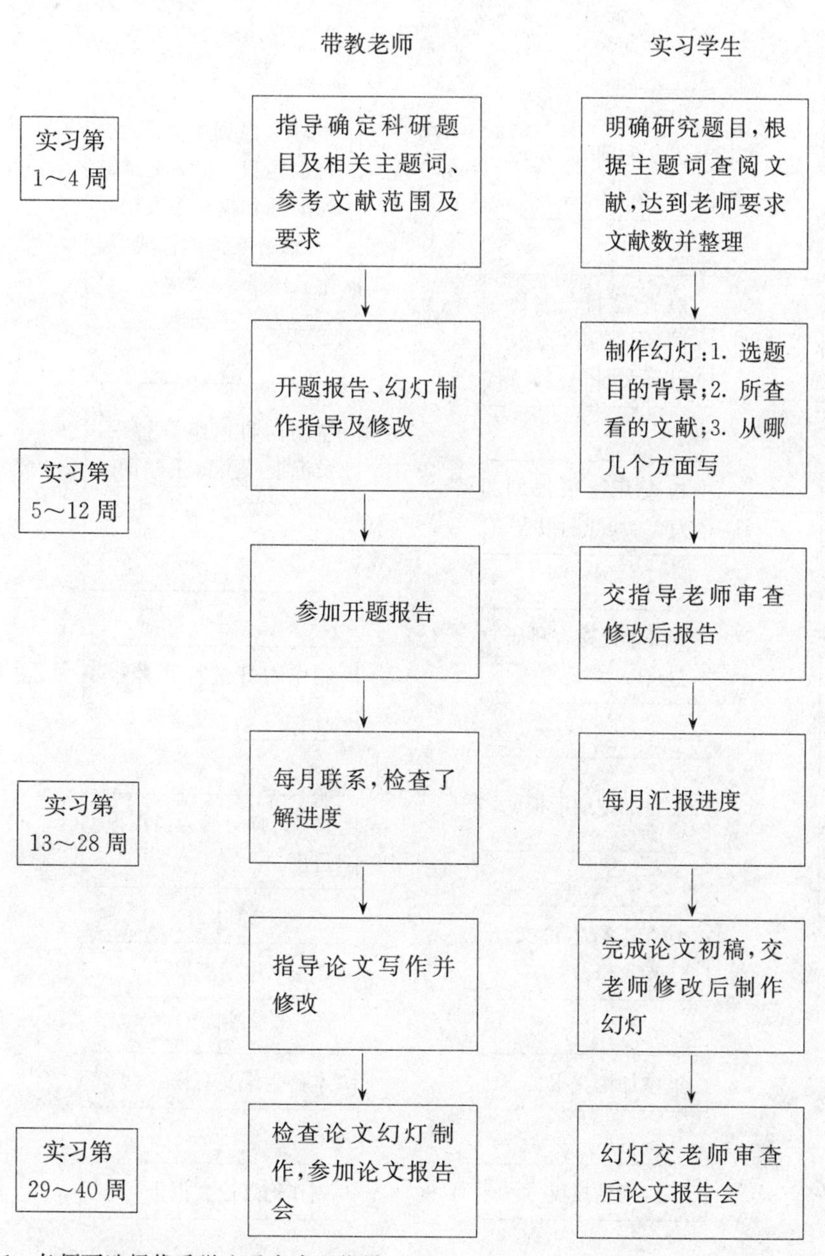

注：1. 老师可选择优秀学生重点全程指导。

2. 学生未按时完成老师作业，可停止指导并记录在册。

定科本科生(非本院实习)科研督导管理流程

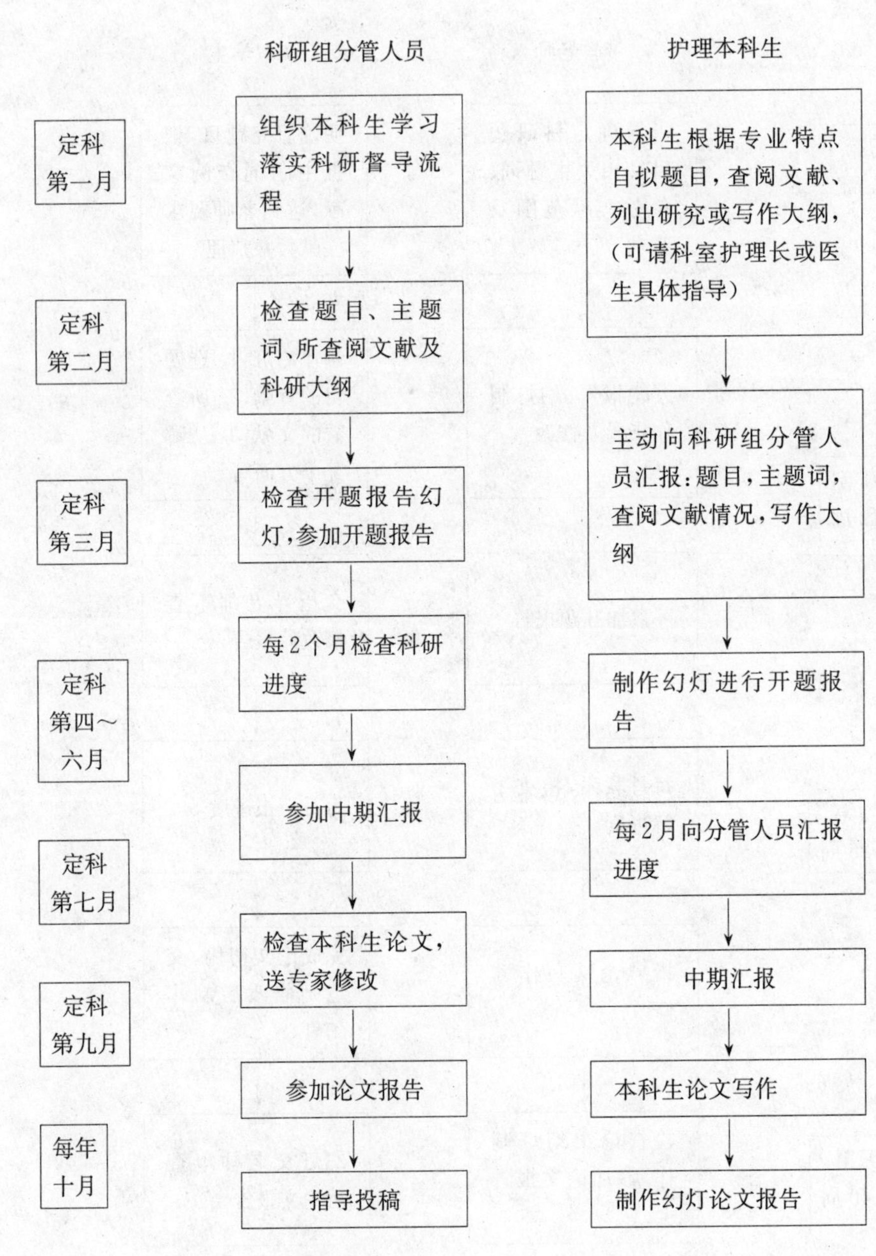
科研组分管人员
护理本科生
定科第一月
组织本科生学习落实科研督导流程
本科生根据专业特点自拟题目，查阅文献、列出研究或写作大纲，(可请科室护理长或医生具体指导)
定科第二月
检查题目、主题词、所查阅文献及科研大纲
主动向科研组分管人员汇报：题目，主题词，查阅文献情况，写作大纲
定科第三月
检查开题报告幻灯，参加开题报告
制作幻灯进行开题报告
定科第四～六月
每2个月检查科研进度
每2月向分管人员汇报进度
参加中期汇报
中期汇报
定科第七月
检查本科生论文，送专家修改
定科第九月
参加论文报告
本科生论文写作
每年十月
指导投稿
制作幻灯论文报告

护理研究生管理制度

护理研究生行政管理规定

为加强研究生日常管理，确保研究生在院期间的行政安全，根据各联合培养院校相关管理规定，结合医院实际，特制定本规定。

1. 研究生必须遵守国家法令，执行学校和医院的各项规章制度，具备良好的道德品质、严谨的治学态度和为社会卫生事业献身的精神。

2. 入院学习要严格遵守纪律，做到按时报到，如有特殊原因应事先向医务部科教科请假，经科教科批准后方可推迟报到。

3. 研究生要遵守学校学习、生活秩序，按时参加医院、科室安排的各种会议、学习、劳动等集体活动，不得无故迟到、早退、缺席。

4. 研究生每月向导师汇报一次个人思想、工作、学习、生活情况，导师要及时解决研究生思想、工作、学习及生活等方面存在的问题。

5. 研究生外出必须按级请假，按时返校，及时销假。在正课时间内，无特殊事由不得请假。请假流程为研究生本人填写书面请假报告经导师同意后，呈科室主任审批并报送医务部科教科备案，如因课题研究等工作，或其他原因确需离开医院一个月以上者，须报送所在学校审批，获得批准后方可离开。对不假外出及请假手续不齐者，医院将视情节轻重，分别给予批评教育、纪律处分，严重者将上报所在学校主管部门进行处理。

6. 研究生外出做课题，要自觉遵守临时单位的各项规章制度，服从临时所在单位的领导，定期向导师汇报工作和学习等情况，重大问题要及时报告。外出时间超过六个月，需请临时所在单位提供本人书面表现鉴定。

7. 研究生因严格遵守专修楼宿舍管理规定。专修楼每晚 23 时准时锁门，超过 23 时回来的人员要主动配合值班人员进行登记，不得拒不登记，无理取闹。

研究生学位论文开题管理规定

为进一步规范医院研究生培养，不断加强研究生学位论文工作阶段的过程管理，逐步建立完善的研究生培养质量保证体系，根据医院研究生培养的实际情况，制定本规定。

一、选题

研究生学位论文的选题由导师负责具体组织实施，导师对研究生选题的过程进行全面的指导和把关。研究生在入学后须在导师指定的研究方向内进行文献阅读，定期与导师交流学习体会，并在导师的指导下确定选题，完成资料的收集和调查研究工作，撰写文献综述，并在此基础上确定具体的研究方案。

二、开题时间

1. 全日制研究生：在第二学年第一学期结束前完成。

2. 提前攻博、临床转博的研究生：在第三学年第一学期结束前，将原有的选题根据实际情况进行调整后重新开题。

3. 在职申请学位人员：在论文答辩前一年完成。

三、开题内容

1. 研究背景及意义。包括拟解决的科学问题、应用前景、国内外研究现状分析和发展趋势等。

2. 设计方案。包括采取的技术路线、实验方法、资料收集方法和统计处理方法等。

3. 总体安排。包括计划进度、预期进展和结果。

4. 支撑条件。包括研究过程中具备的实验条件、课题组人员构成和已具备的研究工作基础等。

5. 创新性和重难点问题。包括课题的原创性、先进性和存在的关键问题、难点及解决方法等。

6. 经费的预算和来源情况。

四、开题标准

1. 科学性。科研思路清晰，有一定科学意义，研究目的明确，实验设计合理，资料分析和统计方法正确。

2. 创新性。在同类研究中文献资料记录较少，选用的技术方法较为先进，可望取得一定的创造性结果。

3. 实用性。符合社会和医药卫生事业发展的需要，具有较强的应用推广性价值。

4. 可行性。文献资料掌握全面，研究生本人及导师具备课题研究的基础知识，预实验结果理想，研究条件具备，科研经费充足，时间安排合理。

五、开题流程

1. 研究生应在规定的开题时间之前提交学位论文开题审批表(审批表格式见附表)，并附所属院校的制式开题报告，经导师签字同意，交所属科室和教研室组织形式审查后，报医务部科教科进行审核，审核合格后方可开题。如研究生在规定时间内未能提交开题申请或组织开题论证，则按照滞后的时间向后延缓其毕业论文答辩。

2. 学位论文开题应采用论证报告会的形式，在三级学科范围内组织。硕士研究生开题要求不少于 3 名本学科及相关学科的副高职以上专家到场论证，其中院外专家不少于 1 人；博士研究生开题要求不少于 5 名本学科及相关学科的副高职以上专家到场论证，其中院外专家不少于 2 人，博士生导师不少于 3 人。

3. 研究生应向论证专家汇报开题内容情况，论证专家按照开题标准对课题的科学性、创新性、实用性和可行性进行重点论证，同时就课题研究工作提出意见和建议，形成书面的论证报告，论证报告需报送教研室和医务部科教科审查备案，经审查合格后研究生方可按照所选课题开展科学研究。

4. 如研究生所选课题无较强的理论意义和社会实用价值，或研究背景不清、创新性及可行性不强，则开题不予通过，并责成研究生重新选题，需经重新论证合格方可进行课题研究。

5. 如研究生在开题通过后因特殊原因需更换选题的，应报送教研室及医务部科教科备案，经重新开题论证合格后方可继续进行课题研究。

6. 如研究生未按照上述的规定要求完成开题工作，则不予批准其按期参加毕业论文答辩，直至达到规定的要求，经医务部批准后方可再次申请毕业答辩。

本规定由医务部负责解释，自下发之日起开始试行。

附件：《南京总医院研究生学位论文开题审批表》

附：

南京总医院研究生学位论文开题审批表

<table>
<tr><td colspan="2">专　业</td><td></td><td>研究方向</td><td></td><td>年级</td><td></td></tr>
<tr><td colspan="2">学　校</td><td></td><td>姓名</td><td></td><td>导师</td><td></td></tr>
<tr><td colspan="2">研究时间</td><td></td><td>论证日期</td><td></td><td>类别</td><td>1.博士　2.硕士</td></tr>
<tr><td colspan="2">课题名称</td><td colspan="5"></td></tr>
<tr><td rowspan="7">拟邀请的论证专家</td><td>答辩职务</td><td>姓　名</td><td>职　称</td><td colspan="3">工　作　单　位</td></tr>
<tr><td>组长</td><td></td><td></td><td colspan="3"></td></tr>
<tr><td rowspan="5">成
员</td><td></td><td></td><td colspan="3"></td></tr>
<tr><td></td><td></td><td colspan="3"></td></tr>
<tr><td></td><td></td><td colspan="3"></td></tr>
<tr><td></td><td></td><td colspan="3"></td></tr>
<tr><td></td><td></td><td colspan="3"></td></tr>
<tr><td colspan="2">导师意见</td><td colspan="5"></td></tr>
<tr><td colspan="2">科室意见</td><td colspan="5"></td></tr>
<tr><td colspan="2">教研室审核意见</td><td colspan="5"></td></tr>
<tr><td colspan="2">医院审查意见</td><td colspan="5"></td></tr>
</table>

研究生生活补助管理规定

为贯彻落实医院科技创新大会精神，提高研究生生活待遇，现对研究生生活补助管理规定如下：

1. 补助对象限于以我院工作人员为第一导师、在我院攻读博士、硕士学位的全日制研究生。

2. 补助金额为博士研究生 500 元/月/人，硕士研究生 300 元/月/人；其中 150 元/月/人为午餐补助，直接充入个人就餐卡中。

3. 研究生来院报到后的第二个月开始享受补助，补助以月为单位进行发放，当月补助在次月发放。

4. 请补助程序为科室填写考勤表，经导师和科室主任签字后报送医务部科教科，由科教科审核确定名单和发放金额后交医院财务供应科统一发放。如一个月累计缺勤满三天，当月不再享受补助。

5. 研究生如有违规违纪现象发生，医务部科教科将视情节轻重，扣除当月一定金额生活补助。

护理进修生管理制度

进修人员须知

一、进修人员收到本院通知书后，必须在规定时间内来我院办理报到手续，如因故不能按时报到者，应事先由单位来函请假，请假不得超过一周，否则作自动放弃处理。如因故不能来我院进修，选派单位应及时通知我院，以便另行安排。

二、进修人员报道后一周内应根据报到要求和我院的实际情况制定好个人进修学习计划，交带教老师。计划一经制定，即认真执行，不得随意变更。

三、一次只进修一个专科，中途不予转科。进修期间严格遵守三查七对制度和各项操作规程，防止差错事故的发生。

四、军队进修生不带供给关系，组织生活随所在科室进行。

五、按上级规定，进修期间除国家规定节假日外，无探亲假，不接待家属来队探亲，不得请假。如遇特殊情况必须请假，必须经原单位护理部来函证明。进修期间，一次请假在二十天以上或累计超过一个月以上者，终止进修。进修在三个月以内的人员我院不安排住宿。各类补助卫生津贴等由原单位解决。

六、进修人员必须严格遵守我院的各项规章制度、服从管理，爱护公物，遵守劳动纪律，积极参加业务学习和政治学习。

七、进修结束前一周写好小结，认真写好自我鉴定，必须还清所借物品和书籍等，办理离院手续。进修期间及结束后我院不负责介绍去其他单位参观学习。未经同意，不得逾期离院。

八、丢失或损坏仪器设备，要酌情赔偿。

九、报到时行李请自行托运至我院进修楼。我院地址：南京市中山东路 305 号、邮编 210002。

(1) 从南京火车站乘游 1 路公共汽车至解放路车站下车即到；或乘 1 路公共汽车至新街口车站，转乘 5 路、9 路、51 路公共汽车至解放路车站下车即到。

(2) 南京下关轮船码头乘 34 路车至新街口车站，转乘 5 路、9 路、51 路公共汽车至解放路车站下车即到。

(3) 南京机场乘机场大巴至钟山宾馆下即到。

进修人员接收报到、结束进修程序

填写《南京总医院进修表》、医院盖章后寄回总院

↓

收到总院寄回的《进修通知书》后，
按报到时间、要求前来报到

↓

缴纳进修费：2 700 元/半年，服装费：300 元
（进修手术室不需交服装费，进修血透室 3 600 元/半年）

↓

护理部登记进修情况及发票号码

↓

进修人员领取胸牌、服装、安排住宿、办理就餐卡、
图书证等

↓

按通知到科室报到

进修结束

↓

结束前到护理部领取进修鉴定表，填写好后有科室护士长、
带教老师签字后交至护理部

↓

到相应单位办理图书证、饭卡等的退还手续，
将退还证明交至护理部

↓

进修鉴定表盖章后，到医务部科教科领取证书

↓

圆满顺利结束进修

护理员、助理护士管理制度

护理员、助理护士岗位职责

1. 在护士长领导下，在责任护士指导下进行工作。

2. 服务态度热情，每班做好自我介绍，掌握患者四知道（姓名、饮食、二便、基础护理等级）。

3. 保持病室安静整洁，按要求放置。

4. 按正规流程和操作规范实施各项护理，在操作过程中注意保护病人的隐私。

5. 协助责任护士完成患者的晨、晚间护理，做好患者的三短六洁：头发短、胡须短、指（趾）甲短；皮肤、头发、口腔、手足、会阴、肛门清洁。

6. 协助护士完成患者服药到口，做好饮食护理。三餐前洗手，开饭时将饭菜送至患者床边，需要时给予喂饭，饭后负责清洗餐具。

7. 保持床单位整洁，大小便失禁患者及时更换床单、衣裤，保持皮肤干燥、整洁，正确使用便器，以免损伤皮肤。

8. 加强安全护理，正确使用各种导管、床栏、约束器具，保证其在位安全。预防各种原因引起损伤如跌倒、烫伤、撞伤、坠床、压疮、窒息、意外拔管，步态不稳患者必须搀扶或使用轮椅。

9. 协助责任护士对输液巡视观察，及时通知护士更换液体，发现液体不滴或局部肿胀，及时联系护士处理。

10. 协助责任护士正确安置患者体位，定时翻身，查看皮肤受压情况。

助理护士、护理员质量检查评分标准

项目	分值	考核内容				
仪容着装规范	5	规范着装，挂牌上岗				
	5	不戴饰品，不穿拖鞋、袜子(肉色、白色)				
	5	工作服、鞋、帽整洁，袜子规范				
	5	胸牌佩戴规范，燕帽佩戴端正				
	5	刘海不过眉，两耳无碎发，不浓妆，不戴耳环戒指				
工作态度	10	工作积极主动				
	10	遵守劳动纪律(不离岗、不聚集聊天、不吃零食、不做私活等)				
	10	态度和蔼，礼貌待人，文明用语				
	5	个人卫生：操作前后洗手、熟悉洗手规范				
劳动纪律	10	不扎堆聊天，服务态度良好				
	5	按时上下班，不迟到早退				
	5	不得穿工作服进入非工作场合				
	10	工作时间不得带手机				
巡视	10	定时巡视，解决需求				
合计	100					

基础生活护理质量检查表
（每月自查4次）

检查人：__________

内容			床	床	床	床	床	床	床	床
床单位 10	床单位平整、干燥、无污染	5								
	床头柜整洁、物品定点放置	5								
着病员服 5	着病员服	3								
	病员服干燥、无污渍	2								
头发 8	长短合适、清洁、无异味	4								
	洗头≥1次/周，有记录	4								
面部清洁 5	胡须短	3								
	面部清洁舒适	2								
口腔 10	口腔清洁无异味，口唇润泽	5								
	口腔护理次数符合要求	5								
皮肤 5	皮肤清洁，擦洗次数符合要求	5								
指(趾)甲 5	长短合适、清洁、无污垢	3								
	宣教及时有效	2								
协助病人就餐 10	护理人员协助开饭，着装符合要求	1								
	督促、协助病人餐前洗手	2								
	给外出检查病人留饭	2								
	病人进餐过程安全舒适	5								
翻身移动 10	遵循节力和安全原则	3								
	体位符合病情需要	3								
	预防压疮措施到位	4								
床上使用便器 5	及时提供便器，过程安全，皮肤无擦伤，正确处理排泄物，清洁便器	5								

（续表）

内　　容			床	床	床	床	床	床	床	床
会阴 10	会阴部清洁、无异味	5								
	尿管通畅，固定妥善	3								
	会阴护理次数符合要求	2								
肛周 5	肛周清洁、干燥、无异味	3								
	局部护理次数符合要求	2								
安全 10	准确评估危险因素	4								
	遵循“七防七必须”标准	4								
	宣教及时有效、有记录	2								
反馈 2	病人知晓度高，满意	2								
得　　分										

注：随机抽查 4 名一级护理以上的病人，总分为 4 名病人分数相加除以 4，一级护理病人不满 4 名的，查二级护理；一级护理病人不足 2 名的科室，以 90 分的基础分算。

第三部分

护理质量管理与持续改进

责任制护理实施方案

为进一步深化优质护理服务内涵，强化责任制护理实施效果，切实以“病人为中心”，进一步加强、规范临床护理工作，为病人提供连续、全程的护理专业照护。结合我院具体情况，制定责任制护理实施方案。

一、指导思想

认真贯彻落实总部和军区关于责任制整体护理一系列指示精神，切实提高护理质量，提出“在整体护理观的指导下，以小组包干制的方式责任到人，完成分管病人的所有治疗、护理工作”，落实国家卫生部广泛开展优质护理服务的要求，促进医院护理再攀新高。

二、具体实施方案

1. 分层管理，合理配置：病区实施小组责任制或个人责任制整体护理，责任护士全面履行护理职责，为患者提供基础护理服务和专业技术服务，密切观察患者病情变化，正确实施各项治疗、护理措施，加强护患沟通、医护配合，开展健康教育、康复指导，提供心理护理。每个责任护士都要直接包干患者。护士排班当日分配床位，平均负责患者不超过 8 人。责任护士相对固定，根据患者护理等级、自理能力由责任护士承担全部护理工作。责任小组中分工协作、层层指导，保证患者服务的整体性、无缝隙。

2. 明确各级人员职责、优化服务流程：护理组长主要负责危重、疑难、纠纷患者的治疗、护理工作，并统筹临床护理和护理管理任务，按照评估—计划—教育—督导—协调的流程完成各项技术指导和质量管理工作。分管床位责任护士主要运用护理程序开展工作，在评估的基础上落实对患者的专业照顾、协助诊疗、健康指导、沟通协调。助理护士和护理员主要是在分管床位护士的指导下，按职责完成病人的生活护理。

3. 全面推行连续性排班制度：实行 APN 连续整班制，减少交班次数，保持与病人熟悉的连续性。

4. 为患者提供连续、全程的护理评估，落实护理措施：护理记录体现连续性评估和全面全程护理，充分考虑患者的生理、心理、社会、文化等因素，提供连续、全程的护理服务。加强对患者精神、心理状态，自理能力，疼痛，跌倒，压疮等项目的护理评估，针对护理评估执行相应的护理措施。

5. 提供连续、全程的健康教育，掌握所负责患者的诊疗护理信息，有效开展健康教育、康复指导和心理护理：一般资料、主要诊断、主要病情、治疗措施、主要辅助检查的阳性结果、主要护理问题及护理措施、病情变化的观察重点等。

6. 建立三级护理查房制度：按护理能级分为护理组长查房、护士长查房及护理部查房三种形式。严格按照查房规范及要求提高教学查房能力和水平，促进临床护理和教学工作的规范化建设，提高护理人员和实习学员的专科护理理论与实践水平。

三、管理要求

1. 科室认真执行以上责任制护理具体实施方案，高标准、高要求、高质量执行。

2. 护理部定期组织检查实施情况：包括整班制实施情况，护理组长工作职责落实情况，护理评估单、措施单落实情况，健康教育落实情况等。

优质护理服务规范

开展“优质护理服务示范工程”活动工作计划
(2010.2)

根据“卫生部办公厅关于印发《2010年‘优质护理服务示范工程’活动方案》的通知”精神，为进一步加强临床护理工作，夯实护理基础，规范临床护理工作，提高护理服务质量，保障护理活动安全，为人民群众提供安全、优质、高效、满意的护理服务，构建和谐护患关系，营造良好的医疗氛围，结合我院具体情况，制定本活动方案。

一、指导思想

为深入贯彻落实医药卫生体制改革总体部署和2010年全国卫生工作会议精神，结合我院“兴教学、强基础”主题年活动，坚持“以病人为中心”的服务理念。在护理工作中坚持全心全意为人民健康服务的宗旨，履行工作职责，转变服务观念，拓宽服务内涵，使人民群众得到优质的护理服务。

二、活动主题

活动主题：夯实护理基础，优化护理服务。

三、活动目标

以医院“兴教学，强基础”为牵引，以强化基础护理操作和专科技术为突破项目，建立并实施“三基考核合格制”。执行帮带教学、交叉跟班、护理教学活动等一系列措施，提高护理人员的业务水平，为病人提供优质、安全的护理，推动医院临床护理水平再上新台阶，提升护理人员的整体素质。

深入贯彻整体护理的思想，加强基础护理的落实，实行全程化、无缝隙、人性化的服务，让家属“陪而不护”，做到“四满意”：患者满意、部队满意、社会满意、政府满意。

四、具体工作方案

1. 健全组织、落实责任

把优质护理服务示范工程建设工作作为我院2010年“一把手工程”，形成全院共同的工作目标，为此成立医院“优质护理服务示范工程”领导小组。由院长、政委为组长，副院长、护理部主任为副组长，成员为医院相关职能科室的负责人。同时明确小组成员的职责和分工。

2. 细化流程，提升技能

教育训练组依据卫生部《住院患者基础护理服务项目》、《基础护理服务工作规范》和《常用临床护理技术服务规范》，完善基础护理标准化操作规范。改进训练方式，以培养训练骨干为突破对象，对全院总带教和教育训练组小教员进行培训过关，抓重点、带全面，一级抓一级，确保落实全员教育训练无盲区，规范流程提高技能，确保基础护理的质量。

3. 分层管理，合理配置

按照分组包干制的原则，完善并健全护士等级制度，确立文员护士、四级护士和三级护士为高层级护士，二级护士和一级护士为低层级护士，助理护士和护工协助完成患者的生活护理；全面推行连续性排班制度，以责任小组为单位进行患者治疗、生活、心理等整体护理，强调护士的层级和患者的危重程度成正比。责任小组中分工协作、层层指导，保证患者服务的整体性、无缝隙。

4. 统筹协调，保障服务

全院各部门统筹协调，贯彻落实“把时间留给护士，把护士留给病人”的工作理念。

积极改善患者伙食，全面落实点餐制，增加营养师的临床服务内涵和范畴，保证基本饮食和治疗饮食的营养性、可口性和安全性。

进一步规范和协调护运中心的工作流程、提高工作效率，在现有标本运送的基础上，实现患者外出检查的全程配送。

全面推广静脉用药由静脉配液中心统一配置，并及时下送到病房。

被服中心规范化管理，实现被服用品随时下送回收。

5. 深化内涵，狠抓落实

提高认识，统一基础护理服务的内涵，包括生活护理、病情观察、基本护理技术操作、心理护理、健康教育。推行护理专业化和人性化并举，强调基础护理是护士观察病情的直接途径，是护患沟通的最佳桥梁，是患者评价护理质量的重要依据。通过制定规范化标准操作规程（无菌技术、生命体征测量等18项）、优化护理服务流程（入院护理等）、全面推行护理文书无纸化记录、制定人性化护理措施（优化健康教育等）、研发并推广基础护理器具（洗头设施、Y型输液器等），提高基础护理服务的质量。

6. 绩效挂勾，完善体制

建立相应的绩效考核制度，进一步改进完善临床基础护理质量考核标准，细化和量化考核指标，用病区工作量、护士等级和质量考评结果体现优劳优酬。同时将检查和考核结果作为护士个人和部门奖惩、评优的依据，持续改进护理质量，确保患者得到安全的护理。

五、实施步骤

时间	内　　容
1～2月	成立领导小组
	郭燕红处长、田晓丽部长现场工作指导

(续表)

时间	内　　容
3月	护士长会议动员
	学习郭燕红处长讲话精神
	修订基础护理服务标准操作规程并集中骨干培训，按照"三基考核合格制"计划实施，训练考核
4月	确立试点病房，召开试点病房讨论会
	外出参观学习，做好等级护理内容公示等相关准备
5月	完善环节质量检查内容
	协调医院各部门的后勤保障工作
6月	各试点病房进行成效反馈、提出整改意见
	试点科室交叉跟班
	经验介绍
7月	确立并实施绩效考评机制
	试点科室交叉跟班
	经验介绍
8月	扩大试点，成果推广
	试点科室交叉跟班
	经验介绍
9月	跟踪试点科室各项工作落实情况
	经验介绍
10月	9个试点科室经验汇总，整理
11月	各病区全面回顾活动的整个过程，总结经验，建立长效机制
11～12月	评选院级优质护理服务示范病房

2011年深化优质护理服务实施方案

2011年，医院护理部将在去年开展优质护理服务的基础上，进一步强化优质护理服务成果，增加开展病区数量，力争年底开展病区数达到60%以上，具体做法如下。

1. 进一步完善绩效考核方法

完善临床护理质量考核标准，建立基础护理责任制和各级护理人员绩效考核制度，对护理人员实施工作量化管理和绩效考核，以护士完成的护理工作量、质量考核结果、病人满意度作为月量化奖金和月绩效奖金分配的指标。

2. 进一步拓展护理部职能

成立护运中心，主要负责手术患者、标本的转运；改进护理用具：简易洗头设备、Y型输液器、约束带等，并获得专利。明确护理组长、责任护士、陪检人员工作职责，新建了《助理护士、护理员的工作职责》、《助理护士、护理员的工作流程》、《助理护士、护理员的工作标准及考核检查表》、《助理护士、护理员的绩效考评方案》4项规章制度，修订及完善了《护理组长、责任护士及治疗护士工作职责》等17项规章制度。

3. 进一步深化护理服务内涵

改进工作模式：采用护士站前移，拉近护患之间的距离。

建立工作分配与绩效管理长效培训机制；加强专业照护技能培训。强化责任制护理实施效果，开展健康教育竞赛，持续开展护理员培训，规范护理员岗位职责。护理员培训从专业能力和文化教育两方面展开，形成入职抓基础，入科抓数量，在职抓一体的培训体系。根据医院自身规范要求及科室实际要求，制定服务内容细则。

4. 进一步完善支持和保障系统

完善后勤保障系统，实现各种物品下送到科室；安装门禁系统，使护理人员更好地管理陪护人员；调整患者就餐时间，减少因就餐影响病人的生活护理，保证各项基础护理工作的及时落实。

南京军区南京总医院护理部
2011.2.16

2012 年深化优质护理服务实施方案

今年，是深化优质护理实施的关键之年，医院护理部将以改革护理服务模式为切入点，强化责任制整体护理实施效果，深化专业内涵建设，按照“改模式、重临床、建机制”的原则，加强科学管理，提升临床护理质量。具体实施要求如下：

1. 深化护理模式改革：(1) 采用护士站前移，拉近护患之间的距离；(2) 推行限时服务，及时解决患者需求；(3) 实行整班制，优化护理人员配置，保证服务的延续性和延伸性。

2. 全面履行护理职责：进一步明确护理组长、责任护士、陪检人员工作职责，完善《护理组长、责任护士及治疗护士工作职责》、《助理护士、护理员的工作标准及考核检查表》、《助理护士、护理员的绩效考评方案》等 17 项规章制度。

3. 加强护理内涵建设：(1) 持续改进护理评估，使护理评估单、措施单、护理措施操作指南三对应，完善了护理评分系统，使护理评估更科学、规范；(2) 实施危重病人个案追踪检查，提高危重病人临床护理质量；(3) 加强各项护理专业规范的学习、落实、督导、检查，提高护士专业技能。

4. 提高护理专科水平：(1) 对三年以下护士、助理护士、护理员进行岗位练兵比武，对三年以上护士进行专科护理操作训练及考核，进一步规范和强化护理操作流程，提高专业照护技能；(2) 全方位、多形式、全员参与开展各种健康教育：通过开展健康教育竞赛评比活动，丰富健康教育的内容、形式，每周两次的义务健康教育讲座取得良好的效果。

5. 积极开展延伸服务：定期组织护理人员进社区开展健康教育、专业指导、随访工作，取得很好的社会效益。

南京军区南京总医院护理部

2012. 1. 11

住院患者分级护理基础服务项目

一、特级护理

项目	项目内涵	备注
（一）晨间护理	1. 整理床单位	1次/日
	2. 面部清洁和梳头	
	3. 口腔护理	
（二）晚间护理	1. 整理床单位	1次/日
	2. 面部清洁	
	3. 口腔护理	
	4. 会阴护理	
	5. 足部清洁	
（三）对非禁食患者协助进食/水		
（四）卧位护理	1. 协助患者翻身及有效咳嗽	1次/2小时
	2. 协助床上移动	必要时
	3. 压疮预防及护理	
（五）排泄护理	1. 失禁护理	需要时
	2. 床上使用便器	需要时
	3. 留置尿管护理	2次/日
（六）床上温水擦浴		1次/2～3日
（七）其他护理	1. 协助更衣	需要时
	2. 床上洗头	1次/周
	3. 指/趾甲护理	需要时
（八）患者安全管理		

二、一级护理

A. 患者生活不能自理		
项目	项目内涵	备注
（一）晨间护理	1. 整理床单位	1次/日
	2. 面部清洁和梳头	
	3. 口腔护理	

（续表）

项目	项目内涵	备注
（二）晚间护理	1. 整理床单位	1次/日
	2. 面部清洁	
	3. 口腔护理	
	4. 会阴护理	
	5. 足部清洁	
（三）对非禁食患者协助进食/水		
（四）卧位护理	1. 协助患者翻身及有效咳嗽	1次/2小时
	2. 协助床上移动	必要时
	3. 压疮预防及护理	
（五）排泄护理	1. 失禁护理	需要时
	2. 床上使用便器	需要时
	3. 留置尿管护理	2次/日
（六）床上温水擦浴		1次/2～3日
（七）其他护理	1. 协助更衣	需要时
	2. 床上洗头	1次/周
	3. 指/趾甲护理	需要时
（八）患者安全管理		
B. 患者生活部分自理		
项目	项目内涵	备注
（一）晨间护理	1. 整理床单位	1次/日
	2. 协助面部清洁和梳头	
（二）晚间护理	1. 协助面部清洁	1次/日
	2. 协助会阴护理	
	3. 协助足部清洁	
（三）对非禁食患者协助进食/水		
（四）卧位护理	1. 协助患者翻身及有效咳嗽	1次/2小时
	2. 协助床上移动	必要时
	3. 压疮预防及护理	
（五）排泄护理	1. 失禁护理	需要时
	2. 协助床上使用便器	需要时
	3. 留置尿管护理	2次/日
（六）协助温水擦浴		1次/2～3日
（七）其他护理	1. 协助更衣	需要时
	2. 协助洗头	
	3. 协助指/趾甲护理	
（八）患者安全管理		

三、二级护理

A. 患者生活部分自理		
项目	项目内涵	备注
(一) 晨间护理	1. 整理床单位	1次/日
	2. 协助面部清洁和梳头	
(二) 晚间护理	1. 协助面部清洁	1次/日
	2. 协助会阴护理	
	3. 协助足部清洁	
(三) 对非禁食患者协助进食/水		
(四) 卧位护理	1. 协助患者翻身及有效咳嗽	1次/2小时
	2. 协助床上移动	必要时
	3. 压疮预防及护理	
(五) 排泄护理	1. 失禁护理	需要时
	2. 协助床上使用便器	需要时
	3. 留置尿管护理	2次/日
(六) 协助沐浴或擦浴		1次/2～3日
(七) 其他护理	1. 协助更衣	需要时
	2. 协助洗头	
	3. 协助指/趾甲护理	
(八) 患者安全管理		
B. 患者生活完全自理		
项目	项目内涵	备注
(一) 整理床单位		1次/日
(二) 患者安全管理		

四、三级护理

项目	项目内涵	备注
(一) 整理床单位		1次/日
(二) 患者安全管理		

基础护理服务工作规范

一、整理床单位

【工作目标】

保持床单位清洁，增进患者舒适。

【工作规范要点】

(1) 遵循标准预防、节力、安全的原则。

(2) 告知患者，做好准备。根据患者的病情、年龄、体重、意识、活动和合作能力，有无引流管、伤口，有无大小便失禁等，采用与病情相符的整理床单位的方法。

(3) 按需要准备用物及环境，保护患者隐私。

(4) 护士协助活动不便的患者翻身或下床，采用湿扫法清洁并整理床单位。

(5) 操作过程中，注意避免引流管或导管牵拉，密切观察患者病情，发现异常及时处理。与患者沟通，了解其感受及需求，保证患者安全。

(6) 操作后对躁动、易发生坠床的患者拉好床栏或者采取其他安全措施，帮助患者采取舒适体位。

(7) 按操作规程处理更换污染的床单位。

【结果标准】

(1) 患者/家属能够知晓护士告知的事项，对服务满意。

(2) 床单位整洁，患者卧位舒适、符合病情要求。

(3) 操作过程规范、准确，患者安全。

二、面部清洁和梳头

【工作目标】

使患者面部清洁、头发整洁，感觉舒适。

【工作规范要点】

(1) 遵循节力、安全的原则。

(2) 告知患者，做好准备。根据患者的病情、意识、生活自理能力及个人卫生习惯，选择实施面部清洁和梳头的时间。

(3) 按需要准备用物。

(4) 协助患者取舒适体位，嘱患者若有不适及时告知护士。

(5) 操作过程中，与患者沟通，了解其需求，密切观察患者病情，发现异常及时处理。

(6) 尊重患者的个人习惯，必要时涂润肤乳。

(7) 保持床单位清洁、干燥。

【结果标准】

(1) 患者/家属能够知晓护士告知的事项,对服务满意。

(2) 患者面部清洁,头发整洁,感觉舒适。

(3) 患者出现异常情况,护士处理及时。

三、口腔护理

【工作目标】

去除口腔异味和残留物质,保持患者舒适,预防和治疗口腔感染。

【工作规范要点】

(1) 遵循查对制度,符合标准预防、安全原则。

(2) 告知患者,做好准备。评估患者的口腔情况,包括有无手术、插管、溃疡、感染、出血等,评估患者的生活自理能力。

(3) 指导患者正确的漱口方法。化疗、放疗、使用免疫抑制剂的患者可以用漱口液清洁口腔。

(4) 护士协助禁食患者清洁口腔,鼓励并协助有自理能力的患者自行刷牙。

(5) 协助患者取舒适体位,若有不适马上告知护士。

(6) 如患者有活动的义齿,应先取下再进行操作,妥善处理义齿,并保持清洁。

(7) 根据口腔 pH 值,遵医嘱选择合适的口腔护理溶液,操作中应当注意棉球干湿度。昏迷患者禁止漱口;对昏迷、不合作、牙关紧闭的患者,使用开口器、舌钳、压舌板。开口器从臼齿处放入。

(8) 操作中避免清洁、污染物的交叉混淆;操作前后必须清点核对棉球数量。

【结果标准】

(1) 患者/家属能够知晓护士告知的事项,对服务满意。

(2) 患者口腔卫生得到改善,黏膜、牙齿无损伤。

(3) 患者出现异常情况时,护士处理及时。

四、会阴护理

【工作目标】

协助患者清洁会阴部,增加舒适,预防或减少感染的发生。

【工作规范要点】

(1) 遵循标准预防、消毒隔离、安全的原则。

(2) 告知患者,做好准备。评估患者会阴部有无伤口、有无失禁和留置尿管等,确定会阴护理的方法等。

(3) 按需要准备用物及环境,保护患者隐私。

(4) 会阴冲洗时,注意水温适宜。冬季寒冷时,注意为患者保暖。

【结果标准】

(1) 患者/家属能够知晓护士告知的事项,对服务满意。

(2) 患者会阴清洁。

(3) 患者出现异常情况时,护士处理及时。

五、足部清洁

【工作目标】

保持患者足部清洁，增加舒适。

【工作规范要点】

(1) 遵循节力、安全的原则。

(2) 告知患者，做好准备。评估患者的病情、足部皮肤情况。根据评估结果选择适宜的清洁方法。

(3) 按需要准备用物及环境，水温适宜。

(4) 协助患者取舒适体位，若有不适及时告知护士。

(5) 操作过程中与患者沟通，了解其感受及需求，密切观察患者病情，发现异常及时处理。

(6) 尊重患者的个人习惯，必要时涂润肤乳。

(7) 保持床单位清洁、干燥。

【结果标准】

(1) 患者/家属能够知晓护士告知的事项，对服务满意。

(2) 足部清洁。

(3) 患者出现异常情况时，护士处理及时。

六、协助患者进食/水

【工作目标】

协助不能自理或部分自理的患者进食/水，保证进食/水及安全。

【工作规范要点】

(1) 遵循安全的原则。

(2) 告知患者，做好准备。评估患者的病情、饮食种类、液体出入量、自行进食能力，有无偏瘫、吞咽困难、视力减退等。

(3) 评估患者有无餐前、餐中用药，保证治疗效果。

(4) 协助患者进食过程中，护士应注意食物温度、软硬度及患者的咀嚼能力，观察有无吞咽困难、呛咳、恶心、呕吐等。

(5) 操作过程中与患者沟通，给予饮食指导，如有治疗饮食、特殊饮食按医嘱给予指导。

(6) 进餐完毕，清洁并检查口腔，及时清理用物及整理床单位，保持适当体位。

(7) 需要记录出入量的患者，准确记录患者的进食/水时间、种类、食物含水量等。

(8) 患者进食/水延迟时，护士进行交接班。

【结果标准】

(1) 患者/家属能够知晓护士告知的事项，对服务满意。

(2) 患者出现异常情况时，护士处理及时。

七、协助患者翻身及有效咳嗽

【工作目标】

协助不能自行移动的患者更换卧位，减轻局部组织的压力，预防并发症。对不能有效咳嗽的患者进行拍背，促进痰液排出，保持呼吸道通畅。

【工作规范要点】

(1) 遵循节力、安全的原则。

(2) 告知患者，做好准备。翻身前要评估患者的年龄、体重、病情、肢体活动能力、心功能状况，有无手术、引流管、骨折和牵引等。有活动性内出血、咯血、气胸、肋骨骨折、肺水肿、低血压等，禁止背部叩击。

(3) 根据评估结果决定患者翻身的频次、体位、方式，选择合适的皮肤减压用具。

(4) 固定床脚刹车，妥善处置各种管路。

(5) 翻身过程中注意患者安全，避免拖拉患者，保护局部皮肤，正确使用床挡。烦躁患者选用约束带和保护用具。

(6) 翻身时，根据病情需要给予患者拍背，促进排痰。叩背原则：从下至上、从外至内，背部从第十肋间隙、胸部从第六肋间隙开始向上叩击至肩部，注意避开乳房及心前区，力度适宜。

(7) 护理过程中，密切观察病情变化，有异常及时通知医师并处理。

(8) 翻身后患者体位应符合病情需要。适当使用皮肤减压用具。

【结果标准】

(1) 患者/家属能够知晓护士告知的事项，对服务满意。

(2) 卧位正确，管道通畅；有效清除痰液。

(3) 护理过程安全，局部皮肤无擦伤，无其他并发症。

八、协助患者床上移动

【工作目标】

协助不能自行移动的患者床上移动，保持患者舒适。

【工作规范要点】

(1) 遵循节力、安全的原则。

(2) 告知患者，做好准备。移动前要评估患者的病情、肢体活动能力、年龄、体重，有无约束、伤口、引流管、骨折和牵引等。

(3) 固定床脚刹车，妥善处置各种管路。

(4) 注意患者安全，避免拖拉，保护局部皮肤。

(5) 护理过程中，密切观察病情变化，有异常及时通知医师并处理。

【结果标准】

(1) 患者/家属能够知晓护士告知的事项，对服务满意。

(2) 卧位正确，管道通畅。

(3) 护理过程安全，患者局部皮肤无擦伤，无其他并发症。

九、压疮预防及护理

【工作目标】

预防患者发生压疮；为有压疮的患者实施恰当的护理措施，促进压疮愈合。

【工作规范要点】

(1) 遵循标准预防、消毒隔离、无菌技术、安全的原则。

(2) 评估和确定患者发生压疮的危险程度，采取预防措施，如定时翻身、气垫减压等。

(3) 对出现压疮的患者，评估压疮的部位、面积、分期、有无感染等，分析导致发生压疮的危险因素并告知患者/家属，进行压疮治疗。

(4) 在护理过程中，如压疮出现红、肿、痛等感染征象时，及时与医师沟通进行处理。

(5) 与患者沟通，为患者提供心理支持及压疮护理的健康指导。

【结果标准】

(1) 患者/家属能够知晓压疮的危险因素，对护理措施满意。

(2) 预防压疮的措施到位。

(3) 促进压疮愈合。

十、失禁护理

【工作目标】

对失禁的患者进行护理，保持局部皮肤的清洁干燥，增加患者舒适。

【工作规范要点】

(1) 遵循标准预防、消毒隔离、安全的原则。

(2) 评估患者的失禁情况，准备相应的物品。

(3) 护理过程中，与患者沟通，清洁到位，注意保暖，保护患者隐私。

(4) 根据病情，遵医嘱采取相应的保护措施，如小便失禁给予留置尿管，对男性患者可以采用尿套技术，女性患者可以采用尿垫等。

(5) 鼓励并指导患者进行膀胱功能及盆底肌的训练。

(6) 保持床单位清洁、干燥。

【结果标准】

(1) 患者/家属能够知晓护士告知的事项，对服务满意。

(2) 患者皮肤清洁，感觉舒适。

十一、床上使用便器

【工作目标】

对卧床的患者提供便器，满足其基本需求。

【工作规范要点】

(1) 遵循标准预防、消毒隔离、安全的原则。

(2) 评估患者的生活自理能力及活动情况，帮助或协助患者使用便器，满足其需求。

(3) 准备并检查便器表面有无破损、裂痕等。注意保暖，保护患者隐私。

(4) 护理过程中与患者沟通，询问患者有无不适主诉，及时处理。

(5) 便后观察排泄物性状及骶尾部位的皮肤并保持清洁干燥，如有异常及时处理。

(6) 正确处理排泄物，清洁便器，保持床单位清洁、干燥。

【结果标准】

(1) 患者/家属能够知晓护士告知的事项，对服务满意。

(2) 患者皮肤及床单位清洁，皮肤无擦伤。

十二、留置尿管的护理

【工作目标】

对留置尿管的患者进行护理，预防感染，增进患者舒适，促进功能锻炼。

【工作规范要点】

(1) 遵循标准预防、消毒隔离、无菌技术、安全的原则。

(2) 告知患者，做好准备。评估患者病情，尿管留置时间，尿液颜色、性状、量，膀胱功能，有无尿频、尿急、尿痛等症状。

(3) 按需要准备用物及环境，保护患者隐私。

(4) 对留置尿管的患者进行会阴护理，尿道口清洁，保持尿管的通畅，观察尿液颜色、性状、量、透明度、气味等，注意倾听患者的主诉。

(5) 留置尿管期间，妥善固定尿管及尿袋，尿袋的高度不能高于膀胱，及时排放尿液，定时夹闭尿管，协助长期留置尿管的患者进行膀胱功能训练。

(6) 根据患者病情，鼓励患者摄入适当的液体。定期更换尿管及尿袋，做好尿道口护理。

(7) 拔管后根据病情，鼓励患者多饮水，观察患者自主排尿及尿液情况，有排尿困难及时处理。

【结果标准】

(1) 患者/家属能够知晓护士告知的事项，对服务满意。

(2) 患者在留置尿管期间会阴部清洁，尿管通畅。

(3) 患者出现异常情况时，护士处理及时。

十三、温水擦浴

【工作目标】

帮助不能进行沐浴的患者保持身体的清洁与舒适。

【工作规范要点】

(1) 遵循标准预防、安全的原则。

(2) 告知患者，做好准备。评估患者病情、生活自理能力及皮肤完整性等，选择适当时间进行温水擦浴。

(3) 准备用物，房间温度适宜，保护患者隐私，尽量减少暴露，注意保暖。

(4) 保持水温适宜，擦洗的方法和顺序正确。

(5) 护理过程中注意保护伤口和各种管路；观察患者的反应，出现寒战、面色苍白、呼吸急促时应立即停止擦浴，给予恰当的处理。

(6) 擦浴后观察患者的反应，检查和妥善固定各种管路，保持其通畅。

(7) 保持床单位的清洁、干燥。

【结果标准】

(1) 患者/家属能够知晓护士告知的事项,对服务满意。

(2) 护理过程安全,患者出现异常情况时,护士处理及时。

十四、协助更衣

【工作目标】

协助患者更换清洁衣服,满足舒适的需要。

【工作规范要点】

(1) 遵循标准预防、安全的原则。

(2) 告知患者,做好准备。评估患者病情、意识、肌力、移动能力,有无肢体偏瘫、手术、引流管及合作能力等。

(3) 根据患者的体型,选择合适、清洁衣服,保护患者隐私。

(4) 根据患者病情采取不同的更衣方法,病情稳定可采取半坐卧位或坐位更换;手术或卧床可采取轴式翻身法更换。

(5) 更衣原则:

① 脱衣方法:无肢体活动障碍时,先近侧,后远侧;一侧肢体活动障碍时,先健侧,后患侧;

② 穿衣方法:无肢体活动障碍时,先远侧,后近侧;一侧肢体活动障碍时,先患侧,后健侧。

(6) 更衣过程中,注意保护伤口和各种管路,注意保暖。

(7) 更衣可与温水擦浴、会阴护理等同时进行。

【结果标准】

(1) 患者/家属能够知晓护士告知的事项,对服务满意。

(2) 护理过程安全,患者出现异常情况时,护士处理及时。

十五、床上洗头

【工作目标】

保持患者头发清洁、整齐,感觉舒适。

【工作规范要点】

(1) 遵循标准预防、节力、安全的原则。

(2) 告知患者,做好准备。根据患者的病情、意识、生活自理能力及个人卫生习惯、头发清洁度,选择时间进行床上洗头。

(3) 准备用物,房间温度适宜,选择合适的体位。

(4) 操作过程中,用指腹部揉搓头皮和头发,力量适中,避免抓伤头皮。观察患者反应并沟通,了解患者需求。

(5) 注意保护伤口和各种管路。

(6) 清洗后,及时擦干或吹干头发,防止患者受凉。

(7) 保持床单位清洁干燥。

【结果标准】

(1) 患者/家属能够知晓护士告知的事项，对服务满意。

(2) 护理过程安全，患者出现异常情况时，护士处理及时。

十六、指/趾甲护理

【工作目标】

保持生活不能自理患者指/趾甲的清洁、长度适宜。

【工作规范要点】

(1) 遵循标准预防、节力、安全的原则。

(2) 告知患者，做好准备。评估患者的病情、意识、生活自理能力及个人卫生习惯，指/趾甲的长度。

(3) 选择合适的指甲刀。

(4) 指/趾甲护理包括：清洁、修剪、锉平指/趾甲。

(5) 修剪过程中，与患者沟通，避免损伤甲床及周围皮肤，对于特殊患者(如糖尿病患者或有循环障碍的患者)要特别小心；对于指/趾甲过硬，可先在温水中浸泡10～15分钟，软化后再进行修剪。

(6) 操作后保持床单位整洁。

【结果标准】

(1) 患者/家属能够知晓护士告知的事项，对服务满意。

(2) 护理过程安全，患者出现异常情况时，护士处理及时。

十七、安全管理

【工作目标】

评估住院患者的危险因素，采取相应措施，预防不安全事件的发生。

【工作规范要点】

(1) 遵循标准预防、安全的原则。

(2) 评估住院患者，对存在的危险因素采取相应的预防措施并向患者进行指导，如跌倒、坠床、烫伤的预防等。

(3) 根据评估结果对患者进行安全方面的指导，嘱患者注意自身安全，提高自我防范意识。

(4) 提供安全的住院环境，采取有效措施，消除不安全因素，降低风险。

【结果标准】

(1) 患者/家属能够知晓护士告知的事项，对服务满意。

(2) 患者住院期间无因护理不当造成的不良事件发生。

围术期患者护理规范

围术期患者的管理预案

一、手术前管理预案

1. 协助医生按照护理常规及医嘱及时做好各项术前检查，如血、尿、粪常规、凝血酶原、肝功能、心电图及X线等检查。

2. 做好术前准备：药物过敏试验、床上排便训练、咳嗽训练、术前指导、心理护理、胃肠道准备、血型鉴定及配血等。

3. 手术前一天，手术室护士配合医生完成术前访视。

4. 做好患者心理护理，减轻术前紧张、焦虑及恐惧等心理问题。术前保证良好的睡眠。

5. 监测生命体征，观察病情变化，如有发热等异常情况及时报告医生。

6. 做好手术日晨的准备工作：

(1) 完成手术前准备：备皮、禁食，根据医嘱置胃管、导尿管等；取下义齿、手表及各种饰物；术前30分钟遵医嘱执行术前用药。

(2) 准备病历及术中用药，与手术室接送人员进行认真交接，填写"手术患者交接记录单"，并将患者护送至电梯口。手术室接送人员根据手术排班表、手术通知单将患者接至手术间，并与手术巡回护士进行认真交接，以防接错患者。

(3) 手术巡回护士安抚患者，解除患者紧张心理，再次核对手术部位标识，建立术中用静脉通路。

二、手术中管理预案

1. 积极配合医生，保证手术顺利完成。

2. 做好敷料、器械、标本等的清点核对，并准确、如实记录。

三、手术后管理预案

1. 按麻醉方式不同，将非全身麻醉患者安全转运至病房，全麻患者首先送至手术室监护室进行严密监护，待麻醉苏醒后再护送至病房。

2. 病房备好麻醉床，根据患者情况床边备吸引器、氧气、监护仪等。

3. 正确搬运患者，保持正确体位：全麻术后患者去枕平卧6 h，头偏向一侧；颈、胸、腹部手术患者麻醉清醒后可改为半卧位，抬高床头30°～40°；头部手术患者麻醉清醒后可改为半卧位，抬高床头15°～30°；脊柱手术后患者需卧硬板床；四肢手术后患者应抬高患肢。

4. 病房护士与手术室护送人员做好床边交班，了解术中情况，并做好“手术患者交接记录单”的交接记录。

5. 按医嘱和分级护理要求做好病情的观察及记录，落实基础护理工作。

6. 做好术后康复知识宣教及指导，如有效咳嗽、饮食指导等。

7. 手术巡回护士于术后一日对手术患者做好术后访视，总结患者对手术室提出的意见及建议。

围术期患者的处理流程

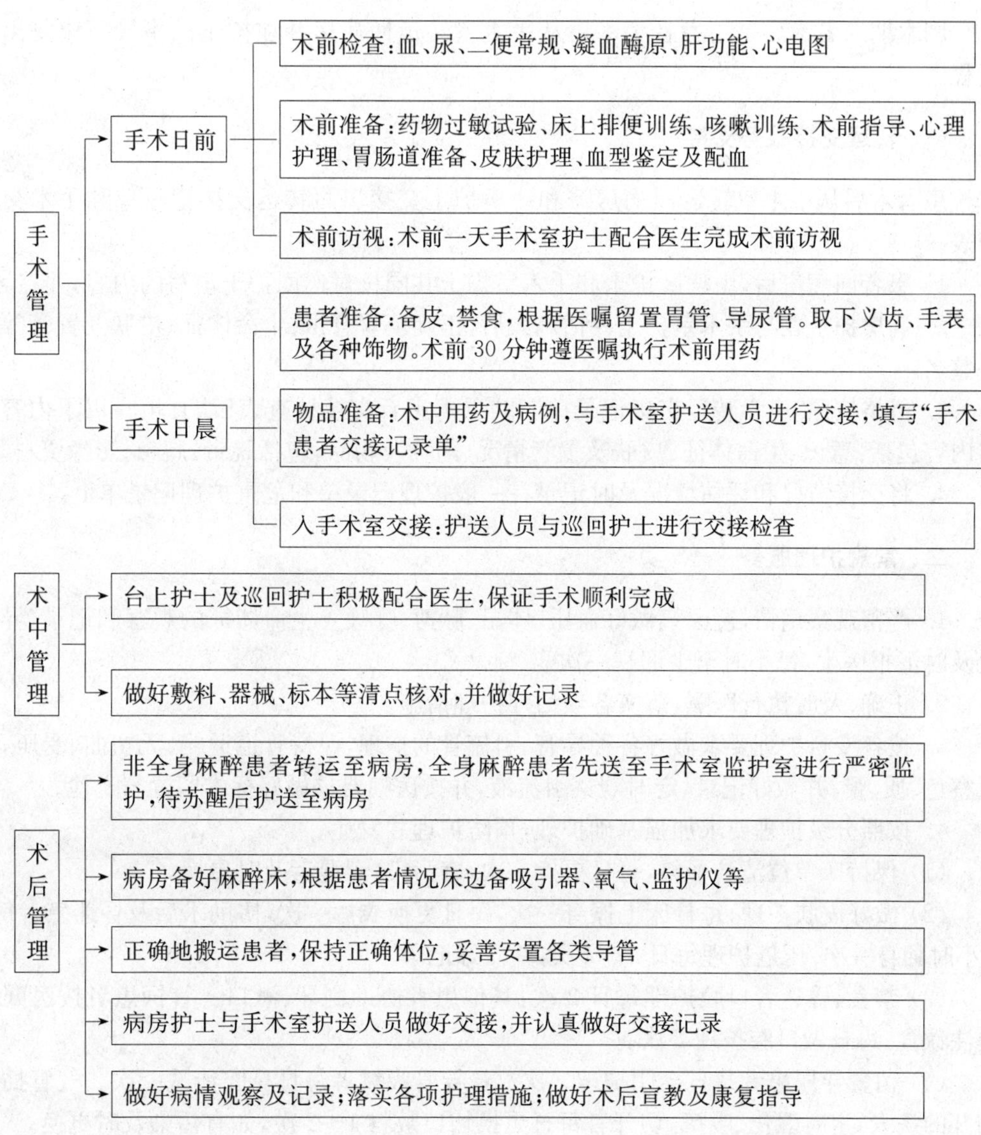
手术管理
手术日前
术前检查:血、尿、二便常规、凝血酶原、肝功能、心电图
术前准备:药物过敏试验、床上排便训练、咳嗽训练、术前指导、心理护理、胃肠道准备、皮肤护理、血型鉴定及配血
术前访视:术前一天手术室护士配合医生完成术前访视
手术日晨
患者准备:备皮、禁食,根据医嘱留置胃管、导尿管。取下义齿、手表及各种饰物。术前30分钟遵医嘱执行术前用药
物品准备:术中用药及病例,与手术室护送人员进行交接,填写"手术患者交接记录单"
入手术室交接:护送人员与巡回护士进行交接检查
术中管理
台上护士及巡回护士积极配合医生,保证手术顺利完成
做好敷料、器械、标本等清点核对,并做好记录
术后管理
非全身麻醉患者转运至病房,全身麻醉患者先送至手术室监护室进行严密监护,待苏醒后护送至病房
病房备好麻醉床,根据患者情况床边备吸引器、氧气、监护仪等
正确地搬运患者,保持正确体位,妥善安置各类导管
病房护士与手术室护送人员做好交接,并认真做好交接记录
做好病情观察及记录;落实各项护理措施;做好术后宣教及康复指导

围术期患者术后支持服务制度与程序

围术期患者术后是指患者手术后从手术室转运回病房并在护士的指导下康复出院的过程。

一、转运交接服务支持

患者术后从手术室转运回病房需和病房护士交接填写转运交接记录单和手术交接核查表。

1. 患者回病房后，由病区护士和手术室护士共同核对巡回护士填写的内容，并签名。

2. 病房护士在与手术室护士评估病人后，正确填写意识、生命体征、皮肤及置管等情况并签名。

3. 严格按照“患者转运交接记录单”和“手术患者交接核查表”认真填写以下内容。交接内容包括：意识、生命体征、皮肤及置管情况、药物及物品，包括腕带、腹带、影像资料等。

4. 将交接情况和评估情况及时记录在一般护理记录单和危重护理记录单上。

二、常规护理服务

1. 严密观察病情，遵医嘱做好血压、体温、脉搏、呼吸等生命体征的观察和记录，异常情况及时汇报医生，每小时至少巡视一次。

2. 正确、及时执行医嘱，落实各项治疗护理措施。

3. 按各专科护理要求做好各种导管、引流管的护理，保持管道通畅，无扭曲、受压，每班观察色、质、量，并做好记录，定时观察引流液，并按医嘱要求做好标本留置与送检。

4. 按照分级护理要求加强基础护理，预防护理并发症。

(1) 保持床单位清洁平整，每日更换一次，有污染、潮湿者及时更换。

(2) 做好皮肤护理，每日床上擦身一次，每日更换衣裤一次，协助术后及昏迷患者每2～4小时翻身一次；压疮护理每日1～2次，并做好记录。

(3) 禁食、昏迷者口腔护理每日2次，其他患者协助刷牙、漱口。管饲患者按医嘱定时灌注饮食，每日做口腔护理2次。

(4) 留置导尿患者每日会阴护理2次。鼻导管吸氧者每日鼻腔清洗一次。气管插管或切开的病人，定时湿化、吸痰，切开者每日更换切口敷料1～2次，如有污染及时更换。

(5) 保持个人清洁，每日梳头发1～2次，视病情至少每周一次床上洗头或酒精擦洗。

三、健康教育服务

1. 生命监测支持

病人回房后，严密监测心率、血压、肺动脉压等，监测中心静脉压及每小时尿量。定时肝素冲管并保持每小时尿量在 50 mL 以上。根据血压、肺动脉压、中心静脉压、尿量维持补液。置病人于平卧位、吸氧，观察神志是否清醒，情绪有无变化，睡眠质量是否改变等精神症状。观察瞳孔变化，对呼唤有无反应以及四肢感觉与活动状况等。

2. 营养支持

围术期给予营养支持有助于纠正负氮平衡、改善细胞免疫功能和全身营养情况、减少体重丢失、缩短住院时间。此外还能促进胃肠功能恢复，激活胃肠道神经分泌，促进黏膜生长，有利于伤口恢复。在肠蠕动未恢复前禁食，给予静脉补液治疗，肠功能恢复后遵医嘱给予流质或半流饮食。

3. 安全服务支持

(1) 术后评估病人意识情况和生活自理情况，给予安全护理措施，协助生活护理。

(2) 下床请穿防滑拖鞋。

(3) 请在夜间睡觉的时候架上床栏。需要下床时先通知护士，切勿翻越床栏。

(4) 请保持病房内的清洁，走道宽敞，物品放在柜内，防止摔倒。

(5) 当深静脉的缝针、贴膜及胶布受潮、松脱时及时告知护士，及时更换。

(6) 烦躁不安、躁动及意识障碍者，应酌情使用约束带，或根据医嘱使用镇静药。使用时护士应做好安全宣教，严禁陪护者擅自解开约束。

(7) 当患者需要任何帮助或无陪护时，请立即按床头呼叫铃呼叫护士。

(8) 当患者需要下床时，请先坐在床边 10 分钟，再由家属或医务人员扶您下床。

(9) 若发现地面有积水，请告诉工作人员，并绕道行走，以防摔倒。

(10) 因病情需要患者术后需进行特殊检查，为患者提供安全服务支持。帮助患者预约登记、转运术后病人进行各项检查。

4. 康复支持

术后早期进行康复锻炼，不但能使患者患肢早日康复，而且能减轻患者身心痛苦，增强生活信心。术后第一天，取半卧位，在他人的帮助下抬高四肢，活动关节，有助于呼吸。术后第 2～3 天，在床上做自主活动，有利于胃肠蠕动，防止并发症发生。术后第 3～5 天，待胃管拔除后，可坐在床边，双下肢下垂。术后第 5～7 天，可以尝试独立行走。以上术后活动需循序渐进。

5. 心理护理支持

当病人回到病房，护士应及时了解心理状态及需求，给予鼓励和支持，以亲切和蔼的语气进行安慰，向患者说明病情已经稳定，告诉他手术进行得顺利，伤口有些疼痛，以免病人术后过度焦虑和痛苦。允许亲人陪伴，减少孤独感。

6. 社会服务支持

对术后病人进行治疗护理的同时，应给病人提供更多的社会支持，鼓励其采用成熟的心理防御方式，有利于减轻术后病人的心理、生活障碍和社会功能缺陷。因此，护理人员指导术后病人时应引导启发他们如何获得更多的社会支持的技巧，建立良好的人际关系，在遇到困难时及时向家属、朋友、同事求得支持、帮助。对家属的支持予以肯定，告诉他们良好的家庭氛围是病人强大的精神支柱。

四、出院指导服务

1. 饮食方面:出院后 2 个月内以稀饭、面条、馄饨等为主。勿吃油腻、辛辣刺激、烟熏油炸、腌制的食物,禁烟酒,禁糯米食物。建议多吃瓜果蔬菜、煲汤、高蛋白饮食。需少量多餐、细嚼慢咽。禁止暴饮暴食。

2. 伤口管理方面:回家后 2 周内不要淋浴,不要让脏东西、脏水碰到伤口,防止发生感染。如果发现伤口有红、肿、痛及有脓性分泌物等情况,及时到当地医院就诊。回家后腹带需继续绑两周,经常换洗腹带,保持清洁干燥。

3. 出院后要坚持适当的身体锻炼,但不能剧烈活动。出院后 3 个月之内不要提起超过 10 公斤的重物,6 个月之内不要从事重体力劳动。

4. 遵医嘱定期复查,注意随访,如有不适及时来医院就诊。

5. 保持心情开朗,良好的心情对疾病的恢复有好处。

6. 告知专家门诊时间及联系电话。

围术期患者术后支持服务流程图

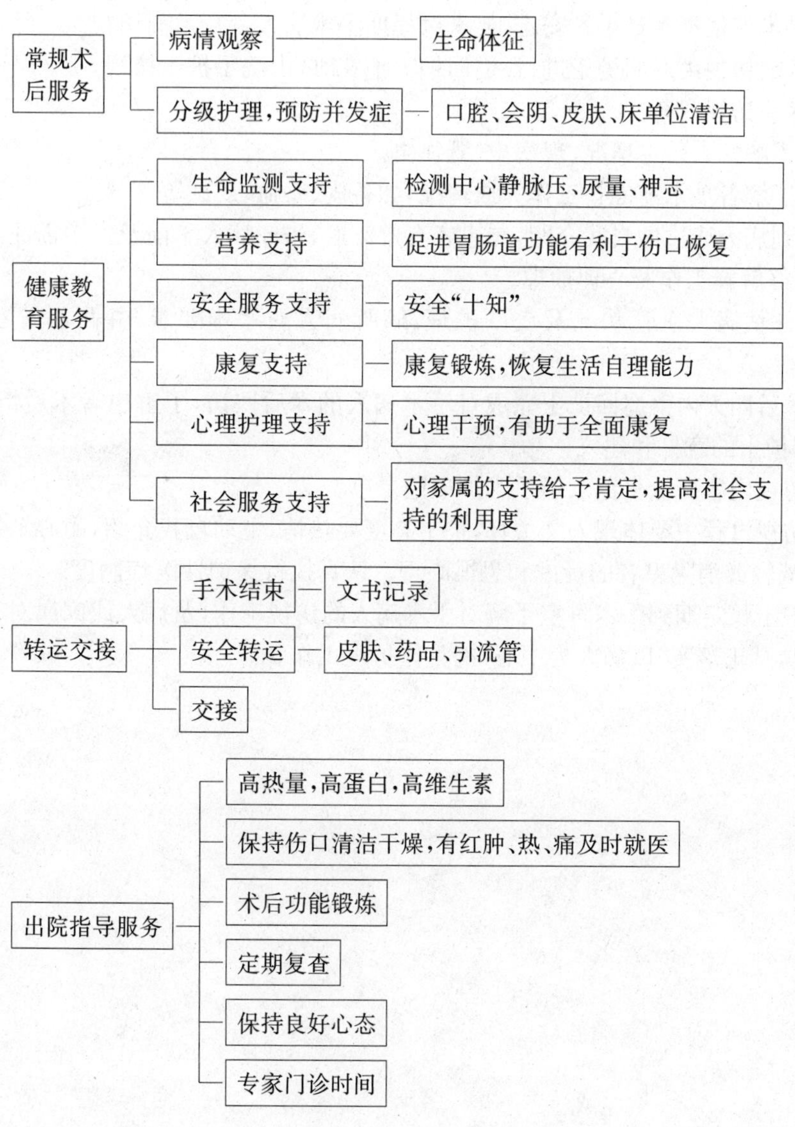

手术室患者访问探视制度

1. 手术室根据次日手术安排，要求对择期手术病人进行术前访视。

2. 术前访视由巡回护士进行，巡回护士不在时，由洗手护士访视。

3. 术前访视内容：

(1) 了解病人基本情况、现病史、既往史。

(2) 了解各项术前准备工作完成情况，如备皮、备血、皮试等。

(3) 到病人床边做自我介绍，与患者有效沟通，告知病人术前及术中需注意事项及配合之处。做好解释工作及心理护理。

(4) 评估病人血管状况及皮肤护理，倾听病人对手术要求，并耐心解答病人提出的问题。

4. 术后四天内由巡回护士完成对手术病人的术后回访，了解患者术后情况，听取患者对手术室护士的意见和建议。

5. 访视内容要认真记录于手术护理记录单。

6. 访视过程中要体现人文关怀，护士态度要热情，主动自我介绍，耐心解答患者提出的问题，以减轻或消除患者的疑虑和恐惧心理。认真执行保护性医疗制度。

7. 护士长定期到手术科室了解对手术病人的访视工作，及病人或家属对手术室工作的满意情况，真正落实“以病人为中心”的整体护理工作。

危重患者护理规范

危重患者管理预案

1. 入院/转入前，护士应了解患者病情、自理能力及配合程度，做好接受患者的准备工作。并及时填写腕带，佩戴腕带。

2. 根据患者病情，遵医嘱入监护室或床旁进行心电监护，做好班班床旁交接。

3. 严密观察患者病情变化，监测意识、生命体征、氧饱和程度等，保持呼吸道通畅及各种导管在位通畅，准确记录 24 小时出入量。

4. 紧急抢救急危重症病人的特殊情况下，对医生下达的口头临时医嘱，护士应向医生完整诵读以获得确认，并经两人核对无误后方可执行，保留所有安瓿，事后医生应及时以书面形式补开临时医嘱，护士准确书写护理记录，并做好抢救后药品补充和物品处理的工作。

5. 及时正确执行医嘱，认真落实各项治疗护理措施。

6. 进行入院护理评估，防压疮、防跌倒、防导管滑脱等高危监控评估，落实相关防范措施。

7. 按要求记录“危重护理记录单”，详细记录病情变化及护理措施。

8. 按分级护理要求做好基础护理和健康教育。

9. 给予患者心理护理，并与患者/家属交流沟通，使之配合治疗。对丧失语言能力但意识清楚患者，如气管切开或气管插管者，护士应使用文字或其他方式与患者进行交流、沟通。

10. 危重患者如需转院、转科、检查、手术等，应严格执行“危重患者入科交接流程”及“危重患者转运交接程序及记录”、“手术患者转运交接程序及记录”。

11. 护士长根据病情做好护理人力配备，确保危重患者的护理质量。

危重患者处理流程图

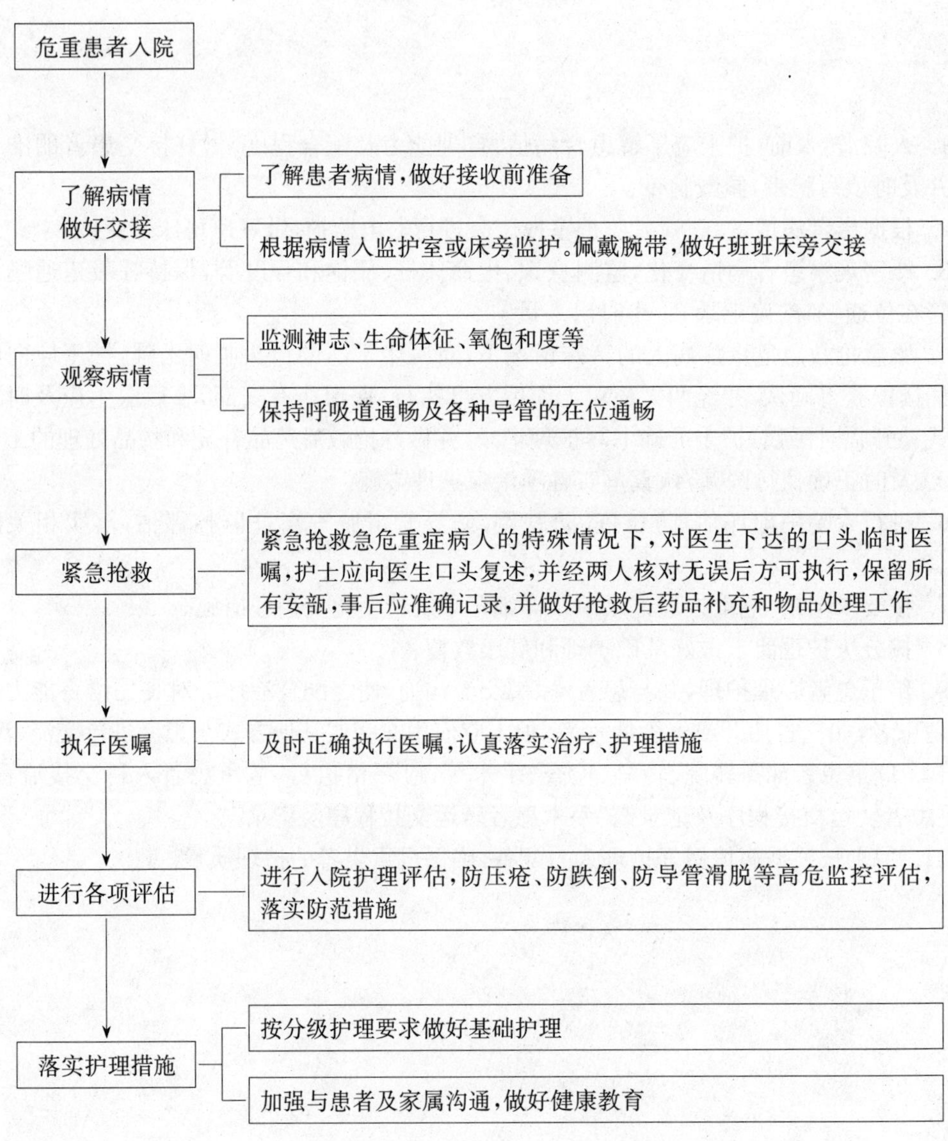
危重患者入院
了解病情
做好交接
了解患者病情，做好接收前准备
根据病情入监护室或床旁监护。佩戴腕带，做好班班床旁交接
观察病情
监测神志、生命体征、氧饱和度等
保持呼吸道通畅及各种导管的在位通畅
紧急抢救
紧急抢救急危重症病人的特殊情况下，对医生下达的口头临时医嘱，护士应向医生口头复述，并经两人核对无误后方可执行，保留所有安瓿，事后应准确记录，并做好抢救后药品补充和物品处理工作
执行医嘱
及时正确执行医嘱，认真落实治疗、护理措施
进行各项评估
进行入院护理评估，防压疮、防跌倒、防导管滑脱等高危监控评估，落实防范措施
落实护理措施
按分级护理要求做好基础护理
加强与患者及家属沟通，做好健康教育

危重患者入科交接流程图

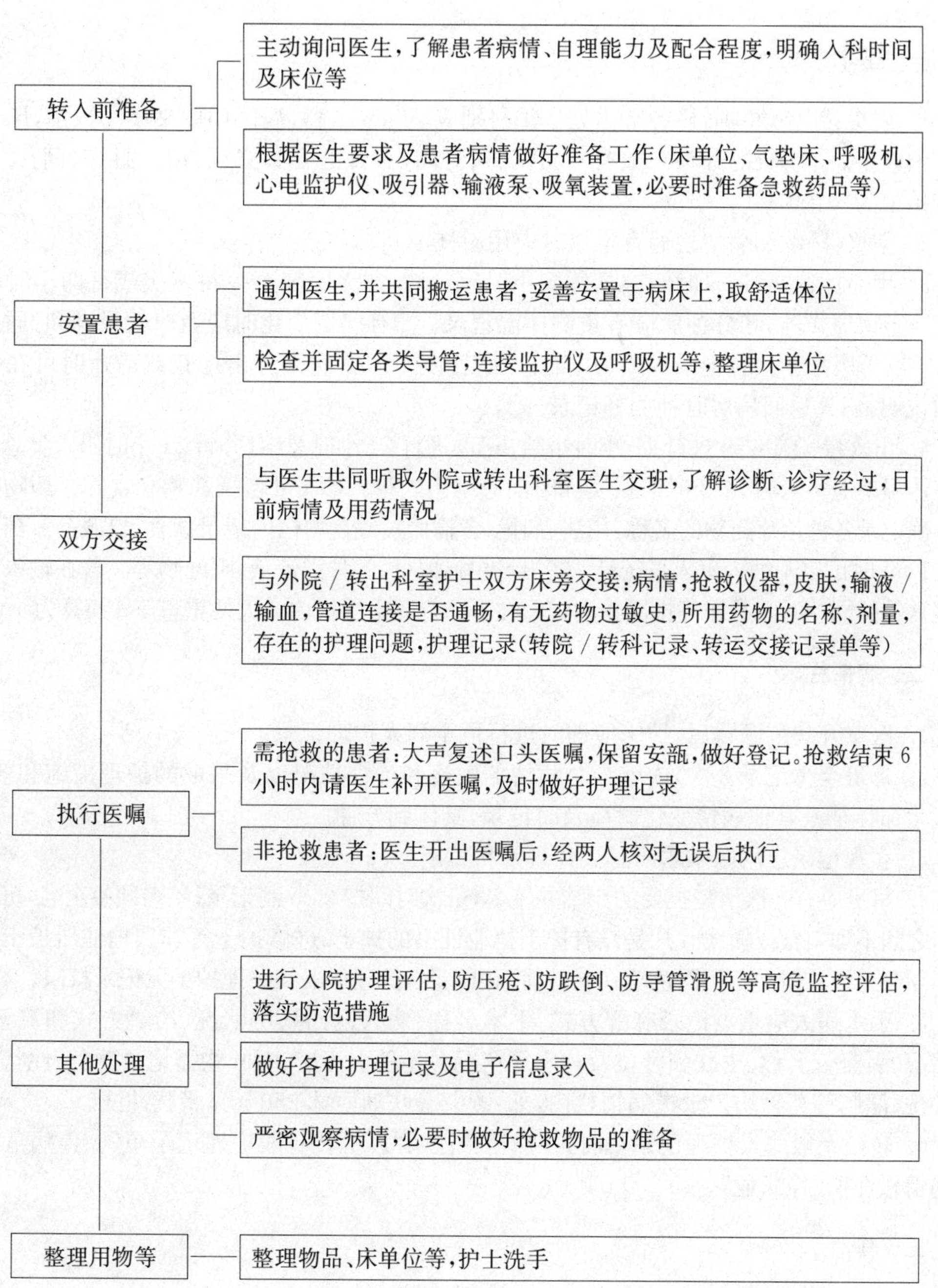
转入前准备
主动询问医生，了解患者病情、自理能力及配合程度，明确入科时间及床位等
根据医生要求及患者病情做好准备工作（床单位、气垫床、呼吸机、心电监护仪、吸引器、输液泵、吸氧装置，必要时准备急救药品等）
安置患者
通知医生，并共同搬运患者，妥善安置于病床上，取舒适体位
检查并固定各类导管，连接监护仪及呼吸机等，整理床单位
双方交接
与医生共同听取外院或转出科室医生交班，了解诊断、诊疗经过，目前病情及用药情况
与外院/转出科室护士双方床旁交接：病情，抢救仪器，皮肤，输液/输血，管道连接是否通畅，有无药物过敏史，所用药物的名称、剂量，存在的护理问题，护理记录（转院/转科记录、转运交接记录单等）
执行医嘱
需抢救的患者：大声复述口头医嘱，保留安瓿，做好登记。抢救结束6小时内请医生补开医嘱，及时做好护理记录
非抢救患者：医生开出医嘱后，经两人核对无误后执行
其他处理
进行入院护理评估，防压疮、防跌倒、防导管滑脱等高危监控评估，落实防范措施
做好各种护理记录及电子信息录入
严密观察病情，必要时做好抢救物品的准备
整理用物等
整理物品、床单位等，护士洗手

危重护理记录单书写基本要求

一、基本格式

1. 眉栏：完整填写眉栏各空白处。①科别应填写××科，病区用中文小写数字，床号用阿拉伯数字。②每页的开头必须有年、月、日、时间；每日的开头必须有月、日、时间；24：00整开始记为“0：00”。

2. 空格：药物和病情栏遇有空格时应用斜杠填满。

3. 生命体征：①记录时间应具体到小时、分钟。如无医嘱至少每班次或每四小时记录一次。②物理降温30分钟后应有重测体温记录。③有病情变化时应及时记录，同时通知医生。④给予医疗干预时记录方式为“自主/医疗干预”。⑤病人外出检查或治疗时可在病情栏内说明，病人返回病房时补测补记录。

4. 出入量：①18：59进行12小时小结，6：59进行24小时总结，并将24小时出入量总结记录在体温单上。未满24小时的按实际时间总结出入量。②入量包括药物和食物。药物栏内应准确记录各种治疗药物的名称、用法、剂量(含输血)等；食物栏内记录饮食、口服药。药物液量<1 mL时可以不纳入出入量统计。③出量包括尿量、各种引流液、呕吐物等。若在输入液体或进食等的同一时间有尿等排泄物则记录在下一行的出量栏内。大便重量1 g换算为1 mL。

二、病情栏

1. 医生开病危医嘱后，护士应即时进行危重病人护理记录。

2. 每班至少记录2次，内容为对病情的观察和治疗情况以及采取的护理措施和效果。病人生命体征及其他病情变化时应及时记录，具体到分钟。

3. 客观记录应用医学术语且要体现专科特点。

4. 每班应有一次清楚扼要的小结并签名，班次时间按24 h制记录；签名须签全名，班次与签名之间不加斜杠或横线。凡是没有护士执业证书的护士、进修护士等非属地注册护士签名后必须有上级注册护士用同色笔在斜杠前面再签名，护理秘书及助理护士无记录权限。

5. 手术病人应重点记录麻醉方式、手术名称、病人返回病房状况、给氧方式和流量、伤口情况、引流管名称、皮肤和卧位及神志等情况。各种引流液、呕吐物需记录颜色、性状。膀胱冲洗、灌肠等药物均记录在病情栏内，如：0.02%呋喃西林250 mL膀胱冲洗。

6. 转记一般病人护理记录单时，在病情栏注明“以下转一般护理记录单”。停病危医嘱在病情栏注明“停病危”。

三、其他

用钢笔或中性笔记录，7：00～18：59，眉栏用蓝黑色笔，19：00～6：59用红色笔。

危重护理记录单质量检查标准

考核日期及时间：　　　　　　　　　　　　考核人：

项目	分值	基本要求	缺陷内容	扣分	床号					
眉栏	10分	① 科别应填写××科，病区用中文小写数字，床号用阿拉伯数字 ② 7:00～18:59 和眉栏用蓝黑色，19:00～6:59用红色 ③ 每页的开头必须有年、月、日、时间；每日的开头必须有月、日、时间；24:00 整开始记为“0:00”	① 缺项、错项 ② 不整洁、涂改、刀刮、胶粘、污渍、涂黑 ③ 用笔颜色错误	0.5分/处						
生命体征	25分	① 记录时间应具体到小时、分钟。如无医嘱至少每班次或每四小时记录一次 ② 物理降温 30 分钟后应有重测体温记录 ③ 有病情变化时应及时记录，同时通知医生 ④ 给予医疗干预时记录方式为“自主/医疗干预” ⑤ 病人外出检查或治疗时可在病情栏内说明，病人返回病房时补测补记录	① 未按时间记录 ② 病情变化未及时记录，缺处理结果 ③ 记录方式有错	1分/处						
出入量	25分	① 18:59 进行 12 小时小结，6:59 进行 24 小时总结，并将 24 小时出入量总结记录在体温单上。未满 24 小时的按实际时间总结出入量 ② 入量包括药物和食物。药物栏内应准确记录各种治疗药物的名称、用法、剂量(含输血)等；食物栏内记录饮食、口服药。药物液量＜1 mL 时可以不纳入出入量统计 ③ 出量包括尿量、各种引流液、呕吐物等。除记量外还需将颜色、性状记录于病情栏内。若在输入液体或进食等的同一时间有尿等排泄物则记录在下一行的出量栏内。大便重量 1 g 换算为 1 mL	① 缺小结、总结 ② 出入量(名称、剂量、方法、位置)有错项、漏项 ③ 计算错误 ④ 各种引流管的引流量、性质及管道是否通畅等缺记录	1分/处						
病情栏	30分	① 每班至少记录 2 次，内容为对病情的观察和治疗情况以及采取的护理措施和效果 ② 手术病人还应重点记录麻醉方式、手术名称、病人返回病房状况(如意识)、给氧方式和流量、伤口情况、引流管名称、皮肤和卧位及意识(如烦躁)等情况 ③ 病人生命体征及其他病情变化时应及时记录，具体到分钟	① 记录不及时、不正确 ② 护理措施与实际不符或未按要求实施，无护理效果描述 ③ 缺手术病人麻醉方式、手术名称、返回状况等	1.5分/处						

（续表）

项目	分值	基本要求	缺陷内容	扣分	床号					
病情栏	30分	④ 每班应有一次清楚扼要的小结并签名，班次时间按 24 h 制记录，如：8～15、15～18等，签名须签全名，班次与签名之间不加斜杠或横线。凡是没有护士执业证书的护士、进修护士等非属地注册护士签名后必须有上级注册护士用同色笔在斜杠前面再签名，护理秘书及助理护士无记录权限 ⑤ 停病危医嘱时在病情栏内记录“停病危”	④ 客观记录未用医学术语，未体现专科特点 ⑤ 签名及时间不符合要求或字迹潦草	1.5分/处						
其他	10分	① 医生开病危医嘱后，护士应及时进行危重病人护理记录 ② 药物和病情栏遇有空格时应用斜杠填满。 ③ 转记一般病人的护理记录时，在病情栏内注明“以下转一般护理记录单”	② 有病危医嘱但无危重护理记录 ② 空格未用斜线填满 ③ 书写格式有错	第1项 10分/人 第2、3项 1分/处						
得分										
责任人										

危重病人的卫生状况要求

由于疾病的原因，病人自我照顾能力降低，往往无法满足自身清洁的需要。机体卫生不洁，对病人生理和心理方面都会产生不良影响。因此，护理人员应及时评估病人的清洁状况和心理需求，做好生活护理，保持病人的清洁与舒适，预防感染等并发症的发生。

为使病人在住院期间身心处于最佳状态，做好病人的清洁卫生工作是护士的重要职责。病人的清洁卫生包括口腔护理、头发护理、皮肤护理及会阴护理等。护士应了解病人的一些卫生习惯，并尽量促进病人养成良好的卫生习惯，满足病人的健康需求。请各病区认真按照本科制定的“基础护理细则”，认真做好病人的清洁卫生工作。

1. 口腔护理要求

(1) 口腔护理至少 2 次/日，人工气道病人 4～6 h 一次病人口唇润泽，感到清洁、舒适，无刺激，无异味

(2) 口腔内无因护士操作不当引起的感染、溃疡、牙龈出血等情况

(3) 病人及家属获得口腔卫生方面的知识和技能

2. 头发护理要求：头发外观整洁，无异味、无血迹等，感觉清洁、舒适、短，符合病情及治疗需要

3. 皮肤护理要求：皮肤干燥，清洁舒适，无护理不当引起的压疮

4. 会阴、肛周护理要求：会阴部清洁、干燥、无异味、无破溃，感觉舒适

5. 指(趾)甲护理要求：指(趾)甲短平，无污垢，感觉舒适

6. 胡须：胡须短、清洁

7. 床单位：床单位清洁、干燥、平整，按时更换

8. 病员服：清洁、干燥、按时更换

危重病人卫生状况质量检查表

考核人：________ 考核日期及时间：________

内容			病区				病区			
			床	床	床	床	床	床	床	床
床单位(10分)	床单位平整、干燥	5								
	床单、被套无血、碘伏等污渍	5								
着病员服(10分)	未着病员服	6								
	病员服干燥、无污渍	4								
头发(10分)	长短合适，清洁，无异味	6								
	住院一周者，洗头一次，有记录	4								
胡须(10分)	胡须短	10								
口腔(10分)	口腔无异味	2								
	口腔清洁	4								
	口腔护理次数合适	2								
	口唇湿润	2								
皮肤(10分)	全身皮肤清洁，无胶布印迹	10								
指(趾)甲(10分)	长短合适	5								
	无污迹	3								
	宣教及时有效	2								
会阴(5分)	会阴部清洁	3								
	无异味	1								
	会阴护理次数符合要求	1								
肛周(5分)	肛周清洁、干燥	3								
	无异味	2								
满意度(10分)	病人及家属对其卫生状况是否满意	10								
理论(10分)	理论知识提问1题	10								
得分										

注：随机抽查4名一级护理以上的病人，总分为4名病人，分数相加除以4；一级护理病人不满4名的，查二级护理；一级护理病人不足2名的科室，以90分的基础分算。

会阴护理规范操作流程

会阴护理对预防疾病和并发症的发生有着极其重要的作用，护理人员有职责：对患者进行宣传教育，养成每日清洁的卫生习惯。准确评估患者会阴卫生状况及自我照护能力，及时给予指导帮助或实施规范的会阴护理操作。

【目的】

保持患者会阴及肛门清洁，（促进会阴伤口愈合，）防止泌尿、生殖系统的逆行感染。

【护理措施流程】

1. 评估

（1）对患者掌握卫生知识程度评估。

（2）对患者自我护理能力的评估。

（3）对患者会阴卫生程度评估。

（4）对患者会阴伤口状况评估。

2. 宣教

（1）对具有自护能力的患者和家属，给予讲解保持会阴清洁的必要性，并提供帮助，如清洁用具、热水等。

（2）对神志清楚但无自理能力的患者，必须注意交流方式，尊重患者自尊和保护隐私，取得配合。

3. 准备

（1）患者准备：排空膀胱，可酌情抬高头部和保暖；注意屏风遮挡。

（2）用物准备：一次性中单一块；无菌治疗巾一块；无菌镊二把；无菌弯盘一个，根据会阴清洁程度，内置生理盐水棉球和0.5％碘伏棉球适量；无菌纱布一块，无菌手套一副。

4. 操作

（1）携用物至患者床旁，核对、安慰解释宣教用屏风或隔帘遮挡。

（2）操作者站在患者右侧，脱对侧裤腿，用薄被保暖遮盖。

（3）患者两腿屈膝自然外展分开，依次将一次性中单、无菌治疗巾垫于臀下，弯盘置两腿之间，治疗巾之上。

（4）戴手套，用第一把镊子取生理盐水棉球，以尿道口为中心，由外向内，由上到下（女性患者擦洗顺序是外阴周围皮肤、阴阜、前庭、大小阴唇、尿道口；男性患者是外阴周围皮肤、阴囊、阴茎），最后是肛周、肛门，目的是初步拭净会阴部分泌物或血迹。用第二把镊子取碘伏棉球由内到外消毒一次。

（5）用第二把镊子取无菌纱布拭干会阴部。

（6）询问安慰清醒患者，评价效果。

（7）撤去用物，帮助患者整理衣裤、保暖，并整理床单位清洁、整齐、干爽。

【备注】

(1) 男性患者包皮过长者应注意清除包皮垢。

(2) 长期留置导尿管，每天要消毒尿道口二次以上，保持会阴部无异味，清洁干爽，皮肤黏膜完整，防止感染；密闭式冲洗膀胱 1～2 次，防止引流不畅。

会阴护理质量检查表

检查者：　　　　　　　检查日期：

病区	床号	检查内容									得分	备注
		评估记录准确（5分）	会阴及肛周清洁干爽（20分）	会阴及肛周无异味（20分）	会阴及肛周皮肤完整（20分）	护理次数与措施单记录一致（10分）	留置导尿管在位通畅固定无污迹（5分）	大便失禁（5分）	无护理原因的并发症（10分）	患者及家属对会阴护理满意（5分）		

注：每单元随机检查2～3位昏迷、大手术后、生活不能自理或留置导尿的病人，无导尿、大便失禁此两项不得分。得分为基础分90分。

危重病人“九知道”检查要求

为进一步提高环节质量，强调当班护士熟悉危重病人的情况，护理部要求对全院临床护士“九知道”进行强化检查，每个护理单元随机抽查 4 名病危或病重病人，满分为 100 分，每名病人 25 分。如检查满 4 名病人，总分为 4 名病人的分数相加；如 3 名病人，以 3 名病人的计分相加再乘以 4/3；如 2 名病人，以 2 名病人的计分相加再乘以 2；如只有 1 名病人即以 1 名病人的分数乘以 4。

【基本要求】

1. 了解危重病人的姓名
2. 了解危重病人的年龄
3. 了解危重病人主要诊断
4. 了解病人入院病情和近 2 天内的病情变化情况
5. 熟悉病人的主要治疗和特殊治疗
6. 了解病人的特殊检查结果和病人的异常化验结果及二便情况
7. 熟悉病人主要护理诊断和护理措施
8. 了解病人的饮食状况和饮食类型
9. 了解病人的睡眠状况及心理状态

“九知道”考核表

检查者________　检查时间________

科室	床号	了解病房危重病人的姓名(2分)	了解危重病人年龄(相差±10岁)(1分)	了解危重病人的主要诊断(2分)	了解入院时病情和近日内病情变化(4分)	了解特殊检查结果和异常化验结果(包括二便)(4分)	了解主要护理诊断和护理措施(4分)	了解主要治疗和特殊治疗(4分)	了解饮食状况，熟悉饮食类型(2分)	了解病人的心理状态经常与病人交流(2分)	管床护士	小计	总分

说明：重点检查病危和病重病人，每名病人 25 分，如检查满 4 名病人，总分为 4 名病人的分数相加；如 3 名病人，以 3 名病人的计分相加乘以 4/3；如 2 名病人，以 2 名病人的计分相加乘以 2；如只有 1 名病人即以 1 名病人的分数乘以 4。

重病人引流管护理规范

导管包括胃肠减压管、导尿管、腹腔引流管、胸腔引流管、膀胱造口管、T 管、腹腔双套管、胃肠造口管等各种引流管。

【护理要求】

1. 导管固定牢固，美观，引流通畅。引流袋悬挂于低于引流口 50～60 cm 处，引流管需高于引流袋，并有标识。
2. 导管名称标识清楚。
3. 导管周围皮肤清洁，无胶布痕迹。
4. 护士定时检查导管是否引流通畅、无扭曲。
5. 引流袋(瓶)及时倾倒，引流液不得超过容器的 2/3。
6. 引流液的量、颜色、性状有记录。
7. 护士能说出引流管的作用及护理要点。
8. 患者了解引流管的作用及配合注意事项。
9. 导管周围皮肤需保持清洁，敷料及时更换。
10. 更换引流袋需无菌操作，消毒连接口。
11. 负压引流袋需保证有效负压，腹腔双套管保持有效负压。
12. 床单位清洁、干燥潮湿及时更换。
13. 记录危重护理记录单的需交接引流液的颜色和性状。
14. 引流液颜色、性状和量异常及时通知医生。

重病人引流管护理质量检查表

检查者：　　　　　　检查日期：

护理单元	床号	检查内容											得分	备注
		固定稳妥（10分）	引流管通畅无扭曲（10分）	敷料干燥清洁（10分）	周围皮肤清洁（10分）	引流液倾倒及时（10分）	操作符合无菌要求（10分）	引流袋更换及时（10分）	记录符合要求（10分）	引流液性状的观察（10分）	健康教育（5分）	标识清楚（5分）		

注：每单元随机检查四位导管病人。

住院病人健康教育要求

1. 入院教育:应在入院 2 小时内完成,并将评估重点和教育效果进行交班。

(1) 病人对本病区熟悉情况,了解病人第几次入院。

(2) 评估病人的身体状况、心理状况、文化程度。

(3) 酌情向病人及亲属介绍医院病区环境,负责的医护人员,病区生活设施使用方法及规定,住院规章制度,作息、开饭诊疗时间,标本留验方法及放置地点等,评价教育效果并记录。

(4) 记录方法:在护士宣教时长栏中写上宣教时长并签护士全名,在效果评价栏中,护士或组长根据教育效果在相应的"≥5%"、"≥80%"空格中以"√"形式记录。

(5) 更换责任护士应重点交评估情况及教育效果。

2. 住院教育:应在住院不同阶段根据病人的病情、治疗、检查、用药反应、护理特点和健康问题的需求,分期制订符合个体的教育计划并利用生活护理、观察病情、护理操作、术前准备、巡视病房等各种时机,适时对病人进行观念更新、知识灌输和行为指导。

(1) 根据入院教育评估的交班,酌情评估病人的疾病相关知识、学习需求、社会背景等。

(2) 结合病人学习需求以及病情、治疗、护理需求,激发病人学习愿望,帮助病人分析、确定各期健康教育内容。重点:疾病相关知识,正确用药及注意事项,特殊检查治疗的注意事项,深呼吸、咳嗽、排痰训练,饮食及营养指导,记尿量指导,卧位指导,氧疗指导;术前重点(术前 24 小时必须完成):床上排泄训练,术前准备及意义,导管放置位置、作用 及自护方法,疼痛处理方法,麻醉方式及配合,术后监护室环境等;术后重点(在病人术后恢复期进行):与手术相关的适应行为,预防术后并发症的行为训练,术后活动、康复技巧及意义。

(3) 各期健康教育后进行评价并及时记录。效果不理想时分析原因,修改计划后重新进行。

(4) 更换责任护士时应交接教育内容及教育效果。

3. 出院教育:应在出院前三天进行,慢性疾病病人出院教育在住院期间即可进行。

(1) 评估病人住院教育掌握情况。

(2) 结合病人疾病和康复的相关知识掌握情况及身体恢复状况,帮助病人及家属分析、确定出院教育内容。重点:休息、营养、伤口护理、药物指导,功能锻炼与自护训练,复诊时间、所需资料、途径及咨询方法,出院手续及途径等。

(3) 评价效果并及时记录。

(4) 有条件发放出院指导手册或光盘。

4. 注意:病人处于下列情况时暂不进行健康教育,通过适当方法缓解或消除后缓期进行。

(1) 有疼痛、恶心呕吐、发烧等不适。

(2) 睡眠不充足，精神状态欠佳。
(3) 有定向力障碍。
(4) 有焦虑、恐惧、愤怒、不信任等不良心理状态。
(5) 表露出不愿意接受学习时。
(6) 急诊入院或病情危重不能接受教育指导时。

住院病人健康教育检查表

考核人：__________　考核日期及时间：__________

内容			病区				病区			
			床	床	床	床	床	床	床	床
入院教育（20分）	医院环境、医务人员	4								
	病区生活设施使用方法及规定	4								
	规章制度（陪护、着病员服、请销假、安全）	4								
	作息、开饭、诊疗时间	4								
	标本留验方法、放置地点	4								
住院教育（60分）	疾病相关知识	5								
	术前准备及意义	4								
	特殊检查、治疗注意事项	4								
	深呼吸、咳嗽、排痰训练	5								
	床上排泄训练	4								
	疼痛处理方法	4								
	导管放置位置、作用、时间及自护方法	5								
	麻醉方法及配合	4								
	特殊用药注意事项	4								
	饮食与营养指导	5								
	卧位及其意义	4								
	术后活动、康复技巧	4								
	记尿量意义及方法	4								
	氧疗指导	4								
出院教育（20分）	休息、营养、药物指导	4								
	功能锻炼与自护训练	4								
	复诊时间、所需资料、途径及咨询方法	4								
	出院手续及途径	4								
得分										

协助重病人就餐检查规范

【评分标准】

协助重病人就餐检查表，总分 100 分，无一级护理病人的病区改查二级护理病人，其他特殊原因的科室给予基础分。

【检查时间】

8 月 9 日～8 月 12 日

【检查内容】

(1) 病人饮食有宣教。

(2) 病人餐前有洗手。

(3) 营养科配膳员在病区的开饭前有洗手。

(4) 护士协助开饭，巡视危重病人饮食情况。

(5) 开饭维持良好的秩序。

【前期准备】

提前通知各科室考核内容及时间，第 1 周各科室进行自查，第 2 周下科室检查。

【要求】

(1) 希望各病区认真组织安排协助重病人就餐。

(2) 病区落实协助重病人就餐的工作、巡视和关心病人，尤其是在病人外出诊疗时能把饭菜留好，充分体现护理服务的人性化。

(3) 开饭的护理员及时通知病区护士，做好准备工作。

(4) 督促和协助餐前洗手，增强病人的卫生意识。

(5) 有条件的科室可提供餐厅餐桌等，各病区视具体情况而定，形式可多样化。

(6) 病区需提供微波炉方便病人热饭菜。

协助重病人就餐检查表

考核人：＿＿＿＿＿＿＿　考核日期及时间：＿＿＿＿＿＿＿

病区	床号	检查内容									得分
		饮食宣教（10分）	配膳员戴口罩（10分）	配膳员洗手和汤勺（10分）	病人餐前有洗手（10分）	护士参与开饭（10分）	护士巡视协助就餐（10分）	病人诊疗时留饭菜（10分）	开饭秩序良好（20分）	开饭后环境整洁（10分）	

注：每单元随机检查2位病人。

人工气道护理规范

【护理用品】

气护盘或吸痰盘内各有：①无菌吸痰管数根；②无菌镊两把；③生理盐水或灭菌注射用水，吸气管与吸口鼻液罐分开（放置时近病人侧为吸口鼻罐，远离病人侧为吸气管罐）；④消毒纱布若干块；⑤5 mL 注射器；⑥吸痰用湿化液；⑦有条件者备带套管之管芯及同号消毒套管一副；⑧吸引器。

【操作方法】

1. 气管插管后及气管切开术后应妥善固定，气管插管者应有深度标志，外露长度应每8 h测量 1 次并严格交班，以防插管滑入支气管内，造成单侧肺通气或者插管脱出。气管切开固定带以能插入一小指为宜。

2. 对神志清楚患者讲明插管的意义及配合事项，防止患者自行拔管。对躁动患者可给予镇静或约束。

3. 熟练掌握气道冲洗吸引法。

(1) 吸引前吸入纯氧 1～2 min。

(2) 目前不主张吸痰前向气道滴入湿化液。但痰液过于黏稠，且病人呛咳能力正常的，可用灭菌注射用水、0.45％的氯化钠溶液或 2％碳酸氢钠等药物，在吸气时注入气管，2～5 mL/次，禁带针头注入冲洗液，然后连接呼吸机通气 1～2 min，使药液进入气管深部有利于稀化痰液和排出。

(3) 用无菌镊(或戴灭菌手套)将一次性无菌导管置入气道，连接负压吸引器，调节负压至 10.64～15.96 kPa，吸引顺序从下呼吸道始逐渐向上，边旋转边逐渐上提，避免刺激隆突。应避免同一根导管再进入下呼吸道吸引。一般吸引时间不超过每次 10～15 s。

(4) 吸痰后，继续加大给氧或给纯氧 3～5 min。按需吸痰，每 30 min～2 h 冲洗、吸引 1 次，以使气道湿化即痰液稀释。

(5) 湿化器或雾化器常与呼吸机配合使用，雾化微粒为 2～4 μm，湿化温度为 37 ℃，24 h 湿化耗水量不少于 250 mL。

(6) 吸痰中严密观察病人面色和脉氧的变化。

(7) 吸痰管长度应选择比气管套管长 4～5 cm，而以深入气管导管下方 1～2 cm 为宜。吸痰管应选择外径小于气管插管内径的 1/2，吸引时当氧气被吸出的同时，使空气进入两肺，以免持续负压引起肺不张。

(8) 在吸痰过程中，负压应限于 10.64～15.96 kPa，较高的负压会加重肺不张、低氧血症和创伤的危险；在气管吸引前、中、后采用高氧合，以预防吸引后持续的 PaO_2 下降。

4. 临床中可采用三步排痰法：

一吸入：即通过雾化吸入、气管滴药，溶解、稀释干稠痰液，使痰液变稀薄易于吸出；

二拍背：吸入药物后协助患者翻身、叩击背部，使附着于肺泡周围、支气管壁的痰液松动、脱落，易于吸出；

三吸痰：由于危重患者咳嗽无力或咳嗽反射消失不能有效排痰，应给予吸痰。

5. 吸痰管均为一次性使用，用后按照医疗垃圾处理流程处理。

6. 呼吸机各种管道使用前应消毒(1∶100 的 84 消毒液)。每日更换消毒湿化罐、湿化液 1 次，每周消毒呼吸机管道 1～2 次，最好送消毒供应科用环氧乙烷等高水平消毒。

7. 定期留痰及留取伤口分泌物作培养及药敏试验，观察感染情况及治疗效果。

8. 口腔护理每 4～6 h 一次，气切护理每日 2 次(早晚)。

9. 保持病室空气流通，每日用 1∶100 的 84 消毒液拖地 2 次，保持室内温度 22～26 ℃，湿度 60%～70%，提高空气湿化效果。

【注意事项】

1. 气管插管或气管套管之气囊充气以使气道密闭而不漏气的最小漏气技术，目前气囊为低压高容气囊，充气量为 5～10 毫升，气囊内压为 25～30 cm H_2O，充气容量不宜过高，以免造成黏膜压迫缺血或气囊破裂。

2. 新切的气管 48 小时内，套管系带打死结，松紧度以带子与颈部间可放入半个手指为宜，48 小时后，调节松紧度以带子与颈部间可放入一小手指为宜。

3. 呼吸机连接管道均应在使用前、后进行消毒。

4. 医护人员必须严格执行无菌操作技术。特别注意操作前洗手，吸痰管切忌口腔、气管导管混用以防感染。吸痰用具专人专用，严防交叉感染。

5. 如在气道冲洗吸引期间，患者出现明显的缺氧、低血压、心律失常等，应暂时停止吸引并加大氧浓度吸入。呼吸机表面每日用 75%酒精擦拭，通风过滤网每日清洗。

6. 消毒治疗盘及内备各种物品，每日更换消毒 1 次。

【气管切开脱机病人护理要求】

1. 套管口接气切人工鼻吸氧，或气切面罩吸氧有条件者使用加温湿化氧疗装置。吸氧导管固定牢固。

2. 随时吸引分泌物，观察套管是否通畅，注意分泌物性质，若分泌物黏稠，可加强套管内滴入药物或经套管雾化吸入以稀释痰液，若气管内有干痂时应及时取出内管，清洗并消毒后，重新放入。

3. 清洗消毒内管，每日 2 次。分泌物稠厚又多时，可随时更换刷洗，取下内管后应用清水及毛刷将其内的痰液刷洗干净，然后煮沸消毒，再放回外管内。

人工气道护理质量检查表

病区______ 检查人______ 检查日期______

	气道护理标准	分值 100分	床号			备注
导管局部情况	气管插管固定牢固美观，插入深度有标记，口腔清洁	4				
	气切处敷料清洁干燥，无痰渍、血渍	4				
	气切导管固定带松紧度仅可插入一指	3				
	人工气道湿化方法合理有效，套管口外观清洁	5				
	转接管清洁无异味	5				
	床旁备气护盘(吸痰盘)、湿化液	3				
物品准备	湿化液使用按医嘱进行	2				
	床旁备吸引器，吸引器性能良好、负压大小合适，吸引器清洁，接水瓶内液体不超过1/3	7				
	吸引管接头持续浸泡于1∶100的84消毒液中	4				
吸痰要求	吸痰动作规范，符合无菌操作原则，吸痰及时	10				
	吸痰导管粗细、长度、软硬度适宜，了解痰液性质	3				
	掌握吸痰指征，吸痰有记录，无家属、陪护吸痰	7				
	吸痰管使用后处理符合要求	4				
感染管理	气护盘、湿化液24 h更换，吸口鼻液有明显标记	4				
	接呼吸机者、呼吸机管路消毒每周1～2次	6				
	冷凝水杯内水量不超过1/2，冷凝杯在管路低位	3				
	呼吸机管路内无积水，冷凝水处理方法正确	3				
	湿化器内湿化液量在标志线位置	3				
呼吸机使用	了解呼吸机常用参数及意义	6				
	会处理呼吸机常见报警	6				
	经气切或插管吸氧者吸氧管固定牢固、美观	4				
	气切脱机者气切导管接人工鼻或气切面罩	4				
总分						

注：每单元随机检查3位人工气道的患者，总分为：3位病人的总分相加除以3，只有2位病人的病区为2位病人的总分除以2，只有1位病人的就按1位病人的实得分计算。

口腔护理操作流程

口腔卫生对预防疾病及促进病人的康复十分重要，护理人员必须认真地评估和判断病人的口腔卫生状况，及时给予相应的护理措施和必要的卫生指导。

【目的】

1. 保持口腔清洁湿润，预防口腔感染等并发症。

2. 去除口臭、牙垢，增进食欲，保证病人舒适。

3. 观察口腔内的变化，提供病情变化的信息。

【注意事项】

1. 操作前对患者进行讲解说明，尽可能取得患者的同意和合作，不可勉强。

2. 操作时，细心、迅速，尽可能减轻病人的痛苦。

3. 口腔护理前，吸尽气道和口鼻腔分泌物，如有气囊，气囊一定充满气体，以防口水和口腔护理液顺气管插管流入下呼吸道引起呛咳，造成肺部感染。

4. 注意观察患者的口腔状态，不仅只注意口腔清洁的效果，也要注意患者的面色变化。

【操作解释语】

“×××，您好，我是护士×××，我来给您清洁口腔，进行口腔护理，请您配合我好吗？谢谢！”

【口腔护理的步骤】

素质要求｛着装整洁，举止端庄，戴口罩，态度和蔼，密切配合

↓

评　估｛病人病情，口腔卫生状况，有无口腔溃疡等，自理能力、心理及合作程度

↓

用物准备｛弯盘内备纱布3块，倒入适量双氧水或生理盐水（也可根据pH值选择口腔护理液），压舌板1个，手电筒1把，液状石蜡，棉签，治疗巾，吸痰器及吸痰管，必要时备开口器（如需使用棉球，使用止血钳以保证安全）

↓

操作前准备｛观察患者口腔的一般状态，核对，解释，尽可能取得患者的同意和合作，不可勉强。患者头转向一侧，采取适当的体位

↓

口腔护理｛
(1) 口腔卫生的指导
(2) 义齿的清洁与护理
(3) 特殊口腔护理
对于高热、昏迷、禁食、鼻饲、口腔疾患、术后、生活不能自理的病人，护士应给予特殊的口腔护理，一般每日2次。必要时增加到5～6次。
(4) 健康教育、康复训练

↓

操作后护理｛安置患者，整理床单位，观察口腔清洁的效果、状况、面色及全身一般情况

↓

记录

口腔护理质量检查表

检查者：＿＿＿＿＿＿＿　　检查日期：＿＿＿＿＿＿＿

护理单元	床号	检查内容											得分	备注
		口腔评估准确（5分）	阳性体征描述记录准确（5分）	护理次数与医嘱一致（5分）	护理方法与规范一致（10分）	唇滑润无裂口、痂、皮、血迹（5分）	牙齿清洁、无食物残渍（20分）	口腔无异味（20分）	舌苔清洁无黄苔（10分）	人工气道在位、固定带清洁（10分）	无护理原因的口腔并发症（5分）	提问（5分）		

注：每单元随机检查3位高热、昏迷、人工气道、口腔疾患、大手术后、生活不能自理、禁食的病人。

南京军区南京总医院压疮预防和皮肤护理常规

1. 识别“处于压疮发生危险状态”并需要采取预防措施的个体，识别使其处于危险状态的特殊因素。

(1) 使用 Braden 评分表作为压疮发生危险性评估工具。

(2) 所有新入院病人入院 2 小时内需要检查皮肤并评估计分，预测压疮发生危险性。

(3) 全面的危险性评估应该分为：一般健康状况、皮肤评估、移动能力、失禁、营养和疼痛。

(4) 高度危险者(Braden 计分≤12 分)须报告病区护士长并签名，与家属沟通说明危险程度和将要实施的预防计划并签名。对高度危险者需给予减压床垫、制定至少每 2 h 一次的翻身计划、班班交接皮肤完整性和清洁度。

(5) 住院期间病情加重或突变者随时进行预测评分，预计压疮发生的危险性，执行指南要求。

(6) 危重病人每 72 h 复评分，病情稳定的卧床、瘫痪病人每周复评分 1 次。

(7) 压疮危险者标识：≤12 分用深红色五角星标识，13～14 分中度危险用大红色五角星，15～16 分用黄色五角星标识。挂在病人一览表左下角。

2. 保持和改善组织对压力的耐受性，以预防损伤。

(1) 皮肤状况应该每天记录，如果观察到任何变化应该及时记录，检查必须有记录。初始皮肤评估应该按照以下内容记录：

- 应识别骨隆突处(尾骶部、足跟、臀骨、踝部、肘部、枕部)的早期压力损害表现。
- 识别皮肤状况：干裂、发红、浸渍、脆弱、热和肿胀，应该对病人皮肤状况采取措施。

(2) 避免按摩骨突表面，因为如此不能预防压力性损害，还可能加重损害。

(3) 寻找过度潮湿的来源，例如由于失禁、出汗或伤口引流物和排泄物所致。当潮湿无法控制时，应使用预防皮肤损害的辅助措施。

(4) 应尽可能通过正确的转运和翻身技术减少摩擦力和剪切力对皮肤造成的伤害。

(5) 评估后应根据个体情况制订一个恰当的营养支持或营养补充计划，以满足个体需要，和与整体治疗目标相一致。

(6) 当病人的移动能力和功能活动状况改善时，应考虑与整体治疗目标相一致的康复计划，维持活动能力、移动能力水平和移动范围。

(7) 清洗皮肤建议采用弱酸性或中性肥皂或浴液，禁忌机械力损伤皮肤。

(8) 所有措施和结果都应该做好文字记录。

3. 预防外部机械力的副作用：压力、摩擦和剪切力。

(1) 对任何一个处于压疮发生危险状态的个体都应在确保安全的前提下帮助其变换

体位。

(2) 翻身的频度应该与整体治疗目标相一致。

(3) 应完整记录翻身情况,正确的体位和翻身技巧对减小剪切力和摩擦力十分重要。

(4) 正确的体位或减压设施如枕头、泡沫将骨突表面与坚硬的床面或其他表面隔开。

(5) 当给病人变换体位时应采用减少对骨突面影响的方式。

(6) 在转运和变换体位时,应该使用辅助处理设施以减小剪切力。

(7) 在所有的护理环境中,评估为“有压疮发生危险”的个体应有一份书面计划,计划中包括使用压力重新分布的装置(设施)。

(8) 由于坐椅子而处于压疮发生危险的病人应该给予正确的椅子高度,并额外增加减压装置。

(9) 任何急性病和处于压疮发生危险的个体应该避免连续坐位,坐的时间根据个体治疗计划而调整,但一般不超过 2 h,适当时候应鼓励病人尽可能自主翻身。

南京军区南京总医院皮肤护理质量检查表

检查日期：__________ 检查者：__________

检查项目		病区					病区				
		床	床	床	床	床	床	床	床	床	床
皮肤干燥无浸渍	5分										
皮肤清洁无污渍、无异味	5分										
床单、衣裤清洁干燥	5分										
皮肤完整无压红	5分										
无不明原因的破损	10分										
无因转运或体位不当所致的皮肤破损	10分										
按要求进行 Braden 评分	10分										
Braden 评分≤12 分由护士长签名	5分										
Braden 评分≤12 分由家属签字	5分										
压疮发生危险者使用减压床垫	5分										
压疮发生危险者有标识和翻身记录	10分										
压疮发生危险者有每班皮肤交接记录	10分										
压疮发生有皮肤伤口交接记录	10分										
压疮按指南标准处理	5分										
总分											
合计总分											

注：总分为单个床位 14 项内容的得分，合计总分为 5 个病人所得分的总和，平均分为合计总分÷病人数(5 个)所得结果。最终以每个护理单元的平均分为其成绩上报。

鼻饲、肠内营养护理要求

【鼻饲管固定】

要求：牢固、美观、舒适、清洁、通畅。

方法：采用分叉交织法、蝶翼法、固定带法、挂耳法固定。

【间断鼻饲】

(1) 备齐用物至患者床边，解释，取得合作。

(2) 根据病情协助患者取半卧位、斜坡位或仰卧位，将治疗巾铺于患者颌下。

(3) 胃管外端接注射器，先回抽，见有胃液抽出，即注入少量温开水(温度 38～40 ℃)，再注入温度适宜的肠内营养(温度 35～37 ℃)，注入的量需根据医嘱决定，最后注入温开水 10～20 mL。

(4) 然后将胃管开口端反折，用纱布包裹，夹子夹紧。

【肠内营养输注】

(1) 肠内营养配置后置冰箱保存，24 h 内使用，输注前 1 h 取出恢复至室温。

(2) 尽量使用肠内营养输注泵输注。无肠内营养输注泵时建立输液巡视单，根据医嘱和病人的耐受程度调节滴速。输注前先询问患者有无腹胀，并回抽胃液，胃液量小于 200 mL，即可开始输注肠内营养；若胃液量大于 200 mL，说明有胃潴留存在，应暂时停止输注，并向医生报告。

遵循“浓度由低到高、容量由少到多、速度由慢到快”的原则。速度由每小时 25～30 mL 开始，根据病人情况每日增加 10～20 mL 不等。

(3) 营养液输入的温度一般为 35～37 ℃，寒冷季节输注时先加温再输入，常用的加温方法有：恒温器加温法、热水袋加温法。

(4) 每 2～4 h 用温开水 20～30 mL 冲洗体内导管一次，采用脉冲式冲管法，输注管道每日更换一次。较细的经皮造口管或鼻饲管经常冲洗以防堵塞。

(5) 经营养管给药时，先将药物碾碎溶解后注入，再用温开水冲管。

(6) 对吞咽和咳嗽反射减弱、胃排空不良者要防止返流、误吸的发生。

(7) 采用半卧位喂养，控制速度。一旦发生误吸应立即停止输注，清除气管内液体或颗粒。

(8) 记录 24 h 尿量、排便次数与性状。根据医嘱监控血糖的变化，血糖控制在 10 mmol/L。

(9) 肠内营养期间严密观察有无腹胀、腹痛、腹泻、恶心、呕吐等不适。出现症状，立即停止肠内营养。

(10) 高温季节肠内营养输注时间过长容易变质，对于输注速度较慢的，可用 250 mL 输液瓶分装输注。

(11) 经肠内营养给药物时，须将药物碾碎并溶解后再注入，以防阻塞营养管。

(12) 可采用持续输注法和循环输注法。

【注意事项】

(1) 经鼻胃管输注肠内营养时每班检查鼻胃管是否在胃中。其他营养管在喂养之前，必须确证管端的位置。

(2) 胃内喂养时，床头抬高 30°～45°，气管切开者气囊压力维持在 25～30 cm H_2O，可预防误吸。

(3) 喂养时掌握好三度：速度、温度、浓度。速度由慢到快，温度 35～37 ℃为宜(鼻饲管末端夹加温器)，浓度由稀到浓。

(4) 鼻饲过程中注意保持清洁，营养袋及输注管每 24 h 更换，每次输注的肠内营养悬挂于常温中时间不得超过 8 h。

(5) 管道的维护：为避免发生堵管并确保管道长期正常使用，每次暂停输液时，用 30～50 mL无菌生理盐水或无菌注射用水冲洗管道，平时每隔 8 h 冲洗管道一次。

(6) 鼻部护理：每天更换固定管道于鼻部的胶带。清洁鼻部皮肤和鼻腔，如有必要，使用能去除胶带的试剂。如果胶带下的皮肤破损了，应拔除鼻胃管并通过另一侧鼻腔重置一根新管。对破损皮肤加强护理。如有必要，局部使用消炎剂或保护物。如不能做到，需用生理盐水清洁鼻腔。

(7) 口腔护理：即使患者不能进食，对口腔、牙齿和嘴唇的良好护理也是非常重要的。要求患者每天刷牙 1～2 次。如果是昏迷患者，应每天冲洗口腔数次(1 次/4 h)。为防止嘴唇脱水及增强患者舒适度，可使用润唇膏。

(8) 不要在已置入体内的管道中再插入导丝，以免钢丝刺破管道或进入侧孔引起胃肠道损伤。

(9) 更换时间，普通鼻胃管两周更换一次、带导丝鼻胃管 45 天更换一次。

鼻饲护理操作流程

间断鼻饲

评估
1. 查看医嘱
2. 掌握鼻饲的时间和要求
3. 查看环境(是否适合鼻饲)

↓

用物准备
1. 鼻饲营养液
2. 治疗盘内放置:50 mL 注射器 1 副、20 mL 注射器 1 副、纱布 2 块、治疗巾、温开水、水温计等

“水温计”为测营养液及温开水温度用,要求输注营养液及温开水温度在 38～40 ℃之间

↓

解释
1. 备齐用物至患者床边
2. 解释,取得合作
3. 根据病情协助患者取半卧位、斜坡位

向病人及家属解释鼻饲营养的目的,鼻饲营养液的名称,可能出现的不良反应和处理方法以及需要配合的注意事项

↓

操作步骤
1. 将治疗巾铺于患者颌下
2. 胃管外端接注射器,先回抽,见有胃液抽出
3. 即注入少量温开水(38～40 ℃)
4. 再注入温度适宜的肠内营养(38～40 ℃),注入的量需根据医嘱决定
5. 最后注入温开水 10～20 mL
6. 然后将胃管开口端用专用帽子盖好,无专用帽子的将末端反折后用纱布包裹,夹子夹紧

注意:若抽出胃液>200 mL 时说明病人有胃潴留现象,汇报医生建议暂停鼻饲。如果抽出胃液<200 mL 时将胃液重新注入胃内,同时可以输注营养液

↓

记录
1. 询问病人有无不适
2. 记录好鼻饲营养液的名称、剂量和浓度
3. 巡视、观察和记录病人不良反应

恶心,呕吐,腹胀,腹痛,腹泻,便秘

肠内营养输注操作流程

肠内营养输注

评估
1. 查看医嘱
2. 掌握肠内营养输注的时间和要求
3. 掌握肠内营养的名称、浓度,及需要加入的药物

↓

用物准备
1. 配置医嘱浓度的肠内营养液,按医嘱在营养液中加入电解质等药物
   - 1. 保存在冰箱内的营养液必须在输注前 1 h 取出恢复至室温
   - 2. 向肠内营养液中加药,必须现加现输
2. 肠内营养输注泵,专用输注管,治疗巾,20 mL、50 mL 注射器各 1 副,纱布 2 块,温开水,有条件时备加温器等
   - 无肠内营养泵的科室,可用一次性输液器直接滴注,速度根据营养液总量和病人的适应程度,从 10 滴/min 开始逐渐增加

↓

解释
1. 备齐用物至患者床边
2. 解释，取得合作
3. 根据病情协助患者取半卧位、斜坡位
4. 人工气道病人检查气囊是否充足

（向病人及家属解释肠内营养的目的和途径,肠内营养液的名称,可能出现的不良反应和处理方法以及需要配合的注意事项）

↓

操作步骤
1. 将治疗巾铺于导管下
2. 输注前先询问患者有无腹胀,若无不适,即可开始输注肠内营养
   - 注意:若病人主诉腹胀等不适,先汇报医生,适当用药、暂停或减慢速度。
3. 先回抽,见有消化液抽出,即先注入温开水 10 mL
4. 将肠内营养接专用泵管排气,接于肠内营养泵,预设总量,调至所需速度,与胃肠造口管相连,按“start”键开始输注
5. 将加温器夹于输注管路上,距离体表入口处 30～40 cm
   - 可通过调节加温器离体内管入口处的距离来调节温度

↓

记录
1. 询问病人有无不适
2. 记录好营养液的名称、剂量和浓度
3. 巡视、观察和记录病人不良反应

（恶心,呕吐,腹胀,腹痛,腹泻,便秘,定时监测血糖遵医嘱记录 24 h出入量）

危重病人综合质量检查表

考核人：＿＿＿＿＿＿　　　考核日期及时间：＿＿＿＿＿＿

内容			病区				病区			
			床	床	床	床	床	床	床	床
重病人卫生状况（10分）	做到“六洁”“三短”	5								
	皮肤无污渍及胶布痕迹等	3								
	无异味	2								
掌握“九知道”（9分）	每少一个“知道”扣1分									
危重护理记录单（9分）	病情变化记录及时规范	3								
	字迹工整、无涂改	3								
	生命体征记录按时	3								
交班报告（9分）	无缺漏项	3								
	顺序、格式正确	3								
	内容准确、完整	3								
皮肤护理（9分）	有 braden 评分表	3								
	braden＜12分有家属签字	3								
	有预防压疮措施	3								
协助重病人就餐（9分）	餐前有洗手	3								
	护士参与开饭，开饭正规	3								
	关心病人就餐	3								
导管护理（9分）	固定规范	3								
	引流通畅	3								
	护士知道名称、引流目的	3								
口腔护理（9分）	口腔清洁	3								
	无异味	3								
	口腔护理次数符合要求	3								
会阴护理（9分）	会阴部清洁	3								
	无异味	3								
	会阴护理次数按要求	3								

(续表)

内　　容			病区				病区			
			床	床	床	床	床	床	床	床
健康教育（9分）	检查(术前)教育有效	3								
	检查(术后)教育及时	3								
	健康教育记录完整	3								
人工气道护理（9分）	吸痰正规	3								
	气道湿化方法正确	2								
	导管固定正确	2								
	局部清洁、美观	2								
得分										

危重患者护理常规

危重伤病员一般护理常规

1. 根据病情，准备好所需物品和药品，明确每个患者的责任护士。

2. 妥善安置患者，采取合适体位，保证舒适安全。

3. 持续心电监测，定期观察记录病人生命体征、神志、瞳孔、面色、心率。

4. 保持呼吸道通畅，及时吸除呼吸道分泌物，给予气道湿化和适当吸氧，持续监测氧饱和度。对人工气道患者，按气管插管和气管切开护理常规进行。

5. 留置尿管并记录每小时尿量，维持各引流管通畅。准确记录 24 h 出入量，按时总结，按医嘱及时补充差额。

6. 酌情确定饮食种类、方式。

7. 熟悉病情做好基础、生活及心理护理。

8. 建立、保留静脉通道，备齐急救物品、药品。

9. 及时留送检验标本。

10. 加强病情观察，认真做好记录。病情如有变化，应立即报告医师，及时作必要处理。

11. 根据病情确定各种监测仪报警上下限。

12. 对使用呼吸机患者，严密观察记录各种参数，发现报警，及时处理。

13. 按医嘱设定电脑输液泵和微量注射泵参数，根据病情需要作及时调整。

14. 对于动脉插管、深静脉置管，使用 Swan-Ganz 导管和心内膜临时起搏电极导管的患者，除配合医生操作外，应定时用 12.5～25 IU/mL 肝素溶液冲管，加强局部护理和观察，及时记录有关参数。

休克护理常规

【观察要点】

1. 严密观察生命体征(T、P、R、BP)、心率、氧饱和度的变化，观察有无呼吸浅快、脉搏细速、心率增快、脉压减小(＜20 mmHg)、SBP 降至〈90 mmHg 或较前下降 20～30 mmHg、氧饱和度下降等表现。

2. 严密观察患者意识状态(意识状态反映大脑组织血流灌注情况)，瞳孔大小和对光反射，是否有兴奋、烦躁不安或神志淡漠、反应迟钝、昏迷等表现。

3. 密切观察患者皮肤颜色、色泽，有无出汗、苍白、皮肤湿冷、花斑、发绀等表现。

4. 观察中心静脉压(CVP)的变化。

5. 严密观察每小时尿量，是否<30 mL/h；同时注意尿比重的变化。

6. 注意观察电解质、血常规、血气、凝血功能及肝肾功能等检查结果的变化，以了解患者其他重要脏器的功能。

7. 密切观察用药治疗后的效果及是否存在药物的不良反应。

【护理要点】

1. 取平卧位或休克卧位，保持病房安静。

2. 迅速建立静脉通道，保证及时用药，根据血压情况随时调整输液速度，给予扩容及血管活性药物后血压不升时做好配血、输血准备。

3. 做好一切抢救准备，严密观察病情变化，行心电监护，有条件者放置桡动脉导管测有创动脉血压。

4. 需要时配合医生尽可能行深静脉穿刺术，以便抢救用药，随时监测 CVP。若无条件做深静脉穿刺，应注意大剂量的血管活性药物对患者血管的影响，避免皮肤坏死。

5. 保持呼吸道通畅，采用面罩给予较高流量的氧气吸入，以改善组织器官的缺氧、缺血及细胞代谢障碍。当呼吸衰竭发生时，应立即准备行气管插管，给予呼吸机辅助呼吸。对实施机械辅助治疗的，按相关术后护理常规护理。

6. 留置导尿，严密测量每小时尿量，准确记录 24 h 出入量，注意电解质情况，做好护理记录。

7. 保持床单位清洁、干燥，注意保暖，做好口腔护理，加强皮肤护理，预防压疮。

8. 做好各种管道的管理与护理，预防各种感染。

9. 病因护理：积极配合医生治疗原发病，按其不同病因进行护理。

10. 做好患者及家属的心理疏导。

11. 严格交接班制度：交接班时要将患者的基础疾病、诊治经过、药物准备情况、患者目前情况、特殊医嘱和注意事项等详细进行交接班，每班要详细填写护理记录。

腹部外伤合并多脏器损伤护理常规

【观察要点】

1. 严密监测患者意识情况，P、R、BP、CVP、尿量、肢体温度、颜色，注意有无休克的表现。

2. 观察气道是否通畅，注意呼吸的形态及频率。

3. 观察腹痛的特征、有无腹膜刺激征，判断是实质脏器损伤还是空腔脏器损伤。

4. 观察患者的体位及局部软组织损伤、肢体活动情况。

【护理要点】

1. 保持呼吸道通畅：清除呼吸道分泌物及异物；吸氧；必要时行气管插管或气管切开，予以人工呼吸。

2. 迅速补充血容量：快速建立静脉通道 2～3 条，以上肢静脉为宜(1 路扩容输血输液、1

路滴注或推注各种药物),必要时行深静脉置管。

3. 体位:抬高下肢 15°～20°;合并休克者,取休克卧位(抬高头胸部 10°～20°,抬高下肢 20°～30°)。

4. 遵医嘱立即行备皮、皮试、备血、导尿、胃肠减压等,协助做好术前准备。

5. 术后护理:

体位:根据麻醉方式,采取必要的体位,6 h 后可取半卧位。

遵医嘱准确给药、补液,维持水、电解质平衡。

记录 24 h 尿量,观察量、颜色,并做好护理记录。

(1) 切口护理:定时观察敷料,是否有出血及不正常分泌物,敷料被浸湿时注意其颜色、性质及量,并及时更换敷料保持干燥,并做好记录。

(2) 疼痛护理:如采取合适体位、遵医嘱使用止痛剂、辅助疗法等。

(3) 引流管的护理:明确各种引流管的位置及作用,妥善固定和保护引流管,保持引流管通畅,密切观察引流物的颜色、性质、量,并做好记录,定时更换引流袋。

(4) 评估肠蠕动恢复情况,据情况鼓励适当活动。

6. 做好基础护理,预防感染:

病室定期通风换气,进行空气消毒;留置氧气管、胃管、导尿管按相应常规护理;

口腔护理 2 次/d,协助翻身、拍背,指导咳嗽咳痰,及时吸痰,防止肺部感染。

7. 饮食护理:根据患者具体病情指导饮食。

8. 心理护理:鼓励患者树立战胜疾病的信心。

9. 告知患者若有不明原因的发热(>38 ℃)或腹痛腹胀、肛门停止排气排便等不适应及时就诊。

水、电解质、酸碱代谢失调护理常规

1. 保持适当的体液量

(1) 体液量不足的护理:遵医嘱认真执行定量、定性、定时补液的原则。定时监测病人生理状况和各项实验室检查结果,加强对病情的动态观察。

① 定量:包括生理需要量、已丧失量和继续丧失量。

• 生理需要量:每日生理需要量的简易计算方法:A(kg)×100 mL+B(kg) ×50 mL+C(kg) ×20 mL;大于 65 岁或心脏病患者 C 项应改为 15 mL/(kg · d);婴儿及儿童的体液量与体重之比高于成人,故每千克体重所需的水量也较大,如体重<10 kg 的儿童,日需水量按实际体重(kg)×100 mL 计算;体重<20 kg,按 A(kg) ×100 mL+其余体重(kg)×50 mL 计算。

• 已丧失量:指在制定补液计划前已经丢失的体液量,可按脱水程度补充。轻度脱水需补充的液体量为体重的 2%～4%,中度为 4%～6%,重度为 6%以上。

• 继续丧失量:又称额外丧失量,包括外在性和内在性丧失。外在性失液,若系丢失于体外,应按不同部位消化液中所含电解质的特点,尽可能等量、等质地补充;内在性失液,如腹腔内积液、胃肠道积液等虽然严重但并不出现体重减轻,因此需根据病情变化估计补液量;体温每升高 1 ℃,将自皮肤丧失低渗液 3～5 mL/kg;成人体温达 40 ℃,需多补充 600～1 000 mL体液(含钠 1.25～2.5 g);出汗湿透一套衣裤约丧失体液 1 000 mL;气管切开者每日经呼吸道蒸发的水分约为 800～1 200 mL;上述各类失液均应补充。

② 定性:补液的性质取决于水、电解质及酸碱平衡的类型。高渗性脱水以补充水分为主;低渗性脱水以补充钠盐为主,严重者可补充高渗盐溶液;等渗性脱水补充等渗盐溶液。严重的代谢性酸碱失衡,需用碱性的和酸性液体纠正。电解质失衡,应根据丧失程度适量补充。

③ 定时:每日及单位时间内的补液量及速度取决于体液丧失量、速度及各器官,尤其心、肺、肝、肾的功能状态。若各脏器代偿功能良好,应按先快后慢的原则进行分配,即第一个 8 h 补充总量的 1/2,剩余 1/2 总量在后 16 h 内均匀输入。

(2) 体液量过多的护理

① 停止可能继续增加体液量的各种治疗。

② 按医嘱给予高渗溶液和利尿剂等以排除过多的水分;同时静态观察病情及对症处理。

③ 对易引起 ADH 分泌过多的高危病人,如疼痛、失血、休克、创伤、大手术或急性肾功能不全者等,严格按治疗计划补充液体,切忌过量、过速。

2. 维持皮肤黏膜的完整

(1) 定时观察病人皮肤和黏膜情况,保持皮肤清洁和干燥。

(2) 对于虚弱或意识障碍者,应协助翻身,避免局部皮肤长期受压。

(3) 指导病人养成良好的卫生习惯,经常应用漱口水清洁口腔,对于有严重口腔黏膜炎症者,每 2 h 进行一次口腔护理,可用洗必泰(氯己定)行口腔护理并遵医嘱给予药物治疗。

3. 增强病人活动耐力,减少受压的危险

(1) 定时测量血压。提醒血压偏低或不稳定者,在改变体位时动作宜慢,以免因体位性低血压造成眩晕而跌倒损伤。

(2) 建立适当且安全的活动模式。病人因水、电解质代谢紊乱可产生骨骼肌收缩乏力、活动无耐力而易发生受压的危险,护士应与病人及家属共同制定活动的时间、次数及形式,如病人除在床上主动活动外,也可由他人协助在床上做被动运动。根据其肌张力的改善程度,逐渐调整活动内容、时间、形式和幅度,以免长期卧床所致的失用性肌肉萎缩。

(3) 移去环境中的危险物品,减少意外伤害的可能。

(4) 建立对定向力及意识障碍者的保护措施,如加床栏保护、适当约束及加强监护等。

4. 增强肺部气体交换功能

(1) 持续监测病人的呼吸频率、深度、呼吸肌运动情况及评估呼吸困难的程度,以便及时处理。

(2) 协助病人采取适当的体位,如半坐卧位,以增加横膈活动幅度,利于呼吸。

(3) 训练病人深呼吸及有效咳嗽的方法及技巧。

(4) 气道分泌物多者,给予雾化吸入,以湿化和松动痰液利于排出。

(5) 必要时提供呼吸机辅助呼吸,并做好气道护理。

5. 预防营养不良及便秘

病人可因电解质紊乱致胃肠道平滑肌收缩无力而出现呕吐、食欲减退或腹胀、便秘等,从而影响营养素和膳食纤维的摄入，故在纠正水、电解质失衡的同时，鼓励病人：

(1) 摄入含有丰富蛋白质、维生素和膳食纤维高能量的食物，并注意补充足够的水分。

(2) 要及时提供肠内外营养支持。

(3) 病情允许下床活动；对意识不清者，可协助其床上被动运动。

(4) 建立正常的排便习惯，定时如厕。

6. 预防并发症

在纠正病人的酸碱失衡时应加强临床观察和注意血气分析指标的监测，预防并发症的发生。

(1) 用碳酸氢钠纠正酸中毒时，若过量可致代谢性碱中毒，表现为呼吸浅慢、脉搏不规则及手足抽搐；

(2) 提供病人吸入高浓度氧纠正呼吸性酸中毒，可能出现呼吸性碱中毒，表现为呼吸深快、肌肉抽搐、头晕、意识改变及腱反射亢进等神经肌肉应激性增强；

(3) 慢性阻塞性肺部疾患者伴长期 CO_2 滞留，可出现 CO_2 麻痹，表现为呼吸困难、头痛、头晕，甚至昏迷。

7. 提供病人和家属心理上的支持

由于病人对疾病及手术治疗的恐惧，易产生紧张、焦虑、烦躁等心理变化，护士应加强对病人和家属的心力支持和疏导，最大限度地减少病人的不适，以增强其对治疗和护理的信心。

猝死护理常规

1. 现场心肺复苏术

判断患者心脏骤停后应就地抢救，分秒必争。在心脏复苏同时应配合人工呼吸，有条件者立即行气管插管，人工球囊或呼吸机辅助呼吸。遵医嘱运用肾上腺素等药物，并观察疗效。如有效，应头部置冰帽，颈部两侧、两腋下、腹股沟置冰袋，遵医嘱应用脱水剂，预防脑水肿，进行病情观察。

在实施心肺脑复苏的同时，要密切观察患者意识、瞳孔、生命体征的变化。通过胸外心脏按压，静推药物建立循环以后，散大的瞳孔开始缩小，昏迷由深变浅或清醒，出现自主呼吸，大动脉搏动恢复，发绀转为红润，说明胸外心脏按压有效，可协助医师作进一步处理。

观察脑复苏的有效指征：脑复苏是否成功决定患者的预后，应密切观察患者的意识、瞳孔大小、角膜反射、肌张力等，为医师提供治疗依据。心脏复苏成功后易出现心脏再停搏，因此应严密监测心率，心律的动态变化，所谓心脏复苏成功，是指心脏跳动恢复骤停前的心律，心脏复苏成功后的患者，有40%左右的患者在成功后的24～48 h再次发生骤停。因此必须注意防治心律失常，连接心电监测仪，一旦发现，及时通知医师处理。

注意尿量的变化，留取血尿标本以便做常规化验，有助于诊断和治疗，防止水、电解质酸碱平衡失调及急性肾衰竭的发生，严格记录出入量。

对症处理。猝死患者心肺脑复苏成功后，要积极治疗原发病，防止重要器官功能衰竭，加强护理。

2. 呼吸道管理

吸氧,保持呼吸道的通畅,意识清醒者鼓励咳嗽,多饮水,昏迷患者应及时吸痰。舌后坠者用舌钳将舌拉出或放置口鼻咽通气管。机械通气者应保证呼吸机正常运转,根据患者自主呼吸及血气分析的结果,合理调节通气方式及各参数值,加强气道湿化,防止痰栓阻塞。

加强基础护理,防止各类并发症的发生。保持病室安静,清洁,温湿度合适,减少不必要的刺激。眼睛不能合闭者,应涂红霉素眼药膏或盖以凡士林纱布,防止角膜溃疡。进行口腔护理,用生理盐水或洗必泰(氯己定)溶液擦洗口腔黏膜,防止口腔黏膜糜烂或溃疡。保持大小便通畅,做好皮肤护理,预防压疮的发生。

3. 心理护理

抢救成功苏醒后,患者往往有精神恐惧、情绪低落、绝望等心理反应,对能否完全恢复心存疑虑,甚至有消极的态度。护理人员应耐心解释,给予针对性的心理疏导,消除恐惧心理,积极配合治疗。

心力衰竭护理常规

【观察要点】

1. 严密观察患者的心律、心率、呼吸、血压、神志等的变化,尽早发现各类型的心律失常。

2. 观察患者症状及体征,注意有无呼吸困难、心悸、晕厥等症状及有可能诱发严重后果的因素(如电解质紊乱、洋地黄中毒、心搏骤停等征兆),以便及时抢救。

3. 观察用药后的效果及有无副作用的发生。

4. 观察血气分析、电解质等与疾病相关的各种实验室指标。

【护理要点】

1. 休息及体位:卧床休息,限制活动量;有心慌、气短、呼吸困难病人取半卧位或坐位;急性左心衰时取端坐位,双下肢下垂,以利于呼吸和减少静脉回心血量。

2. 氧疗:持续吸氧 3~4 L/min,急性左心衰时立即予鼻导管给氧(氧流量为 6~8 L/min),病情特别严重可应用面罩呼吸机加压给氧,给氧的同时在氧气湿化瓶内加入 50%的酒精,或给予消泡净(二甲硅油)吸入,有助于消除肺泡内的泡沫。如患者不能耐受,可降低酒精浓度或给予间断吸入。必要时行气管插管或气管切开,兼行间歇正压呼吸(IPPB)或呼吸末正压呼吸(PEEP)。

3. 严格控制输液量和补液速度,要求用输液泵控制,以防加重心衰及诱发肺水肿发生。

4. 用药护理:遵医嘱给予利尿、强心剂和扩血管药物,并注意药物的不良反应。使用利尿剂者,应注意低钠、低钾症状的出现,如全身无力、反应差、神经反射减弱、腹胀、尿潴留等;应用洋地黄类药物时,观察有无毒性反应,如恶心、呕吐、视力模糊、黄绿视及心律失常等;使用血管扩张药物应密切注意血压变化。

5. 遵医嘱准确测量并记录尿量,并注意嘱咐患者不能用力排便,保持大便通畅。

6. 病情稳定后可鼓励患者做下肢自主活动或下床行走,预防深静脉血栓形成。

7. 饮食护理:给予低热量、高维生素饮食,少量多餐,禁烟酒。水肿较重患者限制钠盐和液体入量。

8. 皮肤护理:伴有水肿时应加强皮肤护理,以防感染及发生压疮,可用温热水清洁和按摩局部皮肤。

9. 心理护理:做好心理护理,协助患者克服各种不利于疾病治疗的生活习惯和嗜好。

急性肾损伤护理常规

【观察要点】

1. 观察患者尿量情况。

2. 观察患者水肿情况、血压变化情况。

3. 观察患者有无呼吸困难,烦躁不安,发绀,大汗淋漓等左心衰表现。

4. 观察患者有无高血钾症(如四肢乏力,神志淡漠和感觉异常;皮肤苍白发冷,心跳缓慢或心律不齐,血压低;甚至出现软瘫,呼吸肌麻痹,心跳骤停)。

【护理要点】

1. 绝对卧床休息。

2. 监测患者生命体征,准确记录出入量,测每日称体重。

3. 少尿时,体内常发生水过多,应控制水及盐的摄入,预防心衰。

4. 给高热量、高维生素、低盐、低蛋白质、宜消化饮食,避免含钾高的食物(如:香蕉、柑、橙、山楂、桃子、鲜橘汁、油菜、海带、韭菜、番茄、蘑菇、菠菜、榨菜、川冬菜、豆类及其制品等)。

5. 急性左心衰是急性肾衰的主要并发症,出现症状应立即给予纠正缺氧、镇静、利尿、行血液透析等措施。

6. 注意皮肤及口腔护理。

7. 有高钾血症时应积极控制感染,纠正酸中毒,输血选用新鲜血液,给予高糖,胰岛素静脉滴入或输入氯化钙,配合血液透析。

8. 避免使用肾毒性药物。

9. 纠正贫血、应用药物治疗,如促红细胞生成素(Epo)、蔗糖铁,必要时输血。

10. 预防出血。

呼吸衰竭护理常规

【观察要点】

1. 观察患者神志、血压、呼吸、脉搏、体温、皮肤色泽等。

2. 注意观察有无肺性脑病症状及休克。

3. 监测动脉血气分析和各项化验指数变化。

4. 观察用药情况:药物作用和副作用(尤其是呼吸兴奋剂)。

【护理要点】

1. 饮食护理:鼓励患者多进高蛋白、高维生素食物(不能自行进食者予以鼻饲饮食)。

2. 保持呼吸道通畅。

(1) 鼓励患者咳嗽、咳痰,更换体位和多饮水。

(2) 危重患者每 2～3 h 翻身拍背一次,帮助排痰。如建立人工气道患者,应加强气道管理,必要时机械吸痰。

(3) 神志清醒者可做雾化吸入,每日 2～3 次,每次 10～20 min。

3. 合理用氧:对Ⅱ型呼吸衰竭病人应给予低浓度(25%～29%)流量(1～2 L/min)鼻导管持续吸氧。如果配合使用呼吸机和呼吸中枢兴奋剂可稍提高给氧浓度。

4. 危重患者或使用机械通气者应做好特护记录,并保持床单位平整、干燥,预防发生压疮。

5. 使用鼻罩或口鼻面罩加压辅助机械通气者,做好该项护理有关事项。

6. 病情危重患者建立人工气道(气管插管或气管切开),应按人工气道护理要求。

7. 建立人工气道接呼吸机进行机械通气时应按机械通气护理要求。

8. 用药护理。

(1) 遵医嘱选择使用有效的抗生素控制呼吸道感染。

(2) 遵医嘱使用呼吸兴奋剂,必须保持呼吸道通畅。注意观察用药后反应,以防药物过量;对烦躁不安、夜间失眠病人,慎用镇静剂,以防引起呼吸抑制。

多器官功能障碍综合征护理常规

1. 加强病情观察

(1) 体温:MODS 多伴有各种感染,一般情况下血温、肛温、皮温各相差 0.5～1 ℃,当严重感染合并脓毒血症休克时,血温可高于 40 ℃以上,而皮温可低于 35 ℃以下,提示病情十分危重,常是危急或临终的表现。

(2) 脉搏:了解脉搏快慢、强弱、规则与否和血管充盈度及弹性,以判断血容量,心脏和血管功能状态,注意有无交替脉、短绌脉、奇脉等表现,尤其重视细数和缓慢脉象,以及早发现心血管衰竭。

(3) 呼吸:注意快慢、深浅、规则与否等,观察是否伴有发绀、哮鸣音、三凹征、强迫体位及胸腹式呼吸变化等,观察是否有深大呼吸、潮式呼吸、反常呼吸、点头呼吸等垂危呼吸征象。

(4) 血压:在 MODS 时不但应该了解收缩压,还要注意舒张压和脉压,其反映血液的微血管冲击力,测量血压时要注意听声音的强弱。

(5) 意识:在 MODS 时,大脑受损可出现谵妄、嗜睡、昏迷等,应注意观察瞳孔大小,对光反射和睫毛反射。

(6) 心电监护:密切观察心率、心律和 ECG 图像变化并及时处理。

(7) 尿:注意尿量、色、比重、酸碱度和血尿素氮、肌酐的变化,警惕非少尿性肾衰竭。

(8) 皮肤:注意皮肤颜色、湿度、弹性、皮疹、出血点、瘀斑等,观察有无缺氧、脱水、过敏、DIC 等现象,加强皮肤护理,防止压疮。

(9) 药物反应:应用洋地黄制剂的毒副反应,有恶心、呕吐等胃肠道反应,黄、绿视,心电图变化等。应用利尿剂可发生电解质失衡,尤其是钾的改变。

2. 保证能量与营养摄入

MODS时机体处于高代谢状态，体内能量消耗很大，患者消瘦，免疫功能受损，代谢障碍，内环境紊乱，应通过静脉营养，管饲或口服保证糖、脂肪、蛋白质、维生素、电解质等的供应。

3. 预防感染

MODS时机体免疫功能低下，抵抗力差，极易发生感染，尤其是肺部感染，因此，要严格执行床边隔离和无菌操作，防止交叉感染，做好口腔和呼吸道护理，定时翻身叩背，及时清除呼吸道分泌物。此外，还应做好压疮、泌尿系统感染的预防。

弥散性血管内凝血的护理常规

1. 病情监测

定时监测患者生命体征，注意意识状态的变化，记录24 h尿量，观察皮肤颜色、温度和末梢感觉，有无各器官栓塞的症状和体征。如肺栓塞表现为突然胸痛、呼吸困难、咯血；脑栓塞引起头痛、抽搐、昏迷等；肾栓塞引起腰痛、血尿、少尿和无尿，发生急性肾衰竭；胃肠黏膜出血、坏死可引起消化道出血；皮肤栓塞可引起干性坏死，出现手指、足趾、鼻、颈、耳部发绀等。

2. 缺氧的护理

卧床休息，保持呼吸道通畅，持续吸氧，以改善组织缺氧状况及防止脑出血发生。

3. 用药护理

遵医嘱给予肝素抗凝和预防低血压的药物，维持输液，以预防血压降低后进一步减少末梢循环血量。护士应熟知肝素的药理作用、适应证和禁忌证，准确执行医嘱。使用时注意观察出血减轻或加重情况，定期监测凝血时间，以指导用药；在肝素抗凝过程中，补充新鲜凝血因子，并注意观察输血反应。

4. 出血的预防及护理

(1) 皮肤出血的预防与护理：保持床单位平整，被褥衣裤轻软，静脉穿刺时，应尽量缩短扎止血带的时间。勤剪指甲，以免抓伤皮肤。尽量避免人为的创伤，如肌内注射、各种穿刺、拔牙等，必须注射或穿刺时应快速、准确、严格执行无菌操作，拔针后局部加压时间宜适当延长，并观察有无渗血情况。穿刺部位应交替使用，以防局部血肿形成。禁止从胫动脉抽血气，动静脉穿刺后延长按压穿刺点时间，发生出血时，应定期检查出血部位，注意出血点、瘀点、瘀斑的消失时间。

(2) 鼻出血的预防及护理：保持室内相对湿度在50%～60%，以防止鼻黏膜干燥而增加出血机会。鼻腔干燥时，可用棉签蘸少许液状石蜡油或抗生素软膏轻轻涂擦，每小时3～4次，以增加鼻黏膜的柔韧性，防止干裂出血。指导患者勿用力擤鼻，以防止鼻腔压力增大促使毛细血管扩张，渗血增多。预防鼻部外伤，如用手抠鼻痂和外力撞击鼻部。少量出血时，可用棉球或吸收性明胶海绵填塞，并局部冷敷。

(3) 口腔、牙龈出血的预防及护理：应指导患者用软毛牙刷刷牙，用牙线剔牙，忌用牙签剔牙，鼓励患者进食清淡、少渣软食，尽量避免油渣食品或质硬的水果，以防止牙龈和口腔黏膜损伤；牙龈渗血时，可用肾上腺素棉球或吸收性明胶海绵片贴敷牙龈，及时用生理盐水或1%过氧化氢清除口腔内陈旧血块，以避免引起口臭而影响患者的食欲和心情。此外，血液是细菌最好的培养基，及时清除血块，加强口腔护理，对预防感染有着重要的意义。

(4) 关节腔出血或深部组织血肿的预防及护理：尽量减少活动，避免过度负重和易致创伤的运动。一旦出血，立即停止活动，卧床休息，抬高患肢并固定功能位。开始时局部用冰袋冷敷，使出血缓解，可采取绷带加压止血，测量血肿范围。当出血停止后，应改为热敷，以利于淤血消散。

(5) 内脏出血的护理：消化道小量出血者，可进食温凉的流质饮食；大量出血应禁食，建立静脉输液通道，配血和做好输血的准备，保证液体、止血药物和血液制品的及时输入。准确记录出入量。

(6) 眼底及颅内出血的护理：眼底出血时应减少活动，尽量让患者卧床休息，嘱患者不要揉搓眼睛，以免引起再出血。若患者突然出现视力模糊、头晕、头痛、呼吸急促、喷射性呕吐，甚至昏迷，提示有颅内出血的可能，应及时与医师联系，并协助处理：立即去枕平卧、头偏向一侧，随时吸出呕吐物或口腔分泌物，保持呼吸通畅，吸氧，按医嘱快速静滴或静注20%甘露醇、50%葡萄糖液、地塞米松、呋塞米等，以降低颅内压，观察并记录患者的生命体征、意识状况和瞳孔大小。

附：危重伤病员一般监测常规

1. 体温检测

(1) 体表温度监测　可采用腋下、腹股沟等部位的水银体温表间断测试或经监测仪器的温度传感器连续监测。

(2) 深度温度监测　可通过体温表经口腔或肛门测试，常间断进行；也可通过仪器经温度传感装置进行食管或肛温连续测定。

(3) 血温监测　常通过Swan-Ganz导管法测定血液温度。

(4) 血温、肛温、腋温同时监测　同时做机体三种温度监测，并作比较、分析。如机体本身和微循环状态良好，血温 > 肛温 > 腋温，每级差0.5～1℃。

2. 呼吸监测

(1) 严密观察呼吸频率、节律、深度和呼吸状态，有无发绀。

(2) 常规间断监测脉冲氧饱和度(SpO_2)。

(3) 接呼吸机，常规监测气道压、潮气量和每分通气量。

(4) 根据病情决定血气监测次数。

3. 脉氧监测

脉氧监测是指对机体的较大动脉搏动情况的观察，常用部位有桡动脉、股动脉、颈动脉等。主要观察患者的脉搏频率、强度及节律。根据SpO_2波形、波幅高低，判断外周血管灌注状态。

4. 血压与脉压监测

在 ICU 中危重患者的血压与脉压的监测是常规监测。血压监测的间隔时间可根据病情需要，尽量减少监测的次数，以免引起袖带挤压伤。

动脉穿刺直接测压，可经桡动脉等部位穿刺置管后，连接测压装置或仪器进行血压监测。其监测结果既连续又准确，对判断病情、指导治疗很有价值。桡动脉穿刺前，宜做爱伦氏试验，方法为压桡动脉、举手、反复握拳、放手、伸开手掌，6 s 内手掌颜色恢复说明尺动脉通畅，掌浅弓完整，此时桡动脉置管发生手掌缺血性损害几率小。

5. 心电监测

心电监测是 ICU 的常规监测项目。

(1) 当患者进入 ICU 时，接通主机电源，有中央控制台的 ICU 则可依次输入患者的姓名、性别、年龄、民族、血型、身高、体重、诊断、工作单位及联系电话等资料，并校正日期，调整荧屏亮度及对比度，调整合适的脉冲、报警的音量等。

(2) 按导联线的标示或颜色连接患者身上的电极，红、黄、绿、黑和白色导联线分别连接右肩、左肩、左下肢、右下肢和剑突下部位的电极片。开胸手术病人可将电极贴在躯干侧面和背部。

(3) 选择合适的导联。监测心率选择肢体导联，观察 ST-T 改变宜选择胸导联。要选择波型较典型的导联，以免将高大的 P 波或 T 波误认为是两次心率，所显示的心率可能是实际心率的 2 倍。

(4) 一般可将心率报警限设置在 60～100 次/min，可及时发现心动过缓或过速。

(5) 心律失常报警可分为三级：①威胁生命的报警，监护仪发出连续的、一高一低的双音。②严重心律失常报警，监护仪发出持续的高频声。③劝告形报警：监护仪发出有间断的二次短促的低音。停搏、室性心动过速和加速性室性自主节律威胁生命的心律失常，只要打开主机电源，报警即处于激活状态。其他心律失常报警贮存功能需临时设置。遇到安装人工心脏起搏器的患者，尚需激活下列功能键，如起搏心律未感知、未发现、未捕捉及起搏心律。

(6) 心律失常的准确判断还要做完整的全导联心电图。

(7) 注意心电信号被干扰，如电凝器和起搏器等。

危重伤病员护理计划

1. 尽量安置患者于抢救室或监护室,完成转科交接并记录。

2. 及时测量生命体征,完成护理评估。

3. 安排护理人员,必要时成立特护小组,专人护理,持续心电监护。

4. 密切观察病情,及时发现、判断病情变化,积极实施或配合医师进行心肺复苏,积极配合实施气管切开、中心静脉置管等操作。

5. 建立静脉通路,保证输液通畅,遵医嘱输液、给药及输血等,维持体液平衡。

6. 根据病情安置卧位,必要时采用保护用具,落实卫生整顿。

7. 妥善固定引流管,落实导管护理。

8. 评估气道通畅情况,必要时吸痰,维持呼吸道通畅。

9. 评估病情,发现异常,及时报告并配合抢救。

10. 评估治疗效果,观察并处理药物不良反应。

11. 遵医嘱记录 24 h、出入量。

12. 落实基础护理:①翻身、叩背 1 次/2 h。②做好饮食护理,必要时遵医嘱执行鼻饲或肠外营养支持护理。③做好口腔、会阴、皮肤与头发等护理。④保持大小便通畅。⑤安置肢体于功能位。⑥病情许可,尽早指导患者做好功能锻炼。

13. 进行管道滑脱、坠床、压疮等护理风险评估,制定防范预案并落实。

14. 评估患者心理状态,做好心理护理。

15. 落实治疗、用药、饮食、活动等的健康指导。

16. 熟悉并掌握患者病情、治疗护理要点,落实查对制度,确保护理质量与安全。

17. 及时、客观、准确地做好护理记录。

18. 根据治疗方案制订护理计划并实施。

19. 落实床旁交接班。

20. 必要时组织护理会诊。

护理疑难病例讨论制度

护理疑难病例讨论制度

目的：通过科内或护理部组织的护理疑难病例的讨论，解决护理工作中的疑难问题，达到提高护理质量的目的。

1. 凡遇到危重疑难、护理问题复杂、有需要讨论解决的问题等病例，病区护士长应及时组织护士进行科内疑难病例讨论，并记录。

2. 全院护理疑难病例讨论由病区护士长向护理部提出并确定讨论时间，由护理部或相应管理组组织有关护理专家、骨干参加。

3. 急救疑难病例讨论应在 24 小时内完成。

4. 组织护理疑难病例讨论时，由护士长或副主任护师以上人员主持，至少有 2 个以上护理管理组或专业学组人员参加，本科专科护士和临床实习学员参加。

5. 全院疑难病例讨论采用 PPT 形式，责任护士详细介绍病人的情况、已采取的护理措施、目前存在的护理问题等，负责实施病人的护理查体；其他人员针对病人已实施的护理措施加以分析和评价，对需解决的问题、注意事项提出意见及建议等。

6. 处理意见需有循证依据。

护理疑难病例讨论程序

1. 需要组织疑难病例讨论时，由护士长决定讨论范围（科内或全院性），确定讨论时间。

2. 进行讨论前，科室的责任护士、护理组长及护士长逐级将有关资料加以整理，做出书面摘要，事先发给参加讨论的人员，全院性讨论发言时使用 PPT。

3. 责任护士详细介绍病人的情况、已采取的护理措施、目前存在的护理问题等，负责实施病人的护理查体；护理组长、护士长作补充。

4. 参加讨论人员到床边评估病人，了解病人护理状况，责任护士负责护理查体。

5. 参加讨论人员针对病人已实施的护理措施加以分析和评价，对需解决的问题、注意事项提出意见及建议等。

6. 讨论结束后及时与床位医师沟通，研究讨论意见的可行性，并及时与家属沟通。

7. 科室护士长对讨论意见组织临床实施，观察护理效果，并将讨论意见进行记录，注明“科内或全院讨论意见”。

护理疑难病例讨论记录

讨论时间：	讨论形式：(科内或全院)
地点：	主持人：
参加人员：	
患者姓名：　病区：　性别：　年龄：　病案号：	
诊断：	
讨论记录：(存在问题或困难，解决方案或建议等) 记录者：	

护士长重病人床边查房流程

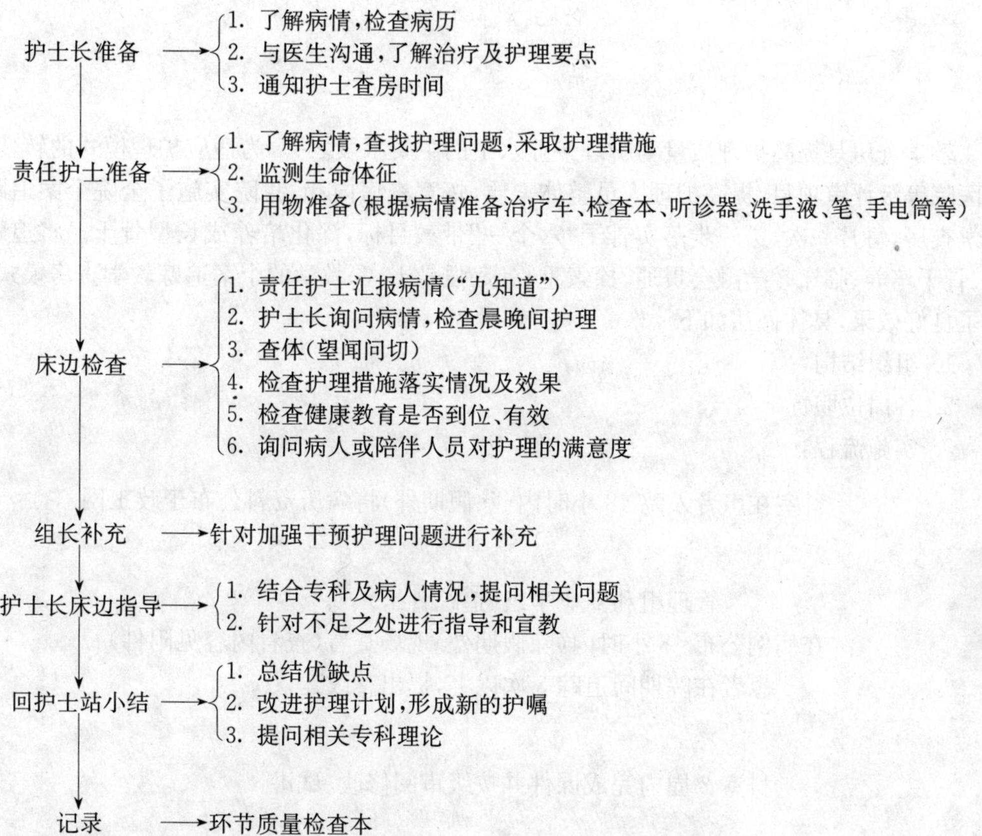
护士长准备
1. 了解病情，检查病历
2. 与医生沟通，了解治疗及护理要点
3. 通知护士查房时间
责任护士准备
1. 了解病情，查找护理问题，采取护理措施
2. 监测生命体征
3. 用物准备（根据病情准备治疗车、检查本、听诊器、洗手液、笔、手电筒等）
床边检查
1. 责任护士汇报病情（"九知道"）
2. 护士长询问病情，检查晨晚间护理
3. 查体（望闻问切）
4. 检查护理措施落实情况及效果
5. 检查健康教育是否到位、有效
6. 询问病人或陪伴人员对护理的满意度
组长补充
针对加强干预护理问题进行补充
护士长床边指导
1. 结合专科及病人情况，提问相关问题
2. 针对不足之处进行指导和宣教
回护士站小结
1. 总结优缺点
2. 改进护理计划，形成新的护嘱
3. 提问相关专科理论
记录
环节质量检查本

护理教学查房与培训制度

个案追踪教学查房的组织与实施

教学查房是提高护理质量与护理专业水平的主要手段之一，为适应护理模式的转变，固化医院等级评审项目，提高护理人员整体素质，拓宽查房内涵，我院实施了全院个案追踪式教学查房，每月一次，进一步落实骨干"六个一"带教目标，深化培养成长型骨干。将追踪改进、骨干培养、临床教学融会贯通，探索重临床、强骨干、深教学的个案追踪教学查房模式，取得了良好效果，具体做法如下

1. 组织结构
2. 各岗位职责
3. 实施流程：

科室在患者入院 48 小时内(除假期外)将病历资料公布于政工网

↓

管理组和专业学组(追踪骨干)
在病例公布 48 小时内(除假期外)现场查看(查看内容见附件)
患者在院期间追踪 3 次以上，提出整改建议

↓

科室 2 周内完成课件并按级审阅修改、试讲

↓

按护理部安排实施教学查房
(追踪骨干以 PPT 形式点评，时间控制在 2 分钟内)

要求：(1) 选择危重疑难病例公布在政工网，并通知带队护士长(带队护士长及时通知本组追踪骨干)。

(2) 追踪骨干名单见护理部工作计划，科室护士长及时督促本科室追踪骨干任务完成情况。

(3) 鉴于护理部锻炼骨干能力、调动骨干积极性，请追踪骨干详细阅读追踪计划安排。关注所追踪的查房时间及科室，连续追踪 3 次，按时完成查房及点评工作。同时护士长会上公布追踪骨干名单以示提醒。参与查房情况纳入个人及学组绩效，统一讲评。

(4) 查房科室护士长为第一责任人，安排专人负责追踪骨干的接待，无特殊原因不能按节点完成查房，视为教学事故。

4. 管理

为体现查房的科学性、规范性、可操作性，拟定了相关管理要求

(1) 全院教学查房安排

月 份	科 室	查房人	带队护士长	备注
1月	神经外科监护			
2月	急诊			
3月	综合病区49			
4月	麻醉科			
5月	普外34			
6月	骨科15区			
7月	儿科			
8月	耳鼻喉科			
9月	肾脏58区			
10月	中西医结合科			
11月	内分泌科55			
12月	干部消化科			

(2) 教学查房追踪签到表

日期：________ 查房科室：________ 查房人：________

题目：____________________________

学组	骨干	首次时间1	追踪时间2	追踪时间3	试讲1	试讲2	备注
管理组							
教育训练组							
危重组							
服务质量改进组							
文化建设组							
科研组							
气道组							
营养支持组							
疼痛组							
心理组							
糖尿病组							
血液净化组							
伤口护理组							
静脉治疗组							
消毒灭菌组							

(3) 追踪骨干现场查看内容

例：教育训练组追踪骨干现场查看内容

- 科室有分层、分批带教计划，按计划实施带教
- 老师知晓当班带教护生，护生知晓当班带教老师，护生有口袋本。
- 护生参加全院大课、教学查房及科室业务学习，有登记
- 科室排班符合护理部要求（A 班 1 周以上）
- 护生评价手册全部在位，按时与下一个科室交接（出科一周内）
- 保证本科生与导师见面次数
- 按照护理部要求：①指导护生完成 2 次小讲课（PPT）（第 3、4 个科室），1 次读书报告（9～10 月）；②第 2、5、8 个实习科室各召开实习生茶话会 1 次并有记录。
- 科室护士专科培训计划是否按要求规范化培训与登记
- 专科理论考试是否按要求完成与登记
- 小讲课是否按时按计划进行
- 科室教学查房是否按计划进行
- 科室专科技术操作训练及考核是否按计划实施
- 科室人员现场操作考核是否符合规范

（4）教学查房审核签字单

主查人：________ 题目：________________ 查房时间：________

时间	内　容	负责人
查房前 （按护理部计划）	科室在患者入院 48 小时内（除假期外），将病例资料公布于政工网，并电话通知教育训练组带队护士长	科室
病例公布后 48 小时内	教育训练组带队护士长督促管理组和学组派一名追踪护士长（或骨干）现场查看患者	各组追踪人员名单见现场签到表
患者在院护理 治疗期间	与教学查房追踪骨干遵循护理程序全程追踪护理质量	追踪过程见现场签到表
查房前二周	1. 科室试讲两次以上 试讲时间：1. ________，负责人：________。 2. ________，负责人：________。 2. 通知带队护士长，安排参与追踪查房者试讲。 试讲时间：________，负责人：________。	查房者科护士长
查房前一周	1. 教育训练组带队护士长审核签字单________	带队护士长
	2. 查房前七个工作日，将课件交护理部教学助理员审核________	
	3. 查房前四个工作日，将课件交护理部主任审核，接到课件时间：________。 课件全部确定日期________。	
	4. 审阅通过，查房前三天，政工网通知查房时间、地点内容并列出拟提问的问题 3～5 条	护理部
查房当日	提前半小时入场，确定查房地点的视频效果，实施查房	带队护士长
查房结束当场	参与追踪查房骨干以 PPT 形式进行现场点评	教育训练组

（5）个案追踪教学查房评价表

日期：________　　题目：______________　　分数：________

项目	考核细则	评分			
		A	B	C	D
选题	病例选择符合个案追踪教学查房要求	5	4	3	2
	体现专科护理前沿	5	4	3	2
	能够牵引或指导临床工作	5	4	3	2
内容	展示各学组的专科、专项知识、技术，评估及时准确，评分应用合理，	8	6	4	1
	三单合一，有专科特点	10	7	4	1
	评价对追踪病人提供的护理是否连贯一致	8	6	4	1
	汇报追踪病人对护理的满意度	7	5	3	1
	汇报科室对该个案的环境设施、安全、权益及隐私保护，感控措施是否符合医院要求	7	5	3	1
	汇报科室对该个案在院规章、制度、流程、常规、操作规程等规定的执行力	5	4	3	2
	展示发现的质量问题的改进措施并有记录	5	4	3	2
目标	查房目的明确，有解决方案或努力方向	10	8	6	4
主查表达	思路清晰、重点突出、语言生动、简洁	5	4	3	2
参与护士	了解护士行政、岗位、职称职责	5	4	3	2
课件制作	图文并茂、简洁明了	6	4	2	1
安排	时间合理、节奏流畅	5	4	3	2
互动	针对焦点讨论热烈、教学相长	4	3	2	1

学组：__________　考核人：__________

备注：请填写完整将总分填入分数栏。

护理新理论课堂计划

［总体思路］高素质护理人才的培养是护理教育的核心任务，由于军队医院的特点，造成护士流动快、年轻护士多，临床护理业务学习存在问题较多，因此，我院增加了院级层面的护理业务授课工作，旨在推广临床护理新技术、新业务、新方法、新理念，着重解决临床护理问题、规范技术流程，更新护理理念，提高护理质量，达到知识共享。

［流程安排］

1. 年初确定授课人员、题目、课件审核人并进行公示
2. 制定课件审核签字单
3. 授课前发放 15～20 份评价单，课后收回

序号	姓名	科室	题目	高职审核人	负责人
1月		神经外科	胶质瘤一体化治疗与护理		
2月		综合病房 49 区	股骨头患者介入治疗术后的护理		
3月		神经外科	脑积水的一体化治疗与护理		
3月		干部二科	老年病房护理护理快速反应模式的构建与实施		
5月		妇科门诊	关注生殖健康　育龄正确避孕		
5月		骨科 16 区	VSD 技术在创伤性骨折病人中的应用与护理		
6月		普外科 8 区	自体纤维蛋白胶封堵消化道瘘患者的护理		
6月		生殖医学中心	试管婴儿——生命的诞生之旅		
6月 3 人		护理研究生			
7月		肾 58 病区	全程无忧护理在肾脏科特需病房的开展		
7月		神经外科监护	高血压脑出血破入脑室的治疗护理体会		
8月		急救医学科	MODS 呼吸系统功能监护		
8月		麻醉科	集束化干预在术中预防压疮的应用		
8月 3 人					
9月		肾脏 39 区	CKD 1～5 期患者的营养支持		

（续表）

序号	姓名	科室	题目	高职审核人	负责人
9月		泌尿外科	后腹腔镜肾癌根治术的围术期护理		
10月		血透中心	连续性血液净化体外循环凝血的危险因素及预防策略		
11月		麻醉科	浅谈英语词源		
11月		心胸外科	创伤病人的血糖管理		
12月		肾脏56区	长期血液透析合并腕管综合征的疼痛护理		
12月		神经外科1区	脑血管疾病介入治疗的护理		
2015年1月		普通外科	院内感控——护士的角色与作用		
2015年1月		产　　科	孕期监护与管理		
2月		肾脏科11病区	复发难治性系统性红斑狼疮行自体干细胞移植的护理		
2月		普通外科37区	ARDS患者一体治疗的项目管理		

全院护理新理论课堂审核签字单

科室或学组负责人接到课件时间：________ ,签名：________。

授课前一月的第二周：

业务课负责人收到课件时间 ：________ ,签名：________ ,

修改意见：____

授课者在科室（或学组内）试讲 2 次：

1. 时间 ：________ ,负责人：________。

2. 时间：________ ,负责人：________。

修改意见：____

授课前一月的第三周：

高职审核人收到课件时间：________ ,签名：________ ,

修改意见：____

第三次试讲：时间 ：________ ,负责人：________。

修改意见：____

授课前一周：

业务课负责人收到课件时间 ：________ ,签名：________ ,

护理部助理员收到课件时间：________ ,签字 ________。

护理部主任接到课件时间：________ ,定稿时间：________ ,签名：________。

修改意见：____

备注：若未按时间节点进行课件审查造成大课未正常实施则视为教学事故，护理部将对相关责任人进行问责。

护理新理论课堂评价单

题目：　　　　　　　　　　　　　　　　　　　　　　授课人：

您好，本次调查属无记名调查，目的：了解您对本次课程的看法及建议，请您认真填写，谢谢您的配合！

1. 您认为本次课的内容新颖吗？
□ 很新　□ 新　□ 较新　□ 不新
2. 您认为本次课表达的主题明确吗？
□ 很明确　□ 明确　□ 一般　□ 不明确
3. 您认为本次讲课者的表达怎么样？
□ 很好　□ 好　□ 较好　□ 不好
4. 您认为讲课者与现场的互动怎么样？
□ 很好　□ 好　□ 较好　□ 不好
5. 您认为本次课的课件制作怎么样？
□ 很好　□ 好　□ 较好　□ 不好
6. 您认为本次课时间安排合理吗？
□ 很合理　□ 合理　□ 较合理　□ 不合理
7. 您认为本次课对您的工作有帮助吗？
□ 很有帮助　□ 有帮助　□ 一般　□ 没有帮助
8. 您的意见和建议？

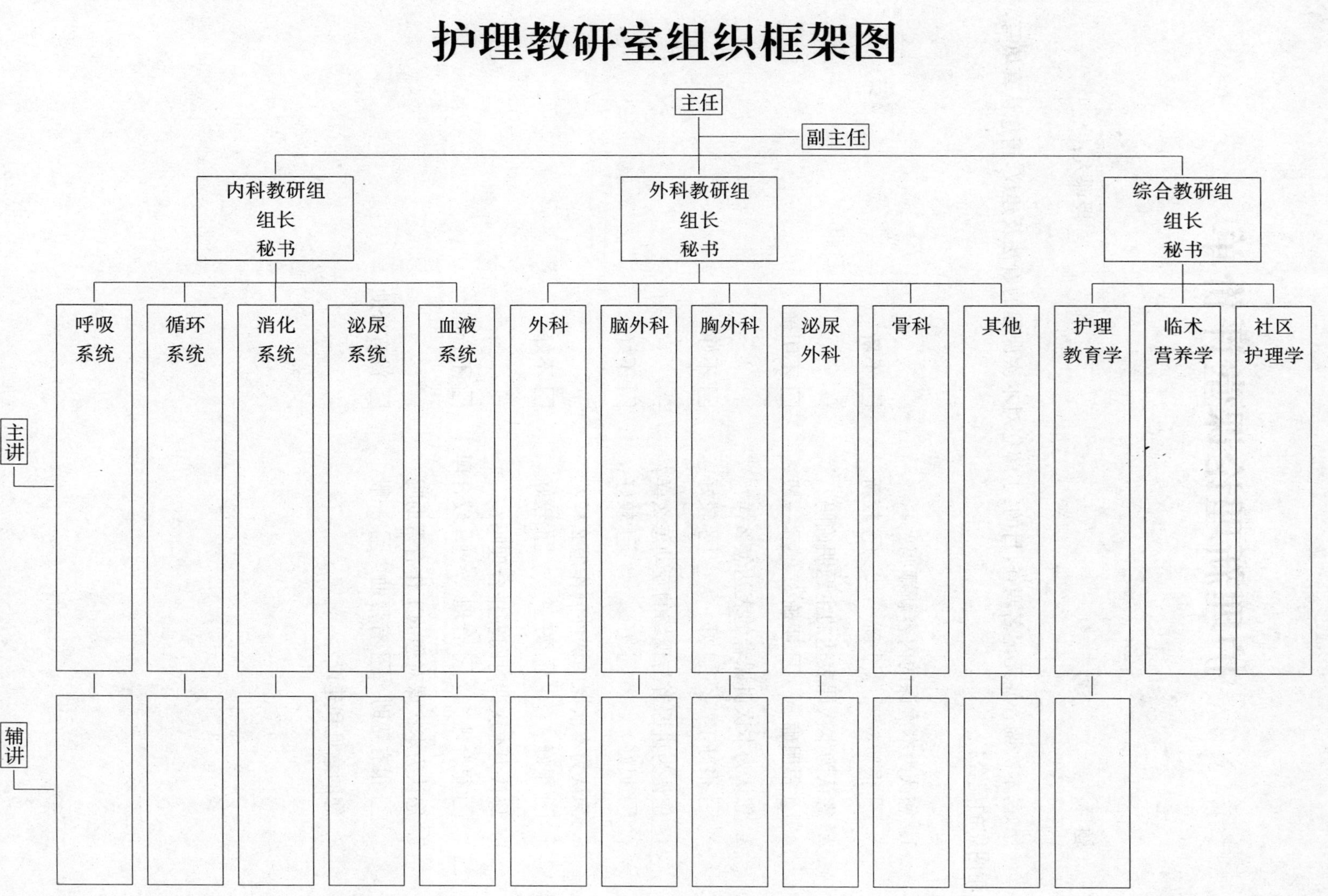
护理教研室组织框架图
主任
副主任
内科教研组
组长
秘书
外科教研组
组长
秘书
综合教研组
组长
秘书
呼吸系统
循环系统
消化系统
泌尿系统
血液系统
外科
脑外科
胸外科
泌尿外科
骨科
其他
护理教育学
临床营养学
社区护理学
主讲
辅讲

护理部工作质量考评标准

项目	分值	考评标准	扣分内容	扣分
护理管理组织体制	20分	1. 实行院长领导下护理部主任负责制(护理人员调配、使用、培养、奖惩、晋升、聘任等)		
		2. 建立和完善护理管理体系和运行机制,实行三级管理体系		
		3. 各级护理人员有相应技术职称和学历(护理部主任和副主任达到大专以上学历或副主任护师以上职称,护士长达到大专以上学历比例:70%)		
		4. 全院护士占卫生技术人员总数≥50%		
		5. 全院临床一线护士占护士总数≥95%		
		6. 全院护士与实际开放床位比≥0.6∶1		
		7. 病房护士与实际开放床位比≥0.4∶1		
		8. ICU护士与实际开放床位比≥(2.5～3)∶1		
		9. 手术室护士与手术台比≥2.5∶1		
		10. 产房分娩量≥800例/年,配备护士≥12人		
		11. 血液净化护士与运行血透机比≥1∶5		
		12. 各专科护理领域(重症监护、急诊急救、器官移植、手术室、肿瘤科),专科护士比例不低于80%,护师以上人员不低于50%,年选送专科护士培养比例不低于所在专科护理护士的5%		
		13. 有紧急状态下护理人力资源调配预案		
护理管理制度	20分	1. 根据相应的法律法规和护理专业要求,制定护理管理制度、岗位职责、护理常规、操作规程,并作适时修订		
		2. 各项规章制度必须落实,护士接受相关培训,对制度内容及本人岗位职责应知晓		
		3. 护理工作有目标,有年计划和总结		
		4. 有健全的会议制度(总护士长或护士长会议每两周1次,全院护士大会每年不少于1次)		
		5. 有各级护理人员考核制度并落实		
护理质量管理	20分	1. 有健全的质控管理组织		
		2. 有质量管理制度和运行程序,质量抽查每月1次,普查每季度1次		
		3. 全院护理质量讲评分析会每季度1次,参加人数>30%		
		4. 质量管理有实效(有奖惩措施、有信息反馈、有改进)		

（续表）

项目	分值	考评标准	扣分内容	扣分
安全管理	20分	1. 有护理差错报告、登记、处理讨论制度并落实		
		2. 对严重护理不安全事件及时讲评、讨论、整改		
		3. 对易跌倒、压疮、管路滑脱等患者有评估、预报、监控制度		
		4. 有院内紧急意外事件的应急预案、处理文献因素预案和处理流程；有重点护理环节和对象的安全管理措施（院内紧急意外事件如停电、停水、火灾等，护理危险因素如跌倒、褥疮等，重点护理环节主要指输血、输液及药物不良反应等，重点护理对象主要指危重病人、围术期病人、诊断不明病人、生活不能自理的病人等）		
		5. 有院级重点护理管理科室、岗位、护理环节的护理管理流程，有重大突发事件应急预案、传染病防控应急预案及处理流程		
教育科研	20分	1. 有业务培训制度、计划和考核		
		2. 全员业务讲座≥6 次/年		
		3. 健全临床教学管理制度，落实带教计划		
		4. 每年举行护理学术报告会，公开发表学术论文≥20 篇/100 人/年		
		5. 护理科研立项≥1 项/年		
		6. 开展新技术、新业务，有准入制、培训制、项目登记制		

护士长工作质量考核标准

项目	分值	考核标准	扣分内容	扣分
质量管理	50分	1. 有与护理部目标相匹配的工作计划或工作重点，并落实		
		2. 建立和完善规章制度、各类疾病护理常规、技术操作规程和临床护理服务规范标准等，并及时修订，严格执行		
		3. 有明确的护士岗位职责、工作标准、岗位管理		
		4. 实施护理质量自控，有监控内容，有改进		
		5. 有护理差错防范措施，有报告、处理、登记、讨论制度		
		6. 有压疮、易跌倒、坠床、导管滑脱等评估、预报、监控制度并落实		
		7. 每月召开公休座谈会(含健康教育和意见反馈)不少于一次		
		8. 根据护士的工作数量、质量、技术难度和患者满意度等要素，对护士进行绩效考核，并有激励措施		
业务培训	30分	1. 每月业务学习不少于一次		
		2. 每月护士长组织业务查房不少于一次		
		3. 定期对护理人员进行“三基”和专科技能培训、考核		
		4. 完成各级人员学分管理		
资源管理	20分	1. 根据患者护理分级情况、病情护理难度、技术要求等要素对护士进行护理分工、护理排班		
		2. 定期对护理人员进行综合考评		
		3. 作息时间符合病人要求，6:00、13:30后进行常规护理工作		
		4. 常用物品如血压计、听诊器、电筒、电池、被服以及吸引装置、吸氧装置等功能良好		

病区管理质量考核标准

每日重病人综合质量检查

（1次/日，共5张表）

项目	分值	内容	日期 床号						复查时间效果评价
基础护理	9分	病人卫生符合“三短、六洁”，床单位整洁，大小便盆整洁	3分						
		病房环境温湿度适宜、无异味	3分						
		了解病人睡眠情况、病人就餐情况	3分						
九知道	9分	每少一项扣一分	9分						
护理安全	7分	护士知晓七防七必须内容	2分						
		正确使用安全标识	2分						
		ICU病人十大安全目标的落实	3分						
健康教育	9分	体现专科特色，健康教育记录完整	3分						
		检查/手术/用药/导管/疼痛/血糖/输液/教育及时	3分						
		对合适病人按八步操作流程给予肢体功能锻炼	3分						
预防压疮	9分	按压疮指南实施护理评估，评估准确，有相应护理措施，按要求复评	3分						
		B评分<12分有家属和护士长签字	3分						
		皮肤清洁、无异味，无压红	3分						
血糖监测	9分	按糖尿病护理指南实施护理评估，评估准确，有相应护理措施，按要求复评	3分						
		护士掌握胰岛素种类；注射时间、部位、方法、保存方式	3分						
		护士及患者了解低血糖症状、自救原则	3分						
肠内营养	9分	按肠内、肠外营养指南实施护理评估，评估准确，有相应护理措施，按要求复评	3分						
		提问早期使用营养输注泵，温度、速度、浓度符合要求	3分						
		病人知晓肠内营养并发症、了解不良反应	3分						
疼痛护理	9分	按疼痛护理指南实施护理评估，评估准确，有相应护理措施，按要求复评	3分						
		指导患者正确使用止痛药止痛泵	3分						
		护士及患者了解药物不良反应及副作用	3分						
导管护理	9分	导管固定符合指南规范评估，评估准确，有相应护理措施，按要求复评	3分						
		管壁清洁，引流通畅，标识清楚准确，每班有评估记录	3分						
		提问：导管滑脱处置流程	3分						

（续表）

项目	分值	内容	日期					复查时间效果评价
			床号					
感控方面	9分	遵循无菌技术操作原则、无菌物品一用一灭菌	3分					
		提问手卫生规范，手消毒剂放置位置合理、有失效时间标识	3分					
		提问床单元终末处理方法、床头柜、地面等物品的消毒方法及消毒液浓度	3分					
呼吸道管理	6分	按气道护理规范进行操作、评估，评估准确，有相应护理措施，按要求复评	2分					
		CRRT reshape TV 护理措施落实	2分					
		肺部物理治疗："三、四、五、六"法落实	2分					
输液管理	6分	按输液指南实施护理评估，评估准确，有相应护理措施，输液巡视及时有效	3分					
		套管针、PICC 有穿刺日期、签名、标识，冲管、封管方法正确	3分					
		责任护士/护理员						
		得分						
		护士长						

个案追踪检查表（4次/月，共4张表）

病区＿＿＿＿ 床号＿＿＿＿ 检查者＿＿＿＿

查看形式	项目	检查细则	分数	扣分原因	整改措施	复查时间
查看文件	病历文件（10分）	选择符合要求病历	1分			
		相关服务人员到位，阅读病历，掌握诊疗护理情况	4分			
		入院评估单、住院评估、措施单准确、完整	2分			
		体温单、医嘱单、护理记录单等及时准确	2分			
		护士长/护理组长签字及时，时间符合要求	1分			
	护士资质、能力（5分）	实行整班制	2分			
		按护士行政、职称、岗位提问职责	3分			
现场检查	感控管理（10分）	废弃物处理、消毒管理符合要求	3分			
		ICU、手术室等区域划分，微生物检测符合要求 洗手设施齐全、符合规范，相关人员掌握六步洗手法	3分			
		知晓落实预防 VAP 及静脉通路、导尿管相关感染措施	4分			
	护理措施落实情况（25分）	护理质量问题有落实、改进措施记录	4分			
		掌握疾病治疗路径	2分			
		评估相关措施落实及时准确，分级护理落实	4分			
		护理措施按指南实施（气道、静脉治疗、心理、压疮、疼痛、营养、糖尿病、血液净化、消毒灭菌）	10分			

（续表）

<table>
<tr><th>查看形式</th><th>项目</th><th colspan="2">检查细则</th><th>分数</th><th>扣分原因</th><th>整改措施</th><th>复查时间</th></tr>
<tr><td rowspan="13">现场检查</td><td>护理措施落实情况（25分）</td><td rowspan="1">健康教育落实（5分）</td><td>患者掌握出院指导</td><td>1分</td><td></td><td></td><td></td></tr>
<tr><td></td><td></td><td>患者掌握疾病、检查、手术、饮食、服药等指导</td><td>4分</td><td></td><td></td><td></td></tr>
<tr><td rowspan="7">护理安全管理（15分）</td><td colspan="2">有安全管理组织体系和工作职责（重点病人身份识别方法、“七防七必须”等）</td><td>5分</td><td></td><td></td><td></td></tr>
<tr><td colspan="2">特殊操作有知情同意书，输血、手术等核查制度</td><td>5分</td><td></td><td></td><td></td></tr>
<tr><td rowspan="2">用药安全管理落实（5分）</td><td>遵循药物剂量、浓度依赖性、时间依赖性等原则</td><td>3分</td><td></td><td></td><td></td></tr>
<tr><td>毒麻药及特殊用药管理规范</td><td>2分</td><td></td><td></td><td></td></tr>
<tr><td colspan="2">危重病人转运交接安全（设备跟踪、医务人员陪同）</td><td>3分</td><td></td><td></td><td></td></tr>
<tr><td colspan="2">抢救设施备用状态，不良事件上报并有记录</td><td>2分</td><td></td><td></td><td></td></tr>
<tr><td colspan="2">紧急意外事件应急预案等处理流程</td><td>5分</td><td></td><td></td><td></td></tr>
<tr><td rowspan="2">护理服务（10分）</td><td colspan="2">护士现场操作符合规范</td><td>5分</td><td></td><td></td><td></td></tr>
<tr><td colspan="2">优质护理到位（生活护理、陪检等）</td><td>5分</td><td></td><td></td><td></td></tr>
<tr><td rowspan="2">多学科协作（5分）</td><td colspan="2">疑难危重病例有护理会诊</td><td>3分</td><td></td><td></td><td></td></tr>
<tr><td colspan="2">应急护理人力资源调配制度</td><td>2分</td><td></td><td></td><td></td></tr>
<tr><td rowspan="4">人员访谈</td><td rowspan="4">访谈病人及家属（10分）</td><td colspan="2">知晓责任医生、护士、护理员</td><td>2分</td><td></td><td></td><td></td></tr>
<tr><td colspan="2">护士长到床边查房情况</td><td>2分</td><td></td><td></td><td></td></tr>
<tr><td colspan="2">护士、护理员能及时兑现承诺</td><td>2分</td><td></td><td></td><td></td></tr>
<tr><td colspan="2">对护理服务满意</td><td>4分</td><td></td><td></td><td></td></tr>
<tr><td colspan="4">责任护士/护理员</td><td colspan="4"></td></tr>
<tr><td colspan="4">得分</td><td colspan="4"></td></tr>
<tr><td colspan="4">护士长</td><td colspan="4"></td></tr>
</table>

备注：一级护理及以上护理评估、措施、健康教育必须护士长签字，二、三级护理病历可由护理组长签字，凡扣分项必须追踪其原因，并且检查同类情况和人。

护理文书质量检查

（4次/月，共2张表）

<table>
<tr><th rowspan="2">项目</th><th rowspan="2">分值</th><th rowspan="2">基本要求</th><th rowspan="2">缺陷内容</th><th>日期</th><th></th><th></th><th></th><th rowspan="2">复查时间效果评价</th></tr>
<tr><th>床号
扣分</th><th></th><th></th><th></th></tr>
<tr><td rowspan="6">（一）体温单</td><td rowspan="6">10分</td><td rowspan="6">1. 所有肛表、口表在录入时均转换成腋表填写
2. 按时准确填写各项，无缺陷、漏项
3. 正确记录生命体征，发热请注明降温标志
4. 出院时一并满页打印
5. 黑白打印归档</td><td>体温未转入腋表填写</td><td>1分/项</td><td></td><td></td><td></td><td rowspan="6"></td></tr>
<tr><td>发热病人无降温标志</td><td>1分/项</td><td></td><td></td><td></td></tr>
<tr><td>漏或未正确记出入量、大便（连续三天以上为0无处理）</td><td>1分/次</td><td></td><td></td><td></td></tr>
<tr><td>漏记或未正确记录生命体征</td><td>1分/项</td><td></td><td></td><td></td></tr>
<tr><td>入院当日缺血压、体重、体温，手术无标记，术后日期</td><td>1分/项</td><td></td><td></td><td></td></tr>
<tr><td>打印不规范</td><td>1分/项</td><td></td><td></td><td></td></tr>
</table>

（续表）

项目	分值	基本要求	缺陷内容	日期 床号 扣分					复查时间效果评价
（二）医嘱单	10分	1. 卷面清洁整齐 2. 每班有查对签名 3. 临时医嘱处理正确、及时 4. 三勾等勾，位置正确，排列整齐无遗漏 5. 按规定归档保存（3个月）	卷面不洁、用笔颜色错误	1分/页					
			未按规定校对医嘱或核对医生签名有漏，作废不规范	1分/处					
			三勾不整齐，未按规定保存	1分/次					
			临时医嘱签名、时间有漏误	1分/次					
			未按规定打印医嘱，备用医嘱执行后“△”未擦	1分/次					
（三）交班报告本	10分	1. 完整填写眉栏，各班次签名准确、字迹清楚 2. 病人流动情况 ① 减员：出院、转院、转科、死亡 ② 增员：入院、转入 ③ 当日工作重点：手术、分娩、危重或病情突变者 ④ 预备工作交代：手术、检查、留取标本 3. 首先记录生命体征，根据不同患者有所重点的记录内容 4. 交代下一班须观察的事项 5. 特殊患者记录心理状态及夜间睡眠状况	缺项、错项、用笔颜色错误	1分/处					
			顺序不正确、交代不按要求	1分/处					
			漏预备工作交代	1分/处					
			内容交代不清楚	1分/处					
			字迹不工整、有涂改，签名不清楚	1分/处					
			有不规范语言：如二便、顺滴、继观等	1分/处					
			新入院、手术、病危、病重等病情的交代内容不完整	1分/处					
			搬床及第二天留标本、抽血的未在交代事项中交代清楚	1分/处					
（四）评估单	10分	1. 评估准确 2. 记录内容客观、准确 3. 记录及时、时间符合要求	入院、转入评估不准确	1分/处					
			记录不及时、与实际不符、有漏填	1分/处					
			无提供资料者签字	1分/处					
（五）措施单	10分	1. 措施准确 2. 记录、评估与实际相符 3. 体现专科特色	与医嘱不符	1分/处					
			未体现专科部分	1分/处					
			措施不准确	1分/处					
（六）健康教育单	10分	病人入院指导未落实		1分/处					
		住院指导与病人不符，未体现多次、渐进状态		1分/处					
		未给病人做出院指导		1分/处					
		知情通告、陪护告知宣教不及时，无签字		1分/处					
（七）一般护理记录单	10分	生命体征记录不全		1分/处					
		病情变化未及时记录		1分/处					
		记录与实际不符合		1分/处					
（八）危重护理记录单	生命体征8分	未按医嘱记录、病情变化未及时记录或无处理结果		1分/处					
		医疗干预、外出检查或治疗时记录有缺项、错项		1分/处					

（续表）

项目	分值	基本要求	缺陷内容	日期 床号 扣分					复查时间效果评价
（八）危重护理记录单	出入量8分	缺小结、总结或计算错误或记录格式不正确		1分/处					
		24小时总结在体温单上未记录或有缺项、错项		1分/处					
		引流液的颜色、性状等缺记录，异常时未记录及处理		1分/处					
	病情栏4分	记录不及时、不正确；护理措施与实际不符		1分/处					
		手术病人缺麻醉方式、手术名称、返回状况等		1分/处					
		客观记录未用医学术语，未体现专科特点		1分/处					
		班次、时间及签名不符合要求或字迹潦草		1分/处					
	其他5分	有病危医嘱但无危重护理记录，用笔颜色错误，空格未用斜线填满		1分/处					
		页面不整洁，有涂改；时间、页码填写有错项、漏项		1分/处					
总校对时检查	5分	每少一项扣一分		1分/处					
责任护士									
得分									
护士长									

治疗室、急救车、毒麻精神药质量检查

（4次/月）

项目	标准	扣分细则	日期 分值					复查时间
急救物品毒麻精神药品检查	急救器材管理（12分）	车内清洁、物品摆放有序、符合要求、准备齐全、性能良好	3分					
		四有：开口器、拉舌钳；压舌板、电筒；简易呼吸气囊；医用喉罩、口咽通气管	3分					
		五定：定人保管、定点放置、定期检查维修、定品种数量、定期消毒	3分					
		检查完毕备用状态时，有封条并双签名	3分					
	急救药品（12分）	各种抢救药品齐全、在有效期内	4分					
		每周清点、登记	4分					
		使用后及时填补	4分					
	毒麻精神药品（12分）	专柜放置，上锁保管	3分					
		账物相符，物品摆放有序	3分					
		钥匙随身携带，双人双锁	3分					
		每班清点登记	3分					
	共性（5分）	护士长每周检查并签名	5分					

（续表）

项目	标准	扣分细则	日期 分值					复查时间
治疗室管理检查	治疗室（10分）	环境清洁、整齐，地面无灰尘、污渍	2分					
		各药品保证基数，数量适中，标识醒目，无失效、过期和变质	2分					
		各种物品无积压、过期，按有效期远近有序放置	2分					
		消毒液定时监测浓度，标明开瓶日期，按规定存放并使用	2分					
		有体温计校验记录本，每月校验一次	1分					
		酒精瓶、碘伏瓶有标识，有更换日期	1分					
	药柜（10分）	物品定位分类放置，标签清楚，按远近失效期、有效期有序摆放	3分					
		药品标识醒目，保证基数	2分					
		药品定期整理无失效，无过期	3分					
		符合科室常用药特点，药柜品种数量适中	2分					
	冰箱（10分）	冰箱储物柜清洁干燥，标识清楚，一药一格摆放	4分					
		按远近失效期有序存放，整洁无私人物品，无过期变质物品	3分					
		自制冰袋有标识，有着色	3分					
消毒灭菌检查	配液管理（10分）	配液前洗手、戴口罩、穿围裙	3分					
		无菌操作下配液	4分					
		配置液体符合要求（双签名、瓶口贴）	3分					
	感控管理（10分）	有感控管理规定，有感染管理监测登记（消毒登记、空气监测）	4分					
		垃圾分类符合要求，有终末处理	3分					
		无菌物品定位放置，按要求预处理污染物品，开包时间按规定执行	3分					
贵重仪器	仪器管理（9分）	定人保管（有保管人、登记本）、定点放置	3分					
		定期清点（有记录）	3分					
		定期保洁、消毒；定期检查与维修	3分					
		责任护士						
		得分						
		护士长						

交接班检查

（4次/月）

项目	标准	扣分细则	分值	交接护士姓名				复查时间
口头交接要求	精神饱满 仪表端庄 （10分）	思想不集中，精神欠饱满	5分					
		着装不整洁，未挂牌上岗	5分					
	四看 （10分）	未看交班本	3分					
		未看医嘱本	3分					
		未看体温本	2分					
		未看各项护理记录是否完整准确	2分					
床边交接重点	五查 （18分）	未查新入院病人	4分					
		未查危重瘫痪病人	3分					
		未查术前准备病人	3分					
		未查大小便失禁病人	4分					
		未查术后病人	4分					
	对重点病人 床边交接班 （32分）	未床边交接危重病人病情	4分					
		未床边交接手术病人的术前准备情况	4分					
		未床边交接病人的特殊检查治疗情况	4分					
		未床边交接病情有特殊变化的病人	4分					
		未交接精神、心理异常的病人	4分					
		未交接术后病人皮肤、伤口及切口情况	4分					
		未交接术后病人导管、引流液的质和量	4分					
		未交接输液病人的输液种类及滴速	4分					
床边交接要求	严谨认真 具亲和力 （10分）	未问候患者、介绍床位护士	4分					
		接班人不正确，与病人沟通不具亲和力	3分					
		交接护士未按要求逐个（尤其是危重）患者进行病情、治疗、护理交班	3分					
药品器械交接	交接清楚 （10分）	未交接或交接不清贵重、毒、麻、剧、限制药品和抢救器械	5分					
		未交接或交接不清手术台上用药或其他物品（含识别带）	5分					
交接班后	护士长有小结 当天工作有重点 （10分）	未小结	5分					
		护士长不在有负责组长，当天工作没有重点	5分					
检查日期								
得分								
护士长								

病区环境与安全质量管理检查

（2次/月）

项目	分值	具体项目	日期 分值			复查时间
护士站	15分	护士站安静、不嘈杂	5分			
		护士热情大方、着装规范	5分			
		桌面、地面清洁，各物品摆放有序，白板清楚、张贴整齐，台板下资料放置有序	5分			
医生办	8分	各类物品放置有序	5分			
		电脑桌放置整洁	3分			
病房	16分	符合感染管理规定	4分			
		病室环境整齐清洁，各台面物品摆放整齐	4分			
		勤开窗通风，温湿度适宜	4分			
		对出院病人床单元进行终末处理	4分			
更衣室	7分	物品放置整洁、有序	3分			
		柜门上锁	4分			
库房	5分	物品摆放放置整洁、有序	5分			
夜班房	9分	物品摆放整齐，地面无杂物	3分			
		被褥按要求折叠	3分			
		厕所无臭味，无晾晒	3分			
污洗间	10分	物品摆放整齐无杂物	5分			
		晾衣架完好	2分			
		清洁无臭味	3分			
卫生间	15分	卫生间毛巾架规范管理，物品摆放有序	5分			
		标识清晰	5分			
		设施功能正常	5分			
病区安全	15分	常问（Ask）：多问多留心，必要时电话通知保安	3分			
		常警钟长鸣（Bell）：要有警惕性，吸取教训，维护科室团结稳定	3分			
		常沟通（Communicate）：与病人、管床医生、护工、保卫部门多沟通，了解有无特殊事件发生	3分			
		常巡视发现（Discover）：加强门卫管理和病区巡视	3分			
		常教育（Educate）：做好入院宣教，离开病房将门锁好	3分			
责任护士						
得分						
护士长						

着装规范与电话礼仪检查

（2次/月）

项目	分值	考核内容	日期 姓名			复查时间
			分值			
规范着装	护士（20分）	1. 工作服、鞋帽整洁，袜子规范，裙装不外露	3分			
		2. 胸牌佩戴规范（产科在左侧腰下口袋右边缘，其他科室在左胸前口袋右边缘）	3分			
		3. 工作牌所有照片，军人为免冠军装照，聘用制人员为夏季工作服、佩戴燕帽照	3分			
		4. 燕帽佩戴端正无歪斜，刘海不过眉，两耳无碎发，头发不过肩	3分			
		5. 不化浓妆，不戴耳环戒指，不留长指甲，不涂深色及彩绘指甲油	2分			
		6. 不得穿工作服进入非工作场所，按规定着外勤服	3分			
		7. 除管理人员外，工作时间不得携带手机	3分			
	护理秘书（15分）	1. 工作服、工作鞋干净整洁，领结佩戴端正无歪斜	3分			
		2. 刘海不过眉，两耳际无碎发，头发不过肩	3分			
		3. 工作服纽扣齐全，有掉落及时补，胸牌居中，挂于领结正下方	3分			
		4. 袜子（肉色、白色）干净无破损	3分			
		5. 无首饰外漏，不化浓妆，不留长指甲，不涂深色及彩绘指甲油	3分			
	护运中心（15分）	1. 工作服、工作鞋干净整洁	3分			
		2. 刘海不过眉，两耳际无碎发，头发不过肩	3分			
		3.工作服纽扣齐全，有掉落及时补，胸牌居中	3分			
		4. 袜子（肉色、白色）干净无破损	3分			
		5. 无首饰外漏，不化浓妆，不留长指甲，不涂深色及彩绘指甲油	3分			
	辅助护士（15分）	1. 着装规范，挂牌上岗	4分			
		2. 胸牌佩戴规范，燕帽佩戴端正	4分			
		3. 工作服、鞋帽整洁、袜子规范	4分			
		4. 刘海不过眉	3分			
	护理员（15分）	1. 着装规范，挂牌上岗	5分			
		2. 不得穿工作服进入非工作场合	5分			
		3. 不从事注册护士工作	5分			
	电话礼仪（20分）	1. 响铃三声内接听电话（护士站无人，忙时除外）	3分			
		2. 使用文明用语，主动报部门和自我介绍	3分			
		3. 语气柔和，语速适中，注意音量	2分			
		4. 回答问题有耐心，必要时重复对方的话	2分			
		5. 解答问题态度积极，无搪塞敷衍现象	2分			
		6. 请他人转接电话时，不在走廊大声呼喊	2分			
		7. 须搁置电话让对方等待时给予说明致歉	2分			
		8. 对方联系人不在，请其留下联系方式，骚扰电话能正确处理	2分			
		9. 感谢对方来电，礼貌结束用语，对方先挂电话后再挂断电话	2分			
得分						
护士长						

感染管理质量检查（2次/月）

项目	分值	具体项目	日期 分值			复查时间
组织管理	15分	有感染管理防控小组人员名单和职责	5分			
		有本科室相关的医院感染管理措施	5分			
		有感染控制相关知识学习记录，并掌握学习内容	5分			
医务人员管理	15分	遵循无菌技术操作原则，严格执行诊疗技术操作流程，落实本科室相关的医院感染管理措施	5分			
		医务人员标准预防、职业卫生防护等知识的掌握和落实情况，科室防护用品储备情况	5分			
		手卫生符合规范要求	5分			
患者管理	20分	感染病人与非感染病人分开放置	4分			
		感染病人的引流液、体液等消毒后排放，每日对物体表面和地面进行消毒	4分			
		易感病人有保护性隔离措施	4分			
		静脉穿刺操作一巾一带，胃管、尿管、引流袋按规定时间更换，有标识	4分			
		多重耐药菌感染的患者设立蓝色隔离标识	4分			
消毒灭菌管理	20分	无菌物品一用一灭菌，按灭菌日期依次放入专用柜内，每日检查筛孔是否关闭，是否在有效期内使用	2分			
		无菌物品、液体管理使用符合无菌原则	3分			
		使用中的碘伏、乙醇做好名称标识，容器每周灭菌2次，并标注更换日期	3分			
		一次性无菌医疗用品存放、使用符合规定	2分			
		紫外线灯管定期擦拭，做好日常监测，包括灯管应用时间、照射累计时间和使用签名	2分			
		复用医疗器材和物品的消毒灭菌处理按手册要求执行	2分			
		使用中的消毒、灭菌剂的有效浓度监测符合规定	3分			
		所有医疗器材在检修前应先经消毒或灭菌处理	3分			
病区环境管理	20分	治疗车表面保持清洁，物品摆放有序，上层为清洁区，下层为污染期；进入病室的治疗车、换药车应配有速干手消毒剂	4分			
		病区内采用湿式方法进行保洁，环境整洁，卫生无死角。保洁用具分区使用，用后清洗消毒，干燥备用	3分			
		病房内扫床做到一床一套，其他物品做到一床一巾	3分			
		病人被服每周更换，血液等污染后及时更换，不在病区清点污染被服，病人出院、转科或死亡后，床单位终末消毒	4分			
		病室定时通风换气，必要时空气消毒；空气净化消毒机定期擦拭，正确使用、维护	3分			
		按规定探视时间，严格控制探视人数，患有呼吸道感染疾病者要限制探视	3分			
医疗废物管理	10分	医疗废物管理符合《军队医疗卫生机构医疗废物管理方法》	10分			
责任护士						
得分						
护士长						

限时服务理念现场落实质量检查(2 次/月)

项目	分值	检查标准	日期 床号 分值			复查时间
科室展开情况	40 分	护士/护理员知晓情况	15 分			
		有无制定具体实施方案(如何时输液、何时协助检查等)	25 分			
现场落实患者部分	60 分	护士/护理员是否给出时限承诺	20 分			
		护士/护理员是否及时兑限承诺	20 分			
		患者是否满意	20 分			
责任护士/护理员						
得分						
护士长						

尊重和维护患者权益制度质量检查(1 次/月)

项目	分值	基本要求	日期 分值		复查时间
维护患者享有人格尊重权与平等医疗权的制度与服务规范	30 分	1. 平等医疗权,不得拒绝患者就医	6 分		
		2. 为所有患者提供热情优质服务,部队患者有得到及时医疗救治的权利	6 分		
		3. 告知患者出院后注意事项及复诊安排	6 分		
		4. 为病人进行治疗操作和护理时,动作轻柔,态度和蔼,能较好的解释和沟通	6 分		
		5. 护士站台,设立专病门诊时间一览表、公布医院投诉电话、树立诊区指示牌	6 分		
维护患者隐私权、尊重民族习惯和宗教信仰的制度与服务规范	20 分	1. 医务人员依法承担为患者病情、隐私进行保密的法定任务	10 分		
		2. 患者就诊一人一床,配备生活用品	5 分		
		3. 不得在电梯、走廊、大厅等公共场所公开谈论患者的病情	5 分		
维护和尊重患者知情权和决定权的制度与服务规范	30 分	1. 医务人员要按照医院制定的《知情同意告知制度》及时告知患者病情	6 分		
		2. 对不同的处置方案,患者有权选择	6 分		
		3. 患者有权获得有关自己病况的资料	6 分		
		4. 患者对清单费用有疑义的,有关部门和科室给予答疑解惑	6 分		
		5. 医务人员向患者宣传医保知识和办理医保手续的有关注意事项	6 分		
维护和尊重患者的申诉权的制度与服务规范	20 分	1. 设立投诉电话并及时处理电话投诉事件	10 分		
		2. 各组长能及时妥善处理本岗位各种投诉,并对存在的问题分析总结,落实整改	10 分		
责任护士					
得分					
护士长					

科室教学工作自查表(1次/月)

内容		检查结果	整改措施	效果评价
教学计划制定(1月份检查)	有专科特点			
	含“三基”、新业务、新知识			
	计划分层次,如:护理员、护生、新入职护士、低高年资护士、进修护士,内容各有侧重,操作性强			
组织落实	按计划实施			
	未按计划实施的原因			
	查操作互练、考核情况			
新入职护士	查集中培训参训率(查新入职护士手册)			
	查操作结对互练、自考组织情况			
	入科介绍、急救设备和仪器介绍			
	风险预案培训			
在职护士	查学分册、学习笔记等			
	检查理论知识、操作技能掌握情况			
	按计划参加义务轮训			
	查参加继续教育取得学分情况			
查教育训练组骨干	参训率			
	传达落实、组织实施			
	查实习手册按时移交			
教学工作总结、持续改进情况(12月份检查)	对本年度教学工作进行总结			
	针对存在的问题,制定整改措施			
	拟订明年教学计划			

注:检查者为护士长本人,每月1次。

“出院满意度调查表”回收率检查(1次/月)

项目	分值	检查标准	日期 姓名											复查时间
出院满意度调查表发放情况	30分	“出院满意度调查表”专人定时送达并有告知和解释												
护士长督察回收情况	40分	护士长亲自收回“出院满意度调查表”份数占出院病人数≥60%												

（续表）

项目	分值	检查标准	日期 姓名											复查时间
回收率情况	30分	回收率达标												
		责任护士												
		得分												
		护士长												

标本采集质量自查表（2次/年）

项目	分值	检查标准		日期 分值			复查时间
标本配置	25分	医嘱内容与检验项目相符，避免重复申请		5分			
		正确配置采血管、标本盒		5分			
		标示病区、床号、姓名		5分			
		打印标本采集清单以便核对		5分			
		通知病人，告知标本留取的时间、目的、方法，尿、粪、痰标本放置的地点		5分			
标本采集	55分	血标本	严格查对制度	5分			
			物品齐全，采血针、采血管符合要求	5分			
			抽血操作符合规范	10分			
			多根采血管，注血顺序正确	5分			
			采血量达到试管刻度，误差<±5%	5分			
			标本符合要求，无凝血、无溶血	5分			
			采血后，指导/协助按压穿刺点	5分			
		尿、粪、痰标本	放置地点正确	5分			
			标本符合要求	5分			
			及时送检	5分			
标本处置	15分	标本留取后，扫码记数，打印标本记数和移交清单		3分			
		固定位置放置，通知护运中心送检		3分			
		已布置但未执行的标本要交班		3分			
		“血氨”检查标本加冰		3分			
		夜间不能送检的标本放置冰箱保存		3分			
理论	5分	回答问题正确		5分			
		责任护士					
		得分					
		护士长					

教育培训质量检查(2次/年)

项目	分值	检查标准	日期 分值			复查时间
骨干情况	20分	总带教、小教员符合资质要求	10分			
		骨干在科室发挥作用情况(具体完成、负责的内容)	10分			
专科理论、操作培训计划	50分	紧跟前沿,体现“三新”(新理论、新技术、新业务)	10分			
		计划按时间节点实施	10分			
		抽查2名护士的学习笔记、学分册	10分			
		有专科操作培训记录	10分			
		有理论、操作考核记录	10分			
护理工作或紧急意外事件应急预案	20分	查1名护士对护理工作或紧急意外事件应急预案和处理流程掌握情况(随机模拟一种情况)	20分			
其他	10分	护士长按时完成科室自查	10分			
		责任护士				
		得分				
		护士长				

护士分级管理落实质量检查(2次/年)

项目	分值	检查标准	日期 分值			复查时间
排班形式	10分	按规定实行连续整班APN排班	5分			
		提供两种形式排班表	5分			
组长职责	40分	组长职责明确	10分			
		组长工作流程明确	10分			
		知晓每日工作重点	10分			
		督导全体护士工作,体现专科特色	10分			
责任护士	20分	分管患者明确	5分			
		掌握分管患者情况,实施整体护理	5分			
		带领护理员落实基础护理	5分			
		服药到口	5分			
治疗护士	10分	工作流程、职责优化体现整体护理观	10分			
护理员助理护士	20分	分管一定数量患者	10分			
		分管患者基础护理落实到位	10分			
		责任护士/护理员				
		得分				
		护士长				

护士长管理工作手册(2次/年)

项目	分值	检查标准	日期 分值			复查时间
目录	10分	护士基本信息	3分			
		护理单元组织树状结构图	3分			
		护理工作思路	2分			
		每日工作重点	2分			
内容	40分	每月有工作计划	4分			
		护士常规会记录	4分			
		护士长查房记录	4分			
		座谈会记录	4分			
		专科理论学习计划	4分			
		小讲课记录	5分			
		护士考核登记	5分			
		护理人员休假情况	5分			
		接受实习同学记录	5分			
总结	50分	输液(血)反应登记	3分			
		护理事故、缺陷报告表	3分			
		病人投诉记录	3分			
		发表论文登记	3分			
		护理人员外出进修记录	3分			
		进修生、实习同学管理记录	3分			
		仪器设备管理制度	3分			
		职业防护记录	4分			
		义务劳动记录	4分			
		请销假登记记录	4分			
		反馈登记记录	4分			
		跟踪随访记录	4分			
		出院通知记录	4分			
		年终总结	5分			
		责任护士				
		得分				
		护士长				

“双四一”检查(2 次/年)

项目	分值	检查标准	日期 分值			复查时间
检查内容	80分	科室有全体护士的联络方式	10 分			
		护理单元经常有“双四一”教育活动	10 分			
		护士知晓院内与科内安全管理规定	12 分			
		护士长经常与护理骨干、护士谈心,能及时掌握护士的工作情况与思想动态	12 分			
		重点人与事,能及时上报并且有安全防范措施	12 分			
		重点项目(毒麻药品、抢救设备、贵重器材等)有安全管理责任人	12 分			
		聘用人员院外居住时,知晓安全责任书并有本人签署	12 分			
理论	20分	护士知晓“双四一”活动内容:四个知道,一个跟上;四个报告,一个依靠	20 分			
		责任护士				
		得分				
		护士长				

新护士入科教育落实质量检查(入科时)

项目	分值	检查标准	日期 分值		复查时间
入科培训内容	40 分	护士长有情况介绍	10 分		
		科室岗前教育计划落实	10 分		
		查新护士岗前教育落实情况记录	10 分		
		新护士知晓“规章制度指南”摆放位置	10 分		
风险预案	30 分	新护士知晓风险预案内容	10 分		
		新护士风险预案培训有记录	10 分		
		理论提问回答正确	10 分		
急救车	30 分	知晓急救车的管理规定	10 分		
		掌握急救器材和药品	10 分		
		理论提问回答正确	10 分		
		责任护士			
		得分			
		护士长			

科室领导听取护理工作汇报检查

（1次/年）

项目	分值	检查标准	日期 分值		复查时间
参加人员	20分	有科室领导参加	10分		
		护士长、护理骨干参加	10分		
汇报内容与形式	40分	有骨干汇报	10分		
		汇报内容结合科室实际，突出亮点	15分		
		汇报形式多样，以PPT为主	15分		
总结	40分	科室内有记录	20分		
		护士长有总结	10分		
		主任有建议	10分		
责任护士					
得分					
护士长					

第四部分

护理安全管理

医嘱执行制度

1. 医嘱制度与执行流程

(1) 医嘱一般在上班后两小时内开出,要求层次分明,内容清楚。转抄和整理必须准确,一般不得涂改。如需更改或撤销时,应用红笔填“取消”字样并签名。临时医嘱应向护士交代清楚。医嘱要按时执行。开写、执行和取消医嘱必须签名并注明时间。

(2) 医师开出医嘱后,要复查一遍。护士对可疑医嘱,必须查清后方可执行。除抢救或手术中不得下达口头医嘱,下达口头医嘱,护士须复诵一遍,经医师查对药物后执行,医师要及时补记医嘱。每项医嘱一般只能包含一个内容。

(3) 护士每班要查对医嘱,夜班查对当日医嘱,每周由护士长组织总查对一次。转抄、整理医嘱后,需经另一人查对,方可执行。

(4) 手术后和分娩后要停止术前和产前医嘱,重开医嘱,并分别转抄于医嘱记录单和各项执行单上。

(5) 凡需下一班执行临时医嘱,要交代清楚,并在护士值班记录上注明。

(6) 医师无医嘱时,护士一般不得给病员做对症处理。但遇抢救危重病人的紧急情况下,医师不在,护士可针对病情临时给予必要处理,但应做好记录并及时向主治医师报告。

(7) 输血、试敏等医嘱需双人核对并由两名护士在护士执行栏内签字执行。毒麻药品需双人核对后护士在护士执行栏内签字执行,并在毒麻药登记本上双人签字。

(8) 执行注射抗生素等需做过敏试验的医嘱时,应将过敏试验的结果阳性用红笔写在医嘱的括号内注明阳性(+),阴性用蓝笔写在括号内注明阴性(-)。

2. 执行医嘱流程

常规流程:阅读——查对——确认——打印医嘱执行单——执行(操作前、操作中、操作后)——疗效及不良反应观察

(1) 护士接医生下达的医嘱后,认真阅读及查对。

(2) 查对医嘱无质疑后确认医嘱。

(3) 打印医嘱执行单。

(4) 护士按医嘱执行要求的缓急分配给护士执行。

(5) 护士接医嘱执行单后,认真查对,严格按照医嘱的内容、时间等要求准确执行,不得擅自更改。

(6) 医嘱执行后,应认真观察疗效与不良反应,必要时进行记录并及时向医生反馈。

3. 口头医嘱制度与流程

(1) 在非抢救情况下,护士不执行抢救医嘱及电话通知的医嘱。

(2) 危重抢救过程中,医生下达口头医嘱后,护士需重复一遍,得到医生确认后方可执行。

(3) 在执行口头医嘱给药时，须请下达医嘱者再次核对药物名称、剂量及给药途径，以确保用药安全。

(4) 抢救结束应请医生及时补记所下达的口头医嘱用药。

(5) 在接获电话医嘱或重要检验结果时，接听护士需对医嘱内容或检验结果进行复述，确认无误后方能记录和执行。

(6) 对擅自执行口头医嘱行为视为违规，一经发现酌情给予处理。

输血管理制度

输血管理制度

第一章 总 则

第一条 为进一步规范临床输血行为，依据《中华人民共和国献血法》、国家卫生部《医疗机构临床用血管理办法(试行)》、《临床输血技术规范》制定本规定。

第二条 本规定所称临床用血是指为在我院实施诊疗的患者提供的全血、成分血。

第三条 医院设立由院领导、业务主管部门及相关科室负责人组成的临床输血管理委员会，负责临床用血的规范管理和技术指导，开展临床合理用血、科学用血的教育和培训。

第四条 医务部负责输血工作的宣传、组织协调和监督检查。输血科负责本单位临床用血的采集和供应，协助医院对本单位临床用血制度执行情况进行检查，并参与临床有关疾病的诊断、治疗与科研。

第五条 临床医师和输血医技人员应严格掌握输血适应证，正确应用成熟的临床输血技术和血液保护技术，包括成分输血和自体输血等。

第六条 血液资源必须加以保护、合理应用，避免浪费，杜绝不必要的输血。

第二章 输血的申请

第七条 申请输血由经治医师逐项填写《临床输血申请单》，由主治医师核准签字，连同受血者血样于预定输血日前送交输血科备血。一次性输血或备血 1 000 mL 以上由主任医师或医疗组长审核，2 000 mL 以上需填写《大量用血审批表》，由医务部审核。

第八条 决定输血治疗前，经治医师应向患者或其家属说明输同种异体血的不良反应和经血传播疾病的可能性，征得患者或家属的同意，并在《输血治疗同意书》上签字，《输血治疗同意书》入病历。无家属签字的无自主意识患者的紧急输血，报医务部值班室或主管领导同意、备案，并记入病历。

第九条 术前的自身贮血由输血科负责，患者的经治医师负责采血过程的医疗监护。手术室内的自身输血包括急性等容性血液稀释、术者自身血回输及术中控制性低血压等医疗技术由麻醉科医师负责实施。

实施自身贮血的患者需填写《自体输血同意书》，输血科采血时需填写《自体输血申请单》，自体血使用时临床医生在输血申请单注明自体血。

第十条 临床科室要积极动员患者进行自体输血；对患者家庭、亲友、所在单位以及社会人员积极进行互助献血的宣传动员。

第十一条 同意进行互助献血的由临床医护人员填写《南京军区血液中心互助献血登记表》，互助献血者持登记表到血液中心进行体检献血，患者的互助献血按无偿献血执行。实施互助献血的患者输血科要优先供血。

第十二条 患者治疗性血液成分去除、血浆置换等，由经治医师申请，输血科或有关科室参加制定治疗方案并负责实施，由输血科和经治医师负责患者治疗过程的监护。

第十三条 对于Rh(D)阴性和其他稀有血型患者，应通过自身输血、同型输血或配合型输血的方式尽量保证血液供应。

第十四条 新生儿溶血病如需要换血疗法的，由经治医师申请，经主治医师核准，并经患儿家属或监护人签字同意，由输血科提供适合的血液，换血由经治医师和输血科人员共同实施。

第三章 受血者血样采集与送检

第十五条 确定输血后，医护人员持输血科检验申请单和贴好标签的试管，当面核对患者姓名、性别、年龄、病案号、病区、床号、血型和诊断，采集血样。

第十六条 采集输血科血型和配血用标本实行双人双签。

第十七条 由护运中心人员将受血者血样与输血申请单、输血科检验申请单送交输血科，双方进行逐项核对。

第四章 交叉配血

第十八条 受血者配血试验的血标本必须是输血前3天之内的。多次输血患者的标本必须是24小时内的。

第十九条 输血科要逐项核对输血申请单、受血者和供血者血样，复查受血者和供血者ABO血型(正、反定型)，并常规检查患者Rh(D)血型[急诊抢救患者紧急输血时Rh(D)检查可除外]，正确无误时可进行交叉配血。

第二十条 凡输注全血、浓缩红细胞、红细胞悬液、洗涤红细胞、冰冻红细胞、浓缩白细胞、手工分离浓缩血小板等患者，应进行交叉配血试验。机器单采浓缩血小板应ABO血型同型输注。

第二十一条 凡遇有下列情况必须按《全国临床检验操作规程》有关规定作抗体筛选试验：

交叉配血不合时；

对有输血史、妊娠史或短期内需要接收多次输血者。

第二十二条 输血科实行24小时双人值班制度，血型鉴定和交叉配血试验由两人互相核对。

第五章 血液采集和储存

第二十三条 输血科必须严格按照国家、军队的采供血工作要求进行血液的采集、分离、储存、检验、质控和供应。

采供血有关资料保存十年。

第二十四条 贮血冰箱的温度自动控制记录和报警装置发出报警信号时，要立即检查原因，及时解决并记录。

第二十五条 贮血冰箱内严禁存放其他物品；每周消毒一次；冰箱内空气培养每月一次，无真菌生长或培养皿(90mm)细菌生长菌落＜8CFU/10 min或＜200CFU/m^3为合格。

第六章 发 血

第二十六条 配血合格后，由护运中心人员持保温袋到输血科取血。

第二十七条 取血与发血的双方必须共同查对患者姓名、性别、病案号、门急诊/病区、床号、血型、血液有效期及配血试验结果，以及保存血的外观等，准确无误时，双方共同签字后方可发出。

第二十八条 凡血袋有下列情形之一的，一律不得发出：

1. 标签破损、字迹不清；
2. 血袋有破损、漏血；
3. 血液中有明显凝块；
4. 血浆呈乳糜状或暗灰色；
5. 血浆中有明显气泡、絮状物或粗大颗粒；
6. 未摇动时血浆层与红细胞的界面不清或交界面上出现溶血；
7. 红细胞层呈紫红色；
8. 过期或其他须查证的情况。

第二十九条 血液离开输血科后，一律不得收回。

第三十条 受血者和供血者的血样保存于2～6℃冰箱7天，以便对输血不良反应追查原因。

第三十一条 血液离开输血科后不得退回。

第七章 输 血

第三十二条 输血前由两名医护人员核对交叉配血报告单及血袋标签各项内容，检查血袋有无破损渗漏，血液颜色是否正常。准确无误方可输血。

第三十三条 输血时，由两名医护人员带病历共同到患者床旁核对患者姓名、性别、年龄、病案号、病区、床号、血型等，确认与配血报告相符，再次核对血液后，用符合标准的输血器进行输血。

第三十四条 取回的血应尽快输用，不得自行贮血。输用前将血袋内的成分轻轻混匀，避免剧烈震荡。血液内不得加入其他药物，如需稀释只能用静脉注射生理盐水。

第三十五条 输血前后用静脉注射生理盐水冲洗输血管道。连续输用不同供血者的血液时，前一袋血输尽后，用静脉注射生理盐水冲洗输血器，再接下一袋血继续输注。

第三十六条 输血过程中应先慢后快，再根据病情和年龄调整输注速度，并严密观察受血者有无输血不良反应，如出现异常情况应及时处理：

1. 减慢或停止输血，用静脉注射生理盐水维持静脉通路；
2. 立即通知值班医师和输血科(血库)值班人员，及时检查、治疗和抢救，并查找原因，做好记录。

第三十七条 疑为溶血性或细菌污染性输血反应，应立即停止输血，更换输液管路，用静脉注射生理盐水维护静脉通路，及时报告上级医师，在积极治疗抢救的同时，做以下工作：

1. 核对用血申请单、血袋标签、交叉配血试验记录。

2. 通知输血科，血袋连同输血管路送回输血科。输血科接到通知后用保存于冰箱中的受血者与供血者血样、新采集的受血者血样、血袋中血样，重测 ABO 血型、Rh(D)血型、交叉配血试验(包括盐水相和非盐水相试验)。

3. 立即抽取受血者血液标本 4 份，一份生化标本 11 号试管送检验科生化室检测血清胆红素含量；两份 97、98 号标本试管送血液病实验室检测溶血指标，包括血浆结合珠蛋白、血清游离血红蛋白、酸化溶血试验、直接抗人球蛋白试验、间接抗人球蛋白试验；一份 84 号试管送输血科做直接、间接抗人球蛋白试验，不规则抗体筛选，如发现特殊抗体，应作进一步抗体鉴定，并检测相关抗体效价。

4. 如怀疑细菌污染性输血反应，抽取血袋中血液做细菌培养并做药敏试验。

5. 尽早检测血常规、尿常规及尿血红蛋白。

6. 必要时，溶血反应发生后 5～7 小时测血清胆红素含量。

第三十八条　输血完毕，医护人员对有输血反应的应逐项填写患者输血反应回报单，并返还输血科保存。输血科每月统计上报医务部。

第三十九条　输血完毕后，医护人员将交叉配血报告单贴在病历中。

附件一：手术及创伤输血指南

附件二：内科输血指南

附件一　手术及创伤输血指南

一、浓缩红细胞

用于需要提高血液携氧能力，血容量基本正常或低血容量已被纠正的患者，低血容量患者可配晶体液或胶体液应用。

1. 血红蛋白＞100 g/L，可以不输。

2. 血红蛋白＜70 g/L，应考虑输。

3. 血红蛋白在 70～100 g/L 之间，根据患者的贫血程度、心肺代偿功能、有无代谢率增高以及年龄等因素决定。

二、血小板

用于患者血小板数量减少或功能异常伴有出血倾向或表现。

1. 血小板计数＞100×10^9/L，可以不输。

2. 血小板计数＜50×10^9/L，应考虑输。

3. 血小板计数在 50～100×10^9/L 之间，应根据是否有自发性出血或伤口渗血决定。

4. 如术中出现不可控制的渗血，确定血小板功能低下，输血小板不受上述限制。

三、新鲜冰冻血浆(FFP)

用于凝血因子缺乏的患者。

1. PT 或 APTT＞正常 1.5 倍，创面弥漫性渗血。

2. 患者急性大出血输入大量库存全血或浓缩红细胞后(出血量或输血量相当于患者自

身血容量)。

3. 病史或临床过程表现有先天性或获得性凝血功能障碍。

4. 紧急对抗华法林的抗凝血作用(FFP:5～8 mL/kg)

四、全血

用于急性大量血液丢失可能出现低血容量休克的患者,或患者存在持续活动性出血,估计失血量超过血容量的30%。

回输自体全血不受本指征限制,根据患者血容量决定。

注:

① 红细胞的主要功能是携带氧到机体的组织细胞。贫血及血容量不足都会影响机体氧输送,但这两者的生理影响是不一样的。失血达总血容量30%才会有明显的低血容量表现。年轻体健的患者补充足够液体(晶体液或胶体液)就可以完全纠正其失血造成的血容量的不足。全血或血浆不宜作扩容剂。血容量补足之后,输血目的是提高血液的携氧能力,首选红细胞制品,晶体液或并用胶体液扩容,结合红细胞输注,也适用于大量输血。

② 无器官器质性病变的患者,只要血容量正常,红细胞压积达0.20(血红蛋白>60 g/L)的贫血不会影响组织氧合。急性贫血患者,动脉血氧含量的降低可以被心输出量的增加及氧离曲线右移而代偿;当然,心肺功能不全和代谢率增高的患者应保持血红蛋白浓度>100 g/L以保证足够的氧输送。

③ 手术患者在血小板>50×10^9/L时,一般不会发生出血增多。血小板功能低下(如继发于术前阿司匹林治疗)对出血的影响比血小板计数更重要。手术类型和范围、出血速率、控制出血的能力、出血所致后果的大小以及影响血小板功能的相关因素(如体外循环、肾衰、严重肝病用药)等,都是决定是否输血小板的指征。分娩妇女血小板可能会低于50×10^9/L(妊娠性血小板减少)而不一定输血小板。因输血小板后的峰值决定其效果,缓慢输入的效果较差,所以输血小板时应快速输注,并一次性足量使用。

④ 只要纤维蛋白质浓度大于0.8 g/ L,即使凝血因子只有正常的30%,凝血功能仍可维持正常,即患者血液置换量达全身血液总量,实际上还会有三分之一自体成分(包括凝血因子)保留在体内,仍然有足够的凝血功能。应当注意,休克没得到及时纠正,可导致消耗性凝血障碍。FFP的使用,必须达到10～15 mL/kg,才能有效。禁止用FFP作为扩容剂,禁止用FFP促进伤口愈合。

附件二　内科输血指南

一、红细胞

用于红细胞破坏过多、丢失或生成障碍引起的慢性贫血并伴缺氧症状。血红蛋白<60 g/L或红细胞压积<0.2时可考虑输注。

二、血小板

血小板计数和临床出血症状结合决定是否输注血小板,血小板输注指征:

血小板计数>50×10^9/L一般不需输注

血小板计数10～50×10^9/L根据临床出血情况决定,可考虑输注

血小板计数$<5\times10^9$/L 应立即输血小板防止出血

预防性输注不可滥用，防止产生同种免疫导致输注无效。有出血表现时应一次足量输注并测 CCI 值。

$$CCI=\frac{(输注后血小板计数-输注前血小板计数)(10^{11})\times 体表面积(m^2)}{输入血小板总数(10^{11})}$$

注：输注后血小板计数为输注后一小时测定值，CCI>10 者为输注有效。

三、新鲜冰冻血浆

用于各种原因（先天性、后天获得性、输入大量陈旧库血等）引起的多种凝血因子Ⅱ、Ⅴ、Ⅶ、Ⅸ、Ⅹ、Ⅺ或抗凝血酶Ⅲ缺乏，并伴有出血表现时输注。一般需输入 10～15 mL/kg 体重新鲜冰冻血浆。

四、新鲜液体血浆

主要用于补充多种凝血因子（特别是Ⅷ因子）缺陷及严重肝病患者。

五、普通冰冻血浆

主要用于补充稳定的凝血因子。

六、洗涤红细胞

用于避免引起同种异性白细胞抗体和避免输入血浆中某些成分（如补体、凝集素、蛋白质等），包括对血浆蛋白过敏、自身免疫性溶血性贫血、高钾血症及肝肾功能障碍和阵发性睡眠性血红蛋白尿症的患者。

七、机器单采浓缩白细胞悬液

主要用于中性粒细胞缺乏（中性粒细胞$<0.5\times10^9$/L），并发细菌感染且抗生素治疗难以控制者，充分权衡利弊后输注。

八、冷沉淀

主要用于儿童及成人轻型甲型血友病，血管性血友病（vWD），纤维蛋白原缺乏症及因子ⅩⅢ缺乏症患者。严重甲型血友病需加用Ⅷ因子浓缩剂。

九、全血

用于内科急性出血引起的血红蛋白和血容量的迅速下降并伴有缺氧症状。血红蛋白<70g/L 或红细胞压积<0.22，或出现失血性休克时考虑输注。但晶体液或并用胶体扩容仍是治疗失血性休克的主要输血方案。

输血申请流程

一般情况下输血

↓

病人入院留取四大常规(其中包括血型常规)

↓

输血科接血型常规后,进行血型鉴定,双人核对,并发回血型报告

↓

病区接到血型报告后填入电子病历血型栏,并将血型报告贴在病历检验报告栏

↓

需要输血时,管床医生填写输血申请单,并申请血交叉和抗体筛选、传染病四项检测

↓

护士根据医嘱抽血交叉标本、传染病四项检测标本,核对并双签名,无误后连同输血申请单由专业人员在输血前一天送至输血科

↓

输血科接到标本及输血申请单后,再次血型鉴定并核对血型,无误后进行交叉配血,备好血液

↓

次日,病区电话通知发血,输血科发出血液及取血接血单,由专业人员用保温袋送至病区,双方核对并签名。护士在双人核对无误后输血,并记录

↓

输血完毕后,血袋返回输血科保存48小时,备查

紧急情况下输血

↓

病人入院抽四大常规(包括血型常规)和传染病四项、二次血型标本

↓

输血科接血型常规后,进行血型鉴定,双人核对,并发回血型报告

↓

紧急需用血时,电话通知,用二次血型标本,鉴定血型,交叉配血,准备好血液

↓

接到输血申请单后,输血科发出血液和取血接血单,双人核对并签名,由专业人员用保温袋运送至病区

↓

两名护士在核对无误后输血,并记录

↓

输血完毕后,血袋返回输血科保存48小时,备查

输血操作规程

1. 用0.9%生理盐水、8号及以上针头建立静脉通道，并维持。

2. 遵医嘱输血前30 min，静脉推注地塞米松0.5 mg或肌肉注射非那根（异丙嗪）25 mg。

3. 接到血液后，护士双人核对发血单上血液信息与血袋信息是否一致。患者信息与病例信息是否一致。检查血袋是否完整、有无渗漏，标签是否清晰无残缺；检查血液质量，血液外观无溶血、凝块、气泡、重度乳糜，无黄疸，无纤维蛋白析出，血制品保存期。

4. 核查无误后立即输注。血液制剂输注前应托于双手轻轻摇匀，一般情况下血液不得加温。

5. 输注血液制剂时，应先慢后快，输注前15 min应有专人在旁观察，速度控制在5 mL/min之内。15 min无输血不良反应后，根据病情需要调整输血速度，一般在4～6 mL/min，若大量失血或休克，则须快速输入，心、脑病患者输入速度应慢，一般速度为1 mL/min。

6. 输血全过程应加强监护，观察有无输血不良反应，如发生输血不良反应，应及时报告医生，配合医生迅速正确采取各项处置措施，并保留余血，记录输血全过程和输血反应发生、处置全过程。

7. 如发生输血不良反应，应及时报告输血科，协助迅速查明原因，采取对症措施，并填写输血反应卡送回输血科保存。

8. 血液制剂内不得加入除0.9%生理盐水外的任何药物，也不得与任何药剂使用同一输血器输注。

9. 两袋血液之间，必须用0.9%生理盐水冲洗输血管路。

10. 由护士实施输血治疗并记录全过程，由经治医师进行病情评估，输血病程记录及输血疗效评估。

11. 血液输注结束后，拔出针头，局部压迫止血。血袋应专区放置保存24小时，以便回查，无特殊情况后方可按医疗垃圾处理，并有处置记录。

输血反应应急预案

1. 输血前应做好输血反应的预防和准备工作。

2. 输血过程中，护士应加强巡视，严密观察患者有无输血反应。

3. 当发现患者有发热、过敏、溶血等输血反应时，应立即停止输血，更换输血导管，改用生理盐水静滴，维持静脉通道，并完整地保存未输完的残余血液和全部输血器材待查。

4. 立即报告医生、护士长、护理部及医务部值班室，并通知输血科工作人员。

5. 配合医生及时检查、诊疗和抢救。

6. 严密观察患者输血反应的程度，监测生命体征，保温，并做好护理记录。

7. 向患者及家属做好解释和安抚工作。

8. 医生及时填写"输血不良反应卡"。将剩余血液及输血器具一并送输血科备查。

9. 由输血科相关负责人和主治医生共同会诊速查明原因，明确诊断。

10. 根据病情可考虑检查以下项目：①受血者 ABO 血型，Rh 血型，直接抗人球蛋白试验，不规则抗体检测；②血浆结合珠蛋白、酸化溶血试验、血浆游离血红蛋白检测，总胆红素检测和尿血红蛋白检测；③细胞学检查涂片镜检，细菌培养。

11. 未输完血液重新鉴定 ABO 血型、Rh 血型，再次交叉配血；②不规则抗体检测；③细菌学检查(涂片、培养)。

输血反应处理流程图

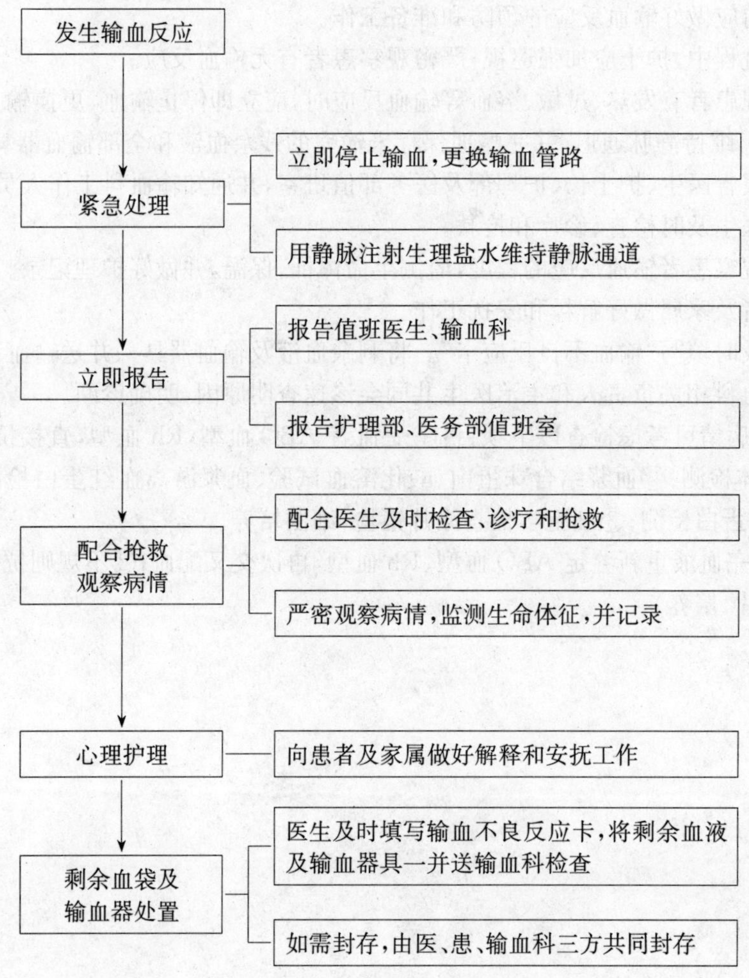
发生输血反应
紧急处理
立即停止输血，更换输血管路
用静脉注射生理盐水维持静脉通道
立即报告
报告值班医生、输血科
报告护理部、医务部值班室
配合抢救
观察病情
配合医生及时检查、诊疗和抢救
严密观察病情，监测生命体征，并记录
心理护理
向患者及家属做好解释和安抚工作
剩余血袋及
输血器处置
医生及时填写输血不良反应卡，将剩余血液
及输血器具一并送输血科检查
如需封存，由医、患、输血科三方共同封存

输液管理制度

安全输液操作规范

静脉输液是临床护理中最常用的一项技术操作，在一定程度上代表了护士的技术水平，并反映出护理质量的优劣。加强对静脉输液环节质量的控制，是护理质量管理的一项重要内容。其目的在于：规范操作程序，提高穿刺技能，落实输液巡视制度，确保护理质量，减少输液反应，提高治疗效果。

一、静脉输液操作流程与要求

1. 静脉输液操作流程按照总后《医疗护理技术操作常规》和《十五项基本技术操作》的规范要求进行。

2. 静脉输液操作时要求做到

(1) 严格"三查七对"，切实做到操作前查，操作中查，操作后查；

(2) 输液程序正确，用物准备齐全；

(3) 操作方法正规，符合无菌技术操作原则；

(4) 合理选择静脉，提高穿刺成功率；

(5) 操作时动作轻稳，主动与病人交流，体现爱伤观念；

(6) 滴速适宜，符合病情需要；

(7) 注意事项交代清楚，病人体位安置舒适。

二、静脉输液巡视制度

1. 巡视内容：有无液体外渗、滴速是否符合要求、输入是否通畅、液体余量多少、有无输液反应、有何生活需求。

2. 巡视时间：输液过程中，做到至少每小时巡视一次。护士应合理安排操作与巡视。

3. 建立静脉输液巡视卡：每次巡视后按巡视卡上要求的内容认真填写，对巡视的 6 项内容做到心中有数。

4. 巡视要求

(1) 护士长根据每日输液人次合理排班，根据在班护士情况，安排护士做好输液巡视。

(2) 各班护士要合理计划安排好各项工作，主动落实输液病人的巡视与护理，做到"两及时、两不准、一保证"。

① 两及时：及时主动更换液体，不出现流空现象，减少呼叫铃声；及时发现并处置输液故障和输液反应。

② 两不准：不准工勤人员或陪护人员更换液体和拔针；不准将未输的液体或空瓶放于病人床头柜上。

③ 一保证：确保输液病人“三送”到位（送饭、送水、送便器），让病人满意，家属放心。

三、输液反应的预防和处理

1. 输液反应的预防须抓好三个环节的监控

(1) 药品检查环节：做到“三查、四看、五掌握”。

① 三查：加药前查，输液前查，更换液体前查。

② 四看：看液体与药品的有效期；看玻璃瓶有无裂纹；看瓶盖有无松动；看液体有无杂质、变色、混浊、沉淀。

③ 五掌握：掌握药物的性能、给药途径与方法；掌握药物的主要作用及配伍禁忌；掌握药物常用剂量；掌握药品的毒、副作用及其预防；掌握输液反应的临床表现与处置方法。

(2) 加药环节：做到“一合理，两不宜”。

① 一合理：合理安排各类药物、液体的输入顺序。

② 两不宜：加药时间不宜过早，抗生素应现用现配，未用液体不得提前撬起瓶盖；一瓶液体内同时加入的药品种类不宜过多，严格按配伍禁忌要求组合配制。

(3) 操作环节：掌握一个“严”字，即严格按无菌技术操作要求洗手、着装、消毒；严格检查无菌注射器、输液器包装与有效期是否符合要求。

2. 出现输液反应须按以下程序处理

(1) 停止输液，更换液体与输液导管，同时安慰病人，报告医生，按医嘱用药。护士应配合医生积极抢救，并留专人护理直至病情平稳。体温超过 39 ℃病人应立即抽血培养，以后每隔 1 小时监测一次体温，连续 3 次。

(2) 检查：由当班护士、值班医生共同检查剩余药液与输液瓶，并妥善保存剩余药液与导管，使之不再被污染。将输液瓶先送检验科做细菌培养，然后送药理科做热源检测。晚夜间将剩余药液暂存冰箱，次日按上述方法处置。按要求填写“输液反应报告单”。

(3) 报告：发生输液反应时，立即报告护士长、科主任以及院内感染办和总护士长或护理部；夜间、节假日报告医疗总值班。

(4) 交班：对发生输液反应的病人，应将输液反应经过与治疗护理措施以及观察护理要求等详细记录，并向下一班护士交班。

输液反应应急预案

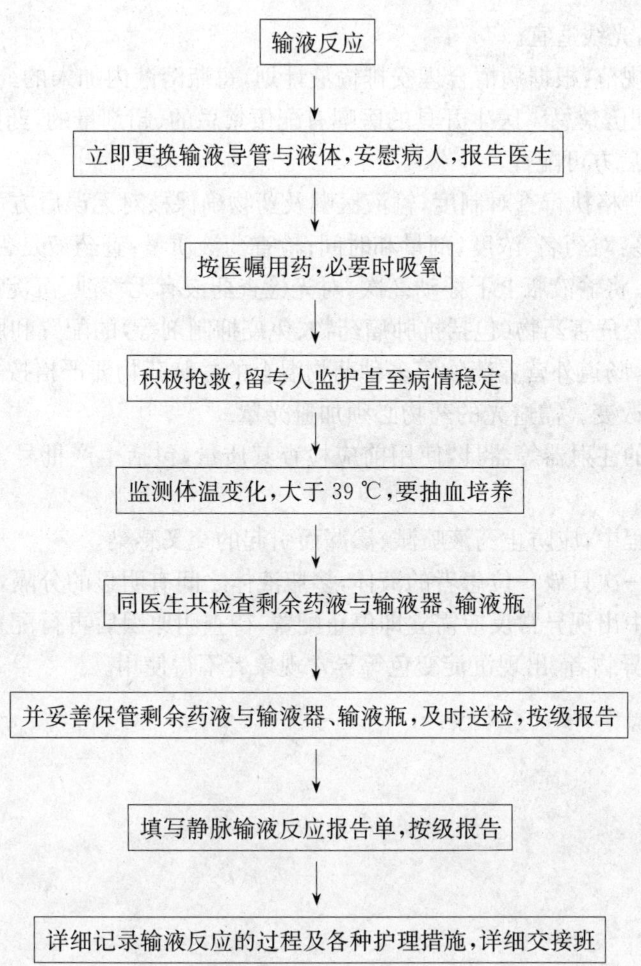
输液反应
立即更换输液导管与液体，安慰病人，报告医生
按医嘱用药，必要时吸氧
积极抢救，留专人监护直至病情稳定
监测体温变化，大于 39 ℃，要抽血培养
同医生共检查剩余药液与输液器、输液瓶
并妥善保管剩余药液与输液器、输液瓶，及时送检，按级报告
填写静脉输液反应报告单，按级报告
详细记录输液反应的过程及各种护理措施，详细交接班

静脉用药配置与使用操作规范

1. 环境整洁,光线适宜。

2. 输液医嘱规范:根据病情合理安排输液计划,每瓶溶液内加入的药物应合理分配,并注意药物之间的配伍禁忌。医生开具的医嘱有配伍禁忌的、超剂量的,药师应及时与医生联系,经更正无疑问后方可配置。

3. 根据医嘱严格执行查对制度,输液医嘱及药物确保核对无误后方可配置。

核对药物瓶签:对药名、浓度、剂量和时间;检查药液质量:查药液是否过期、瓶盖有无松动、瓶身有无裂痕;将输液瓶上下摇动2次,对光检查药液有无浑浊、沉淀及絮状物等。

4. 抗生素类及危害药物(包括抗肿瘤药物、免疫抑制剂等)的配置和肠道外营养及普通药物的配置分开。肠道外营养药物等多种药物混合的静脉药物要严格按规定的加药顺序进行配置,不得随意改变。需避光的药物必须加避光罩。

5. 配置使用的注射器等器具,使用前应检查其质量,包括生产批号、包装是否完好、是否在有效期内。

6. 在配置过程中,应防止药液喷溅、渗漏而引起的交叉感染。

7. 操作台面一次只放一位患者的液体,多瓶液体之间有明显的分隔,防止药品混淆。

8. 配置过程中出现异常反应需立即停止配置,待查明原因后再行配置。配置好的药液应检查其外观,有异物者、出现沉淀变色等异常现象者不得使用。

药品管理制度

药品管理制度

一、总体要求

1. 病房药品只供给住院患者临时医嘱用药时使用。

2. 病房药柜由专人管理、负责请领和保管药品。药柜内保持清洁，药品摆放整齐。注射药、口服药与外用药严格分开放置。

3. 各病房按实际需求可设置一定品种及数量的药品基数，但高浓度电解质及贵重药品原则上不设基数。建立各类药品清点本（麻醉药品、精神药品必须建立消耗登记本），基数药品使用后及时补充。

4. 定期核查药品数量、质量及有效期并登记，做到账物相符。

5. 高危药品必须集中且分类放置，加锁保管，并有高危药品标识。

6. 包装相似、药名相似、一品多规或多剂型药物的存放要有明晰的警示。

7. 各类药物标签字迹清晰，信息准确。

二、口服药管理制度

1. 常备口服药管理制度

（1）病房可根据科室病人特点备少量口服药物。

（2）口服药放置在干燥清洁瓶内，瓶外粘贴标签，注明药物的名称、剂量及基数。

（3）口服药瓶存放于专用药柜中，每周检查一次口服药的质量、数量及有效期等，做好登记。检查中发现药品有真菌、潮解等问题应及时更换。

2. 口服药发放制度

（1）严格“三查七对”。

（2）发药时应备温开水。

（3）发药到手，如病人不在，应将药品带回，待其回来后再发。

（4）原则上看服到口。当时未服入的，三十分钟后应巡视督促服下。因故不服的药物应收回，并通知医生。

（5）为卧床病人发药时，备水，帮助其服药。

（6）必要时为病人将药物碾碎。有刺激或会污染牙齿的药液，如：酸类、铁剂及碘剂水溶液应给予吸管吸入。

（7）必要时对病人就药物的主要作用、副作用和不良反应进行答疑。

(8) 严格用药时间的药物确保按时服用,特殊情况不能按时服用的药物应通知医生。

(9) 严格口服药交接工作。治疗性、维持性用药原则上不允许因欠费停药。

三、注射针剂管理制度

1. 病房根据科室病人特点可备少量普通针剂,普通针剂整齐存放于治疗室抽屉内,在抽屉格内贴上标签,标签上注明药物的名称、剂量及基数,每周检查一次针剂的数量、有效期等并登记。

2. 高危药品管理

(1) 高危药品应放置于专用抽屉,抽屉格内贴上蓝框白底的标签,标签上注明药名、剂量及基数,同时要在标签旁贴上高危药品标识,加锁保管,钥匙随身携带。每天清点一次并登记。

(2) 高危药品中的高浓度电解质制剂、肌肉松弛剂与细胞毒化物必须单独存放,统一使用特制药品标签,高浓度电解质如 10%氯化钾注射液使用红底黑字标签、10%氯化钠注射液使用黄底红字标签,肌肉松弛剂如卡肌宁(阿曲库铵)使用红底白字标签,细胞毒化物使用绿底黑字标签,并于标签旁贴高危药品标识,加锁保管。

3. 针剂效期管理

如 201012 表示该针剂的失效期即该针剂的最后使用期限为 2010 年 11 月 30 日。如果 201012 表示该针剂的有效期,则该针剂的最后使用期限为 2010 年 12 月 31 日。

四、贵重药管理制度

1. 病房原则上不设贵重药基数,如确实需要设置,应于护理部备案,并说明备用理由。专柜存放,加锁保管。钥匙由当班护士随身携带。

2. 每天检查一次药品的数量、质量、有效期等,并签名。护士长每周检查一次并签名。贵重药品基数使用时应及时登记,使用后及时补充。

3. 病房当日使用及次日备用的贵重药品应存放于贵重药柜内,集中分类放置,加锁保管,将加药时取出,必须经 2 人核对无误后方可加药。

五、麻醉药品、精神药品管理制度

1. 毒性、麻醉、精神药品应分类存放,并在药橱内张贴科内保存的品种、数量及解毒方法简明表。做到定位存放、定基数保管、定专人管理、定时清点登记、定期更换过期霉变药品。

2. 毒、麻、精神药品的瓶签,应按瓶签书写规定书写,标有明显标志。

3. 瓶签模糊立即更换。无瓶签或内容物可疑者,须经检验后方可发出使用。瓶签颜色:精神药品为白底绿边、麻醉药品为白底蓝边。

4. 毒性、麻醉药品的管理应设专用账簿,填写清晰,数字确实,账页必须编码,放在特殊药品柜内保存。

5. 药品清点登记本必须班班清点交接,钥匙妥善保管。各科室根据各自排班方式确定每日清点登记班次,各时间段必须是连续的,可叠加但不可中断。

6. 药品使用后应及时在毒麻限剧药使用登记簿内登记。登记内容包括:日期、时间、床号、姓名、药品名称、剂量、用药途径、护士签名。使用后请及时补充。

7. 基数要求:毒性、麻醉、精神限制药的常备量,一般按该科编制 10%床位人数各一次用量储备,麻醉药品的储备限注射剂 3 种,手术室按每张手术台 2 人 1 次用量储备。急诊室、门诊按 1～5 人 1 次用量储备,用后凭处方向药剂科领取,麻醉药品凭空安瓿换取。

六、冰箱内药品管理制度

1. 保持冰箱整洁,无过期变质药品,无私人物品。

2. 病房根据救治需要设置冰箱内的药品基数每周清点并登记一次,冰箱冷藏室需有温度监控,每班检查登记。贵重基数药品应存放于带锁的药箱内。

3. 患者自备需放置于冰箱内的贵重药品应放入带锁的药箱内,药品上注明患者的床号、姓名,做好登记,实行护患双方签名。

4. 公用及自备的贵重药品必须每班清点并登记。使用时及时登记。

5. 高危药品如肝素、胰岛素集中存放于冰箱格栏上,并标高危药品标识。

6. 开启后的胰岛素需要低温冷藏,除诺和灵 30R 可保存 6 周外,其余胰岛素均保存 4 周。胰岛素开启后应注明日期、时间。

七、外用药品管理制度

1. 病房根据病情需要设置外用药品基数,如液状石蜡、漱口液、硫酸镁等。

2. 外用药应专柜存放,标签清晰,勿与消毒剂、内服药混放。

高危药品用药指导

硝普钠用药指导

硝普钠为一种速效和短时作用的血管扩张药。对动脉和静脉平滑肌均有直接扩张作用,但不影响子宫、十二指肠或心肌的收缩。血管扩张使周围血管阻力减低,因而有降压作用。血管扩张使心脏前、后负荷均减低,心排血量改善,故对心力衰竭有益。

【产品规格】

50 mg/支

【贮存方法】

遮光,密闭保存。

【使用范围】

1. 用于高血压急症,如高血压危象、高血压脑病、恶性高血压、嗜铬细胞瘤手术前后阵发性高血压等的紧急降压,也可用于外科麻醉期间进行控制性降压。

2. 用于急性心力衰竭,包括急性肺水肿。亦用于急性心肌梗死或瓣膜(二尖瓣或主动脉瓣)关闭不全时的急性心力衰竭。

【护理观察要点】

1. 使用过程中要应经常测血压,1 小时/次。有条件者在监护室内进行。

2. 本品对光敏感,溶液稳定性较差,应现配现用并注意避光。

3. 新配溶液为淡棕色,如变为暗棕色、橙色或蓝色,应弃去。

4. 配置溶液应用超过 24 小时及时更换。

5. 溶液内不宜加入其他药品。

6. 使用该药物不宜超过 72 小时。

7. 药液有局部刺激性,谨防外渗。肾功能不全,而本品应用超过 48 小时者,应警惕血浆中氰化物或硫氰酸盐中毒。

8. 使用过程中,出现明显耐药性,为中毒的先兆征象,要立即汇报医生,减慢滴速,症状即可消失。

9. 本品使用过程中不可突然停药,应逐渐减量后停止使用,以免引起血压反跳性升高。

【不良反应】

1. 突然停用本品,尤其血药浓度较高而突然停药时,可能发生反跳性血压升高。

2. 静脉给药速度过快,可引起血压降低过快过剧,出现眩晕、大汗、头痛、肌肉抽搐、神经紧张或焦虑,烦躁、胃痛、反射性心动过速或心律失常。

3. 硫氰酸盐中毒或逾量时，可出现运动失调、视力模糊、谵妄、眩晕、头痛、意识丧失、恶心、呕吐、耳鸣、气短。

4. 皮肤改变：光敏感与疗程及剂量有关，皮肤石板蓝样色素沉着，停药后经较长时间(1～2 年)才渐退。

5. 氰化物中毒或超量时，可出现反射消失、昏迷、心音遥远、低血压、脉搏消失、皮肤粉红色、呼吸浅、瞳孔散大。

抗心律失常药静推注意事项

(胺碘酮、西地兰、普罗帕酮、利多卡因)

建立静脉通道

↓

通知医生接床边心电图，监测心率

↓

静推药物时医生全程在位

↓

静推时间严格遵医嘱执行

↓

静推过程中严密监测心率变化

↓

静推完毕后观察 15 min 后方可离开

↓

静推完毕后静脉通道保留 1 小时

盐酸胺碘酮注射液(可达龙)用药指导

【产品规格】

2 mL/0.15 g

【贮存方法】

遮光、密封保存。

【使用范围】

适用于利多卡因无效的室性心动过速和急诊控制房颤、房扑的心室率。

【护理观察要点】

1. 有条件者在监护室内使用本品。密切观察心电监护，根据病情遵医嘱及时调整药物剂量，一日总量不超过 1 200 mg，静脉滴注一般不超过 3～4 天。

2. 该药可增加华法林的抗凝作用，对于使用华法林的患者，应密切监测凝血酶原时间，注意有无皮肤黏膜及其他部位的出血。

3. 可增强其他抗心律失常药对心脏的作用。谨防发生扭转型室速。

4. 与受体阻滞剂或钙通道阻滞剂合用时，密切观察有无窦性心动过缓、窦性停搏及房室传导阻滞，发现异常，立即汇报医生。

【不良反应】

1. 心血管系统

长期大剂量和伴有低血钾时，可出现以下不良反应。

(1) 窦性心动过缓、窦性停搏或窦房阻滞。

(2) 房室传导阻滞。

(3) 偶有 Q-T 间期延长伴扭转性室性心动过速。

处理措施：

(1) 应立即停药，可用升压药、异丙肾上腺素或起搏器治疗。

(2) 注意纠正电解质紊乱；扭转性室性心动过速发展成室颤时可用直流电转复。

(3) 由于本品半衰期长，治疗不良反应需持续 5～10 天。

2. 甲状腺功能

(1) 甲状腺功能亢进

处理措施：停药数周至数月可完全消失，少数需用抗甲状腺药、普萘洛尔或肾上腺皮质激素治疗。

(2) 甲状腺机能低下

处理措施：停药后数月可消退，必要时可用甲状腺素治疗。

3. 胃肠道反应

便秘，少数人有恶心、呕吐、食欲下降，负荷量时明显。

毛花苷 C 注射液(西地兰)用药指导

【产品规格】

0.4 mg/2 mL

【贮存方法】

遮光室温保存在盒内，使用时才取出。

【适应证】

1. 主要用于心力衰竭。由于其作用较快，适用于急性心功能不全或慢性心功能不全急性加重的患者。

2. 亦可用于控制伴快速心室率的心房颤动、心房扑动患者的心室率。

【护理观察要点】

1. 由于洋地黄类药物的治疗量与中毒量接近，严格遵医嘱使用药物。

2. 加强健康宣教，鼓励患者在用药期间出现不适及时报告医务人员。

3. 注意询问和倾听患者的不适主诉，注意观察患者心电图情况，发现异常及时通知医生。

4. 给药前，先数心率，＜60 次/分，暂停给药。

5. 当病人发生洋地黄中毒时，应立即停用所有洋地黄类制剂及排钾利尿剂，遵医嘱给予纠正心律失常的药物。

【不良反应】

1. 胃肠道反应：恶心、呕吐、食欲缺乏等。

2. 神经系统反应：头痛、头晕、视觉改变等。

3. 出现新的心律失常：最常见者为室性早搏，其次为房室传导阻滞，阵发性或加速性交界性心动过速，阵发性房性心动过速伴房室传导阻滞等。

【毒性反应处理措施】

1. 立即停用该药。

2. 补充钾盐，可口服或静脉滴注氯化钾。

3. 一般停药后胃肠道反应和神经系统反应可随时间延长而逐渐好转。

4. 呕吐严重者可给以甲氧氯普胺（胃复安）10 mg 肌肉或静脉注射。

低分子肝素钙（钠）注射剂用药指导

【规格】

0.4 mL/支

【适应证】

本品主要用于血液透析体外循环中预防血凝块形成，也可用于治疗深部静脉血栓形成。

【护理观察要点】

1. 不能用于肌肉注射。严密观察是否有出血现象，包括牙龈、出血点、大小便中等，如出现出血现象，应立即停用，报告医生。

2. 皮下注射时，注射部位为腹壁前外侧，左右交替。针头应垂直进入捏起的皮肤皱折。应用拇指和食指捏住皮肤皱折直到注射完成。

3. 注射完毕迅速拔针，干棉球按住针眼 5 min 以上。

4. 注射部位禁止热敷。

5. 观察注射部位有无皮下小血肿，有无瘀斑、浸润或疼痛性红斑等皮肤坏死先兆。

6. 低分子肝素的使用时间不应超过 10 天。

【不良反应】

1. 出血。

2. 血小板减少症。

3. 注射部位发生皮肤坏死、血肿。

盐酸多巴胺注射液使用指导

升血压药物的一种，通过激动交感神经系统肾上腺素受体和位于肾、肠系膜、冠状动脉、脑动脉的多巴胺受体而升高血压，一般静脉给药。

(1) 小剂量时(每分钟按体重 0.5～2 μg/kg)，主要作用于多巴胺受体，使肾及肠系膜血管扩张，肾血流量及肾小球滤过率增加，尿量及钠排泄量增加。

(2) 小到中等剂量(每分钟按体重 2～10 μg/kg)，对心肌产生正性应力作用，使心肌收缩力及心搏量增加，最终使心排血量增加、收缩压升高，冠脉血流及耗氧改善。

(3) 大剂量时(每分钟按体重大于 10 μg/kg)，激动 α 受体，肾血管收缩，肾血流量及尿量反而减少。由于心排血量及周围血管阻力增加，致使收缩压及舒张压均增高。①增加心肌收缩力；②由于增加肾和肠系膜的血流量，可防止由这些器官缺血所致的休克恶性发展。

总之，多巴胺对于伴有心肌收缩力减弱、尿量减少而血容量已为补足的休克患者尤为适用。

【规格】

2 mL/20 mg

【贮存】

遮光、密闭保存。

【适应证】

适用于心肌梗死、创伤、内毒素败血症、心脏手术、肾衰竭、充血性心力衰竭等引起的休克综合征；补充血容量后休克仍不能纠正者，尤其有少尿及周围血管阻力正常或较低的休克。

【护理观察要点】

1. 使用过程中密切观察血压、心排血量、心电图及尿量情况。
2. 溶液内不宜加入其他药品。
3. 药液有局部刺激性，谨防外渗。
4. 本品使用过程中不可突然停药，应逐渐减量后停止使用。
5. 关注肢端末梢循环，防止发生坏死。

【不良反应】

1. 胸痛、呼吸困难；
2. 心悸、心律失常、全身软弱无力感；
3. 头痛、恶心呕吐。

紫杉醇用药指导

【产品规格】

30 mg/支

【贮存方法】

含药的小瓶应贮藏于原装的小盒中,贮存温度为 15 ℃至 30 ℃。

【使用范围】

1. 主要用于治疗卵巢癌,乳腺癌和非小细胞肺癌。

2. 对头颈部癌、食管癌,精度细胞瘤,恶性淋巴瘤,胃癌、膀胱癌、恶性黑色素瘤等有一定疗效。

【护理观察要点】

1. 为了防止发生严重的过敏反应,使用前一天 22:00、4:00 分别口服抗过敏药物及胃黏膜保护剂。使用前 30 分钟使用地塞米松静推,异丙嗪肌注。

2. 开始使用滴速调至 20～30 滴/min,观察 30 min 后无不良反应,可调至 50～60 滴/min,3～5 h 输完。

3. 使用非 PVC 材质的专用输液器输入,孔径不超过 0.22 μm,配置后的液体室温可保存 27 小时。

【不良反应】

1. 过敏反应:一般症状通常发生在滴注的第 1 小时之内尤其是最初用药后 10 分钟内,3 个疗程之后一般不会发生,当发生这些严重反应时,最常见的症状为:气急、潮红、胸痛及心动过速。

2. 骨髓抑制:是本药主要的剂量限制性毒性,中性粒细胞减少,有剂量与疗程依赖性,停药后通常能很快恢复。

3. 神经毒性:四脚麻木,外周神经病变的发生率随着剂量的蓄积而增高,除了外周神经病变之外,伴随着治疗的严重神经反应是罕见的(<1%),这包括:癫痫大发作、昏厥、共济失调及神经性脑病变。

4. 关节疼痛:在紫杉醇的剂量或给药方案与关节痛/肌肉痛的发生次数或严重程度之间无恒定的相关性。症状通常是暂时性,在使用紫杉醇后 2 或 3 天发生而数天内缓解。

5. 胃肠道反应:恶心/呕吐,腹泻及黏膜炎这些表现通常为轻至中度。黏膜炎与用药方案相关,24 小时滴注较 3 小时滴注更多见。

奥沙利铂用药指导

【产品规格】

50 mg/支

【贮存方法】

干燥通风处保存

1. 配制后输注液应贮存在 2 ℃到 8 ℃之间,不超过 24 小时。

2. 使用前检查其透明度,只有澄清而无杂质的溶液才能使用。

3. 该产品仅供单次使用,任何剩余的溶液均应丢弃。

【使用范围】

用于经氟尿嘧啶治疗失败的结直肠癌转移的患者,可单独或联合氟尿嘧啶使用。

【护理观察要点】

1. 稀释于 5% GS 250～500 mL 静滴,禁用 NS 稀释。

2. 不与 5-氟尿嘧啶混合使用或同时使用同一条静脉给药。

3. 使用避光输液器滴注。

4. 本药可致过敏反应,且有过敏性休克的个案报道。

5. 静脉滴注 2～6 小时。如患者 2 小时内滴注完奥沙利铂的速度给药时出现过急性喉痉挛,下次滴注时应将滴注时间延长至 6 小时。

6. 治疗期间指导患者勿进食冰、冷食物,避免接触冰、冷物体,因使用本药时,低温可致喉痉挛。

【不良反应】

奥沙利铂与 5-氟尿嘧啶/亚叶酸联合使用期间,最常见的不良反应为:

1. 胃肠道:腹泻,恶心,呕吐以及黏膜炎。

2. 血液系统:中性粒细胞减少,血小板减少。

3. 神经系统反应:以末梢神经炎为主要表现,可有口腔周围、上呼吸道和上消化道的痉挛及感觉障碍。

表阿霉素(表柔比星)用药指导

【产品规格】

10 mg/支

【贮存方法】

遮光、密闭保存

【适应证】

用于治疗白血病,恶性淋巴瘤,多发性骨髓瘤,乳腺癌、肺癌、软组织肉瘤、胃癌、肝癌、结肠直肠癌、卵巢癌等。

【护理观察要点】

1. 静脉给药，用灭菌注射用水稀释，使其终浓度不超过 2 mg/mL。

2. 建议先注入生理盐水检查输液管道通畅性及注射针头确实在静脉之后，减少药物外溢的危险，并确保给药后静脉用生理盐水冲洗。

3. 表阿霉素注射时溢出静脉会造成组织的严重损伤甚至坏死。小静脉注射或反复注射同一血管会造成静脉硬化。建议以中心静脉输注。

4. 不慎发生外渗时请勿热敷。

5. 不可肌肉注射和鞘内注射。

6. 输注过程中注意观察生命体征。

【不良反应】

1. 与阿霉素相似，但程度较低，尤其是心脏毒性和骨髓抑制毒性。

2. 其他不良反应有：脱发，60%～90%的病例可发生，一般可逆，男性有胡须生长受抑；黏膜炎，用药的第 5～10 天出现，通常发生在舌侧及舌下黏膜；胃肠功能紊乱，如恶心、呕吐、腹泻；曾有报道偶有发热、寒战、荨麻疹、色素沉着、关节疼痛。

长春新碱用药指导

【规格】

1 mg/支

【适应证】

1. 急性白血病，尤其是儿童急性白血病，对急性淋巴细胞白血病疗效显著。

2. 恶性淋巴瘤、生殖细胞肿瘤、小细胞肺癌、尤文肉瘤、肾母细胞瘤、神经母细胞瘤、乳腺癌、慢性淋巴细胞白血病、消化道癌、黑色素瘤及多发性骨髓瘤等。

【护理观察要点】

1. 仅用于静脉注射，漏于皮下可导致组织坏死、蜂窝织炎。一旦漏出或可疑外漏，应立即停止输液，并予相应处理。建议使用中心静脉输注。

2. 防止药液溅入眼内，一旦发生应立即用大量生理盐水冲洗，以后应用地塞米松眼膏保护。

3. 冲入静脉时避免日光直接照射。

4. 肝功能异常时减量使用。

【不良反应】

1. 剂量限制性毒性是神经系统毒性，主要引起外周神经症状，如手指等，与累积量有关。足趾麻木、腱反射迟钝或消失，外周神经炎。腹痛、便秘，麻痹性肠梗阻偶见。运动神经、感觉神经和脑神经也可受到破坏，并产生相应症状。神经毒性常发生于 40 岁以上者，儿童的耐受性好于成人，恶性淋巴瘤病人出现神经毒性的倾向高于其他肿瘤病人。

2. 骨髓抑制和消化道反应较轻。

3. 有局部组织刺激作用，药液不能外漏，否则可引起局部坏死。

4. 可见脱发，偶见血压的改变。

化疗药物外渗处理流程

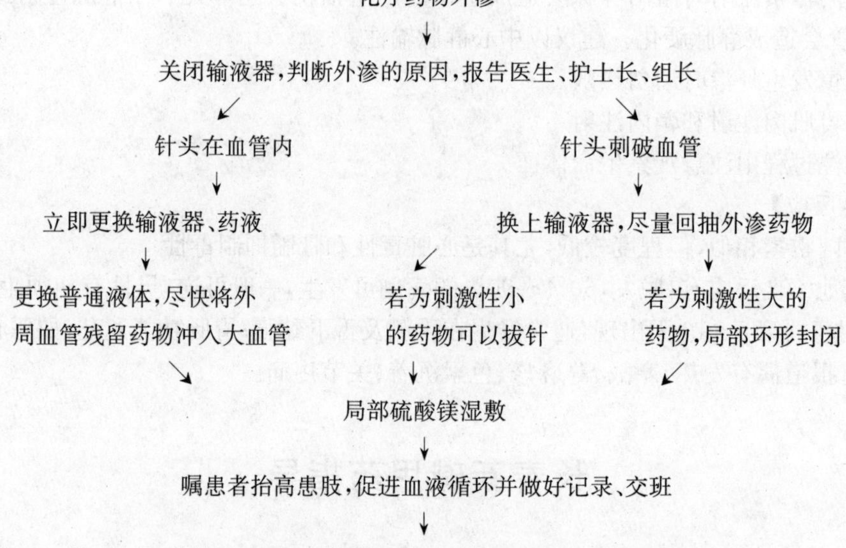
化疗药物外渗
关闭输液器，判断外渗的原因，报告医生、护士长、组长
针头在血管内
针头刺破血管
立即更换输液器、药液
换上输液器，尽量回抽外渗药物
更换普通液体，尽快将外周血管残留药物冲入大血管
若为刺激性小的药物可以拔针
若为刺激性大的药物，局部环形封闭
局部硫酸镁湿敷
嘱患者抬高患肢，促进血液循环并做好记录、交班
外涂喜辽妥至局部肿胀疼痛感消失(连续 7～10 天)

分子靶向治疗药用药指导

【护理观察要点】

1. 按要求控制输液速度：

① 尼妥珠单抗：静滴 60 分钟以上。

② 曲妥珠单抗：稀释至 500 mL，开始 16 滴/分，静滴 30 分钟后调 32 滴/分，再静滴 30 分钟后调 52 滴/分，直至输完。

③ 西妥昔单抗：首次使用静滴 120 分钟，以后使用静滴 60 分钟。

④ 贝伐单抗：静滴 90 分钟以上。

⑤ 重组人血管内皮抑制剂：静滴 3～4 小时，化疗前使用。

2. 首次输注前 30 分钟滴速宜慢，观察无不良反应后按要求调节滴速。

3. 按医嘱使用抗过敏药物。

4. 使用重组人血管内皮抑制剂时，注意监测血压变化。

5. 分子靶向治疗药要求冰箱 2～8 ℃保存，接受药物时在贵重药品登记本上登记(药名、剂量、批号)，护士、患者双方签名。

6. 当患者或者家属的面配制，配制完毕的空瓶当患者面砸破放在医疗垃圾桶。

7. 使用精密输液器输注。

【不良反应】

1. 尼妥珠单抗：过敏、皮疹、恶心、头晕。

2. 曲妥珠单抗:过敏、皮疹、中枢神经系统反应、肿瘤溶解征。

3. 贝伐单抗:过敏、皮疹、出血。

4. 重组人血管内皮抑制剂:过敏、心血管系统、血压升高、胃肠道反应。

分子靶向治疗药过敏处理流程

发生过敏反应

↓

立即停止输液,更换液体及输液器,通知医生

↓

监测生命体征,依据患者情况给予吸氧、保暖等对症处理

↓

遵医嘱使用抗过敏药物

↓

患者症状缓解后遵医嘱缓慢静滴剩余液体,严密观察患者反应

↓

记录输液过程并交班,按级报告。

氯化钾注射液用药指导

【规格】

每支 1 g/10 mL

【适应证】

1. 治疗各种原因引起的低钾血症,如进食不足、呕吐、严重腹泻、应用排钾性利尿药、低钾性家族周期性瘫痪、长期应用糖皮质激素和补充高渗葡萄糖后引起的低钾血症等。

2. 预防低钾血症,当患者存在失钾情况,尤其是如果发生低钾血症对患者危害较大时(如使用洋地黄类药物的患者),需预防性补充钾盐,如进食很少、严重或慢性腹泻、长期服用肾上腺皮质激素、失钾性肾病、Bartter 综合征等。

3. 洋地黄中毒引起频发性、多源性早搏或快速心律失常。

【不良反应】

1. 静脉滴注浓度较高,速度较快或静脉较细时,易刺激静脉内膜引起疼痛,甚至发生静脉炎。

2. 高钾血症。应用过量、滴注速度较快或原有肾功能损害时易发生。表现为软弱、乏力、手足口唇麻木、不明原因的焦虑、意识模糊、呼吸困难、心律减慢、心律失常、传导阻滞,甚至心搏骤停。心电图表现为高而尖的 T 波,并逐渐出现 P-R 期间延长。P 波消失、QRS 波变宽,出现正弦波。

【禁忌证】

1. 高钾血症患者禁用。

2. 急性肾功能不全、慢性肾功能不全者禁用。

【护理观察要点】

1. 本品不得直接静脉注射，未经稀释不得进行静脉滴注。

2. 下列情况慎用：

① 代谢性酸中毒伴有少尿时；

② 肾上腺皮质功能减弱者；

③ 急慢性肾衰竭；

④ 急性脱水，因严重时可致尿量减少，尿 K^+ 排泄减少；

⑤ 家族性周期性麻痹，低钾性麻痹应给予补钾，但需鉴别高钾性或正常血钾性周期性麻痹；

⑥ 慢性或严重腹泻可致低钾血症，但同时可致脱水和低钠血症，引起肾前性少尿；

⑦ 胃肠道梗阻、慢性胃炎、溃疡病、食道狭窄、憩室、肠张力缺乏、溃疡性肠炎者、不宜口服补钾，因此时钾对胃肠道的刺激增加，可加重病情；

⑧ 传导阻滞性心律失常，尤其当应用洋地黄类药物时；

⑨ 大面积烧伤、肌肉创伤、严重感染、大手术后 24 小时和严重溶血，上述情况本身可引起高钾血症；

⑩ 肾上腺性异常综合征伴盐皮质激素分泌不足。

3. 用药期间需做以下随访检查：

①血钾；②心电图；③血镁、钠、钙；④酸碱平衡指标；⑤肾功能和尿量。

4. 每 1 g 氯化钾的含钾量为 13.4 mmol。用于严重低钾血症或不能口服者。一般用法将 10%氯化钾注射液 10～15 mL 加入 5%葡萄糖注射液 500 mL 中滴注。

5. 补钾剂量、浓度和速度根据临床病情和血钾浓度及心电图缺钾图形改善而定。钾浓度不超过 3.4 g/L (45 mmol/L)，补钾速度不超过 0.75 g/h(10 mmol/h)，每日补钾量为3～4.5 g (40～60 mmol)。在体内缺钾引起严重快速室性异位心律失常时，如尖端扭转型心室性心动过速、短阵、反复发作多行性室性心动过速、心室扑动等威胁生命的严重心率失常时，钾盐浓度要高(0.5%，甚至 1%)，滴速要快，1.5 g/h(20 mmol/h)，补钾量可达每日 10 g 或 10 g 以上。

6. 严格把握补钾指征：

见尿补钾，速度不宜过快，每分钟≤60 滴；输入钾浓度≤0.3%，补钾总量≤6 g/d；

【药物过量处理流程】

应用过量易发生高钾血症。一旦出现高钾血症，应及时处理。

1. 立即停止补钾，避免应用含钾饮食、药物及保钾利尿药。

2. 静脉输注高浓度葡萄糖注射液和胰岛素，以促进 K^+ 进入细胞内，10%～25%葡萄糖注射液每小时 300～500 mL。每 20 g 葡萄糖加胰岛素 10 单位。

3. 若存在代谢性酸中毒，应立即使用 5%碳酸氢钠注射液，无酸中毒者可使用 11.2%乳酸钠注射液，特别是 QRS 波增宽者。

4. 应用钙剂对抗 K^+ 的心脏毒性，当心电图提示 P 波缺乏、QRS 波变宽、心律失常，而不应用洋地黄类药物时，给予10％葡萄糖酸钙10 mL静脉注射2 min，必要时间隔2 min重复使用。

5. 口服降钾树脂(聚璜苯乙烯)以阻滞肠道K^+的吸收，促进肠道排K^+。

6. 伴有肾衰竭的严重高钾血症，可行血液透析或腹膜透析，而以血透清除K^+效果好，速度快。

7. 应用利尿药，必要时同时补充生理盐水。

胰岛素用药指导

【规格】

300单位/3 mL/支；400单位/10 mL/支

【分类】

超短效胰岛素：诺和锐和优泌乐

短效胰岛素：诺和灵R、优泌林R和甘舒霖R

中效胰岛素：诺和灵N、优泌林N和甘舒霖N

长效胰岛素(包括鱼精蛋白锌胰岛素)：来得时(甘精胰岛素)、诺和平(地特胰岛素)

预混胰岛素：诺和灵30R、诺和灵50R、诺和锐30、优泌乐25、优泌林70/30等

【适应证】

适用于Ⅰ型糖尿病、Ⅱ型糖尿病患者药物降糖效果不佳者、糖尿病伴酮症酸中毒、大手术前后、妊娠期糖尿病、糖尿病伴严重肝病、继发性糖尿病等。

【不良反应】

1. 低血糖是本品治疗中最常见的不良反应。

2. 少见不良反应：荨麻疹、皮疹、出疹；视觉异常，屈光不正、糖尿病视网膜病变；皮肤和皮下组织异常，脂肪代谢障碍；局部超敏反应，如红、肿和瘙痒；全身不适和注射部位异常，水肿。

3. 非常罕见不良反应：过敏反应，全身性过敏反应的症状可能包括全身性皮疹、瘙痒、出汗、胃肠道不适、血管神经性水肿、呼吸困难、心悸和血压下降。全身性过敏反应有可能危及生命。

4. 罕见不良反应：周围神经系统病变。

【禁忌证】

低血糖发作时；对胰岛素或本品中任何其他成分过敏者。

【护理观察要点】

1. 在胰岛素依赖的糖尿病患者中，注射剂量不足或治疗中断时，可能导致高血糖和糖尿病酮症酸中毒。

2. 嘱患者注射胰岛素后，及时进食和避免剧烈运动，防止低血糖的发生，指导患者外出携带急救卡及饼干或糖果，告知患者出现低血糖的症状，教会患者低血糖的预防以及处理方法。

3. 当患者使用胰岛素大大超过需要剂量时会发生不同程度的低血糖：对于轻度低血糖

可采取口服葡萄糖或含糖食物的治疗方式。所以，建议糖尿病患者随身携带含糖的食品。对于严重的低血糖，在患者已丧失意识的情况之下，由医务人员给予葡萄糖静脉注射。患者神志恢复之后，建议口服碳水化合物以免复发。

【低血糖处理流程】

见糖尿病学组规范。

造影剂(对比剂)外渗的处理

【商品名】

造影剂也称对比剂，医学影像科目前应用造影剂为非离子型造影剂，主要有：欧乃派克(碘海醇)、典比乐、优维显、双北等。

【规格】

15 g/50 mL/瓶、35 g/100 mL/瓶、37 g/100 mL/瓶

【性状】

无色至淡黄色的澄明液体。

【适应证】

对比剂可用于心血管动脉造影、尿路造影、动脉造影、静脉造影、CT 增强检查，颈、胸和腰段椎管造影等；经内窥镜胰胆管造影(EPCP)、子宫输卵管造影、经皮肝胆管造影(PEC)、窦道造影、胃肠道造影等。

【禁忌证】

1. 有明显的甲状腺病症患者。

2. 对碘注射液有严重反应既往史者。

3. 过敏体质病患者。

【外渗的处理】

1. 造影剂外渗表现：局部刺痛、灼烧感，局部水肿、形成红斑、水泡形成，局部肿胀、范围迅速扩大，末端循环差，低温、肤色发绀，严重者皮肤溃疡和坏死。

2. 造影剂外渗的处理原则：

立即停止注射，拔针前尽量回抽外渗的对比剂。

早期疼痛可用利多卡因局部湿敷，地塞米松湿敷减轻炎性应激。

24 h 内持续局部冷敷、48 h 内抬高患肢。

局部使用透明质酸浸润封闭可以加速造影剂的吸收。

必要时，患肢 X 线检查，监护渗出范围，严重外渗需住院观察，治疗，给予脱水利尿、防感染，局部物理治疗，必要时请外科处理。

造影剂不良反应处理

1. 含碘造影剂不良反应包括碘过敏反应和快速注入高浓度造影剂引起血管内外渗透

压改变所引起的反应，可分为轻、中、重度，根据不同症状进行不同处理。

2. 轻度反应可出现面部潮红、荨麻疹、恶心、头疼等，一般不需要特殊处理，可自行缓解；如症状明显者，可肌肉注射抗组胺药物，如异丙嗪 25～50 mg，并密切观察病情变化。

3. 中度反应包括面部潮红、有较明显的荨麻疹、恶心、呕吐、喉头轻度水肿，轻度支气管痉挛、暂时性血压下降等，一般反应短暂，无生命危险，酌情对症处理。

4. 重度反应在轻中度反应的基础上，出现较严重的支气管痉挛、重度喉头痉挛、呼吸困难、发绀、惊厥、休克等。可有生命危险，需及时处理和抢救。

(1) 出现中重度反应立即停止注射造影剂，患者平卧、吸氧，头偏向一侧，保持呼吸道通畅，开通静脉通道，并与相关科室联系协同处理。

(2) 全身性荨麻疹和血管神经性水肿，可用肾上腺素 0.5 mg 皮下注射，苯海拉明50 mg 肌肉注射；喉头水肿者加异丙嗪 25～50 mg 肌肉注射；地塞米松 10～20 mg 静脉滴注。

(3) 喉头支气管痉挛，肾上腺素 0.5～1.0 mg 皮下或肌肉注射；地塞米松 10～20 mg 静脉注射；氨茶碱 0.5～1.5 g 置于等渗生理盐水 500～1 000 mL 中静滴；异丙嗪 25～50 mg 肌肉注射；必要时气管切开。

(4) 休克：补充血容量；肾上腺素 0.5～1.0 mg 皮下、静脉或肌肉注射；氢化可的松 200～400 mg 静滴；异丙嗪 25～50 mg 肌肉或静脉注射。

5. 对于出现不良反应者，将有关处理过程记录并随访病情变化和预后。

标本采集制度

1. 受检者在采集标本之前，临床医生必须把受检者的相关资料登记齐全，并注意保密。

2. 艾滋病筛查所用的标本为血液标本。

3. 抽血前核对受检者床号、姓名、性别、年龄、病区、ID 号、标本类型、检验要求是否齐全。

4. 正确配置采血管，抽血全部使用负压真空管，一人一带一垫一针，无菌操作。

5. 用真空采血管抽取静脉血至相应刻度，如用加有抗凝剂（EDTA2K、肝素）的真空采血管（或一次性注射器抽取静脉血转移至加有抗凝剂的试管），应轻轻颠倒混合 5～10 次，确保促（抗）凝剂发挥作用。

6. 采集标本时应注意安全，应戴手套进行操作，避免直接接触受检者的血液；如要进行直接接触 HIV 感染者/艾滋病（AIDS）病人的血液、体液的操作时，应戴双层手套。

7. 标本采集后，应仔细核对标本和申请单的各项内容，检查标本管有无破损和溢漏并定点放置，打印“标本记数和移交单”，与护运中心护士交接，并双签名。

8. 如果标本不能及时送检，应做好标本的保存工作。晚间不能送检的标本放置冰箱保存。（血培养标本室温放置）

标本采集并发症应急预案

一、病人“晕针”

病人“晕针”(出冷汗、面色苍白)

↓

安慰病人，协助病人平卧休息片刻

↙ ↓

症状缓解 ← 协助服用糖水(或葡萄糖液)少许

↓

症状不缓解，及时报告医生，遵医嘱处理

二、采血量不够

试管压力不够，采血量不达“基准线”

↓

取空针接采血针

↓

抽血适量

↓

注入试管至“基准线”

三、穿刺失败

穿刺失败

↓

致歉，安慰病人

↓

轻压穿刺点，休息片刻

↓

解释，取得病人/家属同意

↓ ↓

更换部位，再次穿刺 更换护士，更换部位穿刺

↓ ↓

穿刺成功，感谢病人配合

四、病区未接收到检验报告单

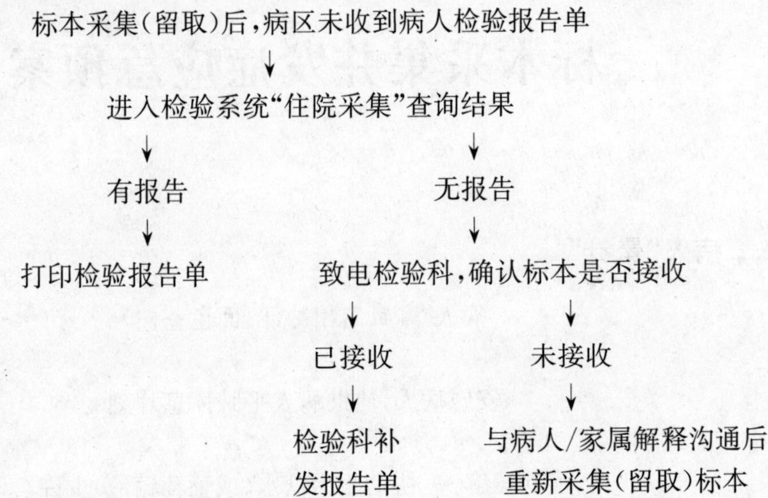
标本采集(留取)后,病区未收到病人检验报告单
进入检验系统“住院采集”查询结果
有报告
无报告
打印检验报告单
致电检验科,确认标本是否接收
已接收
未接收
检验科补发报告单
与病人/家属解释沟通后重新采集(留取)标本

(重新布置扫管流程:进入检验系统“标本采集”→“已布置”中点击病人对应的检验项目,F8 删除→回到“待布置”中点击“扫管”)

导管管理制度

导管评估管理制度

1. 培训学习：全体护士进行导管管理学习，护理重点人人知晓，熟练掌握。

2. 使用导管管理评估表来确定导管滑脱发生危险程度。评估时机为留置导管后马上进行评价，以后根据导管评估结果进行复评。

3. 在护理文书相应位置准确记录导管信息并妥善固定：导管名称、留置时间、部位、深度、是否通畅、局部情况、护理措施。

4. 明确导管标识，加强巡视和观察，保持导管引流通畅并使引流袋位置低于引流口50～60 cm。高危导管4小时评估一次，中危导管每班评估一次，低危导管每天评估一次。

5. 权重分数在9分以上的进行重点监管，包括定时复评，采取安全措施防范导管滑脱：妥善固定，导管成U型或S型摆放，高危导管有缝线或纽扣固定，采取透明透气良好的贴膜(面积大，减少导管外露长度)，减少导管外在负重(引流液大于容器2/3时及时倾倒或更换)，外接引流管长度满足翻身等大幅度操作需求。做好导管周围皮肤清洁，敷料污染及时更换。对使用负压引流应保持有效的负压。做好患者及家属导管维护的健康教育工作，采取多次反复教育。确定导管在位并保持通畅。

6. 控制疼痛：使疼痛评分小于3分，最大限度减少由于疼痛带来不适造成的拔管、脱管。

7. 动态评估，了解患者心理、意识及精神状况，躁动患者与医生积极沟通，必要对适当使用镇静剂或与家属沟通使用约束用品。

8. 导管安全管理质控组进行监控、追踪、记录。科室质控员做好基础把关，高危者上报护士长，护士长核实情况后根据病情提出注意事项、可能出现的并发症及对应措施，督促管床护士加强管理。对特殊难处理的导管问题报上一级质控领导，并组织讨论。

导管管理评估表

项目			危险权重	评估结果
患者因素	年龄	7 岁以下	2	
		60 岁以上	2	
	意识	清楚、浅昏迷、深昏迷	1	
		嗜睡	2	
		模糊	3	
	精神心理状况	焦虑	1	
		痴呆	1	
		恐惧	1	
		躁动	3	
	活动	偏瘫、截瘫	1	
		行动不便	1	
	疼痛、舒适	耐受	1	
		难以忍受	3	
	沟通	正常	1	
		差、不配合	3	
		气管插管、口腔疾患	3	
导管因素	导管固定方式	贴膜、胶布	2	
		缝线	1	
		纽扣	1	
		联合固定	1	
	导管危险度	高危	3	
		中危	2	
		低危	1	

附:导管危险度分类

高危导管:气管插管、气管切开、T 管、脑室引流管、胸腔引流管、动脉测压管、心包引流管、漂浮导管、透析管、鼻肠管、PEJ/G 管、前列腺及尿道术后引流管、临时起搏管。

中危导管:三腔二囊管、造瘘管、腹腔盆腔引流管、中心静脉导管、双套管。

低危导管:导尿管、胃管、静脉输液管。

导管标识与评估记录要求

1. 总务护士在年初、年中两次做好本年度科室导管标识需求并上报至37监护护士长处并及时至杂品库房进行领取。

2. 病人导管总数超过2根以上进行导管标识，原则上谁留置导管谁负责粘贴导管标识，如医生置管，由当班管床护士及时进行粘贴。粘贴位置为距离导管末端2 cm处。

3. 导管有刻度的需标注置管深度，标注留置时间、换药人等信息。

4. 导管粘贴以增加患者舒适度为主，避免标识对局部皮肤的损伤。

留置导管滑脱防范制度

组建三级导管安全管理监控网络。

一级　危重病人护理质控委员会：危重组组长、副组长、秘书及骨干护士长3名，是质控核心。职责是商讨护理导管质量控制有关事宜，修订检查标准，并督导措施的实施。

二级　导管质控小组：各监护护士长、组长，是质控关键。职责是对质控员进行培训，定期进行导管护理质量检查、考核、评价，指导并指出薄弱环节，对工作提出改进意见并进行整理，提高导管管理安全并进行科研工作。

三级　病区导管质控员：每科一名分管导管管理的护士，负责科室护士导管安全培训并定期开展自检，起到承上启下的作用。

气管插管导管固定

(1) 胶带一端固定在病人的颜面部，另一端将牙垫与气管插管固定在一起。

(2) 将长约25寸，宽约1寸的胶布，放置病人颈下，再取一段胶布贴于颈下胶布上，使胶布不至于粘连病人的头发。将胶布的两端撕成两半，以左右上下交叉的方法将气管插管和牙垫固定好。

(3) 固定带系死结并系紧，于颈部的间隙以一横指为宜，每日要检查固定带的松紧度，固定带切忌用绷带。

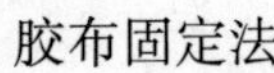

胶布固定法

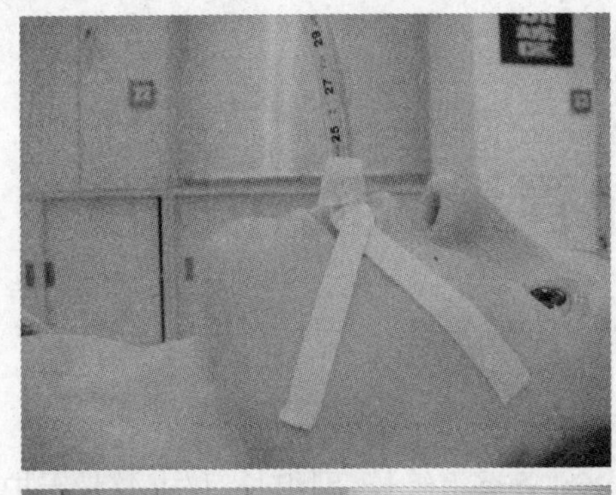

绳带固定法

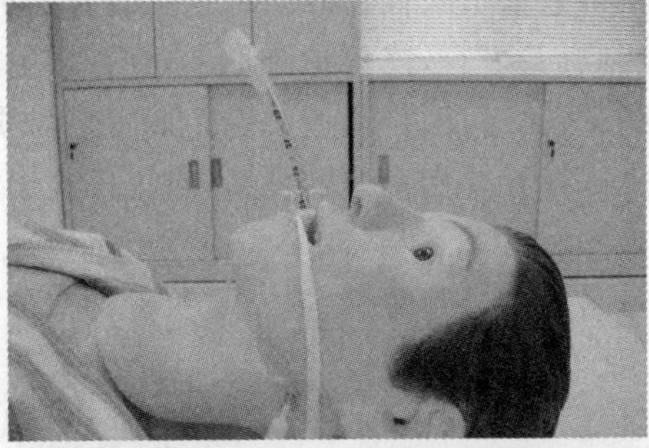

支架固定法

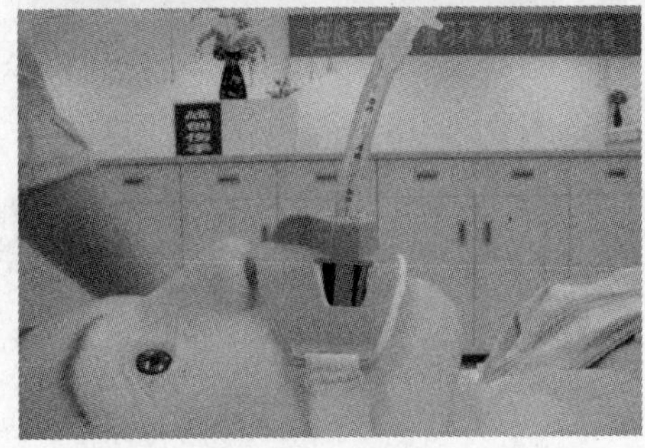

(4) 气管插管的深度：导管尖端在气管的中部。

口插管：门齿(22±2)cm

鼻插管：鼻(27±2)cm

儿童：双唇(12＋年龄/2)cm

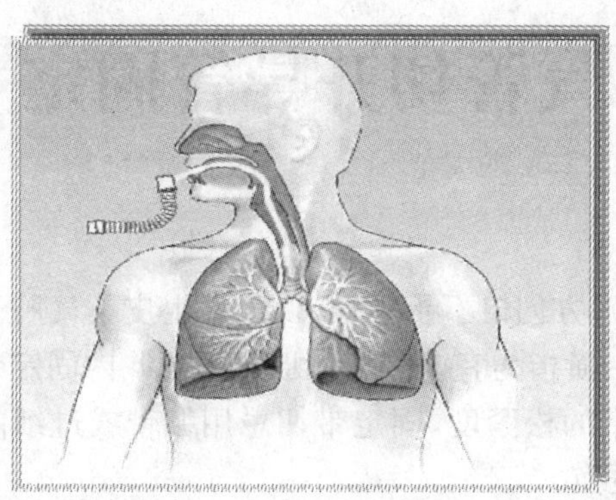

(5) 检查气管插管位置的方法：

听诊：插管前后应听诊两肺呼吸音是否对称，听诊胃部没有气过水声，且胃肠无膨胀。

观察：若双侧胸部膨胀一致，证明插管在气管内；若气管插管内有冷凝湿化气，证明插管位于气管内。

SpO_2 监测：观察 SpO_2 升高者，表明插管在气管内。

气管切开导管固定

缝合套管上方创口。下方创口不予缝合，以免发生皮下气肿。气管切开导管固定带需系死结，与颈部的间隙以一横指为宜，尤其新切套管 48 h 内固定带松紧度以仅能容纳一小指为宜，每日要检查固定带的松紧度，固定带切忌用绷带或过细的绳带，固定带被痰液、血液、汗渍等污染后应及时更换。

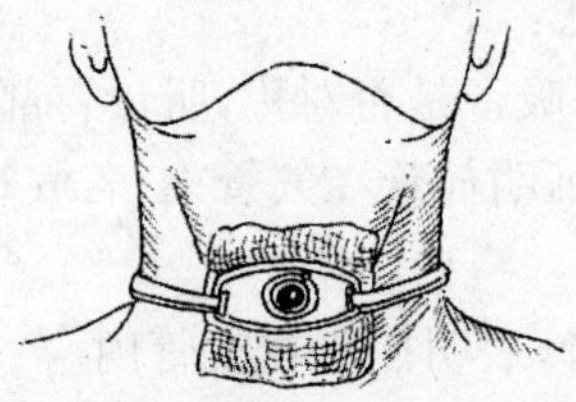

最后用带子将套管束于颈部，松紧适度，宜打死结，以防松解滑脱，固定气管套管。

鼻胃管固定规范

1. 吊线法

选择 10 cm×1.5 cm 的宽胶布，缠绕胃管 2 圈后固定于鼻部，取 1 长约 10 cm 的装订线将胃管出鼻孔处系死扣，注意勿过紧过松，双线捻成 1 股后向上固定于额头，用 3 cm×4 cm 宽胶布固定。

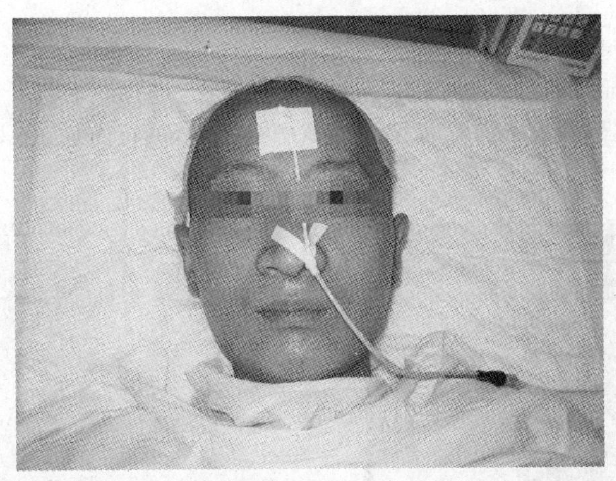

2. 蝶翼法

选择一条长 15 cm 的宽胶布，将胶布从中间剪开 10 cm，将未剪开的一端贴于鼻头上，将剪开的部分缠绕在鼻饲管上。将鼻饲管外露部分用皮肤膜或宽胶布贴于病人的脸颊上。

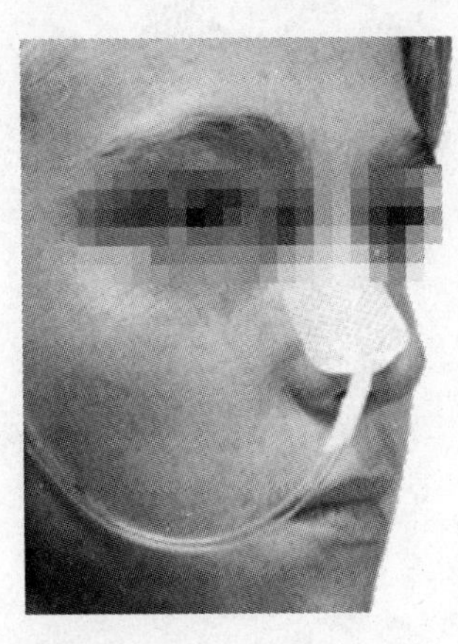

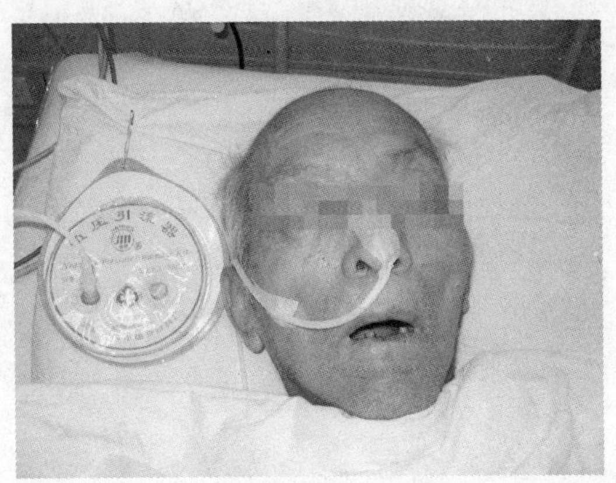

3. 固定带法

用专用固定带或自制固定带将鼻胃管粘贴于固定带上，再将固定带固定于脑后。

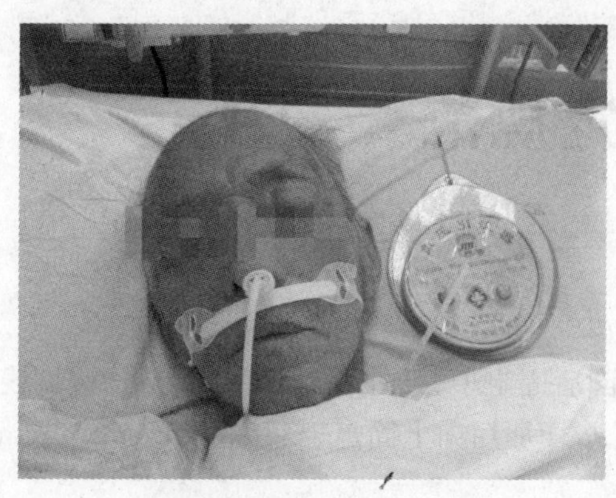

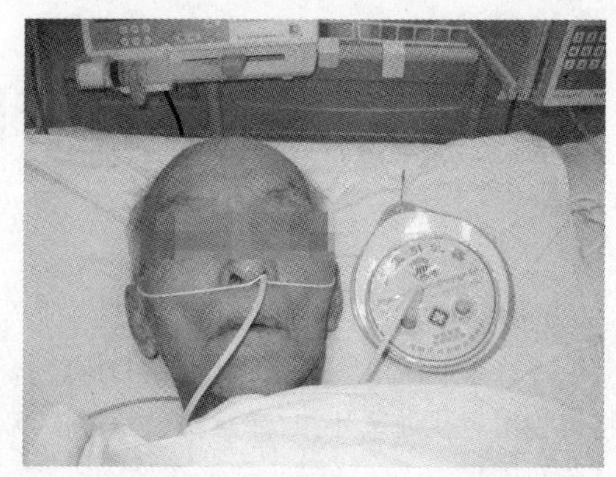

4. 挂耳法

选择一条长 15 cm 的宽胶布，将胶布从中间剪开 10 cm，将未剪开的一端贴于鼻头上，将剪开的部分缠绕在鼻饲管上。将鼻饲管外露部分用线绳挂于病人的耳朵上。

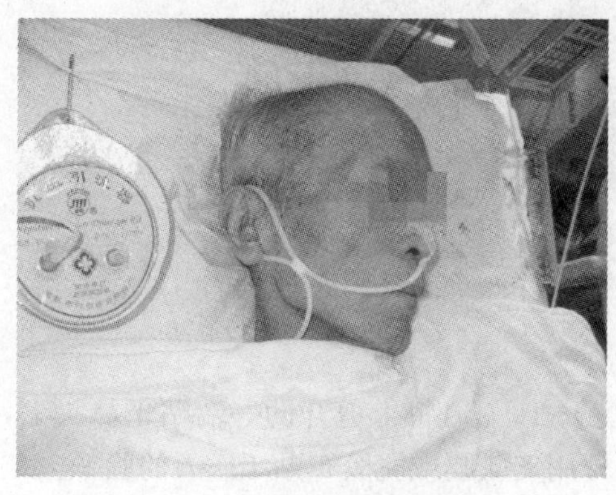

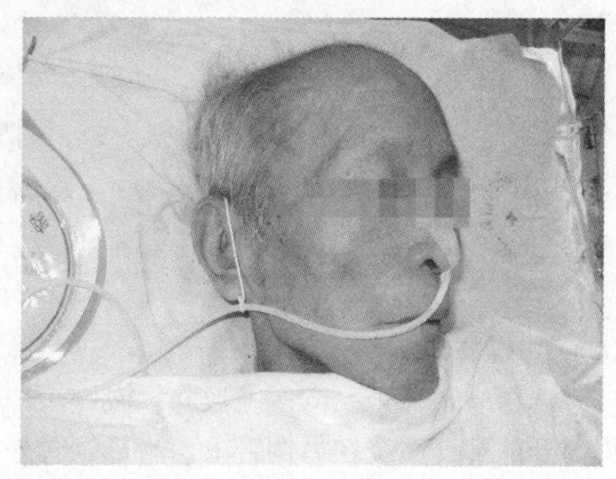

静脉留置针固定规范

1. 不应影响观察穿刺点，可靠的固定可降低并发症（静脉炎、渗出、脓肿、导管脱落）。

2. 要求使用透明贴膜：透气、无菌、牢固、易于观察。

3. 贴膜更换时间：①每隔三天更换一次；②被污染或怀疑被污染时；③贴膜脱离、卷起时。

4. 必须标明穿刺时间：月、日、几点、穿刺者姓名。如："8-24-9:00 张爱琴"

5. 肝素帽及接头固定必须高于穿刺点。

6. 肝素帽与头皮针接头在输液时最好用无菌纱布包裹，以免脱落和污染。

7. 留置针的建议使用时间为不超过72～96小时。禁止超过96小时。

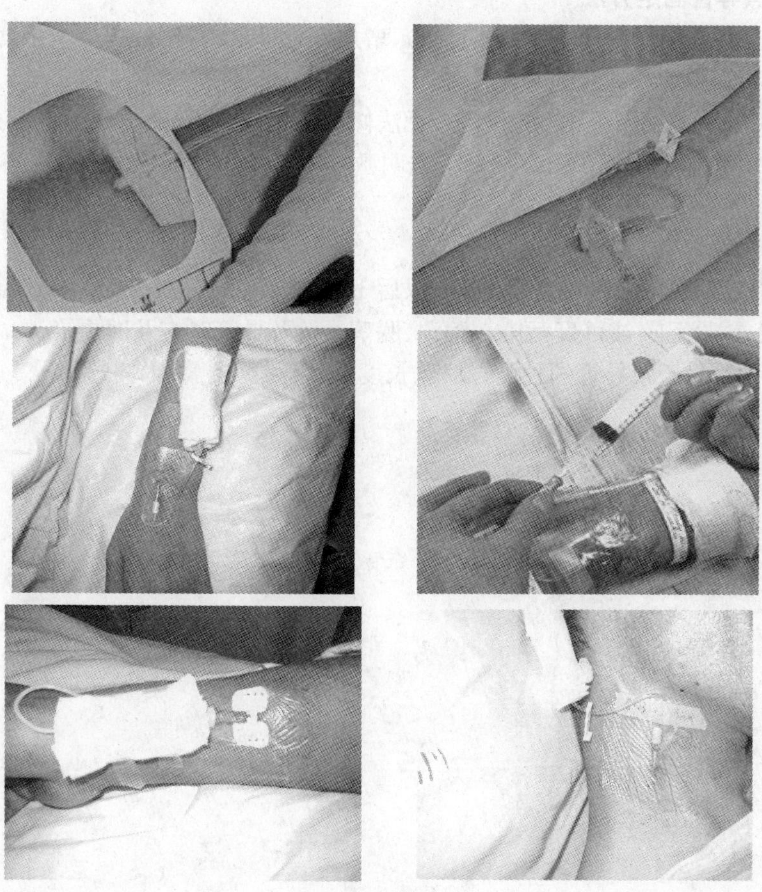

PICC 固定规范

1. 穿刺点贴膜的固定方法

(1) 置管 24 小时内

方法一:在穿刺点上方放置无菌小纱布吸收渗血(注意不要盖住穿刺点),再用透明敷料固定;

方法二:使用带小纱布的透明贴膜或纱布性敷料。

(2) 置管 24 小时后

穿刺点若无渗血,用约 10 cm×10 cm 的透明敷料固定;穿刺点若有渗血,更换敷料的方法同前一天。

2. 穿刺点导管固定方法

(1) 拉直与手臂垂直的位置(类似直角),增加导管进出的阻力,减少了手臂屈伸牵拉的影响,降低了导管脱落及进管的可能。

(2) PICC 体外部分导管若预留过长,无法修剪,先将穿刺点处导管类似直角固定,再将过长的部分"S"状弯曲,用 10 cm×10 cm 透明敷料全部覆盖(BD 公司的 PICC 要将圆盘覆盖),输液接头部分用纱布包裹。

3. 换药时间

(1) 在置管后的第一个 24 小时更换,以后 1~2 次/周。

(2) 贴膜在被污染(或可疑污染)、潮湿、脱落及危及导管时应及时更换。

注:病历中及时记录导管的种类、规格、长度、插管和更换敷料的时间。

导管滑脱处置流程

1．快速反应：对高危导管如测压、引流、输液类快速反应处理，按压或捏紧皮肤，防止血液流出或空气进入。评估导管再次留置的价值并及时再次留置。通气类导管要评估患者状况是否继续需要留置，如需留置，评估导管滑脱长度、是否能进行复位，如不能复位，立即通知相关人员在病人或家属知情同意下进行重置。

2．按级别上报，严重者填写事情经过。

3．组织科室护理人员进行导管滑脱讨论会，共同讨论制定预防措施，避免类似事件再次发生。

气管插管意外拔管应急预案

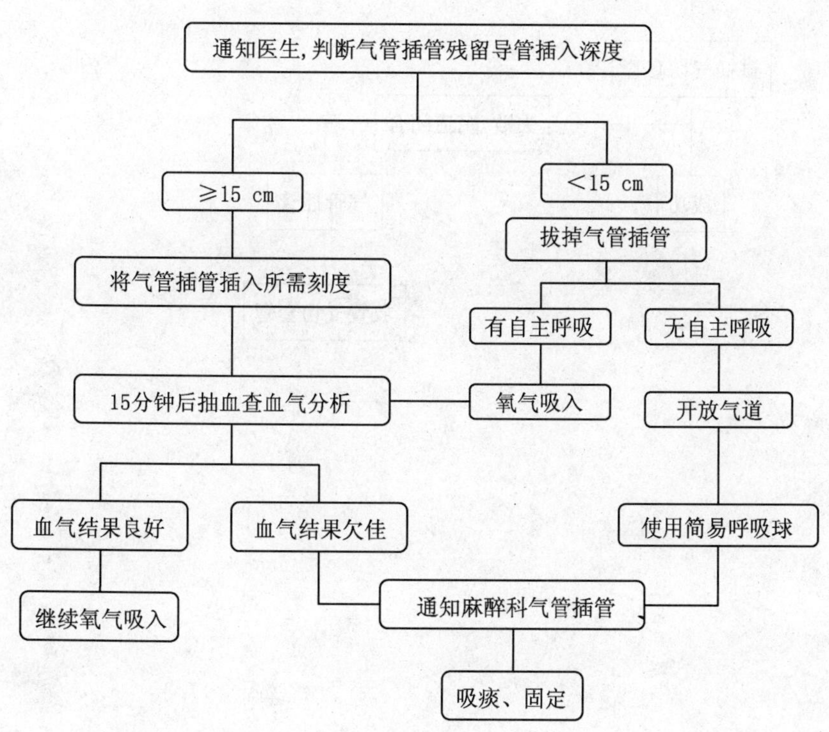

气切套管意外拔管应急预案

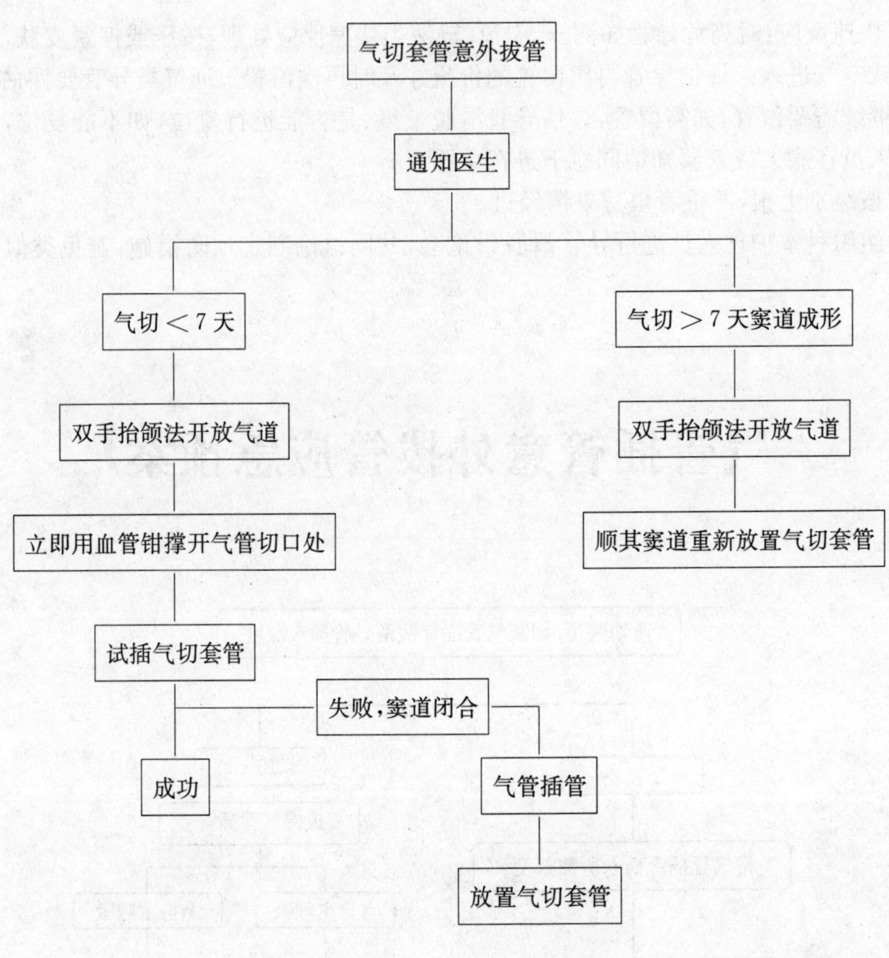

鼻肠管意外脱管应急预案

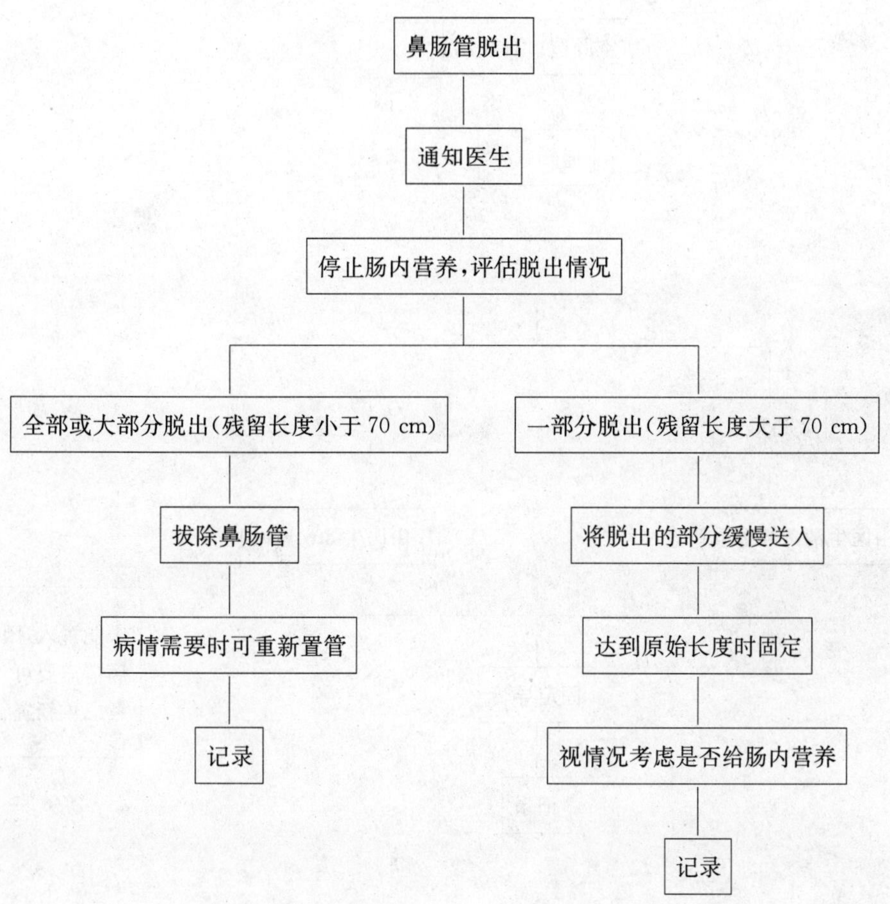

空肠管意外脱管应急预案

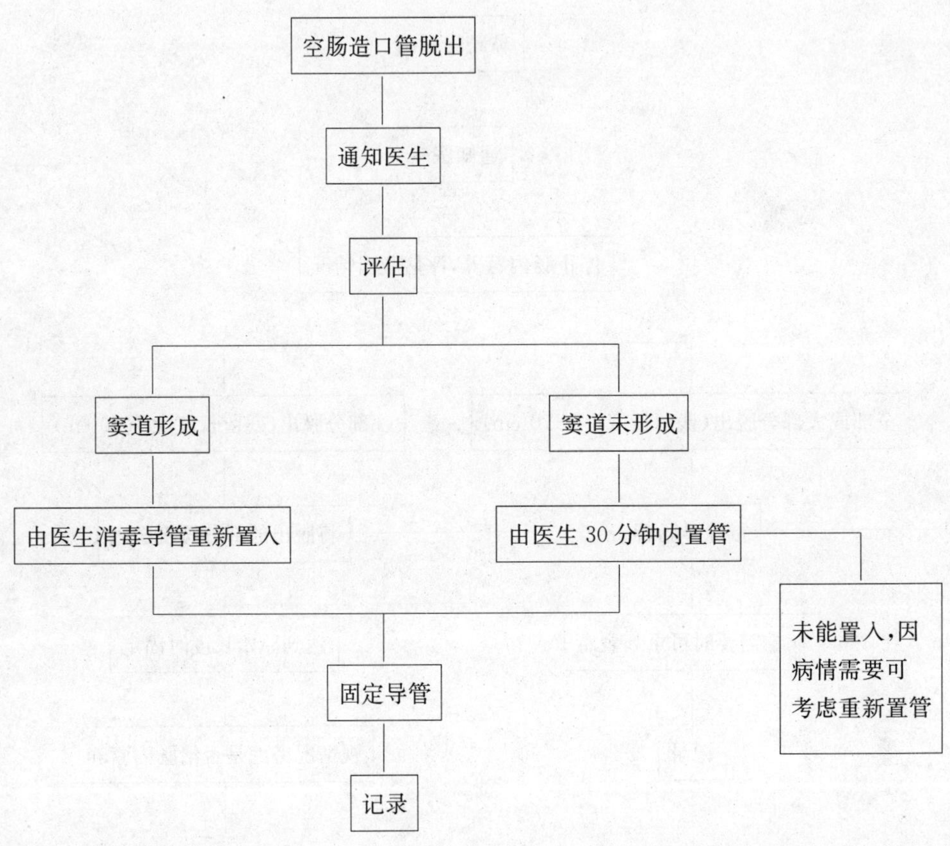

腹腔双套管脱管应急预案

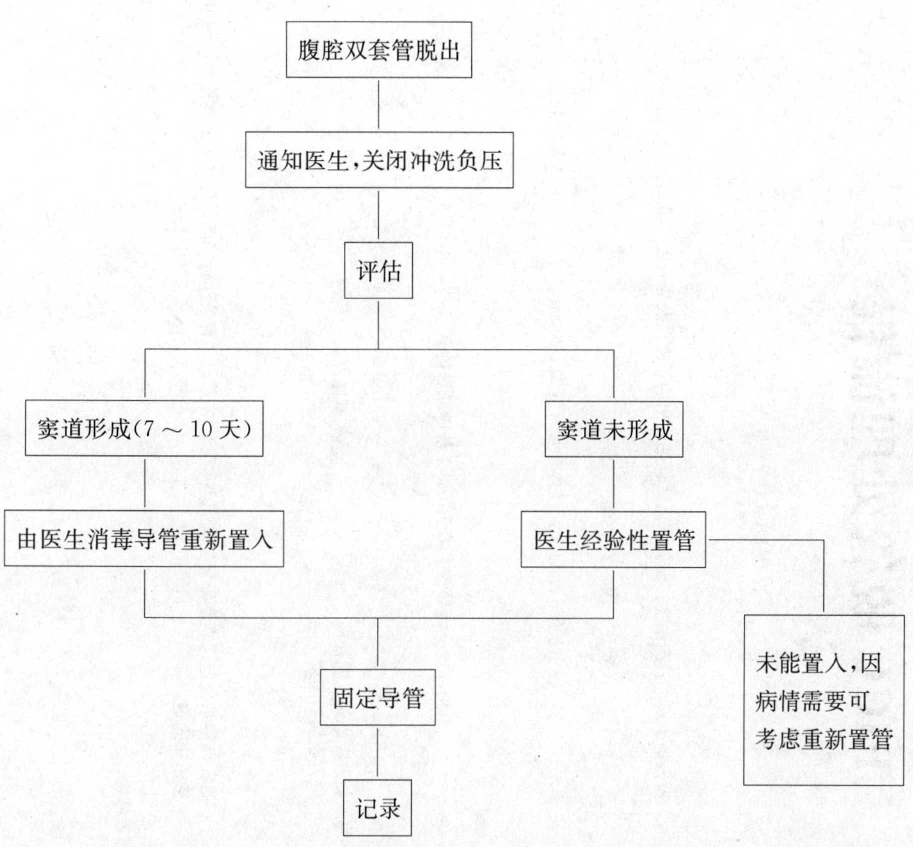

PICC脱管处理流程

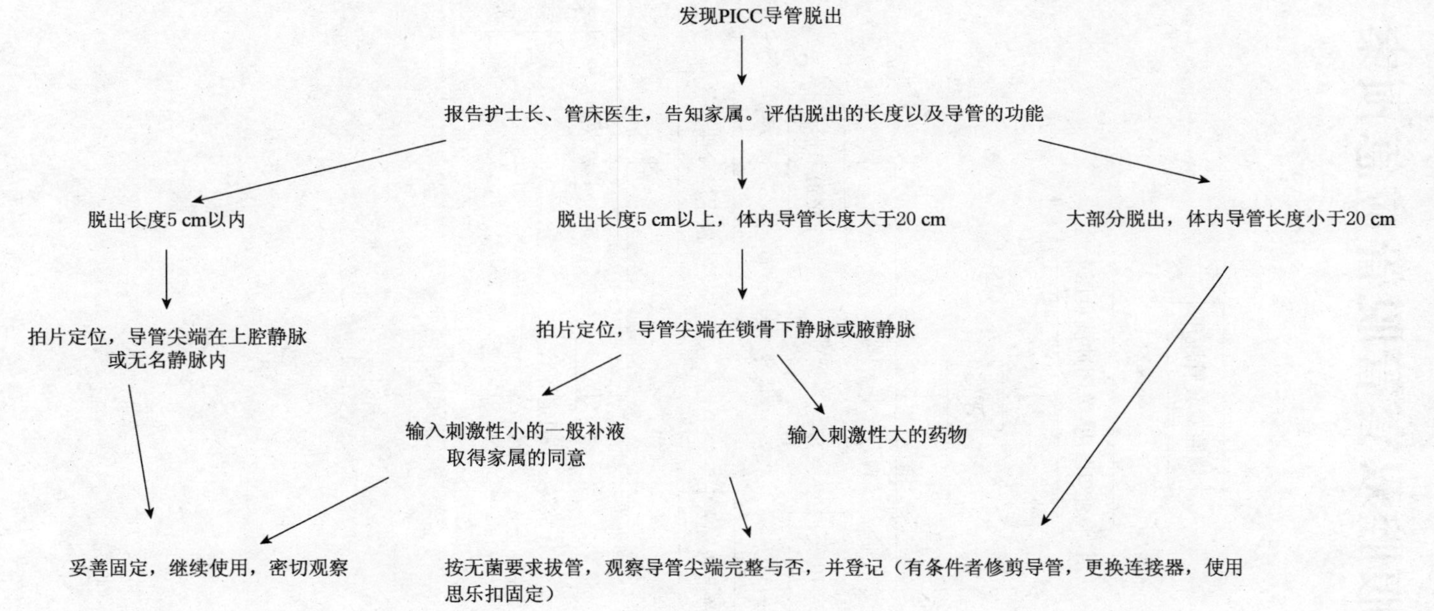
发现PICC导管脱出
报告护士长、管床医生，告知家属。评估脱出的长度以及导管的功能
脱出长度5 cm以内
脱出长度5 cm以上，体内导管长度大于20 cm
大部分脱出，体内导管长度小于20 cm
拍片定位，导管尖端在上腔静脉或无名静脉内
拍片定位，导管尖端在锁骨下静脉或腋静脉
输入刺激性小的一般补液取得家属的同意
输入刺激性大的药物
妥善固定，继续使用，密切观察
按无菌要求拔管，观察导管尖端完整与否，并登记（有条件者修剪导管，更换连接器，使用思乐扣固定）

注：脱出体外部分的导管禁止再回送患者体内。

静脉输液通路固定规范检查表

检查日期：　　　　检查人员：

病区	头皮针（20 分）		套管针（40 分）					PICC\CVC（40 分）					得分	备注
	床号	固定规范（20 分）	床号	穿刺有记录（10 分）	无外渗（10 分）	敷料干燥、清洁（10 分）	固定规范（10 分）	床号	无外渗（10 分）	敷料干燥清洁（10 分）	固定规范（10 分）	换药时间符合要求（10 分）		

（每个病区查 3 名病人计算总分，没有套管针或 PICC 的科室按 30 分计总分）

PICC防脱管评估检查单

检查日期：________ 检查者：________

病区	局部固定情况(50分)					评估及记录(20分)		健康教育(30分)		得分	备注
	局部无外渗(10分)	敷料干燥清洁(10分)	固定规范牢固，不影响活动(10分)	高危人群使用思乐扣或外加固定设施(10分)	换药时间符合要求(10分)	置管、维护有记录(10分)	有长度记录及签名、长度与置管时一致(10分)	护士有宣教及记录(15分)	病人知晓导管长度及预防脱管注意事项(15分)		

住院患者导管滑脱上报表

科室：

<table>
<tr><td>当事人姓名</td><td>性别</td><td>年龄</td><td>职称</td><td>文职护士</td><td>聘用护士</td><td>发生时间</td><td>班次</td></tr>
<tr><td></td><td></td><td></td><td></td><td></td><td></td><td></td><td></td></tr>
<tr><td>患者姓名</td><td>性别</td><td>年龄</td><td>职业</td><td colspan="2">住院号</td><td>诊断</td><td>护理等级</td></tr>
<tr><td></td><td></td><td></td><td></td><td colspan="2"></td><td></td><td></td></tr>
<tr><td colspan="8">导管名称：</td></tr>
<tr><td colspan="8">导管滑脱原因</td></tr>
<tr><td colspan="2">病人自行拔除</td><td colspan="3">护理操作中保护不到位</td><td colspan="2">固定不良</td><td>其他：</td></tr>
<tr><td colspan="8">对病人造成影响：</td></tr>
<tr><td colspan="8">事件发生经过：

当事人签名：</td></tr>
<tr><td colspan="8">科室对事件的分析和处理意见：

科主任或护士长签名：</td></tr>
<tr><td colspan="8">护理部处理意见：

护理部盖章：</td></tr>
</table>

压疮管理制度

压疮预防和皮肤护理制度

——2007 年根据 EPUAP 指南修订

1. 识别“处于压疮发生危险状态”并需要采取预防措施的个体，识别使其处于危险状态的特殊因素。

① 使用 Braden 评分表作为压疮发生危险性评估工具，凡是危重病人、长期卧床(连续时间≥7 天)、瘫痪病人需要使用 Braden 评分表预测评分。

② 危重病人及卧床、瘫痪病人入院 2 小时内需要检查皮肤并评估计分，预测压疮发生危险性。

③ 全面的危险性评估应该分为：一般健康状况、皮肤评估、移动能力、失禁、营养和疼痛。

④ 高度危险者(Braden 计分＜12 分)须报告病区护士长并签名，与家属沟通说明危险程度和将要实施的预防计划并签名。对高度危险者需给予减压床垫、制订至少每 2 小时一次翻身计划、在全科交班时交接皮肤完整性和清洁度。

⑤ 住院期间病情加重或突变者随时进行预测评分，预计压疮发生的危险性，并按指南要求制定应对策略。

⑥ 危重病人每 24 小时复评分，病情稳定的卧床、瘫痪病人每 72 小时复评分 1 次。长期住院且病情稳定者每周复评分 1 次。

⑦ 压疮危险及压疮者标识：＜12 分用深红色 PU 标识，12～14 分中度危险用大红色 PU 标识，14～16 分用黄色 PU 标识。压疮者用紫色 PU 标识。挂在病人一览表左下角。

⑧ 对电解质紊乱造成的压疮要预先警示护士和病人家属，做好交接班及相关记录，并向家属说明高危险性，医生共同参与预防。

2. 保持和改善组织对压力的耐受性，以预防损伤。

① 皮肤状况应该每天记录，如果观察到任何变化应该及时记录。检查必须有记录。初始皮肤评估应该按照以下内容记录：

Ⅰ：应识别骨隆突处(尾骶部、足跟、臀骨、踝部、肘部、枕部)的早期压力损害表现。

Ⅱ：识别皮肤状况：干燥、裂开、发红、浸渍、脆弱、热和肿胀，应该对病人皮肤状况采取积极的措施。

② 避免过度按摩骨突表面，因为如此不能预防压力性损害，还可能加重损害。

③ 寻找过度潮湿的来源，例如由于失禁、出汗或伤口引流物和排泄物所致，当潮湿无法

控制时，应使用预防皮肤损害的辅助措施。

④ 应尽可能通过正确的转运和翻身技术减少摩擦力和剪切力对皮肤造成的伤害。

⑤ 评估后应根据个体情况制订一个恰当的营养支持或营养补充计划，以满足个体需要，并与整体治疗目标相一致。

⑥ 当病人的移动能力和功能活动状况改善时，应考虑与整体治疗目标相一致的康复计划，维持活动能力、移动能力水平和移动范围，对大多数个体是恰当的目标。

⑦ 清洗皮肤建议采用弱酸性或中性肥皂或浴液，禁忌机械力损伤皮肤。

⑧ 所有措施和结果都应该做好文字记录。

⑨ 建议手术≥2 小时的病人、极度消瘦和病情危重者在好发部位使用泡沫敷料保护。

⑩ 对无知觉的吸氧病人耳部发生压疮的情况建议统一吸氧管道的悬挂部位在额前，避免挂在耳后。对皮肤过敏者更换胶布时要有理由，在确定其低敏性后再更换胶布。在严重过敏又没有低敏胶布的情况下，建议只用生理盐水清洗，无菌纱布覆盖，网眼弹力绷带包扎固定即可。

3. 预防外部机械力的副作用：压力、摩擦和剪切力。

① 对任何一个处于压疮发生危险状态的个体都应该帮助其变换体位，前提是确保医疗安全。

② 翻身的频度应该与整体治疗目标相一致。

③ 应完整记录翻身情况，正确的体位和翻身技巧对减小剪切力和摩擦力十分重要。

④ 正确的体位或减压设施如枕头、泡沫将骨突表面与坚硬的床面或其他表面隔开，应该确保任何减压支持系统的使用不受干扰。

⑤ 当给病人变换体位时应采用减少对骨突面影响的方式。

⑥ 在转运和变换体位时，应该使用辅助处理设施以减小剪切力。

⑦ 在所有护理环境中，评估为“有压疮发生危险”的个体应有一份书面计划，计划中包括使用压力重新分布的装置(设施)。

⑧ 由于坐椅子而处于压疮发生危险的病人应该给予正确的椅子高度，并额外增加减压装置。

⑨ 任何急性病和处于压疮发生危险的个体应该避免连续坐位，坐位时间根据个体治疗计划而调整，但一般不超过 2 h，适当时候应鼓励病人尽可能自主翻身。

因病情不能翻身者建议科室先行自购和使用果酸垫，能有效减压。建议使用交替式充气气垫床(菱形的)，病人感觉舒适，减压效果好。建议 30 度斜侧卧位背后支撑物使用 R 形垫。各种原因所致的不能翻身者建议在肩部和尾骶部垫软枕，每小时变换一次部位。

可免性和难免性压疮的定义

根据美国医疗服务中心(CMS)界定的可免性和难免性压疮的定义鉴别可免性和难免性压疮。

附注：

CMS定义的可免性压疮：居住者形成一个压疮，居住机构没有采取下列一条以上的措施：①评价居住者的临床状况和压疮危险因素；②采取与居住者需求、目标和标准实践相一致的措施；③监测和评价措施的效果和影响；④修改必要的预防措施。

CMS定义的难免性压疮：居住者形成一个压疮，尽管机构采取了下列所有措施：①评价了居住者的临床状况和压疮危险因素；②采取了与居住者需求、目标和标准实践相一致的措施；③监测和评价了措施的效果和影响；④修改了恰当的措施。

科室发生院内压疮的管理规定

1. 科室病人入院后2小时内给予全面评估，对于braden评分≤16分者、长期坐轮椅者、皮肤有破损者、强迫或被动体位者等有压疮危险的病人要班班交接，床边及护士长做好标识，建立翻身记录并详细记录。

2. 根据病人的需要及指南要求给予相应的减压措施，如翻身措施、减压床垫、减压装置及减压贴等。

3. 一旦病人发生压疮应立即上报伤口护理小组，伤口护理小组在12小时内指派专业人员到现场查看，根据患者的入院评估、医生的病历记录及现场评估，分析原因，确认压疮，给予处理指导，并跟踪随访结果。

4. 所在科室需按要求填写1份详细的上报报告给护理部。

5. 如发生院内压疮且不按规定上报者一律按医院相关规定处理。

压疮的分期标准和处理原则

1. 压疮的定义：压疮是皮肤或皮下组织由于压力，或复合有剪切力或/和摩擦力作用而发生在骨隆突处的局限性损伤。

2. 压疮的分期：

Ⅰ期(Stage Ⅰ)：在骨隆突处的皮肤完整伴有压之不褪色的局限性红斑，受损部位与周围相邻组织比较，有疼痛、硬块、表面变软、发热或者冰凉。

Ⅱ期(Stage Ⅱ)：部分皮层缺失，表现为一个浅的开放性溃疡，伴有粉红色的伤口床(创面)，无腐肉，也可能表现为一个完整的或破裂的血清性水疱。

Ⅲ期(Stage Ⅲ)：全层组织缺失，可见皮下脂肪暴露，但骨头、肌腱、肌肉未外露，有腐肉存在，但组织缺失的深度不明确，可能包含有潜行和隧道。

Ⅳ期(Stage Ⅳ)：全层组织缺失，伴有骨、肌腱或肌肉外露，伤口床的某些部位有腐肉或焦痂，常常有潜行或隧道。

可疑的深部组织损伤(Suspected Deep Tissue Injury，SDTI)：局部皮肤完整但可出现颜色改变如紫色或褐红色，或有瘀伤，或充血水疱，受损区域的软组织可能有疼痛、硬块、有黏糊状的渗出、潮湿、发热或冰冷。

难以分期的深部压疮(Unstagebal)：全层组织缺失，溃疡底部有腐肉覆盖(黄色、黄褐色、灰色、绿色或褐色)，或者伤口床有焦痂附着(碳色、褐色或黑色)。

3. 治疗干预原则：

① 降低摩擦和剪切力 reducing friction and shear
② 降低和释放压力 reducing and relieving pressure
③ 管理失禁 managing incontinence
④ 纠正营养缺乏 correct nutritional deficiencies
⑤ 伤口处理策略 wound management strategies
⑥ 考虑联合治疗 consider adjunctive therapies
⑦ 确定手术治疗的需求和指征 determine need for surgery
⑧ 管理疼痛 managing pain
⑨ 病人及家属的教育 education
⑩ 减少复发 minimize recurrence of ulcers

Braden 评分结果判断及措施表

住院患者已有压疮者按 B 评分分值分级处理，Ⅰ～Ⅱ期压疮创面处理由科室伤口组骨干护士处理，Ⅲ～Ⅳ期压疮创面处理由伤口护理中心处理。科室处理干预方法如下：

预防措施	轻度危险 15～16 分	中度危险 13～14 分	高度危险 ≤12 分	已有压疮
翻身频度	1 次/2～4 h	1 次/2 h	1 次/1～2 h	1 次/1～2 h
活动计划	根据病情制订	根据病情制订	根据病情制订	根据病情制订
减压装置	局部减压敷料	减压床垫	减压床垫＋局部减压敷料	减压床垫＋ 局部减压敷料
Braden 评分频度	每 3 天 1 次	每 3 天 1 次	每日 1 次	每日 1 次
告知患者或家属	告知并签名	告知并签名	告知并签名	告知并签名
上报	报告护士长	报告护士长和经治医生	逐级报告压疮干预组	逐级报告护理部
注：潮湿度 1 分 1～2 h 更换衣裤床单，局部使用保护用品；2 分每班更换 1 次；3 分每日更换 1 次；4 分常规更换				
如果有其他主要的危险因素存在如高龄、饮食量少影响蛋白质的摄入、舒张压低于 60 mmHg、血流动力学不稳定、严重水肿等，可列入比评估高一度的危险水平				

压疮预测预防检查考评表

检查病区：　　　　　　　　　　　检查日期：　　　　　　　　　　　检查者：

检查内容	检 查 标 准	床号	得分
评估（10分）	1. 入院2 h完成评估　3分		
	2. 按要求完成复评　4分		
	3. 评估准确　3分		
措施落实（30分）	1. 预防措施落实有记录　3分		
	2. 采取有效的减压装置或设备　5分		
	3. 有翻身、体位、伤口护理记录　5分		
	4. 有伤口者有班班交接记录　2分		
	5. 科室压疮预防自查制度落实有记录　5分		
	6. 科室每月考核2名护士B评分技术合格(≥80分)有记录　5分		
	7. 发生院内压疮及时上报原因分析报告并有整改措施(查记录)　5分		
宣教（20分）	1. 有书面宣教材料　10分		
	2. Braden评分≤12分有患者或家属签名并知晓压疮预防相关知识及计划　10分		
B评分（10分）	1. 字迹清楚、无涂改、不潦草　1分		
	2. 记录准确按要求　2分		
	3. 护士长及时签名　2分		
	4. 抽查2名护士考核B评分技术成绩≥80分　5分		
上报（20分）	Braden评分≤12分按要求上报		
压疮预防流程DVD操作光盘内容知晓度（10分）	准确知晓多少项操作流程　2分		
	准确回答其中一项操作流程　5分		
	准确回答科室落实操作流程的措施　3分		
总分			

预防跌倒、坠床管理制度

住院患者跌倒/坠床风险评估、认定与报告制度

1. 凡病危、病重、特级护理及一级护理患者，责任护士均应根据《跌倒/坠床评估表》进行高危因素评估，并填写《跌倒/坠床评估表》，通知护士长确认签字。评分＜8分者为非高危人群，护士长仅需在《跌倒/坠床评估表》确认签字（二级监控）；步态不稳者及评分≥8分者为高危人群，护士还应及时填写《高危监控随访记录单》，告知患者及家属，落实防范措施，正确记录护理记录单，请家属在《高危监控随访记录单》签名，护士长于48小时内报告总护士长确认并签字（三级监控）。

2. 跌倒/坠床高危患者，总护士长在查看患者的基础上检查评分情况，确认后在《跌倒/坠床评估表》及《高危监控随访记录单》签名（三级监控），并及时记录于总护士长《跌倒/坠床护理登记表》上（定期上报护理部）。

3. 护士应每班随访监控高危患者，并记录于《高危监控随访记录单》。护士长定期评估检查护理措施的落实情况，总护士长应定期跟踪检查并提出指导意见，并在《高危监控随访记录单》上签字。

4. 护士应于当班完成新入院及转入患者的评估，如护士长外出学习或休假，由代理护士长负责核实并签名。

5. 患者转科时，转入科室可延续使用该评估表，应重新评估并注明转入的日期、时间。

6. 护士在患者住院期间应视病情变化、用药变化及时进行跌倒/坠床危险因素评分。如评分升高，应及时修订并落实预防措施，报告总护士长进行核查，告知患者及家属，做好护理记录并请家属签字，如评分＜8分，做好患者及家属的相关宣教。

7. 当患者发生跌倒/坠床后，护士长应及时逐级汇报，并组织护士分析发生的原因，制定整改措施，填写《住院患者跌倒/坠床登记表》上交护理部。

8. 患者出院或死亡时，护士长应及时将监控随访结果记录于《护士长手册》。

跌倒发生危险评估表

科室　　　　床号　　　　姓名　　　　年龄　　　　护理等级

评价内容	评估日期					
	1分	2分	3分			
性别	男 □	女 □				
感觉障碍	听力/助听器 □	视力/戴眼镜 □ 平衡力(借助拐杖等器具) □				
医疗史	心血管系统疾病 □ 呼吸系统疾病 □ 泌尿系统疾病 □ 有眩晕史 □	痴呆型病人 □ 意识错乱 □ 目前有眩晕 □				
情绪	情绪激动 □	情绪失控 □				
年龄	60～70 岁 □	71～80 岁 □	80 岁以上 □			① 悬挂警示牌 ② 告知家属 ③ 宣教相关注意事项 ④ 起床有人搀扶 ⑤ 使用床栏 ⑥ 使用约束带 ⑦ 24 小时专人陪护 ⑧ 着防滑鞋 ⑨ 地面有防滑标志
跌倒史	户外 □	在家 □ 在医院 □				
活动度	完好 □ 卧床 □	需要帮助 □	受限制 □			
饮酒史	少量饮酒 □	过量饮酒 □				
步态			步态不连贯 □ 不稳定 □			
药物	降压药 □ 降糖药 □ 镇静剂 □ 类固醇激素的使用 □					
照顾者	有照顾者且经常在 □	有照顾者但不经常在 □	需要照顾且无照顾者 □			
骨质疏松家族史		有家族遗传史(尤其是母亲臀部骨折的) □				
睡眠	失眠 □ 昼夜颠倒 □					
总分						

评估者签名＿＿＿＿　　患者家属签名＿＿＿＿　、　护士长签名＿＿＿＿

附:总分在 3～8 分为跌倒发生的低危人群,9～15 分为跌倒发生的中危人群,16 分以上为跌倒发生的高危人群;要求在入院后 2 小时内首次评估填写;高危患者 1 周重复测评 1 次。高危者(≥16 分)在危重(一般)护理记录单中有预防跌倒措施记录。

住院患者跌倒/坠床防范措施

1. 接受新入院、转入的患者，护士应认真进行跌倒/坠床高危评估，经评估确认为跌倒/坠床高危人群者，应告知患者或/及家属并签字，做好护理记录，并落实安全防范措施。在住院期间，应根据患者用药情况及病情变化及时进行动态评估。

2. 对儿童、老年人、孕妇、行动不便和残疾病人，要主动告知跌倒、坠床危险，使用警示标识(床尾挂“跌倒”警示牌)、语言提醒(“防跌倒十知”)，搀扶或请人帮助、使用床档等，必要时使用保护性约束带，黑板上注明高危人群。

3. 加强对跌倒/坠床高危人群的重点防范。

(1) 填写“高危监控随访记录单”，并持续跟踪随访，每班随访记录一次。护士长及总护士长定期督导防范措施的落实情况。

(2) 落实各项安全防范措施。床尾挂“跌倒”警示牌，两侧放置床栏，必要时使用保护性约束带工具。

(3) 护士加强巡视视察，检查安全防范措施的落实情况，并每班床边交班。

4. 为患者提供安全的休养环境:维持病室、浴室内灯光明亮及地面干燥。病室床旁走道障碍清除。病床刹车固定，将床降至适宜的高度。将床头柜、垃圾袋、便盆及生活用品放置于患者伸手可及之处。

5. 加强对患者及家属的宣教。

(1) 有陪护者应随时陪伴患者，若暂时离开病房时需告知责任护士，晚夜间陪护床应紧靠病床。

(2) 当患者步行活动时应穿防滑鞋。

(3) 指导患者正确使用呼叫铃、上下床、床上使用便盆的方法。患者移位时应注意轮椅的固定。

(4) 预防跌倒“十知”的宣教，指导患者及家属掌握防范的相关知识。

① 当您有服用安眠药或感头晕、血压不稳时，下床前应先坐在床缘，再由医护人员或家属扶下床。

② 当您需要任何协助而无家属在旁，请立即拉铃呼叫护理人员。

③ 若发现地面有水渍，请告诉工作人员，并避免在有水渍处行走，以防不慎跌倒。

④ 请将物品尽量收于柜内，以保持走道宽敞。

⑤ 护士已将床栏拉起时，若需下床应先通知护士将床栏放下来，切勿翻越。

⑥ 当您所照顾的患者有躁动、不安、意识不清时，请将床栏拉起，并予以约束保护。

⑦ 请您向护士叙述可能导致您跌倒的原因。

⑧ 请穿防滑鞋。

⑨ 病房夜间打开地灯。

⑩ 当您使用卫生间时，如有紧急事故请按呼叫铃，告知护士。

住院患者跌倒/坠床应急预案

1. 当患者突然发生跌倒/坠床时，护士应立即到患者身边，检查患者摔伤情况。通知护士长及医生，迅速查看患者全身情况及受伤部位、伤情程度等，必要时遵医嘱行 X 光片、头颅 CT 等检查。

2. 正确搬运患者抬至病床。

(1) 对疑有骨折或肌肉、韧带损伤的患者，根据受伤的部位和伤情采取相应的搬运方法将患者抬至病床。

(2) 对于头部受伤，出现意识障碍等危及生命的患者，应立即将患者轻抬至病床，注意生命体征的观察，迅速采取相应的急救措施。

(3) 摔倒受伤程度较轻的患者，可搀扶或用轮椅将患者送回病床，嘱其卧床休息。

3. 立即测量血压、脉搏、呼吸等，密切观察病情变化。根据患者病情协助医生做进一步的检查治疗。

4. 对于皮肤出现瘀斑者进行局部冷敷，皮肤擦伤渗血者给予清创包扎，出血较多或有伤口者由医生酌情进行伤口清创缝合。创面较大、伤口较深者遵医嘱注射破伤风针。

5. 加强巡视，及时观察病情变化及采取措施后的效果，直到病情稳定。准确、及时书写护理记录，认真交班。

6. 向患者/家属做好解释安抚工作，了解当时跌倒/坠床的情况，分析和去除发生跌倒/坠床的相关因素。加强对患者的宣教指导，提高自我防范意识，尽可能避免类似事件再次发生。

7. 按程序及时如实向护理部汇报，并填写《住院患者跌倒/坠床事件登记表》，上交护理部。

住院患者跌倒/坠床处理流程图

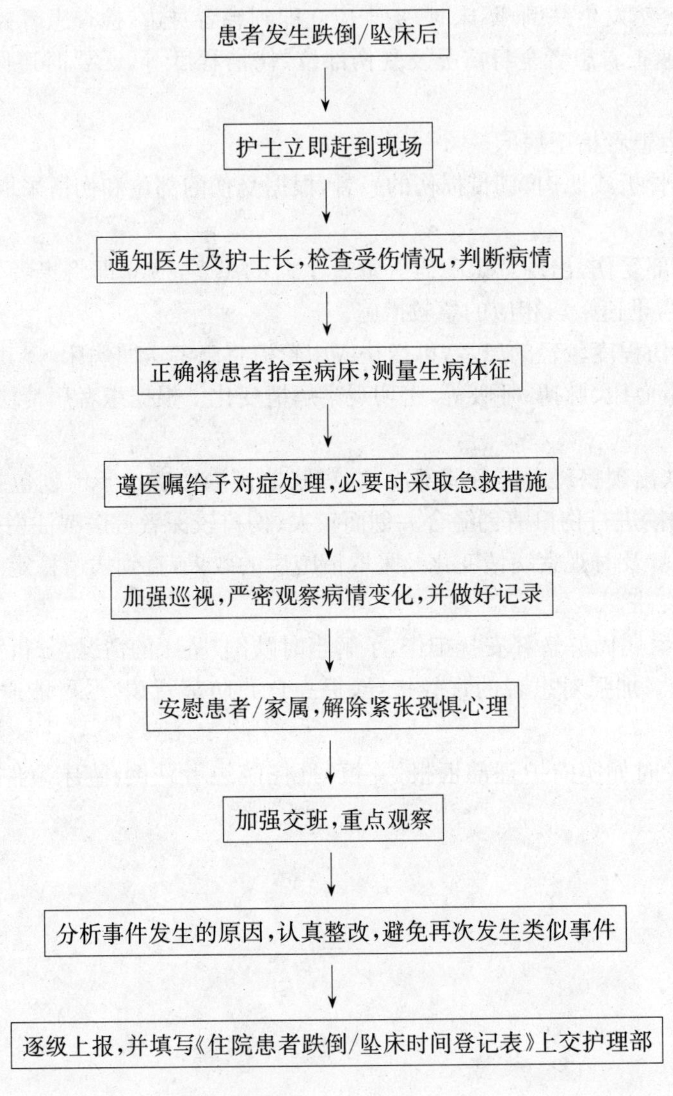
患者发生跌倒/坠床后
护士立即赶到现场
通知医生及护士长，检查受伤情况，判断病情
正确将患者抬至病床，测量生病体征
遵医嘱给予对症处理，必要时采取急救措施
加强巡视，严密观察病情变化，并做好记录
安慰患者/家属，解除紧张恐惧心理
加强交班，重点观察
分析事件发生的原因，认真整改，避免再次发生类似事件
逐级上报，并填写《住院患者跌倒/坠床时间登记表》上交护理部

护理操作并发症的预防与处理

基础护理操作并发症的预防与处理

一、注射术

1. 静脉注射术

(1) 皮肤软组织坏死

① 提高静脉穿刺技术，避免机械性损伤。根据不同药物，掌握其用药浓度和推注速度，尽量避免药物外渗而造成的皮肤软组织损伤。

② 在注射过程中发现液体外渗，立即停止推注，更换推注部位。如为刺激性药物，应积极采取治疗措施，清除组织水肿和药物对细胞的毒性作用。

③ 热敷：主要用于血管收缩药，阳离子溶液，高渗液及化疗药外渗治疗，如肾上腺素、阿拉明(间羟胺)等外渗治疗均收到很好的效果。

④ 冷敷：冷敷可使局部血管收缩，减轻局部水肿和药物的扩散，从而减轻局部组织的损害，如化疗药物外渗用 20%～40%碳酸氢钠冷敷治疗，取得较好的效果。

⑤ 药物拮抗剂的早期应用。

⑥ 组织已发生坏死，应将坏死组织广泛切除，以免增加感染机会。

(2) 皮肤瘀斑

① 指导患者采取正确的按压方法，血管扩张药物需延长按压时间。

② 热敷。

2. 皮内注射术

(1) 疼痛

① 注意心理护理，向病人说明注射的目的，取得病人配合。

② 准确配制药液，避免药液浓度过高对机体的刺激。

③ 熟练掌握注射技术，注射方法、部位、剂量准确。

④ 疼痛剧烈者，予以止痛剂对症处理；发生晕针或虚脱者，应及时处理。

(2) 局部组织反应

① 严格无菌操作。

② 避免使用对组织刺激性较强的药物。

③ 正确配制药液。

④ 详细询问药物过敏史。

⑤ 告知皮内注射的目的，不可随意搔抓或揉按局部皮丘，如有异常不适可随时告知医

护人员。

⑥ 对已发生局部组织反应者，进行对症处理，预防感染。

(3) 过敏性休克

① 注射前询问有无药物过敏史，尤其是青霉素、链霉素等易引起过敏的药物，如有过敏史应不予做过敏试验。

② 皮试期间，嘱病人不可随意离开，注意观察病人有无异常不适反应，正确判断皮试结果。

③ 注射盘内备有 0.1%盐酸肾上腺素。

④ 一旦发生过敏性休克，立即就地抢救。

3. 肌内/皮下注射术

(1) 皮肤硬结

① 注射时注意针尖插入深度在患者的肌肉层，药液注入脂肪层，在脂肪层停留时间过长，结晶析出刺激组织，引起纤维组织增生，包绕结晶体形成硬结。

② 长期注射的患者，应当有计划地更换注射部位。

③ 湿热敷：将湿毛巾浸在 60～70 ℃的热水中(亦可加入 50%硫酸镁溶液)，拧干后敷于患处，每 3～5 min 换 1 次，持续 20～30 min，每天可 3～4 次。如果配合按摩效果会更好。此法可以放松肌肉，促进血液循环，加速注射部位药液的吸收，起到消肿散结的作用。越早热敷效果越好。

(2) 疼痛

① 正确选择注射部位，进针角度及深度。

② 掌握无痛注射技术。

③ 轮换注射部位。

(3) 低血糖反应

皮下注射胰岛素后，密切观察病人情况，如发生低血糖症状，立即监测血糖，同时口服糖水、馒头等易吸收的碳水化合物；严重者可遵医嘱推注 50%葡萄糖。

二、血标本采集术

1. 静脉血标本采集

(1) 晕针

① 心理护理：消除思想顾虑，减轻或消除恐惧感。

② 掌握无痛注射技术。

③ 采血前询问患者是否劳累疲乏等，可适当休息或给予平卧位采血。

④ 协助患者采取适当卧位，以利于机体放松，对特别紧张或有晕针史者采取平卧位采血。

⑤ 采血后继续观察患者 5～10 min，注意观察有无不适。

⑥ 在采血过程中护士如发现患者有晕厥先兆，应立即停止采血，并平卧于空气流通处，头放低，下肢抬高 15°～20°，增加回心血量及大脑血流量，立即通知医生并测量血压、脉搏、呼吸，观察神志，随时询问其自觉症状，密切观察其生命体征变化。

(2) 皮下淤血

① 对于静脉穿刺困难者，可热敷穿刺部位，改善局部血液循环，血管充盈后再行穿刺。

对于血容量严重不足者，真空管内见回血后可将止血带松开，同时有节奏地推压抽血部位上方，使血管充分充盈。

② 规范操作技术。多血管采血时应一手固定好持针器，一手换管操作，动作要轻、稳，采血完毕先松开止血带，再将真空管取下，然后拔出持针器，同时告知患者用中指按压针孔处，食指按压近心端，3 个手指应平行按压，按压时间不少于 3～5 min，凝血机制差的患者延长按压时间。对于血管充盈的年轻人，嘱其后不能立即做握、提、推、拉重物等剧烈活动，以免引起皮下大面积淤血。

③ 嘱患者在 24 h 后用热毛巾热敷，以利于皮下淤血的吸收和组织功能的恢复。

(3) 标本浪费

① 采集血标本前，先明确需采集标本的量，采用何种试管，标本采集顺序及保存方法。

② 采集多根试管血标本，将穿刺针固定稳妥，防止针头脱出。

2. 动脉血标本采集

(1) 血肿

① 熟练掌握人体解剖，及操作技巧，防止人为穿刺损伤血管。首选桡动脉，此处的动脉位置表浅易于触及，又无静脉与之毗邻，穿刺后易于压迫止血。

② 穿刺完毕后，按压 3～5 min，对于凝血功能差的患者适当延长按压时间，按压面积不少于 5 平方厘米，必要时给予沙袋增压。

③ 热敷。

④ 如在关节活动部位，应适当减少患者剧烈活动。

⑤ 血肿的吸收和颜色消退需要一个过程，向患者做好解释安慰工作。

(2) 神经损伤

① 熟练掌握穿刺部位的动脉解剖位置及其毗邻。

② 操作方法熟练。

三、外周静脉输液术

1. 发热反应

(1) 输液前认真检查药液质量，掌握药物配伍禁忌；检查输液器包装及灭菌日期、有效期，严格无菌技术操作。

(2) 反应轻者，可减慢滴速或停止输液，通知医生，同时注意监制体温的变化。

(3) 对高热病人给予物理降温，观察生命体征，必要时遵医嘱给予抗过敏药物或激素治疗。

(4) 反应严重者，应立即停止输液，并保留剩余溶液和输液器进行检测，查找反应原因。

2. 急性肺水肿

(1) 在输液过程中，要密切观察病人情况，对老年人、儿童、心功能不良的病人尤需注意控制滴注速度和输液量。

(2) 经常巡视输液病人，避免因体位或肢体改变而加快或减慢滴速。

(3) 立即减慢或停止输液并通知医生，进行紧急处理。如病情允许可使病人端坐，双腿下垂，以减少下肢静脉回流，减轻心脏负担。必要时进行四肢轮扎。

(4) 给予高流量氧气吸入，最好使用 30%～50%酒精湿化后吸入，降低肺泡泡沫表面张力，从而改善肺部气体交换，缓解缺氧症状。

(5) 遵医嘱给予镇静剂，平喘、强心、利尿和扩血管药物，以舒张周围血管，减少回心血量，减轻心脏负担。

(6) 安慰病人，解除病人的紧张情绪。

3. 静脉炎

(1) 严格执行无菌操作，对血管壁有刺激性的药物应尽量选用粗血管，穿刺成功后，固定要牢固，以防止针头摆动引起静脉损伤使药物漏出血管外。同时，要有计划地更换输液部位，以保护静脉。

(2) 停止在此部位输液，并将患肢抬高制动。局部用50%硫酸镁溶液湿敷，也可行超短波理疗。

(3) 严格控制药物的浓度和输液速度；严格掌握药物配伍禁忌。

(4) 使用外周静脉留置针患者，应加强对留置针的护理，针眼周围皮肤用碘伏消毒，贴上保护膜，注意观察针头有无脱落、阻塞、移位，必要时更换注射部位，连续输液者每日更换输液器。

(5) 如合并感染，遵医嘱给予抗生素治疗。

4. 空气栓塞

(1) 输液前认真检查输液器的质量，各连接处连接紧密，无松脱，排尽输液导管内的空气。

(2) 输液过程中加强巡视，输液过程中及时更换输液瓶；输液完毕及时拔针；加压输液时应有专人在旁守护。

(3) 立即让病人取左侧卧位并头低足高位，同时给予高流量氧气吸入，提高病人的血氧浓度，纠正缺氧状态；有条件者可通过中心静脉导管抽出空气，密切观察病人病情变化，如有异常及时对症处理。

四、密闭式静脉输血

1. 发热反应

(1) 严格管理血库保养和输血用具，严格执行无菌操作。

(2) 反应轻者，减慢滴速；严重者，立即停止输血，密切观察生命体征，通知医生，给予对症处理。遵医嘱给予解热镇痛药和抗过敏药。

2. 过敏反应

(1) 勿选用有过敏史的献血员。

(2) 过敏反应轻者，减慢输血速度，继续观察；反应重者，立即停止输血。

(3) 呼吸困难者，给予高流量吸氧。严重喉头水肿或呼吸困难者行气管插管或气管切开，循环衰竭者应给予抗休克治疗。

(4) 遵医嘱应用抗过敏药和激素。

3. 溶血反应

(1) 严格执行查对制度。

(2) 血液取回后勿震荡、加温，避免血液成分破坏引起不良反应。

(3) 输入两个以上供血者血液时，在两份血之间输入0.9%氯化钠溶液。

(4) 发生溶血反应，立即停止输血，告知医生。同时保留余血，采集病人血液重做血型鉴定和交叉配血试验。

(5) 维持静脉通路，以备抢救时静脉治疗。

(6) 静脉注射碳酸氢钠碱化尿液。

① 双侧腰部封闭，并用热水袋热敷双肾区，解除肾脏血管痉挛，保护肾脏。

② 严密观察生命体征和尿量，做好记录。对少尿、尿闭者，按急性肾衰竭处理。出现休克症状，给予抗休克处理。

4. 细菌污染反应

(1) 严格遵守无菌操作原则。

(2) 血袋内的血制品变色、混浊、有絮状物等任何可疑迹象均不能使用。

(3) 一旦发现，立即停止输血，及时通知医生。同时保留余血，送检化验。

(4) 密切观察生命体征变化，给予相应、及时的处理。

5. 与大量输血有关的反应

(1) 循环负荷过重、出血倾向、枸橼酸钠中毒反应：严密观察病人输血时的病情变化，及时发现，对症处理；输入库血 1 000 mL 以上时，须按医嘱静脉注射 10%葡萄糖酸钙和氯化钠 10 mL，以补充钙离子。

(2) 体温过低反应：将库血放置在温度适宜环境中自然升至室温，或用热水袋加温输血的肢体。

五、胃肠减压术

1. 插管过程中误入气管

(1) 评估患者时，对于能配合的患者要多给予讲解，尽量取得患者的配合后，再操作；对于不合作的患者要耐心讲解插管过程中的注意事项，以争取患者合作；对于昏迷病人不能配合的患者，要有高度的责任心和高超的操作技能，给家属讲解清楚，取得同意后再操作。

(2) 操作技巧

① 插入胃管 15 cm 处时嘱患者做吞咽动作，也可滴几滴温开水到口腔里，在患者做吞咽动作时顺势插入；也可以在胃管插入 15 cm 处时抬高患者头部(病情允许的情况下，但脑出血急性期患者不可以抬高头部)，使患者下颌靠近胸骨柄。这两种方法可以提高插管成功率。必要时在喉镜下插管。

② 插管后用一种检验方法无法确认者，可采用多种方法验证，或由第二人确认无误后，再往胃管内打温水或流质，以免误入气管，发生不良后果。

2. 引流不畅

(1) 昏迷病人插管时，注意胃管不能在咽部或食道上段盘旋。

(2) 胃内容物消化不彻底，食物残渣或胃液黏稠、血凝块阻塞胃管，可用碳酸类饮料冲洗胃管。

(3) 堵管处理无效，拔出胃管，更换胃管重新插入。

(4) 检查胃管是否打折，负压引流袋是否已满。

(5) 定期更换胃管，以防止胃酸长时间腐蚀胃管，使其变质从而发生粘连，造成胃管不畅。

六、鼻饲术

1. 胃潴留、腹胀

(1) 在鼻饲前，检查患者有无胃潴留，胃内容物超过 150 mL 时，应当通知医生减量或暂停鼻饲。

(2) 注意操作方法，避免空气注入胃内；控制鼻饲液温度，不可过冷或过热。

(3) 鼻饲量＜200 mL，间隔时间＞2 h。

(4) 病情允许的情况下，鼻饲时采取半坐卧位，鼻饲后宜维持体位 20～30 min。

2. 感染

(1) 注意口腔卫生，口腔护理 2 次/日。

(2) 长期鼻饲的患者，宜定期更换胃管。

3. 腹泻

(1) 鼻饲液配制过程中应防止污染，每日配制当日量，4 ℃冰箱保存。

(2) 鼻饲液的温度以 37～42 ℃最为适宜。

(3) 注意鼻饲液浓度、容量与速度。

(4) 询问饮食史，对饮用牛奶、豆浆等易致腹泻的患者，应慎用。

(5) 腹泻频繁者，保持肛周皮肤清洁、干燥。

七、口腔护理

1. 窒息

(1) 操作前后清点棉球数量，每次擦洗只能夹一个棉球使用。

(2) 操作前检查口腔有无异物，有无义齿；活动义齿存放于标记的冷水杯中。

(3) 病人出现窒息，应及时处理。迅速有效清除吸入的异物。采用以下方法：

一抠：即用中、食指从病人口腔中抠出或用血管钳取出异物，这是最迅速有效的办法。

二转：即将病人倒转 180 度，头面部向下，用手拍击背部，利用重力作用使异物滑落。

三压：是让病人仰卧，用拳向上推压其腹部，或让病人站立或坐位，从身后将其拦腰抱住，一手握拳顶住其上腹部，另一手握住此拳，以快速向上的冲力反复冲压腹部，利用空气压力将异物冲出喉部，但应注意避免腹腔内脏器尤其是肝脏挤压伤。

四吸：即利用吸引器负压吸出阻塞的痰液或液体。异物已进入气管，出现呛咳、呼吸受阻，争取时间气管插管，通过支气管镜取出异物，必要时气管切开。

2. 口腔及牙龈出血

(1) 擦洗过程中，动作轻柔、细致。

(2) 牙关紧闭者，正确使用开口器，不可暴力强行其张口，以免造成损伤，引起出血。若出现口腔及牙龈出血，可用药物止血，必要时进行全身止血治疗。

八、口服给药

1. 误服药

(1) 告知患者药物的作用、剂量、用药时间及方法。对于需长期服药的患者，告知其遵医嘱服药的重要性。

(2) 抗生素及磺胺类药物需在血液中保持有效浓度,应准时服药;健胃药宜在饭前服;助消化药及对胃黏膜有刺激性的药物宜在饭后服;服用对呼吸道黏膜有安抚作用的药物后不宜立即饮水;某些磺胺类药物经肾脏排出,尿少时易析出结晶阻塞肾小管,服药后要多饮水;服强心苷类药物时需加强对心率、节律监测,脉搏低于 60 次/min 或节律不齐时应暂停服用,并告知医生;对牙齿有腐蚀作用的药物如酸类和铁剂,用吸管吸服后并漱口,以避免药物与牙齿直接接触。

(3) 服药造成的不适或出现并发症及时汇报医生。

2. 服错药

(1) 做好用药指导,对于老人、小孩应在成人监管下服药。

(2) 催吐,大量饮水。必要时洗胃,症状严重、药物副作用强者,及时处理。监测生命体征,对症处理。

(3) 使用拮抗剂,重者血液透析。

九、体温测量

1. 病人咬碎体温计

(1) 测量体温前对患者做好宣教,教其正确使用体温计。

(2) 对于婴幼儿、精神异常、昏迷患者禁止口腔测体温。

处理:若病人不慎咬破体温计,应立即清除玻璃碎屑口服蛋清液或牛奶,以延缓汞的吸收。病情允许可服纤维丰富的食物,促进汞的排泄。

2. 体温和病情不相符

(1) 张口呼吸患者禁用口腔测体温。

(2) 患者进食、饮水、面颊部冷热敷、坐浴或灌肠、沐浴后应间隔 30 min 后再测相应部位的体温。

(3) 发现体温和病情不相符时,应在床旁重新监测,必要时做肛温和口温对照复查。

十、鼻导管吸氧术

1. 用氧不安全

(1) 严格遵守操作规程,注意吸氧安全,使用氧气筒装置时,要切实做好"四防"(防震、防火、防热、防油)。搬运时应避免倾倒、撞击,防止爆炸。氧气筒内氧气勿用尽,压力表上指针降至 0.5 MPa(5 kg/cm^2)时即不可再使用,以防灰尘进入筒内,再次充气时引起爆炸。对未用或已用的氧气筒,应分别悬挂"满"或"空"的标志,以便及时调换,并避免急用时搬错氧气筒而影响抢救速度。

(2) 病人吸氧过程中,需要调节氧流量时,应当先将病人的鼻导管取下,调节好氧流量后再与病人连接;停止吸氧时,先取下鼻导管,再关闭氧气。

2. 用氧效果不佳

(1) 吸氧前检查鼻导管的通畅性,清除鼻腔内分泌物,防止鼻导管堵塞。鼻导管妥善固定,避免脱落、移位。

(2) 检查氧气装置,供氧压力,管道连接是否漏气,发现问题及时处理。

(3) 在用氧过程中,可根据病人脉搏、血压、精神状态、皮肤颜色及湿度、呼吸方式等有无改善来衡量氧疗效果，同时可测定动脉血气分析判定疗效，从而选择适当的用氧浓度，告知患者及家属不要随意调节氧浓度。

十一、吸痰术

1. 气道黏膜损伤

(1) 按照无菌操作原则，插管动作轻柔、敏捷。

(2) 痰液黏稠者，必要时遵医嘱给予雾化吸入，稀释痰液，便于吸痰。

2. 加重缺氧

吸痰前后应给予高流量吸氧，对于气切患者，吸痰前给予 2 min 纯氧，吸痰时间不宜超过 15 s。如痰液过多，需要再次吸引，应间隔 3～5 min，病人耐受后再进行。一根吸痰管只能使用一次。如病人痰液黏稠，可以配合叩背、雾化吸入；病人发生缺氧的症状如发绀、心率下降等表现时，应立即停止吸痰，休息后缺氧症状改善再予吸痰。

3. 感染

(1) 严格遵守无菌技术操作原则，采用无菌吸痰管，吸痰盘定时更换。

(2) 加强口腔护理，必要时做细菌培养。

(3) 发生局部感染者，予以对症处理。出现全身感染时，行血培养，做药物敏感试验，根据药敏试验结果选择抗生素静脉用药。

十二、雾化吸入

1. 过敏反应

(1) 雾化吸入前，询问患者有无药物过敏史、哮喘等病史。

(2) 雾化时，出现不适，立即停止雾化吸入。

(3) 监测生命体征，建立静脉通道，遵医嘱给药。

2. 感染

(1) 口含嘴专人专用，雾化结束后，雾化物品需消毒晾干，以备后用。

(2) 加强口腔护理。

(3) 肺部感染者选择适当的抗菌药物治疗。

十三、物理降温(冰袋的使用)

1. 冻伤

(1) 注意随时观察冰袋、冰囊有无漏水，布套浸湿后应立即更换。

(2) 如病人局部皮肤苍白、青紫或有麻木感，应立即停止使用。

(3) 使用时间一般为 10～30 min 或遵医嘱执行。

(4) 放置部位一般选择头、颈、腋窝、腹股沟等，禁用部位为枕后、耳郭、心前区、腹部、阴囊及足底。

(5) 一旦发现局部冻伤，立即停止冷敷，轻者予以保暖可逐渐恢复，重者按医嘱对症治疗。

(6) 刺激、过敏或末梢血管功能异常时，应禁止使用冷敷。

2. 血液循环受影响

(1) 冰袋压力不宜过大，可将冰袋置于吊架上，旋贴于前额以减少局部压力。

(2) 缩短冷敷时间,经常更换冷敷部位。

3. 发生继发效应

如用以降温,冰袋使用 30 min 后需测体温,并做好记录,不宜测腋温,以免影响体温的精确度。

十四、大量不保留灌肠

1. 腹部不适

(1) 操作前向患者做好解释工作。

(2) 掌握灌肠液的温度。温度过高,发生肠壁烫伤;温度过低,肠道痉挛。灌肠时的压力不可过高,尤其对于老年人和小孩。针对患者的原有疾病选择合适的灌肠液。

(3) 在灌肠过程中,注意倾听患者的主诉,观察患者的病情变化。

(4) 如腹部不适难以忍受,排除原因,及时联系医生。

2. 虚脱

(1) 在灌肠过程中,注意倾听患者的主诉,观察患者的病情变化。

(2) 如患者发生虚脱,立即停止灌肠。保持患者处于安全的体位,吸氧,遵医嘱予以补液治疗。

(3) 解释并安慰患者。

3. 肛周皮肤擦伤

(1) 便后及时清洗擦干肛周皮肤,保持清洁。

(2) 使用便盆时,必要时在便盆边缘垫软底布垫,防止擦伤皮肤。

(3) 皮肤破溃,必要时请伤口组组员会诊。

十五、导尿术(女性病人)

1. 疼痛

(1) 向患者做好解释工作,指导患者深呼吸。

(2) 选择合适的尿管。

(3) 熟练掌握操作方法,在插入尿管的过程中指导患者张口呼吸,减轻腹肌和尿道括约肌的紧张,利于插管。

(4) 对于老年患者和未婚女性,应仔细辨别尿道口,防止导管误入阴道。

(5) 对于患者出现尿路刺激症状,嘱患者多饮水,同时做好心理护理。

2. 血尿

(1) 插管时的操作不当造成尿道黏膜损伤而引起的血尿:嘱患者多饮水,或多静脉补液;做好解释工作和心理护理。

(2) 过度一次性放尿而引起血尿:对于膀胱过度充盈,一次性放尿不应大于 1 000 mL;监测生命体征;吸氧;遵医嘱用药;做好解释工作和心理护理。

3. 感染

(1) 严格遵守无菌操作,动作轻柔,注意会阴部消毒。

(2) 做好会阴护理,尤其在女性经期,保持会阴部清洁干燥。

(3) 指导患者做好自我照护,选用宽松的棉质内裤,勤更换。

（4）对于长期留置尿管的患者，病情允许的情况下，定期更换导尿管，鼓励患者多饮水，每天饮水量大于 2 000 mL。

（5）发生感染，拔除尿管，监测患者的体温，应用抗生素，必要时做细菌培养。

十六、卧床病人更换床单

1. 病人出现不适

（1）操作过程中，观察病人面色、脉搏、呼吸，并询问病人有无不适。

（2）如病人出现不适，立即停止操作，使病人平卧，监测生命体征变化，并通知医生及时处理。

2. 导管滑落

换单过程中固定好各种导管，避免牵拉导管，如出现导管滑落，立即停止操作，通知医生及时处理，安慰病人，减轻病人压力。

3. 坠床

（1）护士在协助患者移向对侧时注意病人卧位安全。

（2）发生坠床时，将病人搬至床上，并通知医生及时处理，与病人加强沟通，及时了解患者不适，监测生命体征变化。

专科护理操作并发症的预防与处理

一、腹膜透析术

1. 引流不畅或腹膜透析管堵塞

【原因】腹膜透析管移位、受压、扭曲、纤维蛋白堵塞、大网膜粘连等。

【护理方法】

(1) 检查腹膜透析管腹腔外有无扭曲、受压,开关是否打开。

(2) 改变患者的体位。取左、右侧半卧位,如病情允许,可让患者下床走动,并让其晃动腹部以利腹膜透析液的引流。

(3) 用一次性注射器抽生理盐水或腹透液 20～30 mL 做腹腔冲洗,冲洗时稍用力,勿回抽,可反复数次。

(4) 遵医嘱在腹膜透析管注入肝素、尿激酶等药物,溶解纤维块。

(5) 可在 X 线透视下调整腹透管的位置或重新手术置管。

2. 腹膜炎

【原因】腹透的主要并发症,大部分感染来自透析管道的皮肤出口处,主要由革兰阳性球菌引起。小部分是输入被细菌污染的腹透液或做腹膜透析过程中未能严格执行无菌技术操作而引起。患者可出现不同程度的发热、持续性腹痛,透析液浑浊呈淡血性或云雾状。

【护理方法】

(1) 密切观察腹膜透析流出液的颜色、性质、量的变化,并做好记录。

(2) 行腹膜透析时严格执行无菌技术操作,尤其是更换贴膜及腹透换液操作。

(3) 用 1.5%腹透液 2 000 mL 连续腹腔冲洗 3～5 次后,改用 1.5%腹透液 q4h 或 q2h 腹透。可在腹透液内加入抗生素及肝素等药物。

(4) 窦道口皮肤每日用 3%碘伏消毒 1～2 次。

(5) 腹透换液处环境清洁,每日用紫外线消毒 2 次。

(6) 督促患者注意个人清洁卫生,勤换衣被,勤剪指甲。因患者易出现导管周围皮肤瘙痒,避免搔抓皮肤致破溃发炎,使导管外口感染而导致腹膜炎。

(7) 指导患者家庭腹膜透析时不宜饲养宠物因大多数动物都是带菌者,很容易传染细菌。

3. 腹痛

【原因】腹透液的温度、酸碱度不当;渗透压过高;腹透液流入或流出的速度过快;腹膜炎等。

【护理方法】

(1) 腹透液过冷或过热灌入腹腔时,都会给患者造成不良影响。因此应保持腹透液的温度在37℃左右。

(2) 有些患者在接受4.2%葡萄糖透析时会感到腹胀、腹痛。可能是高渗腹透液渗水太多,腹腔内容积小而导致腹胀、腹痛。可改用低浓度的葡萄糖腹透液;高浓度的腹透液放在腹腔的时间要短,一般1~2 h后及时放出。

(3) 如患者在进液和引流结束时感到小腹部至会阴部、膀胱或直肠疼痛,往往是因为透析管放置位置较低、透析管尖端刺激有关脏器所致。所以,开始腹透者进腹透液量不要太大,可从1 000 mL开始,待适应几天后逐渐增加至2 000 mL;在进液时速度要慢,可通过降低进液袋高度或调节透析管外接口处开关来减慢进液速度;引流时腹腔内腹腔透析液不要放得太空。这种疼痛一般比较轻微,2周后即会自动消失。

4. 腹膜透析导管移位

【原因】腹膜透析手术导管植入位置不当;腹膜透析导管引出时皮下隧道方向不当;便秘或者腹泻等肠蠕动异常;反复牵拉腹膜透析导管等。

【护理方法】

(1) 适当增加活动量。

(2) 使用倾泻剂,保持大便通畅。

(3) 及时排尿。

(4) 如无效,重新置管。

(5) 如未影响引流,可暂时不作处理,继续观察。

5. 出血

【原因】凝血功能障碍;未停用凝血药;腹腔有粘连时放入腹膜透析导管或术中不慎损伤腹壁血管及其分支。

【护理方法】

(1) 术前评估出凝血状态。

(2) 术前停用抗凝药物。

(3) 手术中避免损伤腹壁血管。

(4) 如有血性透析液,用0.5~1 L生理盐水或腹膜透析液冲洗。

(5) 伤口或出口处出血压迫止血。

二、血液透析术

1. 空气栓塞

【预防】

(1) 透析管路连接正确。

(2) 预冲管路及透析器必须彻底,不能留有空气。

(3) 避免管路破损,将管路与穿刺针连接紧密。

(4) 预冲管路后或进行输液后及时关闭输液处夹子及输液器上的调节器,避免空气进入血路管。治疗时打开空气检测装置。

(5) 回血时及时关闭血泵。

【处理】

(1) 立即夹闭静脉管路,停泵,使患者处于头低脚高左侧卧位;同时呼叫医生,给予高流量氧气吸入(10 L/min),密切监测生命体征。

(2) 手掌微曲,轻叩患者背部。

(3) 如情况无好转,遵医嘱进一步处理。

(4) 调查事件发生原因并做记录。

2. 交叉感染

【预防】

(1) 注意消毒隔离,严格执行无菌操作。

(2) 血液透析患者每3~6个月常规检查传染病四项,结果阳性患者隔离透析。

(3) 被血液污染的器械、物品应及时消毒。尽可能使用一次性血透耗材。

(4) 每班病人之间做好机器、床单位及病房的消毒。

(5) 对贫血患者,应鼓励其进食高蛋白饮食、充分血液透析及应用红细胞生成素,减少输血。

【处理】遵医嘱对症处理。

3. 留置导管感染

【预防】

(1) 每次透析前后护士要注意观察出口处有无感染迹象。

(2) 严格无菌操作,用安尔碘严格消毒创口及周围皮肤,并更换无菌纱布。

(3) 在透析接管时应先铺无菌治疗巾,然后拧开管帽,先用碘伏棉签2根,以导管口为中心,由内向外螺旋式消毒2遍。再用5 mL注射器抽吸管腔内封管液,1~1.5 m连接动静脉管路后用无菌巾覆盖。

(4) 透析结束后先用5 mL生理盐水冲净管腔内残血,并用肝素稀释封管,常规消毒导管口,盖上无菌管帽,并用无菌纱布包裹,妥善固定。

(5) 嘱患者注意个人卫生,插管处敷料应保持清洁干燥,如有污染及时更换。

【处理】

(1) 抽血查血常规、血培养。

(2) 遵医嘱予抗感染治疗的同时,应用抗生素封管。

(3) 导管感染严重者遵医嘱予拔管。

4. 留置导管滑脱

【预防】

(1) 操作时应按规定执行,换药时动作轻柔。

(2) 治疗过程中,妥善固定导管,避免导管受压、牵拉。

(3) 告知患者避免穿着高领衣服,尽量穿着开衫,防止脱衣时将导管拔出。

【处理】

(1) 立即通知医生,压迫穿刺处,做进一步处理。

(2) 通知安慰患者,消除紧张情绪,做好心理护理。

5. 漏血

当透析机出现漏血报警,首先应判断是否为假报警。

【判断方法】

(1) 将透析器取下,检查透析膜表面有无血液自纤维渗出。

(2) 将透析器血路 A 端向上垂直握住,在透析液正常流动状态下,对光以肉眼观察透析液出口处有无血丝随透析液流出。

(3) 将透析器外管中的透析液倒入纱布中,观察是否干净。

如排除以上情况,则可能为漏血假报警,请工程师清洁漏血探测器,可以消除报警。

如为真漏血,则需立即更换透析器。

(1) 向病人做解释减低血流量至 50 mL/min。

(2) 打开旁路键,夹闭血泵前血路,开放盐水通路,回血。

(3) 透析器中血液回净后夹住透析器 A、V 端血路管,卸下透析器丢于黄色垃圾袋内。

(4) 取新透析器,以盐水预冲、排气,并与血路管连接。

(5) 调节血流量及各项参数至正常。

(6) 必要时抽血查 HCT 及备血。

(7) 填写护理记录。

6. 凝血

当患者高凝状态、抗凝剂用量不足、血流量不足、无肝素透析时可发生凝血情况。当体外循环管路内压力升高时,首先应排除循环不畅的可能,其次考虑凝血的可能。

凝血最常见发生在透析器,其次是静脉壶。

凝血的判断:夹住泵前动脉管,开放盐水通路,冲水以检查凝血程度。

【处理方法】

(1) 如透析器有中、重度凝血而管路未见凝血,可仅更换透析器。

(2) 如透析器及静脉壶均有中、重度凝血,则回血后全部更换。

(3) 如凝血严重至无法回血,保持穿刺针通畅,更换全部透析器及管路。

(4) 出现血栓栓塞性并发症的患者应给予适当的抗凝、促纤溶治疗。

(5) 向病人做解释,并填写护理记录。

三、镇痛泵应用

1. 恶心呕吐

恶心呕吐是由于吗啡等阿片类镇痛药物兴奋延髓呕吐中枢化学感受器引起的。发生率为10%～15%。

呕吐时让患者头偏向一侧,防止呕吐物误吸,并注意保护胸腹部切口,呕吐严重时报告医生给予药物治疗。

2. 呼吸抑制

【预防】密切观察生命体征的变化,如患者出现嗜睡、表情淡漠,R＜10 次/分、SPO_2＜90%,应立即停用镇痛药物,及时报告医生并协助给予相应处理。严重时可用纳洛酮拮抗。应采用 SPO_2 监测呼吸。在接受大手术的高危人群中,低氧血症通常在术后第 2、3 天晚上最为严重。因此,此时段应加强观察及监护。

3. 尿潴留

【预防】掌握拔导尿管的时机。在保留尿管时间,做好会阴护理。

4. 低血压、瘙痒

吗啡促进组织胺释放,扩张外周血管,造成低血压、瘙痒反应。

患者血压较基础血压低20%时，应立即停用镇痛药并快速补液；轻度瘙痒于24 h后逐渐减轻并消失，严重时可给予抗组织胺类药物如苯海拉明等治疗。

四、脑室外引流术

1. 颅内再出血

【预防】

(1) 减少各种刺激，控制颅内压，防颅内高压而导致再出血。

(2) 密切观察病情变化，引流后出血一般发生在术后24～48 h，注意有无意识障碍、瞳孔异常、头痛、呕吐等颅内压增高症状。

(3) 控制血压，保持心情舒畅，防止情绪波动过大。

(4) 保持大便通畅，防便秘。

【处理】

(1) 严密观察和记录生命体征的变化，观察病人有无头痛、呕吐、烦躁、意识进行性障碍、瞳孔的大小和对光发射的变化，如有异常应立即通知，给予对症处理，并做好抢救准备。

(2) 注意脑脊液(csf)的颜色、性质及引流量(一般引流小于500 mL/d)并每天准确记录。正常情况下术后引流液由暗红色逐渐变淡而当引流液由红色变鲜红色，则为再出血的迹象，应及早报告医生予以处理。

(3) 嘱病人绝对卧床休息，保持大便通畅，必要时给予缓泻剂。

(4) 按医嘱给予止血脱水药物，并观察用药后效果，及时检测出凝血功能。

(5) 可根据病情，必要时行CT检查，观察出血范围。

2. 颅内感染

【预防】

缩短引流时间，严格无菌操作和预防性应用抗生素。

【处理】

(1) 保持伤口敷料清洁、干燥，如有潮湿，应及时更换，严格无菌操作。

(2) 记录脑脊液量、观察CSF的性质、颜色的变化，保持引流管通畅。

(3) 搬动病人或外出检查时，应夹闭引流管，防止逆行感染。

(4) 按医嘱合理使用抗生素。

3. 导管脱出

【预防】

(1) 对于清醒者应向其解释与指导取得主动合作，对于意识障碍或烦躁不安者可用约束带在其胸部或四肢适当加以约束。

(2) 引流管穿出头皮处要用缝线固定1～2针且松紧适宜，过紧会影响引流，过松则易脱出。

(3) 引流管细管部分绕两圈于头部固定后再接管。

【处理】

(1) 保持引流通畅，引流管不可受压、扭曲、折叠。

(2) 妥善固定引流管，一旦引流管脱出切不可将其插回脑室内，应立即用无菌敷料覆盖创口并协助医生处理。

(3) 若为连接管接头处脱开,应及时关闭引流管上端,在无菌操作下迅速更换一套脑室引流装置。

4. 导管堵塞

【预防】每小时巡视一次,观察导管是否在位通畅,并测脑压。

【处理】引流管堵塞,可挤压引流管,将血块等堵塞物挤出,或在严格的无菌操作下用注射器抽吸。切不可用盐水冲洗,以免堵塞物被冲入脑室系统造成脑脊液循环受阻。

五、T管引流术

1. 感染

【预防及处理规范】

(1) 定时观察体温情况,如有异常及时报告医生。

(2) 操作前夹闭T管,防止胆汁返流。

(3) 操作时注意无菌操作。

(4) 及时送检胆汁培养,以鉴别诊断。

(5) 如有感染应遵医嘱及时应用抗生素等药物治疗。

(6) 操作中T管不得高于置管部位,操作后要保持功能引流位。

(7) 密切观察胆汁的颜色、量,如有浑浊、絮状物,及时报告医生,给予相应的抗生素冲管等处理措施。

2. T管管道的断裂和脱出、移位

【预防及处理规范】

(1) 烦躁不配合患者,做好镇静和约束,防止误拔管,造成腔漏。

(2) 每天更换引流袋时先要检查T管在位和管道情况,如有异常及时汇报医生。

(3) 在更换引流袋时,严禁用力向外拉、拽。

(4) 更换引流袋时勿用止血钳用力夹管;勿用酒精消毒管道。

(5) 用蝶形胶布妥善固定,做好宣教工作,如上下床时特别注意T管固定情况。

3. 胆漏的观察

(1) 密切观察有无腹痛、体温升高、白细胞升高等现象,及时汇报医生。

(2) 及时做引流及腹腔冲洗引流。

六、人工肛门护理技术

1. 造瘘口水肿

【原因】与静脉回流障碍所致。

【护理要点】正常的结肠造瘘口术后第1~2天出现不同程度的造瘘口处暗紫,可用50%硫酸镁或甘油湿敷,初期造瘘口黏膜水肿可用10%高渗盐水湿敷。术后造口水肿可继续观察,不需特殊处理,可自行消退。

2. 造瘘口周围炎

【原因】可能是粪便刺激、大便稀、次数增多或过敏引起。

【护理要点】多发生术后1~2周,表现皮肤红肿、糜烂甚至溃疡,出现皮炎后可用造口护肤粉、皮肤保护膜、防漏膏保护,并选择合适造口袋,一般多选用二件式凸面底盘加腰带使用。

3. 造瘘口狭窄

【原因】常因腹部开口过紧或外置肠管浆膜层受粪便刺激，产生浆膜炎、肉芽组织增生产生瘢痕引起。

【护理要点】人工肛门开放 1 周后，应开始扩肛，以松弛肛周肌肉，保持人工肛门通畅，避免因腹肌收缩及肠管回缩引起肛门狭窄，致排便困难。狭窄发生后，其方法为：戴手套用食指伸入肛门内约 4 cm，每次 1～2 min，每日 1 次，插入手指时，切勿粗暴过深，防止肠穿孔。扩肛时，可张口呵气，防止增加负压。术后可预防性进行扩肛。方法：每周进行 1～2 次，食指缓慢伸入造口内二关节处，停留 5～10 min。缓慢退出，可预防狭窄发生。若狭窄已发生不能排便，可手术切开皮肤，暴露肠管，至肠内容物可排出。

4. 造瘘口出血

【原因】多数是造瘘口与皮肤连接处的毛细血管以及小静脉出血。常发生在术后 72 h 以内。

【护理要点】若少量出血，用棉球或纱布稍加压迫即可止血；若出血较多较频可用 1%肾上腺素溶液浸湿纱布压迫或用云南白药外敷，效果不好者外科止血。

5. 造瘘口坏死

【原因】多由肠管张力大，系膜血管牵拉过紧或扭曲、损伤所致。

【护理要点】术后 48～72 h 内必须观察结肠造瘘口部位血液循环。若外置肠管失去光泽，暗紫变黑、分泌物恶臭，说明血运障碍，有肠管坏死可能，早期发现及时用庆大霉素加生理盐水湿敷数天后治愈。分轻、中、重度。轻、中度每日观察；重度用玻璃管加光照探查坏死肠管坏死程度，并报告医生，是否需要手术重建。

6. 人工肛门回缩与脱出

【护理要点】观察结肠造瘘口肠管有无回缩，如回缩进入腹腔需行手术处理，腹壁造瘘口开放一周后应开始扩肛，每隔一日扩肛一次，注意避免结肠造瘘口损伤、避免肛门狭窄，导致排便困难。掌握活动量及强度，避免过度增加腹压的活动，可用合适的腹带或特制的造口带系于腰间人工肛门处，以防肛门袋脱出，并预防人工肛门处的肠黏膜脱出及造口旁疝的发生。

七、牵引术

1. 压疮

加强基础护理，学会利用大小便盆卧床排便，防止拖拉现象，床上大、小便时，避免污染床单。加强营养，让病人多食营养丰富含纤维素多且易消化的食物，以提高机体抵抗力。下肢牵引时每班应特别注意检查患者足跟部、踝部、小腿部以及腘窝处皮肤情况；颅骨牵引时每班检查患者头枕部皮肤；枕颌带牵引时每班检查患者下颌部皮肤情况。牵引时应在骨突起部位垫棉垫或减压垫，防止磨破皮肤。如病人对胶布过敏或胶布粘贴不当出现水疱时，应及时处理。如需改变体位，应保持牵引方向正确，尤其是颅骨牵引，不得扭曲头颅，翻身时头部与身体保持一致。

2. 牵引无效

保持反牵引力量，颅骨牵引时抬高床头，下肢牵引应抬高床尾，保持正确的体位。不可随意改变牵引重量。重锤不可着地或搁于床架上。牵引绳上不要压重物。

3. 足下垂

腓总神经损伤和跟腱挛缩均可引起足下垂。下肢牵引时，应在膝外侧垫棉垫，防止压迫腓总神经。平时防止被褥等重物压于足背，以保持踝关节于功能位。条件允许，可让其着丁字鞋。如病情允许，应做踝关节的伸屈活动。

4. 肌肉萎缩、关节僵硬

在牵引期间应鼓励病人做力所能及的活动，除固定关节外，凡不被限制的部位都要活动。如肌肉等长收缩、关节活动等，辅以肌肉按摩及关节的被动活动。

5. 针眼感染

保持针眼干燥、清洁。针眼处不覆盖任何敷料，每日用酒精涂擦 2 次。如局部渗出结痂，形成一个保护层，可不必去除。如发现牵引针偏移，不可随手将针推回，应消毒后再调节。另外，为防止牵引针外露部分损伤皮肤或勾破衣服，用无菌空瓶盖上。

6. 过牵综合征

多发生于颅骨牵引，为牵引过度导致的血管、神经损伤。易伤及舌下神经（吞咽困难，伸舌时舌尖偏向患侧）、臂丛神经（一侧上肢麻木）、脊髓、肠系膜上动脉等，应注意观察病情。

7. 便秘

鼓励病人多饮水，多吃粗纤维素食物。指导病人每日顺时针按摩腹部。

八、石膏固定术

1. 末梢血循环障碍

患肢抬高，以利静脉血液和淋巴血液回流。上肢可用托板或悬吊架，下肢可用枕头或抬腿垫垫起。要点是：整个伤肢超过心脏水平，末端高于近端。要根据石膏形状妥善垫好肢体。严密观察患肢有无苍白、发绀、疼痛、感觉减退及麻木等，如发现异常应及时通知医生并妥善处理。

2. 石膏变形

石膏未干时，告诉家属及病人预防石膏变形折断的知识，搬运时须用手掌托住被固定的肢体，不能用手抓捏；尽量不要搬动病人，若病人要变换体位，应给予适当的扶持；切勿牵拉、压迫、活动，不可在石膏上放置重物，以免引起石膏折断、变形；天气寒冷盖被须用支架托起，保护外露肢体，或用烤灯、电风扇、红外线照射促进快干，注意用红外线烤灯烤干时要防止烫伤。保持石膏清洁，勿使粪、尿及饮料食物污染石膏；擦洗时水不能过多，以免石膏软化变形。

3. 石膏内压迫疮

保持床单被褥清洁、平整、干燥、无碎屑，定时协助病人翻身变换体位，在骨突部位衬垫，石膏边缘应修理整齐、光滑，避免卡压和摩擦肢体皮肤。注意观察石膏边缘及骨隆突部位有无红肿、摩擦伤等，病人有无局部持续性疼痛，利用嗅觉观察石膏内有无腐臭气味。石膏固定时间较长，里面肢体皮肤往往积下老皮及污垢，感到发痒不适，夏天更为明显。切记不宜用硬物插入其中搔抓，以免损伤皮肤，引起溃烂感染。

4. 肌肉萎缩、关节僵硬

石膏固定的当日就可指导病人做石膏内的肌肉等长收缩，加强未固定关节的主动功能锻炼。如上肢做腕关节伸屈活动，伸指、屈指活动；下肢做腿部肌肉的收缩、放松，踝关节背伸，足趾伸屈活动等。病情允许时鼓励病人下床活动，可先在床边站立，再扶拐短距离行走，循序渐进。石膏拆除后可每天用温水清洗，每日按摩肌肉 2～4 次，并加强功能锻炼。

5. 石膏综合征

见于躯干的石膏绷带固定后，向家属交代躯干石膏固定后可能出现石膏综合征，以减轻恐惧感，配合治疗。打石膏时心前区不宜过紧，将上肢开一石膏窗，石膏背心固定好后嘱病人不要进食过饱，少食多餐。密切观察病人呼吸，如发现呼吸及面色、脉搏、血压等改变，及时吸氧，立即通知医生作紧急处理，并做好详细记录。

九、胸腔穿刺术

【并发症】

(1) 胸膜反应(心动过缓、血压下降)。

(2) 复张后肺水肿。

(3) 气胸、皮下气肿、血胸、晕厥、空气栓塞、感染。

【预防及处理】

(1) 穿刺前做好心理护理，耐心细致地做好解释工作，说明胸穿的目的，在穿刺过程中的注意事项，如不要随意转动身体，尽量避免咳嗽等，适当采取交谈分散病人的注意力。对特别紧张者可在术前半小时遵医嘱肌注安定 10 mg。避免空腹穿刺，对年老体弱耐受力差者尽量采取半卧位。操作中病人有头晕、面色苍白、出汗、心悸、胸部压迫感等胸膜反应，应立即停止穿刺或抽液，平卧位，给病人保暖，保持空气流通，吸氧，并观察生命体征。症状轻者经过休息和心理安抚均能自行缓解，可予进食或遵医嘱静脉注射 50%葡萄糖。症状重者，应立即建立静脉通道，按医嘱予对症治疗。术后卧床休息，严密观察病人有无气促、胸闷等不适症状。

(2) 肺水肿是由于抽液过快、过多至胸膜腔内压迅速下降，肺复张后血液量猛增而发生肺充血以至肺水肿，临床表现为抽液后呼吸困难反明显加重等严重症状。首次抽液量不超过 600 mL，以后每次不超过 1 000 mL。掌握好抽液速度，控制抽液量，以最大限度减轻压迫症状，促进胸液吸收和减少胸膜粘连增厚。

(3) 协助患者取合适的体位，协助医生进行穿刺、抽液、固定。每次抽液完毕取注射器时，应先夹紧橡皮管；穿刺与抽液时，应注意无菌操作并防止空气逆流入胸腔，引起气胸。护士一方面做好心理护理及进行非语言安慰；另一方面要注意 T、P、R、BP 等生命体征变化，密切观察患者有无头晕、心悸、胸闷、面色苍白、出汗、刺激性干咳，甚至晕倒等不良反应。

十、胸腔闭式引流术

【并发症】

(1) 疼痛。

(2) 皮下气肿。

(3) 管腔堵塞。

(4) 管周感染。

(5) 导管滑脱。

（6）拔管后发生气胸。

【预防及处理】

（1）应观察患者胸痛的程度，指导患者采用放松疗法、音乐疗法、转移注意力等，必要时遵医嘱予止痛药。

（2）轻微的皮下气肿不必处理，等其自行吸收，严重的皮下气肿可切开皮肤排气，减轻呼吸困难及疼痛。

（3）术后应随时观察水封瓶内玻璃管水柱是否随呼吸上下波动。若水柱不波动，患者有胸闷、气急可能是引流管堵塞，应及时检查引流管有无扭曲受压，如有给予排除。引流管折叠、扭曲、血块堵塞、引流管开口紧贴胸壁，护理时应注意妥善固定引流管，防折叠和扭曲。疑有堵管时以离心方向挤捏粗引流管，或用生理盐水冲洗，仍无法解决的，只能拔除和重置引流管。排气、排液速度不宜过快，防止复张性肺水肿。

（4）观察置管伤口有无红肿及分泌物，并保持伤口周围敷料的清洁干燥，及时更换。

（5）引流管行缝合固定，以防患者变动体位用力过猛，引流管受牵拉而脱出。

（6）拔管后将预留的缝合线打结，封闭引流切口，若有漏气，可用凡士林纱布覆盖切口，再用宽胶布加压密封。嘱患者勿剧烈运动及患侧上肢活动幅度避免过大。防空气经穿刺口或切口进入胸腔引起气胸。

十一、阴道冲洗术

1. 感染

【原因】无菌操作不严。

【护理要点】

（1）观察生命体征，尤其是体温的变化，如有体温＞37.3 ℃考虑有感染可能。

（2）遵医嘱行物理降温或药物抗感染治疗。

（3）月经期、妊娠期、产褥期、阴道出血者，禁止阴道冲洗。

（4）冲洗筒距床沿距离不大于 20 cm，以免压力过大，引起宫腔感染。

2. 出血

【原因】操作不当。

【护理要点】

（1）操作者动作应轻柔，避免动作粗暴擦伤阴道黏膜引起出血。

（2）注意观察阴道分泌物的颜色，如有鲜红色分泌物，应及时告知医生，积极处理。

（3）保持会阴清洁干燥，勤换卫生巾，防止因为出血引起的感染。

十二、婴儿抚触注意事项

【护理要点】

（1）室温：室温维持在 28 ℃左右。

（2）抚触者：剪短指甲，去除手表等饰物，抚触时双手涂婴儿润肤油以免损伤婴儿皮肤。

（3）环境：宜安静，勿嘈杂，可播放一些舒缓的音乐。

（4）抚触前：检查婴儿皮肤是否完整，有无红疹及破损。

（5）时间：首次抚触不大于 5 min，最长时间不大于 15 min，每日 2～3 次。

(6) 力度:动作应轻柔,力度适中,新生儿皮肤微微发红即可。

(7) 观察:抚触过程中,应避开乳头及脐部,观察婴儿反应,如发现哭闹应暂停。待查明原因后,再行抚触。

十三、协助脊髓损伤卧床患者翻身术

并发症:加重脊髓损伤,尤其是高位颈椎损伤患者可能会波及呼吸中枢而引起窒息。

【预防措施】

(1) 胸腰椎骨折及术后患者翻身时,至少需要 2 人。护理者要一个扶住肩部和胸部,另一个人扶住患者的腰部和臀部,两人同时翻动患者,保证患者的胸腰椎在同一水平轴线上。翻身时,动作要协调一致。

(2) 颈椎骨折或术后患者翻身时至少需要 3 人。其中 1 人要托住头颈部,保证头颈部与胸腰椎在同一水平轴线上,其他 2 人扶住胸腰椎。三人同步翻动病人。

(3) 对于颅骨牵引的患者尤其注意:翻身时切勿放松牵引,应有专人保护头颈部,使头、肩及牵引装置同向转动,避免拖、拉、推,保持头颈部与躯干成一直线,防止颈部扭曲加重脊髓损伤而引起窒息。经常检查颅骨牵引弓螺丝,如有松动应及时旋紧,以防滑脱。

【处理】

一旦发生脊髓进一步损伤,立即通知医生,遵医嘱使用激素、脱水剂等药物以减轻神经水肿。对于高位脊髓损伤影响呼吸的患者,应立即给予气管切开呼吸机辅助呼吸。必要时给予手术治疗。

十四、末梢血糖监测技术

【常见并发症】

(1) 出血、皮下硬结、皮下血肿。

(2) 局部感染、溃疡、坏疽。

【预防及处理】

(1) 操作过程中应严格按无菌操作执行。

(2) 告知患者局部皮肤消毒方法,75%酒精擦拭消毒后,待干。

(3) 经常更换测末梢血糖部位,局部热敷,防止硬结。

(4) 针刺部位应按压 3 min,勿立即揉捏,防止皮下血肿及局部皮肤青紫。

(5) 积极控制血糖,防止局部溃疡形成。

(6) 操作中应将患者局部皮肤绷紧,减轻疼痛。

(7) 注意观察患者凝血功能变化,防止局部皮肤出血不止。

(8) 多与患者交流沟通,消除其因担心疼痛而带来的恐惧心理。

十五、脊髓损伤患者搬运术

【并发症】加重脊髓损伤,尤其是高位颈椎损伤患者可能会波及呼吸中枢而引起窒息。

【预防措施】

(1) 搬运时须保持脊柱制动,避免因骨折部位的异常活动而引起或加重脊髓损伤。

(2) 搬运工具最好选用硬板担架、木板,不要用软担架或毯子、被子等软物。

(3) 搬运时应注意病人体位，切忌用暴力强拉硬拖，禁忌一人背送，防止加重脊髓损伤。

(4) 搬运前先将病人双上肢贴于躯干两侧，双下肢并拢，3 人一起平托，1 人托头、肩部，1 人托腰髋部，1 人托双下肢，搬至担架或木板上，或使病人躯干及四肢成一整体滚动移至担架或木板上。

(5) 胸腰椎骨折的病人至少 2 人搬运，疑有颈椎骨折的病人至少 3 人搬运，在搬运时必须有 1 人两手稳定病人头部，或用颈围固定，不可将头托起或旋转，避免加重脊髓损伤，引起呼吸肌麻痹而死亡。

【处理】

一旦发生脊髓进一步损伤，立即通知医生，遵医嘱给予使用激素、脱水剂等药物以减轻神经水肿，对于高位脊髓损伤影响呼吸的患者，应立即给予气管切开呼吸机辅助呼吸。必要时给予手术治疗。

十六、腰椎穿刺术

【并发症】低颅压性头痛

【预防处理规范】

(1) 腰穿后平卧 6 h，必要时将足端床头垫高 4～6 h。

(2) 向患者宣教可以适当更换体位(平卧或侧卧)以减轻不能活动带来的不适感。

(3) 鼓励患者多饮水(颅内压较高的患者不宜多饮水)。

(4) 重视患者主诉。患者出现头痛、呕吐等不适时，护士需评估其头痛性质、强度、持续时间等，汇报医生做相关处理。

(5) 按医嘱及时给予镇痛剂、镇静剂，观察患者反应及改善情况。

十七、负压吸引

1. 压力过大

【原因】调节压力过大。

【预防及处理对策】

(1) 定时巡视检查负压引流的有效性，及时校准压力大小。

(2) 调低过大的压力，一般负压为 10～20 kPa，以能顺利吸出引流物为宜，单引流液黏稠时负压可稍大些。

(3) 检查引流部位是否有活动性出血以及引流瓶内有无鲜红色液体。

(4) 遇活动性出血时，立即减少负压吸引，遵医嘱使用止血药以免加重出血。每班观察和记录引流液的颜色和性状的变化，发现异常及时与医生联系。

2. 压力过小

【原因】

(1) 调节压力过小。

(2) 连接管路不紧密。

(3) 吸引瓶瓶塞未塞紧。

(4) 吸引瓶有裂缝。

【预防及处理对策】

(1) 定时巡视检查负压引流的有效性,及时校准压力大小。

(2) 检查压力过小的原因;调高过小的压力;判断漏气部位,及时更换引流管或封堵漏口,紧密连接各管路;塞紧瓶塞。

(3) 检查引流伤口周围是否有皮下淤血,敷料周围是否有大量渗血,及时更换。

(4) 及时汇报医生检查伤口,如淤血或渗血较多,根据情况切开引流。

3. 无效吸引

【原因】

(1) 吸引管堵塞。

(2) 吸引管扭曲受压。

(3) 流量表与墙壁负压未连接紧密。

【预防及处理对策】

(1) 定时巡视床边交班,观察引流情况,检查各连接的紧密性。

(2) 检查吸引无效的原因;妥善固定吸引管,并教会患者及其家属避免引流管折叠的方法。

(3) 如吸引管堵塞,及时清除引流管内的堵塞物,保持引流管通畅。

(4) 选择质地适中的吸引管,避免吸引管太软,管壁瘪陷堵塞管腔。

4. 逆行感染

【原因】

(1) 操作过程未严格执行无菌原则。

(2) 连接回路有裂缝,与外界接触。

(3) 吸引瓶未进行灭菌。

【预防及处理对策】

(1) 倾倒引流液,测量引流量时注意无菌操作。

(2) 保持装置的负压状态,防止装置内残留液体逆行流入创口内引起感染。

(3) 理顺并固定好引流管道。

(4) 保持引流管处于创面腔隙的最低点。

(5) 配合医生对感染创面进行抗生素药物冲洗。

十八、PEG/J 造瘘管的并发症及处理

1. 感染

(1) 严格遵守无菌操作,加强无菌操作观念,保持造瘘管口、伤口敷料清洁,每日更换敷料,若有污染应及时更换,观察瘘口处有无红、肿、热、痛及分泌物。

(2) 监测体温 1 次/4 h,发现不明原因的发热或血象升高,注意是否有管道感染。

(3) 室温下配制新鲜营养液,储存时间不超过 6 h,夏季需现配现用。

(4) 已发生感染者,应查明引起感染的原因。若造瘘口周围皮肤化脓感染,可穿刺或切开排脓,定时换药,用无菌纱布覆盖,脓液送细菌培养。若由造瘘管管腔污染引起,更换造瘘管。遵医嘱给药并给予对症处理。

2. 造瘘管堵管

(1) 管内注入药液颗粒时,必须充分把它研碎,完全溶解后方可注入,注入药液及营养

液前后，应该用温开水冲管。

(2) 在使用瓶装营养液持续输注时，要经常摇匀营养液以防沉淀。

(3) 配制营养液时，勿过稀过稠。

(4) 如发生堵管，可向管内注入碳酸类饮料，溶解管内食物，再注入温开水冲管，也可用配套的导丝疏通管道。

(5) 长时间使用造瘘管，需定期更换。

3. 腹泻

(1) 配制营养液时，严格无菌操作，避免食物污染，使用器具保持清洁，以防细菌污染。

(2) 根据患者病情、肠功能及消化吸收功能情况选择合适的营养液。

(3) 输注营养液的浓度由低到高，由少到多，速度由慢到快。

(4) 严格遵守无菌操作原则，如造瘘管管腔污染，则应更换造瘘管。

(5) 腹泻发生时，及早查找腹泻原因，及早治疗，并加强皮肤护理。

4. 包埋综合征

(1) 手术中勿将导管拉至过紧，适中即可，避免存在越紧越好的观念。

(2) 护理中，每天需要松开导管固定处，向左或向右旋转 180°，切记旋转后必须回至原位。

(3) 轻度包埋者可通过内镜处理；严重者需通过手术取出。

5. 便秘

(1) 调整营养液配方，每日给病人多喂水，管饲后可用温开水冲洗导管。

(2) 培养病人良好的排便习惯。

6. 疼痛

遵医嘱给予止痛药，及时对症处理。

十九、肠内营养的并发症及处理

1. 营养管堵管

(1) 使用肠内营养，恒温下以稳定、匀速输入稳定浓度的营养液。

(2) 逐渐增加输注液量，维持速度大于 50 mL/h。

(3) 尽量使用液体状药物，使用固体药物时要充分研磨或溶解，注意配伍禁忌，分开注射。

(4) 连续饲食时，至少每隔 4 h 用 30 mL 温开水脉冲式冲管一次，药物及饲管输入前后应以 10～30 mL 温开水冲洗饲管，以减少堵管和药物腐蚀管壁的危险。

(5) 对于高龄老人需长期采用鼻肠管鼻饲患者采用米曲菌胰酶片 220 mg 碾碎后加水 10 mL脉冲式封管可显著降低导管堵管率。

(6) 一旦发现堵管，应及时用 20 mL 注射器抽温开水反复冲吸，有条件时可将胰酶溶于碳酸氢钠后冲管。

(7) 妥善固定，定期更换喂养管可有效预防堵管的发生。

2. 腹泻

(1) 进行肠内营养时，遵循浓度由低到高、容量从少到多、速度由慢到快的原则。

(2) 在配制、使用肠内营养的过程中，注意无菌操作，做到现配现用。

(3) 使用含纤维素的肠内营养剂以降低腹泻发生。

(4) 乳糖不耐受的病人,应给予无乳糖配发。

(5) 使用含益生菌的肠内营养制剂。

(6) 尽量避免食物中含短链碳水化合物。

(7) 肠内营养输入过程中使用持续加温器,保证营养液的恒定温度。

(8) 肠内营养时,采用经专用营养泵持续滴入方式。

(9) 进行肠内营养时,避免使用引起腹泻的药物。

(10) 腹泻发生时,及早查找腹泻原因,及早治疗,并加强皮肤护理。

3. 误吸

(1) 意识障碍患者,尤其是神志不清、格拉斯哥昏迷评分表(GCS)评分小于 9 分者、老年患者,鼻饲前翻身,并吸净呼吸道分泌物能降低误吸发生率。

(2) 鼻饲时若病情允许应抬高床头 30°或更高,并在鼻饲后半小时内仍保持半卧位。

(3) 选择适宜管径大小的胃管进行鼻饲,成人可选择 14 号胃管。

(4) 延长鼻胃管置入长度,保证胃管末端达到胃幽门后。

(5) 采取低流速、匀速喂养方式进行鼻饲。

(6) 通过加热使营养制剂恒温。

(7) 每 4 h 测定胃内残留量,胃残余量大于 150 mL,应延缓 EN 使用。

(8) 优先选择螺旋型鼻胃管。

(9) 肠内营养行人工气道患者需行声门下吸引 1 次/4 h。

(10) 检查有无腹胀、反流等误吸危险因素,听诊胃肠蠕动 1 次/4 h。

(11) 腹腔高压的患者需定时测定患者的腹腔压力。

4. 便秘

(1) 增加食物纤维,尤其是可溶性纤维的摄入可以增加排便次数、排便量,从而达到了改善便秘的效果。

(2) 术后病人或危重病人及早进行肠内营养,可以缓解便秘。

(3) 摄入充足的水分及保持一定的运动量,保证肠道供血,促进肠蠕动,改善便秘。

5. 胃潴留

(1) 经胃喂养可采用间断输注的方式,经幽门后喂养需连续输注。

(2) 重症患者在接受肠内营养(特别是经胃)时应采取半卧位,最好达到 30°～45°。

(3) 在肠内营养开始,及达到全量前,应检查有无腹胀,听诊胃肠蠕动 1 次/4～6 h。

(4) 经胃喂养的患者第一个 48 h 应每 4 h 检测胃残留量,达到喂养的目标速度后或使用小口径的胃肠管可每 6～8 h 一次。

(5) 胃内残留量大于 200 mL,可应用促胃肠动力药物。

(6) 使用促进胃肠蠕动的药物,如促动力药(胃复安和红霉素)或镇静药拮抗剂(纳洛酮和爱莫潘)。

(7) 应当避免不恰当终止 EN。胃残余量小于 500 mL 时,若没有不耐受的其他表现,不应终止 EN。

(8) 可以考虑通过留置幽门后胃喂养管进行喂养。

(9) 对重度颅脑宜选择空肠实施肠内营养。

(10) 经幽门后喂养的患者出现胃潴留时,可同时经胃置管减压,继续肠内营养。

(11) 氧供不足情况下肠道喂养则可加重肠黏膜缺血,血流动力学稳定,但乳酸大于 2 mmol/L时,应暂停 EN。

6. 血糖调控

(1) 对应用肠内营养的患者,尤其是危重症患者,应密切监测其血糖波动情况,目标血糖控制在 6.1～10 mmol/L 范围。

(2) 危重患者使用持续静脉胰岛素治疗优于皮下给药。

(3) 血糖的监测科采用动静脉血糖和/或快速末梢血糖。

(4) 肠内营养开始后的 12～24 h,在血糖控制于目标血糖之前必须每 0.5～1 h 监测末梢血糖或动静脉血糖。

(5) 选择低碳水化合物营养制剂可有效控制血糖。

二十、肠外营养的并发症及处理

1. 机械并发症

(1) 气胸:即刻拔针,重复穿刺应重新选择穿刺点。如患者胸痛持续或有呼吸困难,应停止置管并拍摄 X 线胸片明确诊断。少量气胸,可在数日内自行吸收,重症者需反复穿刺抽气或放置胸腔闭式引流管予以引流。

(2) 空气栓塞:静脉插管时应置患者头低脚高位,并嘱患者平静呼吸,在卸下注射器时应随即堵住穿刺针头部,导管护理时要有防止接头脱开的措施。

(3) 血管、神经损伤:提高操作水平,及时发现神经损伤产生的相应症状与体征。

(4) 导管性并发症:定期测量导管外露部分长度,规范护理操作,加强临床观察。

2. 感染并发症

局部感染、导管脓毒症:严格无菌操作。在 PN 治疗过程中如出现高热、寒战,又找不到其他的感染病灶解释时,则应高度怀疑导管性败血症存在,此时不必等血培养或导管培养结果,应立即拔除导管,同时做血培养和导管头培养,可改用周围静脉途径给予营养。多数情况下,拔管后体温很快恢复正常,一般不需要抗生素。若发热不退,且血培养阳性,则需根据药物敏感实验选用抗生素。

3. 代谢并发症

(1) 糖代谢紊乱:加强血糖监测,遵医嘱合理使用胰岛素,PN 支持时不应该突然停止营养液输注,可用等渗葡萄糖作为过度,然后完全停用 PN。

(2) 氨基酸代谢紊乱:使用结晶氨基酸作为氮源,特殊病人监测血氨值。

(3) 脂肪代谢紊乱:营养液配制应根据病情遵循个体化原则。

(4) 电解质、维生素及微量元素缺乏症:及时补充所需营养物质。

4. 脏器功能损害

(1) 肝胆系统异常:停用 PN 或减少用量,尽早恢复肠道营养。定时行超声波检查,观察有无胆囊郁积。

(2) 肠道屏障受损:及时发现,尽快恢复肠内营养。

二十一、PICC并发症及处理

(一) 穿刺时并发症发生原因及处理

1. 送导管困难

(1) 送管速度不宜过快,可暂停送管等待片刻,使病人尽量放松;调整位置;嘱病人做握拳松拳动作;调整导丝或撤出导丝。

(2) 选择粗直及静脉瓣少的血管进行穿刺;尽量不在头静脉进行穿刺;在腋窝处扎止血带后送管;一边推注生理盐水一边送管。

(3) 热敷。

2. 导管异位

(1) 摆好病人的体位再行穿刺。

(2) 阻断颈内静脉法(当送管达肩部时,病人头偏向穿刺侧,下颌靠肩);准确测量;准确修剪;抽回血。

(3) 尽量避免在头静脉穿刺;如果导管异位入颈静脉,可用5~10 mL生理盐水快速冲管;改变体位;给予时间,通过自然重力下降;X射线确认,重新定位。

3. 渗血、水肿

(1) 用药史;实验室结果;熟练穿刺技术,避免"钓鱼"探针。

(2) 加压止血;加压敷料固定;避免过度活动;停服抗凝剂;必要时给予止血剂。

4. 误伤动脉

(1) 识别动脉;穿刺不宜过深;回撤导入针;避免"钓鱼"探针。

(2) 立即拔除,加压包扎止血。

5. 拔导丝困难

保持穿刺时的体位,不得强行送管,如遇阻力,暂停1~2分钟后再轻轻拔出。穿刺前,用生理盐水冲管。

6. 心律失常

(1) 准确测量静脉长度,避免导管插入过长。

(2) 退出导管少许。

7. 刺激神经

(1) 避免穿刺过深。

(2) 避免在静脉瓣处进针。

(二) 留置期间并发症的处理

1. 机械性静脉炎

立即处理;休息抬高患肢;避免剧烈活动;冷/热湿敷,20 min/次,4次/d;轻微活动(握拳/松拳);若三天后未见好转或加重,应拔管。

2. 化学性静脉炎

通知医生,拔管。

3. 细菌性静脉炎

通知医生,根据成因处理;使用抗生素、拔除导管或更换、将导管送检做细菌培养。

4. 血栓性静脉炎

热敷;尿激酶溶栓;拔管。

5. 穿刺点感染

(1) 严格无菌技术。

(2) 遵医嘱给予抗生素治疗;加强换药;细菌培养。

6. 导管断裂

(1) 体外部分断裂处理:修复导管;拔管。

(2) 体内部分断裂处理:快速反应处理。

(3) 加压固定导管,用手指按压导管远端的血管或立即于上臂腋部扎止血带,病人制动;确定位置;行静脉切开术,取出导管。

7. 导管移位

观察导管功能;通知医生;X 线定位;不要重复插入外移导管;必要时更换导管。

8. 导管堵塞

(1) 检查导管是否打折,病人体位是否恰当。确认导管尖端位置正确。

用 10 mL 注射器缓慢回抽,看血凝块是否能抽出(不可用暴力推注凝块,可致导管破裂或栓塞)。酌情拔管。

(2) 利用特殊技术冲洗导管使导管再通(需医生/家属商定、分析利与弊)。

急救护理操作并发症的预防与处理

一、心肺复苏

1. 肋骨骨折，胸骨骨折，胸骨肋骨分离

【原因】

（1）按压部位不正确，按压定位向两旁偏移或按压时手指没有翘起。

（2）冲击式按压或按压力度过猛，揉面式、摇摆式、搓搓板式按压，按压放松时手离开胸骨定位点，导致下次按压部位错误等情况均可由此引起骨折。

（3）老年人由于骨质干脆而胸廓下缺乏弹性，更易发生肋骨骨折。

（4）胸外挤压足以产生脉搏，有时不可避免发生肋软骨分离和肋骨骨折。

【操作要点】

（1）按压前一定要按照标准的方法进行定位，手掌根部的长轴应与肋骨的长轴平行，不要偏向一旁，手指、手心翘起，避免接触和按压肋骨或肋软骨。

（2）抢救者双臂绷直，双肩在患者胸骨上方正中，垂直向下用力按压，按压时可利用髋关节为支点，以肩、臂部力量向下按压。

（3）按压要平稳、规律，用力方向垂直向下，按压不能间断，不能左右摇摆，不能冲击式地猛压。按压与放松时间应大致相等，按压放松期定位的手掌根部不要离开胸骨定位点。

2. 气胸、血气胸、肺挫伤、肝脾破裂

【原因】

（1）由于肋骨骨折刺破胸膜、肺脏和肝脏引起。

（2）肋骨骨折可损伤内脏，引起内脏的穿孔、破裂及出血等，尤以心、肺、肝和脾较易遭受损伤。

（3）按压定位向旁偏移或按压时手指没有翘起，则易致肋骨骨折及连枷胸，继而导致气胸、血胸的发生。

（4）肝破裂通常是由于压迫胸骨的位置太低导致。

【操作要点】在胸外按压过程中，实施者应选择正确的按压部位，施用恰当的按压力度以及正规的按压手法。

3. 胃胀气

【原因】口对口通气是以正压使肺膨胀，空气在压力下既可以进入气管也可进入食管，所以常见的并发症是胃胀气。

【操作要点】

（1）可以采用压迫环状软骨来封闭食管，从而防止胃的充气膨胀。

（2）通气量要适当，在人工呼吸前，气道要完全通畅，以及早期气管内插管或经鼻做气

管插管。

(3) 有明显胀气,应重新检查气道通畅情况,并避免人工呼吸时呼吸道压力过大。

(4) 解除胃胀气需配备吸引器,因为可能发生胃内食物反流。

(5) 如明显的胃扩张已妨碍人工呼吸进行,用上述方法又不能减轻胃扩张,可让病人侧卧,然后挤压腹部,同时清理呼吸道。

二、除颤

1. 呼吸抵制、喉痉挛、电击时禁用镇静剂,或电击时双相波焦耳不可超过 150~200 J,单相波能量不可超过 360 J。

2. 低血压:与电击后的短时降低或心肌损伤所致,电击时选择直流电对心肌损伤小。

3. 心肌损伤:选择直流电及合适的焦耳。

4. 皮肤灼伤:为了保持电极板与皮肤的良好接触,防止空气间隙使接触电阻增高,在电极板上应涂上一层导电胶或用四层盐水纱布衬垫,防止皮肤烧伤,尤其要注意涂满电极板边缘以免烧伤皮肤。电击后皮肤可有轻度红斑、水疱,伴有皮肤疼痛,约 3~5 天后可自行缓解,严重者涂 SD-Ag 霜。

三、电复律

1. 心律正常

多数在复律后即刻出现,若为一过性的室性早搏,无需处理。若出现频发、连发、多源性的室性早搏,或早搏的 R 波落在前一个 T 波上,则应尽早处理。如果出现房室传导阻滞、窦房阻滞或窦性停搏,应密切监视心电图变化,应用异丙肾上腺素、阿托品等药物提高心率,必要时安装临时起搏器。

2. 低血压

用高能量电击时多见。也与使用麻醉药品有关。若血压持续不升,则应采取措施。

3. 心肌损伤

多见于高能量电击后,血清肌酸磷酸激酶可升高。

4. 呼吸抑制

与使用麻醉剂有关,可行人工辅助呼吸。

5. 肺栓塞或周围血管栓塞

常见于心房内栓子脱落,多发生在复律后 24~28 h 内。以往有栓塞史者,复律前宜予抗凝治疗。

6. 急性肺水肿或心脏扩大

常于电击后 3 小时内发作。常因左心房、左心室功能不全所致。

7. 局部皮肤灼伤

见于电极板按压处胸壁皮肤,可按灼伤处理。

四、呼吸机使用技术

1. 通气不足

(1) 应选择合适的呼吸机管路,减少呼吸无效腔。

（2）保证呼吸机管路密封。

（3）严密根据患者的病情选择合适的参数，观察患者的病情，发生变化时及时调整呼吸机参数。

2. 通气过度

患者如出现通气过度的情况，应及时通知医生调整呼吸支持参数（减少潮气量、减慢支持频率、降低触发灵敏度），增加呼吸回路无效腔（延长呼吸管路），也可使用药物抑制患者自主呼吸，同时积极处理高热、疼痛等。

3. 气压伤

预防重点在于鼓励患者自主呼吸或采用部分通气支持方式，限制支持潮气量，合理设置高压报警限。

4. 心血管功能抑制

预防及处理上应鼓励患者自主呼吸，尽量不使用呼气末正压，并使用强心药、升压药等稳定病人的心功能。

5. 肺部感染

（1）进行适当的胸部物理治疗，定时翻身、叩背、体位引流、震颤、咳嗽、充分清理呼吸道分泌物。

（2）采用封闭式吸痰方法：采用合理的气道湿化方法，临床上常采用蒸馏水加温湿化和气管点药湿化，蒸馏水每天更换，湿化罐每星期更换一次。

（3）充分进行声门下分泌物的引流：进行人工气道护理时要严格无菌操作，插管内充分进行吸痰，并将口腔分泌物及时吸净，再进行口腔护理，防止分泌物流入气道引起肺部感染。

（4）鼻饲时应将床头抬高 30°～45°，可减少胃液反流；如疾病情况不允许，可协助患者侧卧位以利于胃的排空，在鼻饲或进食前需检查气管内导管的气囊，并根据需要充气，避免食物反流时误吸。

（5）增加营养支持，增强机体抵抗力。

（6）严格进行呼吸机消毒与维护，做好呼吸机的终末消毒，防止交叉感染。呼吸机管路内的冷凝水应及时倾倒，呼吸机管路末端应低于气管插管的位置，防止冷凝水倒流引起感染；呼吸机管路一星期更换一次，被污染随时更换。

五、止血带止血术

伤肢缺血、坏死

【原因】止血带结扎过紧或时间过长。

【操作要点】

（1）止血带不能直接扎在皮肤上，可用衣服、毛巾等作衬垫，必须拉平皱褶。

（2）止血效果要确实，避免过松或过紧，以伤肢远端脉动搏动消失和出血停止为限。

（3）使用止血带的伤员必须作标记，注明使用止血带的时间和部位。

（4）止血带要定时松开：每隔 1 h（冬季半 h）松一次，每次松开 2～3 min。放松期间用压迫法止血。

（5）未绑止血带前，应先将患肢抬高 1～2 min，使静脉血先回流一部分。

六、输液泵常见问题分析及处理

1. 常见问题

(1) 静脉炎:多发生在周围静脉。由于输液泵给药时间过长、药物浓度过高,对血管内膜产生物理和化学刺激是导致静脉炎的诱因,与神经传导因素有关。

(2) 药液外渗:血管选择不当或固定不牢,导致药液渗入皮下。在抢救休克微循环衰竭的患者时,静滴缩血管药物也可致药物外渗。其主要原因与输液静脉壁的血管发生痉挛,静脉壁因缺血缺氧使组织通透性增加有关。滴入药液的浓度越大,对局部血管刺激越大,血管渗透性亦相应增加,导致药液外渗。

(3) 使用方法不当:在连有三通的管道上同时输入两种药液时,由于输液泵注射是在单位时间内均匀将药液输入体内,当另一条管道输液速度较快时,造成管腔压力增大,阻碍输液泵的正常速率而导致输液泵报警。

(4) 针头脱出或衔接处脱落:主要是由于护士在操作过程中针头固定不牢或由于患者躁动不配合而造成。

(5) 静脉回血:主要是由于输液泵的流速过慢或者输液管打折,药液不能顺利输入而引起回血。

(6) 输液泵故障或保养不足:常见输液泵故障是压力设置太低,导致报警频繁。使用中不注意输液泵的清洁,致使高黏度的药液黏附在推进器或导轨摩擦处,影响输液泵速率的正确性。

2. 护理对策

(1) 预防静脉炎的发生:对手术后或循环衰竭的患者,应尽量使用中心静脉,避免在周围静脉穿刺,并使用留置针,以减少局部刺激,而且不能长时间重复使用同一部位静脉,达到预防静脉炎的目的。

(2) 预防药液外渗:正确选择静脉,对末梢循环差,应用血管活性药物及渗透压高、刺激性强的药物的患者,宜选择粗大静脉。避免同一部位多次、长时间输液;使用留置针时,妥善固定。一旦发生药液外渗,应根据药液的性质,可局部冷敷或硫酸镁湿敷。对特殊药物,如多巴胺缩血管药物导致的药液外渗,早期使用酚妥拉明局部封闭效果较好。

(3) 单独使用血管:应用输液泵注射药物时,不与其他静脉输液管道同时使用同一条血管,以免影响输液泵的正常速率,影响疗效。

(4) 选择易固定的部位进行穿刺,嘱患者勿剧烈活动,固定好穿刺部位,保护好穿刺血管,防止针头滑脱。

(5) 正确处理静脉回血:在静脉穿刺完毕连接输液泵前一定要检查配制好药液的泵输出管是否有药液流出,确定工作状态正常,方可与套管针相连。在输液过程中要加强巡视,避免输液管打折。

(6) 定期检查:输液泵使用完毕,要加强保养,妥善放置,及时清除黏附在推进器和导轨上的药液,并测试输液泵是否准确,保证输液泵清洁,功能良好以备用。

七、推注泵的常见问题分析及处理

1. 常见问题分析

(1) 静脉炎:多发生在周围静脉。与药物的性质、药物深度过高,对血管内膜产生物理和化学刺激有关。未完成间断输液的封管护理和外周血管输注，血管活性药物易导致静脉微栓和静脉炎并发症的发生。

(2) 药液外渗：血管选择不当或固定不牢，致药液渗入皮下。推注的药液深度越大，对局部血管刺激越大，血管通透性亦相应增加，导致药液外渗。

(3) 使用方法不当：在连有三通的管道上同时推注两种药液时，由于推注泵注射是在单位时间内均匀将药液注入体内，另一条管道输液速度较快时，造成管腔内压力增大，阻碍推注泵的正常速率而导致推注泵报警。

(4) 针头脱出或衔接处脱落：主要是由于护士在操作过程中针头固定不牢或由于患者躁动不配合而造成。

(5) 静脉回血：主要是由于推注泵的流速过慢或者延长管打折，药液不能顺利输入而引回血。

(6) 推注泵故障或保养不当：常见推注泵故障是压力设置太低，使报警频繁。使用中不注意推注泵的清洁，致使高黏度的药液黏附在推进器或导轨摩擦处，影响推注泵速率的正确性。

(7) 药物浓度的配制和推注泵的速度的计算不规范：对常用药物如多巴胺、双巴酚酊胺、硝酸甘油、硝普钠的药物输注速度换算较熟练，但存在未按病人体重配制药物的问题；对不常用的、特殊药物如异丙肾上腺素、肾上腺素药物浓度的配制和推注速度的计算不够熟悉。

(8) 推注泵报警处理不当：由于护士临床经验不足，在推注泵使用过程中，对各种原因造成的阻塞、静脉回血处理不当导致不良后果。

(9) 更换推注泵穿针缓慢：心脏直视术后早期许多病人血压不稳定，对血管活性药物非常敏感，在护理人力欠缺的工作时段因更换推注泵空针缓慢而造成明显血压波动的现象。

2. 常见问题处理

(1) 预防静脉炎的发生：对手术后或循环衰竭的患者，应尽量使用中心静脉，避免在周围静脉穿刺，并使用留置针，以减少局部刺激，而且不能长时间重复使用同一部位静脉，达到预防静脉炎的目的。

(2) 防治药液外渗：正确选择静脉，对末稍循环差，应用血管活性药物及渗透压高、刺激性强的药物的患者，宜选择粗大静脉；避免同一部位多次、长时间输液；使用留置针时，妥善固定。一旦发生药液外渗，应根据药液的性质，可局部冷敷或硫酸镁湿敷；对特殊药物，如多巴胺等缩血管药物导致的药液外渗，早期使用酚妥拉明局部封闭效果较好。

(3) 单独使用血管：应用推注泵注射药物时，不与其他静脉输液管道同时使用同一条血管，以免影响推注泵的正常速率，影响疗效。

(4) 选择易固定的部位进行穿刺：嘱患者勿剧烈活动，固定好穿刺部位，保护好穿刺血管，防止针头滑脱。

(5) 正确处理静脉回血：在静脉穿刺完毕连接推注泵前一定要检查配制好药液的泵输出管是否有药液流出，确定工作状态正常，方可与套管针相连。在推注过程中要加强巡视，避免延长管打折。

(6) 定期检修：推注泵使用完毕，要加强保养，妥善放置，及时清除黏附在推进器和导轨上的药液，并测试推注泵是否准确，保证推注泵清洁功能良好以备用。

(7) 使用时按无菌技术操作原则配制药液:针筒及延长管内空气应排尽。推注药液的针筒用毕需要重新更换。超过 24 h 药液未用完也应重新更换针筒重新配制药液。延长管及三通开关每日更换 1 次。针头及三通开关应固定稳妥,避免造成患者不适及发生针头脱出现象。此外,由于延长管比较长,使用时将机器置于台面或固定在输液架上,应妥善放置延长管避免拖垂地面造成污染。

(8) 严格遵医嘱或根据病情计算药液推注的速率及浓度:并将调好的速率进行口头与书面交班在药液即将推注完毕前,配好继续使用的药液。连接时防止空气进入。在推注过程中应严密观察病情及穿刺部位肿胀、渗出等,定时检查微量推注泵的工作情况。准确计算实际输入的液体量,即总量−延长管内液体量−针筒内残留液体量。推注避光药物时应用避光空针及避光延长管。紧急情况下更换特殊药物时(如强心剂、升压药等),更换前应将延长管内原先药液排尽或更换延长管,保证药液及时输入,达到最佳疗效。

(9) 微量推注泵的保养:设置有自备电源的微量推注泵较长时间处于备用状态时应定期充电,以防在无电源的情况下紧急使用而无法启动。机器应置于干燥处,同时保持机器表面清洁,避免使用腐蚀性强的消毒剂擦拭机器表面。严格实行"四定"制度,使用本机器应做到固定保管员,固定摆放位置,定时清点数量,定期维修并做好检查与使用记录。机器本身出现故障时护理人员不得自行打开机器的外壳,应请专业人员维修。

八、心电监护使用常见问题及处理

1. 常见问题

(1) 电极接触不良及干扰:心电监护仪显示的心率及心律一般较准确。若电极接触不良、干扰过大或者患者体位改变可引起基线不稳,这时监护仪显示的图像波形紊乱,心率准确性差。

(2) 仪器感知功能不良:显示的心率与实际心率不符,例如,当心电图 T 波较高时,仪器有时会把 T 波感知为 QRS 波,此时显示的心率比实际心率要高出一倍。另外,QRS 波电压高低不一时,仪器有时只感知到电压高的 QRS 波,而电压低的 QRS 波会被漏掉,这时显示出来的心率将低于实际心率。

(3) 仪器感知功能异常:当监护仪的感知功能异常时,显示屏上所显示的心率与实际心率不相符。例如:心电图中 QRS 波电压低而不能被仪器所感知时,即不能触发心率计数时,所显示的心率将低于实际心率,甚至显示的心率数为 0。而在 T 波高尖的心电图上,监护仪有时会把 T 波感知为 QRS 波。如果护士不认真观察加以分析,而直接将仪器显示的数字记录下来,就会给其他医务人员提供错误的数据,影响治疗。

(4) 影响血压准确性的因素:血压的高低与测量的部位、袖带的松紧及患者体位有关。在持续监测血压过程中,常常由于活动等原因造成血压数值与实际不符。例如:血压袖带变松后,血压数值比实际偏高;侧卧时(测压肢体在上)血压数值比实际低,且比平卧时低 2～4 kPa,有时会影响对病情的判断。所以监护血压时,要排除上述因素的影响,让患者在安静的情况下检测血压,以保证所测血压值的准确性。

(5) 影响血氧饱和度准确性的因素:当患者发生休克、体温过低、使用血管活性药物、贫血、周围环境光照太强、电磁干扰及涂抹指甲油等都可以影响血氧饱和度监测结果。在监测血氧饱和度时,要注意氧饱和度传感器是否脱落,并随时观察所夹部位的皮肤及循环是否完好。

(6) 长期使用心电监测，贴电极片处皮肤易发生过敏现象，如红、肿、起水泡等。

2. 处理对策

(1) 减少干扰的产生：安置电极前可在患者胸部皮肤用温热水清洁，降低皮脂影响，保持心电波形的清晰，保证 P 波、QRS 波、T 波易辨认。此外，实验发现将电极贴于骨骼表面的皮肤比肌肉表面的皮肤干扰波要小。患者穿化纤衣物，则会产生静电干扰，影响心电波形的质量。当出现起伏的基线时，常常由体位、呼吸改变所引起，这时需改变电极的位置或选择别的导联。干扰如为电极接触不良或脱落引起，可判断是哪个电极接触不良，从而予以更换。保持室内温度、湿度的相对恒定，必要时可让仪器处于充电状态，以减少由于环境因素造成的仪器抗干扰功能失常。

(2) 识别和排除影响因素：

① 伪差与心律失常的鉴别。监护者不但要熟悉各种心律失常的心电图图像，还要熟悉示波器上各种可能出现伪差(非心脏电激动而发生于心电图上的改变)的表现和原因，以便在图像改变时能正确判断是伪差还是心律失常。当很难辨别时，护士要根据患者的临床表现和有无症状来判断是否发生心律失常。此时，应让患者保持安静，或重新更换电极后继续监测，对较难识别的图形，可与床旁心电图比较。

② 显示心率准确性的判断。这需要监护人员具有一定的知识和经验，可以根据显示屏上 QRS 波的数目或 R-R 间距来判断心率范围。并在使用时设置报警，根据患者的年龄设置心率报警的上下限，以便及时发现心率异常。

(3) 皮肤过敏应 48～72 h 更换一次电极片。过敏部位皮肤可用 0.5%碘伏消毒。每次更换电极片时适当错开原部位。护士经常巡视患者，过敏较重者应缩短更换电极片的时间，或向医生反映，给予相应处理。

九、动脉血气分析常见问题及处理

1. 概念

血气分析是指对各种气体、液体中不同类型的气体和酸碱性物质进行分析的技术过程。其标本可以来自血液、尿液、脑脊液及各种混合气体等，但临床应用最多的还是血液。血液标本包括动脉血、静脉血和混合静脉血等，其中又以动脉血气分析的应用最为普遍。

2. 常见问题

(1) 血气分析值常见的影响因素：

① 病人状态的稳定性：病人若心理状态不稳定，在短时间内可以影响病人的呼吸状态，从而影响血液中 pH 值、二氧化碳分压($PaCO_2$)、PaO_2等不稳定参数的结果。如由于害怕取样，有些病人呼吸急促，引起 pH 值、PaO_2增加，$PaCO_2$减少；瞬间憋气则会使 pH 值、PaO_2减少，$PaCO_2$增加。

② 治疗因素：吸氧及吸氧浓度对 PaO_2有直接的影响。

③ 抗凝剂的影响：血气分析所使用的动脉血标本必须抗凝，而肝素是唯一可使用的抗凝剂。肝素溶液对血气测定值的影响主要是稀释。稀释对 $PaCO_2$、HCO^{3-} 测定值影响最大。正常动脉血当稀释 5%时，$PaCO_2$下降 0.27 kPa(−2.0 mmHg)，碳酸氢根浓度、BE 下降 1.2 mmol/L，PaO_2上升 0.53 kPa(+4.0 mmHg)，pH 无影响。

④ 标本的存放：血液中含有可呼吸的活性细胞（白细胞、网织红细胞），它们在取样后仍然继续消耗氧气产生 CO_2，一般动脉血样本体外 37 ℃保存，每 10 min $PaCO_2$ 增加1 mmHg，pH 减少 0.01。

⑤ 患者体温的影响：温度会影响 pH、$PaCO_2$、PaO_2 的测定值。患者体温高于 37 ℃，每增加 1 ℃，PaO_2 将增加 7.2%，PaO_2 增加 4.4%，pH 降低 0.015；体温低于 37 ℃时，对 pH 和 $PaCO_2$ 影响不明显，而对 PaO_2 影响较显著。体温每降低 1 ℃，PaO_2 将降低 7.2%。

(2) 抽血部位出血、血肿、淤紫等。

3. 问题处理

(1) 抽取动脉血后，及时按压抽血部位。

(2) 采血部位：选取动脉正确，理论上从全身任何动脉采集标本均可。理想的部位应是表浅易于触及、穿刺方便、体表侧支循环较多、远离静脉和神经的动脉。桡动脉较为理想，但痛觉敏感，对循环衰竭病人不易成功。股动脉粗大，对循环衰竭的病人及儿童适用。

(3) 采血器材：塑料注射器和玻璃注射器均可使用。但塑料注射器采集的标本可靠性不稳定，抽血后存放 15 min 其二氧化碳分压（$PaCO_2$）开始下降，同时，小气泡能够牢固地附着在塑料注射器内壁上，难以从样本中排出空气，影响结果的准确性。应用 5 号小针头穿刺桡动脉也可使疼痛减轻。对需反复穿刺采血的病人可留置封闭式套管针。

(4) 采血方法：股动脉采血多用直刺法，针头与皮肤呈 90°进针。桡动脉采血用斜刺法，触摸动脉搏动最强处以 30°～45°角进针。还可从解剖学角度定位，以桡骨茎突为基点，向尺侧移动 1 cm，再向肘的方向移动 0.5 cm 作为进针点。对小儿可在 B 超引导下行桡动脉穿刺。对留置封闭式套管针可用非肝素化注射器采血 1 mL，由原有留置的动脉导管内采血。研究认为只需抽取 6 mL 动脉血后取样，减少了血液浪费，避免了反复穿刺造成的疼痛及并发症。采取使用两个三通管的方法，即在原有的一个三通管与输液器之间再连接一个三通管，20 mL 注射器连接于该三通管的侧端，在留取血气分析标本前先抽取肝素及 5～8 mL 动脉血，留取标本后将动脉血回输及肝素抗凝，避免了血液浪费，并可准确控制输入肝素的量，避免影响患者的凝血功能。

(5) 在采血时必须向患者进行解释，力求穿刺准确，一针见血，必要时应用局部麻药，减轻病人痛苦，使病人情绪处于稳定状态。对婴幼儿，部分患儿的家长往往把患儿用衣物“封闭”起来，或由于在保温箱中接受较长时间治疗，同时为了保暖使通风较差，造成 CO_2 的重复性呼吸，出现 $PaCO_2$ 增高的假相；若患儿长时间啼哭不止，由于通气量加大，将使 $PaCO_2$ 呈非病理性下降。因此，护士在采血前应对患者状态进行评估，对有 CO_2 重复性呼吸的患儿，要通风 30 min，啼哭患儿待呼吸平稳后 30 min 再行采血，以提高血气分析结果的准确性。

(6) 采血前，应停止吸氧 30 min。如果病情不允许，采血时要记录给氧浓度。当改变吸氧浓度时，要经过 15 min 以上的稳定时间再采血。同样，机械通气病人取血前 30 min 呼吸机设置应保持不变。临床用碱性药物、大剂量青霉素钠盐、氨苄青霉素（氨苄西林）等输入人体后短期内会引起酸碱平衡暂时变化，从而掩盖了体内真实的酸碱紊乱，以致造成误诊，因此采血应在病人用药前 30 min 进行。含脂肪乳剂的血标本会严重干扰血气电解质测定，还会影响仪器测定的准确性并损坏仪器。应尽量在输注乳剂之前取血，或在输注完脂肪乳剂 12 h 后，血浆中已不存在乳糜后才能送检，血气申请单上必须注明病人使用脂肪乳剂及输注结束时间。

(7) 采用肝素抗凝时，应将肝素与血液样本的比例控制在 1∶20 以下，即 5 mL 和2 mL(注射器取血量分别应＞3.3 mL 和 2 mL)，否则误差极大。

(8) 抽血后应立即送检，一般从标本采集到完成测定，时间不超过 30 min。遇特殊情况不能立即测定时，应放在含有冰水的容器中，但保存时间不超过 2 h。测定前要在室温下放置数分钟，因为温度每下降 1 ℃可使 pH 上升 0.014，对 PaO_2、$PaCO_2$ 也有影响。

(9) 送检标本时必须在化验单上注明患者的实际体温，实验室测定时即可应用仪器中的"温度校正"按钮，校正到患者的实际温度，保证测定结果的准确性。

4. 各种指标及临床意义

(1) 氧合状况的指标

① PO_2[PaO_2、PO_2](动脉血氧分压)是指动脉血液中物理溶解的氧分子所产生的张力。

正常值：波动范围较大，与年龄有关，一般为 80～100 mmHg。

临床意义：是判断缺氧和低氧血症的客观指标。当在海平面呼吸空气时，PO_2 低于正常值就已经提示缺氧，但一般只有当 PO_2＜60 mmHg 时，才引起组织缺氧，临床方可诊断为低氧血症。

② O_2SAT[SaO_2、SO_2](动脉血氧饱和度)是指动脉血液中血红蛋白(Hb)在一定氧分压下和氧结合的百分比，即氧合 Hb 占 Hb 的百分比。

正常值：90%～100%。

临床意义：O_2SAT 仅仅表示血液中氧与 Hb 结合的比例，虽然多数情况下也作为缺氧和低氧血症的客观指标，但与 PO_2 不同的是它在某些情况下并不能完全反映机体缺氧的情况，尤其当合并贫血或 Hb 减低时，此时虽然 O_2SAT 正常，但却可能存在着一定程度的缺氧。

③ O_2CT[CaO_2](动脉血氧含量)是指每 100 mL 血液中实际带氧量的毫升数，包括物理溶解在血液中的氧和以化学结合形式存在的氧。

正常值：18～21 mL/dL，平均 19 mL/dL。

临床意义：O_2CT 能真实地反映动脉血液中氧的含量，是较可靠的诊断缺氧和低氧血症的客观指标。

(2) 酸碱平衡指标

① pH(动脉血酸碱度)是未分离血细胞的血浆中氢离子浓度的负对数。

正常值：7.35～7.45，平均 7.40。

临床意义：pH 基本代表细胞外液的情况，是主要的酸碱失衡的诊断指标，对机体的生命活动具有重要意义，尤其是内环境的稳定性。pH 直接反映机体的酸碱状况，＞7.45 为碱血症，＜7.35 为酸血症。但 pH 正常也不能表明机体没有酸碱平衡失调，还需要结合其他指标进行综合分析。

② PCO_2[$PaCO_2$](动脉血二氧化碳分压)是指以物理状态溶解在血浆中的二氧化碳分子所产生的张力。

正常值：35～45 mmHg，平均 40 mmHg。

临床意义：PCO_2 是主要的呼吸性酸碱平衡失调的指标，常可反映肺泡通气情况。一般情况下，＞45 mmHg 是呼吸性酸中毒，＜35 mmHg 是呼吸性碱中毒。

③ HCO_3std 和 HCO_3act[SB 和 AB](动脉血标准碳酸氢盐和实际碳酸氢盐)HCO_3std 是指隔绝空气的全血标本在 37 ℃、PCO_2 为 40 mmHg、Hb 完全氧合的标准条件下所测得的血浆 HCO^{3-} 含量;而 HCO_3act 是指隔绝空气的全血标本在实际条件下所测得的人体血浆 HCO^{3-} 含量。正常情况下两者是相等的。(standard:标准;actual:实际的)

正常值:22～27 mmol/L,平均 24 mmol/L。

临床意义:HCO_3std 和 HCO_3act 均代表体内 HCO^{3-} 含量,是主要的碱性指标,酸中毒时减少,碱中毒时增加。两者的区别在于 HCO_3std 不受呼吸因素影响,仅仅反映代谢因素 HCO^{3-} 的储备量,不能反映体内 HCO^{3-} 的真实含量。而 HCO_3act 受呼吸因素影响,反应体内 HCO^{3-} 的真实含量。

④ $ctCO_2$[$T-CO_2$](动脉血二氧化碳总量)是指血浆中以化合及游离状态下存在的 CO_2 的总量,其中以结合形式存在的 CO_2 占绝大部分。

正常值:24～32 mmol/L,平均 28 mmol/L。

临床意义:$ctCO_2$ 也是重要的碱性指标,主要代表 HCO^{3-} 的含量,＜24 mmol/L 时提示酸中毒,而＞32 mmol/L 时提示碱中毒。

⑤ BE(B)和 BE(ecf)[ABE 和 BE](动脉血标准碱储备或碱剩余和实际碱储备或碱剩余)　BE(B)是指在 37 ℃、PCO_2 为 40 mmHg、Hb 完全氧合的标准条件下,将 1L 全血或血浆滴定 pH 至 7.40 时所需的酸或碱的量;而 BE(ecf)是指在实际条件下测定全血或血浆标本时所需的酸或碱的量。

正常值:－3～＋3 mmol/L。

临床意义:BE(B)和 BE(ecf)代表体内碱储备的增加或减少,是判断代谢性酸碱失衡的重要指标。如需用碱滴定,说明血液中碱缺失(相当于酸过剩),用负值表示,＜－3 mmol/L 提示代谢性酸中毒;如需用酸滴定,说明血液中碱过剩,用正值表示,＞＋3 mmol/L 提示代谢性碱中毒。

(3) 其他指标

① HCT(红细胞压积):男 42%～49%,女 37%～43%。

② ctHb(est)(血红蛋白总量):男 12～16 g/dl,女 11～15 g/dl。

③ Na^+(钠离子)、K^+(钾离子)、Cl^-(氯离子):

Na^+:正常值 135～150 mmol/L,平均 142 mmol/L。

K^+:正常值 3.5～5.5 mmol/L,平均 4.0～4.5 mmol/L。

Cl^-:正常值 98～108 mmol/L,平均 103 mmol/L。

5. 低氧血症的判断标准

主要依据 PO_2 和 O_2SAT 来判断。一般来讲,PO_2＜60 mmHg 时,才会使 O_2SAT 及 O_2CT显著减少,引起组织缺氧,方可诊断为低氧血症。

(1) 轻度低氧血症:50 mmHg≤PO_2＜60 mmHg,80%≤O_2SAT＜90%;

(2) 中度低氧血症:40 mmHg≤PO_2＜50 mmHg,60%≤O_2SAT＜80%;

(3) 重度低氧血症:PO_2＜40 mmHg,O_2SAT＜60%。

6. 酸碱失衡的判断标准

(1) 呼吸性的酸碱失衡

主要根据 PCO_2 和 pH 进行判断。

① PCO_2：增高＞45 mmHg，提示呼吸性酸中毒；减少＜35 mmHg，提示呼吸性碱中毒。

② pH：与 PCO_2 协同判断呼吸性酸碱失衡是否失代偿。

PCO_2 增高＞45 mmHg 时：

7.35≤pH≤7.45，代偿性呼吸性酸中毒；

pH＜7.35，失代偿性呼吸性酸中毒。

PCO_2 减少＜35 mmHg 时：

7.35≤pH≤7.45，代偿性呼吸性碱中毒；

pH＞7.45，失代偿性呼吸性碱中毒。

(2) 代谢性酸碱失衡

需要如 pH、HCO_3 std、HCO_3 act、BE(B)、BE(ecf)、$ctCO_2$ 等较多的指标协同判断，其中以 pH、HCO_3 act、BE(ecf)三项指标最重要。

① HCO_3 act 与 BE(ecf)：主要用于代谢性酸碱失衡的诊断。而酸碱失衡的程度与其减低或增高的幅度密切相关。

减低[HCO_3 act＜22 mmol/L，BE(ecf)＜－3 mmol/L]提示代谢性酸中毒。

增高[HCO_3 act＞27 mmol/L，BE(ecf)＞＋3 mmol/L]提示代谢性碱中毒。

② pH：与其他指标一起协同判断代谢性酸碱失衡是否失代偿。

• 代谢性酸中毒：

7.35≤pH≤7.45，代偿性代谢性酸中毒；

pH＜7.35，失代偿性代谢性酸中毒。

• 代谢性碱中毒：

7.35≤pH≤7.45，代偿性代谢性碱中毒；

pH＞7.45，失代偿性代谢性碱中毒。

③ HCO_3 act 与 HCO_3 std：二者的差值，反映呼吸对酸碱平衡影响的程度，有助于对酸碱失衡类型的诊断和鉴别诊断。BE(ecf)与 BE(B)之差值意义类似。

当 HCO_3 act＞HCO_3 std 时，CO_2 潴留，提示代偿性呼吸性酸中毒或代偿性代谢性碱中毒。

当 HCO_3 act＜HCO_3 std 时，CO_2 排出增多，提示代偿性呼吸性碱中毒或代偿性代谢性酸中毒。

当 HCO_3 act＝HCO_3 std，但均低于正常值时，提示失代偿性代谢性酸中毒。

当 HCO_3 act＝HCO_3 std，但均高于正常值时，提示失代偿性代谢性碱中毒。

④ $ctCO_2$：与 HCO_3 act 的价值相同，协助判断代谢性酸碱失衡。

减低($ctCO_2$＜24 mmol/L)，提示代谢性酸中毒。

增高($ctCO_2$＞32 mmol/L)，提示代谢性碱中毒。

7. 临床应用范围

(1) 医生根据患者病情初步判断有缺氧和/或酸碱平衡失调者，需查血气分析。

(2) 临床各科的急危重症一般都伴有程度不等的缺氧和/或酸碱失衡，原则上均需查血气分析跟踪病情变化。

(3) 各种诊断不明的疑难杂症，查血气分析可提示氧供和酸碱平衡状态的信息，从而可拓展思路，有助于明确诊断。

8. 注意事项

(1) 送血气分析之前,先电话通知检验科做好准备。

(2) 采血量不宜过多,单查血气分析约需 1 mL,如血气分析加电解质、肾功、血糖等项目约需 2 mL。若血量过多则抗凝不足,将影响检验的准确性。

(3) 采血后需立即排空气泡,再将针尖刺入橡皮塞封闭针孔,以免接触空气造成检验结果失真,并尽快送检。

(4) 标本送检时需附上病人实时的体温、吸氧浓度或吸氧流量(L/min)及最近的血红蛋白量等参数。

(5) 吸氧浓度计算公式:吸氧浓度(%)=21+4×吸氧流量(L/min)。

病人安全防护措施

告病人陪护书

姓名：　　　　　科别：　　　　　病区：　　　　　床号：　　　　　住院号：

感谢您的信任，您的亲人来到南京军区南京总医院接受治疗，我们一定会全力配合医生救治您的亲人。在病人住院期间，家人的关爱和心理支持对促进早日康复尤为重要，所以希望您能够配合我们做好病人住院期间的系列工作。

您的病人属于以下情况时，请您在百忙之中一定安排一位有行为能力的陪护人员，并请您根据病人的情况在相应括号内打勾。

1. 12 岁以下的未成年人。（　）
2. 60 岁以上的老年人。（　）
3. 精神有异常，不配合治疗和管理的病人。（　）
4. 智力障碍的病人。（　）
5. 情绪不稳定需要隐瞒病情的病人。（　）
6. 长期卧床，自理障碍的病人。（　）
7. 手术后由于病情需要卧床的病人。（　）
8. 呼吸循环功能不全活动受限。（　）
9. 外伤后生活不能自理。（　）
10. 其他。（　）

请您将病人的情况及时与我们沟通：

1. 在住院前曾患有高血压、糖尿病、心脏病、脑血管病、肝病、肾脏疾病等疾病史。
2. 对某些药物有过敏史，禁用或慎用某些药物。
3. 在住院期间，您发现病人有异常变化时。

请您配合我们做好以下管理工作：

1. 大楼内请不要吸烟，我们大楼的管理员也会经常巡视，请您配合。
2. 为了保持病房的清洁请您将病人的衣物等放入壁柜内，鞋放在鞋架上，热水瓶放在床头柜后面的水瓶架上。
3. 医生及护士查房时请您暂时离开病房。
4. 为了保证病人和您的安全，请不要和病人挤睡在一张床上。
5. 有陪护床的陪护家属，请您在白天工作时间不要打开睡觉。
6. 卫生间的淋浴是供给病人清洁准备的，请您到医院的洗浴中心淋浴。

7. 住院期间谨防您的病人发生跌倒、坠床、走失、烫伤、窒息等意外。

8. 请及时缴纳医疗费用，以保证治疗的正常进行。一楼大厅备有病人费用查询机，可以查询病人费用余额。

外科病房的陪护家属请您做好以下工作：

1. 病人进入手术室后，请您及其他家属到病房楼负一楼的家属等待区等候。

2. 手术前护士会向您和病人详细讲解手术后的注意事项，请认真听取，并配合我们做好手术后各项护理工作。

3. 因病情需要转入ICU的病人陪护，请您到监护病房办理相关手续。

出院前我们诚恳地希望您能够给我们留下宝贵的意见和建议，感谢您对我们工作的支持和配合，祝愿您全家幸福健康！

以上内容已经认真阅读，并愿意配合。

签名：　　　　与病人关系：　　　　护士签名：

年　月　日

住院病人安全防护措施

（防坠床 防烫伤 防跌倒 防压疮 防拔管 防误吸 防走失）

住院病人安全七防七必须

1. 入院宣教必做到 入院后做好宣教，对符合“告病人陪护书”陪护要求的病人必须24 h陪护并在陪护书上签字。

2. 住院须着病号服

3. 家属必须能找到 住院病人须在病区留下家属联系电话并保持通畅。

4. 地面潮湿有警告

5. 仪器设备功能好 每周五病区安全员须检查消防设备、上墙监护仪、输液吊轨、吊杆是否牢固，及时报修。

6. 危重病人照护到 ICU 病人必须在护士的视线范围内。

7. 七防做好责任少

一、防坠床

1. 交接 每班交接评估病人意识状态、活动能力。

2. 检查 所有病人使用床护栏，管床护士每日检查护栏、床轮刹完好性，及时报修。

3. 特殊 营养不良、心肺功能不全、肢体功能障碍者床上坐起时，必须专人协助并不离开病人。

4. 重点 谵妄、躁动、有自杀倾向病人须有专人陪护，按规定给予约束并重点看护。

5. 禁止 禁止家属和病人同睡一床。

二、防烫伤

1. 热水袋不能用 危重病人、感知功能障碍者禁止使用热水袋。

2. 加温器须固定 输液及肠内营养加温器固定在显露处，离开病人身体，并在护士视野范围内。

3. 擦浴洗脚控温度 擦浴水温控制在 47～50 ℃，洗头或洗手脚水温控制在 40～45 ℃，泡脚时间控制在 5～10 min。

4. 高温液体离病人 开水、热稀饭等须远离病人。

5. 热疗期间多关注 遵医嘱使用热疗时，红外线烤灯距离病人 30 cm，并密切关注病人主观感觉。对感知功能障碍者，每 5～10 min 护士触摸病人皮肤温度，随时调整。

6. 安全检查要定期 病区安全员每周一检查卫生间冷、热水龙头标识，发现龙头故障及时报修。

三、防跌倒

1. 陪同　体质虚弱、弱视者上下床、如厕、洗澡时需有人陪同。

2. 防滑　建议病人穿防滑鞋。

3. 禁止　血糖不稳定、脑部病变及使用降压药、镇静药后的病人禁止下床。

4. 干燥　开饭、送开水后及时督促卫生员拖干潮湿地面。

四、防压疮

1. 评估　卧床、坐轮椅、意识障碍、脱水、水肿病人行 Braden 评分，一旦评分<12 分及时告知家属并签字，并采取防护措施。

2. 翻身　定时翻身，尽量做到斜侧卧位（约 30°），半卧位也以 30°为宜。

3. 减压　制动者须在受压部位使用减压贴、减压垫、软枕。

4. 保护　发现大小便、体液外渗者及时清除、清洗、拭干并使用皮肤保护剂、皮肤保护膜。

五、防拔管

1. 解释到位必做到　向病人及家属介绍置管目的和配合要求。

2. 规范固定很重要　按规范固定各种导管。

3. 定时检查加标识　每班交接导管插入深度并标识。

4. 躁动病人可约束　谵妄、躁动病人实施安全有效的肢体约束。

六、防误吸

1. 先查　鼻饲前检查确保胃管在位、通畅。

2. 再问　高危病人进食前询问检查有无胃部不适及腹胀，食管、胃手术患者半卧位进食并保持半卧位或坐位半小时以上。

3. 后喂食　气管切开、吞咽功能障碍者遵医嘱由专人喂食。进食完毕须检查口腔，避免残留。

4. 人工气道气囊足　人工气道患者喂食前及每班交接时检查气囊充盈度。

5. 肠道营养为优先　有胃潴留者建议行肠道内营养。

6. 高危人群有监控　误吸高危者进食时应有护士或被指导过的家属在旁协助、监视。

七、防走失

1. 入院宣教要跟上　接诊护士详细进行入院宣教。

2. 签字为证责任少　病人或家属在告病人陪护书上签字。

3. 病员衣服是标识　所有病人必须着病号服。

4. 佩戴腕带易寻找　有抑郁、痴呆表现或年龄在 70 岁以上、12 岁以下者戴腕带（标注医院、病区、患者姓名），并要求家属 24 h 陪护。

护理安全标识悬挂规范

目的：对医护人员起到警示、提醒的作用，强化医护人员的安全防范意识，保证患者在住院期间的安全，提高护理服务质量。

一、标识悬挂患者入选

1. 防压疮

(1) B评分≤16分者。

(2) 因疾病需要，必须强迫卧位的患者，如端坐卧位、中凹位、出血等。

(3) 面罩吸氧患者、多根引流管患者、肢体约束患者、人工气道患者。

2. 防误吸

(1) 所有鼻胃肠内营养者。

(2) 意识障碍的患者。

(3) 全麻术后的患者。

(4) 气管插管、气管切开、吞咽功能障碍的患者。

(5) 胃残量>300 mL的患者。

3. 防导管滑脱

(1) 意识障碍、烦躁、不配合治疗的患者。

(2) 医生特别交代的导管。

(3) 导管评分≥9分的患者。

4. 防坠床

(1) 烦躁、谵妄、有自杀倾向患者。

(2) 精神异常、不配合治疗患者。

(3) 脑血管及后遗症、肢体功能障碍、年龄≥70岁的患者或≤12岁的儿童。

5. 防跌倒

(1) 跌倒评分>8分患者。

(2) 意识障碍、失去定向力、不配合治疗患者。

(3) 烦躁、谵妄、有自杀倾向患者。

(4) 血糖血压不稳定、肢体功能障碍、营养不良、虚弱。

(5) 步态不稳，视力、听力较差。

6. 控制滴速

(1) 心功能不全患者。

(2) 年龄≥70岁的患者或≤12岁的儿童。

(3) 使用特殊药物如氨茶碱、葡萄糖酸钙、西地兰等。

(4) 使用血管活性药物,如升压药、降压药。
(5) 补钾、补钠治疗。

7. 有效约束
(1) 烦躁不安者。
(2) 精神异常患者。
(3) 高龄、意识不清且有重要导管的患者。
(4) 有自伤或可能伤及他人的患者。

8. 绝对卧床休息
(1) 急性心肌梗死。
(2) 心衰。
(3) 心功能四级。
(4) 室性心动过速。
(5) 有肾破裂、肝破裂、脾破裂的患者。
(6) 血红蛋白＜70 g/L 的患者。
(7) 肺动脉栓塞、主动脉夹层、潜在内脏或大血管损伤、急性出血的患者。

9. 记录 24 h 出入量
(1) 根据医嘱记录。
(2) 禁食禁水＞2 天。
(3) 低蛋白血症。

10. 防走失
(1) 有抑郁、痴呆史患者。
(2) 年龄≥70 岁的患者或≤12 岁的儿童。
(3) 精神异常、心理障碍患者。
(4) 文盲患者。

11. 防烫伤
(1) 意识不清、感知功能障碍。
(2) 输液或输注肠内营养液使用加温器的患者。
(3) 年龄≥70 岁的患者或≤12 岁的儿童。
(4) 使用热疗的患者。
(5) 糖尿病出现神经病变的患者。

12. 防药物外渗
(1) 意识不清、烦躁不安的患者。
(2) 用周围静脉输注特殊、刺激性药物的患者。

13. 防导管途径错误
(1) 肠外与肠内营养不得挂同一输液挂勾,并有明显标识。
(2) 静脉与外用冲洗液不得挂同一输液挂勾,并有明显标识。
(3) 静脉泵入与气道湿化不得使用同一推注泵,并有明显标识。

二、标识悬挂位置

1. 制定悬挂标识插架，放于床头或床尾醒目处

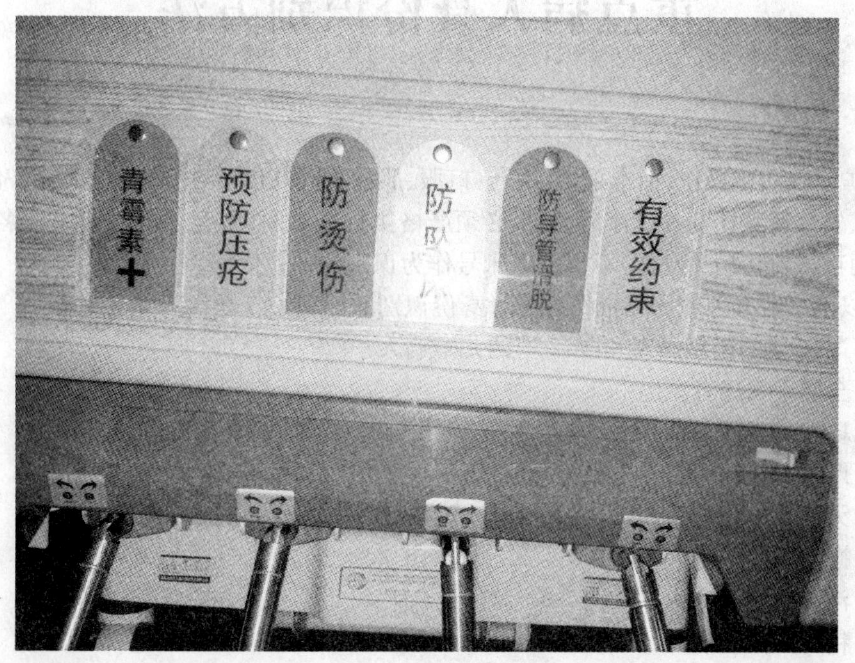

2. 标识悬挂要求

(1) 护士知晓安全标识悬挂要求。

(2) 责任护士落实安全标识悬挂工作。及时发现患者存在的安全问题，及时评分，及时悬挂。

(3) 组长床边监督检查落实情况，适时反馈，立即改正。

(4) 安全悬挂牌必须无遮挡，放置醒目位置，着实起到安全警示的作用。

(5) 患者出院，责任护士负责及时取下安全标牌，并用75%酒精进行消毒备用。

(6) 护理组长每月检查一次，如发现破损、变形等不符合要求时及时更换。

重点病人身份识别方法

1. 护士在实施操作、标本采集、用药(口服、肌注、静脉、皮下、皮内等)或输血(包括使用血制品)、发放特殊饮食等诊疗活动时,必须严格执行查对制度,至少同时使用姓名、年龄或性别等两项核对伤病员身份,不得仅以床号作为识别的唯一依据。

2. 以下患者必须使用腕带作为患者身份识别的标识:

(1) >70 岁的老年病人和<12 岁的儿童病人;

(2) 全麻手术患者;

(3) 昏迷病人;

(4) 严重外伤病人;

(5) 无家属陪护的病人;

(6) 搬动频繁的病人;

(7) 沟通障碍的病人;

(8) 精神异常的病人。

3. 使用方法

(1) 护士根据腕带内容逐项填写,字迹清晰,经二人核对无误后方可指导(或协助)患者正确佩戴,同时向病人及家属解释其使用目的。

(2) 在佩戴腕带时应注意松紧适宜,避免佩戴过紧造成皮肤损伤或影响手术中对桡动脉的监测。

4. 手术患者的身份识别

(1) 手术室护送人员凭手术通知单入病房接运患者,由病房护士、护送人员共同对患者使用两种患者身份识别方法(姓名、床号、腕带、双向核对)进行核对确认后签字,同时请患者或家属确认签名。

(2) 患者进入手术室后巡回护士应根据患者腕带与病历、手术通知单、《手术患者术前评估交接核查表》上的信息严格查对,经确认后签名。

(3) 在麻醉、手术开始实施前。实施“暂停”程序,由手术者、麻醉师、手术/巡回护士执行最后确认程序并签名后,方可实施麻醉、手术。

患者入院、出院、转科、转院管理制度及工作程序

患者入院管理制度

1. 患者住院应由本院医生根据病情决定，凭医生开出的住院证和门急诊病历，到住院处办理入院登记手续。

2. 病房护士接到住院处通知后，应准备床位及用物，急诊手术和危重患者需立即做好抢救的准备工作。

3. 患者进入病区后，护士应热情接待，陪同患者至指定的床位，向其介绍责任护士、护士长、主管医生及同病室的病友。

4. 向患者介绍并宣讲《入院告知书》、住院规则及病房有关制度。协助患者熟悉病区环境。

5. 主动了解患者病情和心理状况、生活习惯等，及时测量体重、血压、体温、脉搏，完成《入院护理评估》等护理记录。

6. 通知主管医生检查患者，并及时执行医嘱。

7. 患者住院期间应遵守医院相关的规章制度，听从医护人员的指导，密切合作，服从治疗和护理，安心休养。

患者入院工作程序

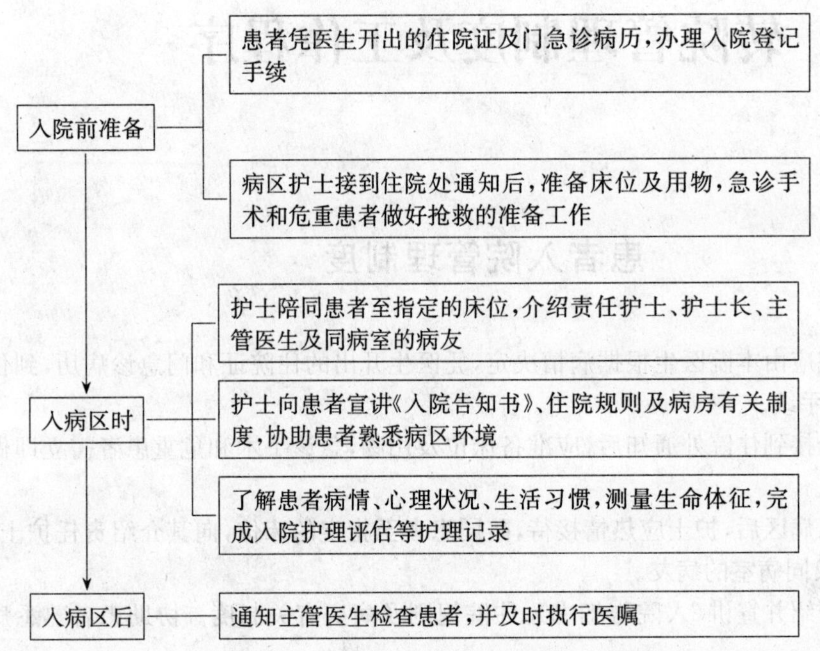
入院前准备
患者凭医生开出的住院证及门急诊病历，办理入院登记手续
病区护士接到住院处通知后，准备床位及用物，急诊手术和危重患者做好抢救的准备工作
入病区时
护士陪同患者至指定的床位，介绍责任护士、护士长、主管医生及同病室的病友
护士向患者宣讲《入院告知书》、住院规则及病房有关制度，协助患者熟悉病区环境
了解患者病情、心理状况、生活习惯，测量生命体征，完成入院护理评估等护理记录
入病区后
通知主管医生检查患者，并及时执行医嘱

患者出院管理制度

1. 患者出院由主治医生或床位负责医生决定，并提前一天通知患者及其家属。

2. 医生开启出院医嘱，停止所有长期医嘱。办公班护士提取医嘱，打印医嘱记录单，整理出院病历。

3. 患者出院前，责任护士应做好出院指导，内容包括：疾病康复的注意事项，出院带药的种类、剂量、作用、副作用及用法，饮食，复诊时间等。

4. 护士应主动征求患者对医疗护理等方面的意见及建议。

5. 护士根据患者的结账单、出院小结发放出院带药，并做好服药相关知识的指导。

6. 协助患者及家属整理物品，联系电梯护送患者出院。

7. 患者出院后，护士应及时进行床单位终末消毒，并登记签名。

患者出院工作程序

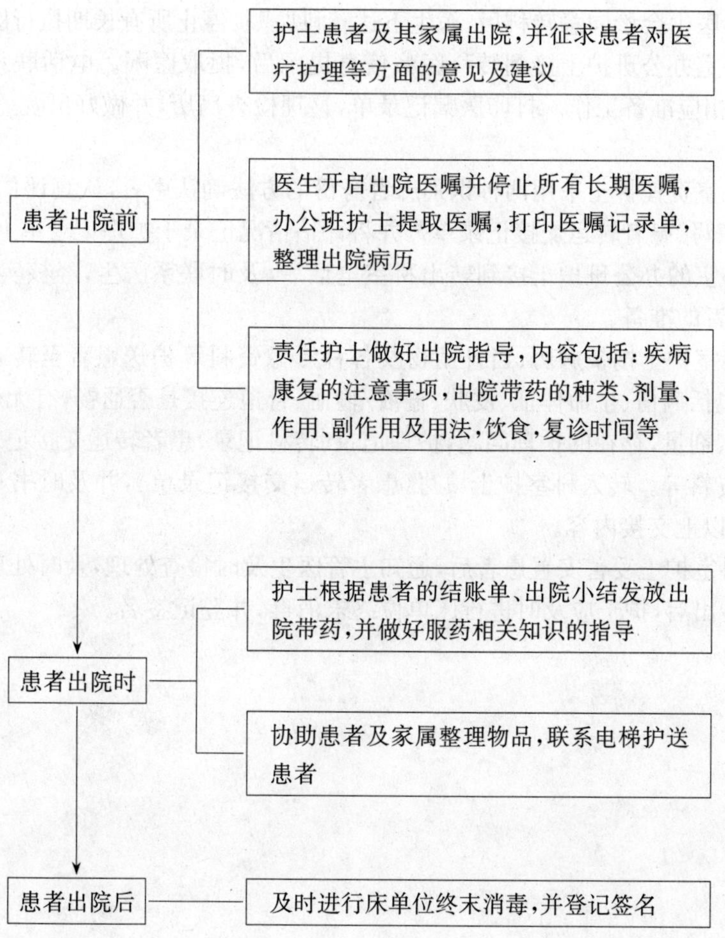
患者出院前
护士患者及其家属出院，并征求患者对医疗护理等方面的意见及建议
医生开启出院医嘱并停止所有长期医嘱，办公班护士提取医嘱，打印医嘱记录单，整理出院病历
责任护士做好出院指导，内容包括：疾病康复的注意事项，出院带药的种类、剂量、作用、副作用及用法，饮食，复诊时间等
患者出院时
护士根据患者的结账单、出院小结发放出院带药，并做好服药相关知识的指导
协助患者及家属整理物品，联系电梯护送患者
患者出院后
及时进行床单位终末消毒，并登记签名

患者转科管理制度

1. 经会诊医生会诊同意转科后，医生下达转科医嘱，停止所有长期执行医嘱。

2. 转出科室办公班护士接到转科医嘱信息提示后，提取医嘱。电话联系转入科室，做好接受患者的相应准备工作。打印医嘱记录单，整理检查病历，并做好出院登记本的相关登记工作。

3. 转出科室责任护士采用两种识别患者身份的方法确认患者，认真评估患者病情及全身一般情况，填写《患者转运交接记录单》，并将评估情况记录于护理记录单上。

4. 转入科室的办公班护士接到转出科室电话后，及时联系医生，经核实后通知责任护士做好迎接患者的准备。

5. 转出科室护士携带病历、当日用物及各种影像资料等护送患者至转入科室，双方进行床旁交接，包括病情、生命体征、皮肤、输液/输血、管道连接是否通畅，有无药物过敏史，所用药物的名称、剂量，存在的护理问题，护理记录(转科记录、患者转运交接记录单等)、腕带、病历、影像学资料等。转入科室护士填写《患者转运交接记录单》，并及时书写“转入护理记录”，详细记录以上交接内容。

6. 转入科室护士妥善安置患者后，通知主管医生及时检查处理，及时处理医嘱。

7. 患者转出后，护士应及时进行床单位终末消毒，并登记签名。

患者转科工作程序

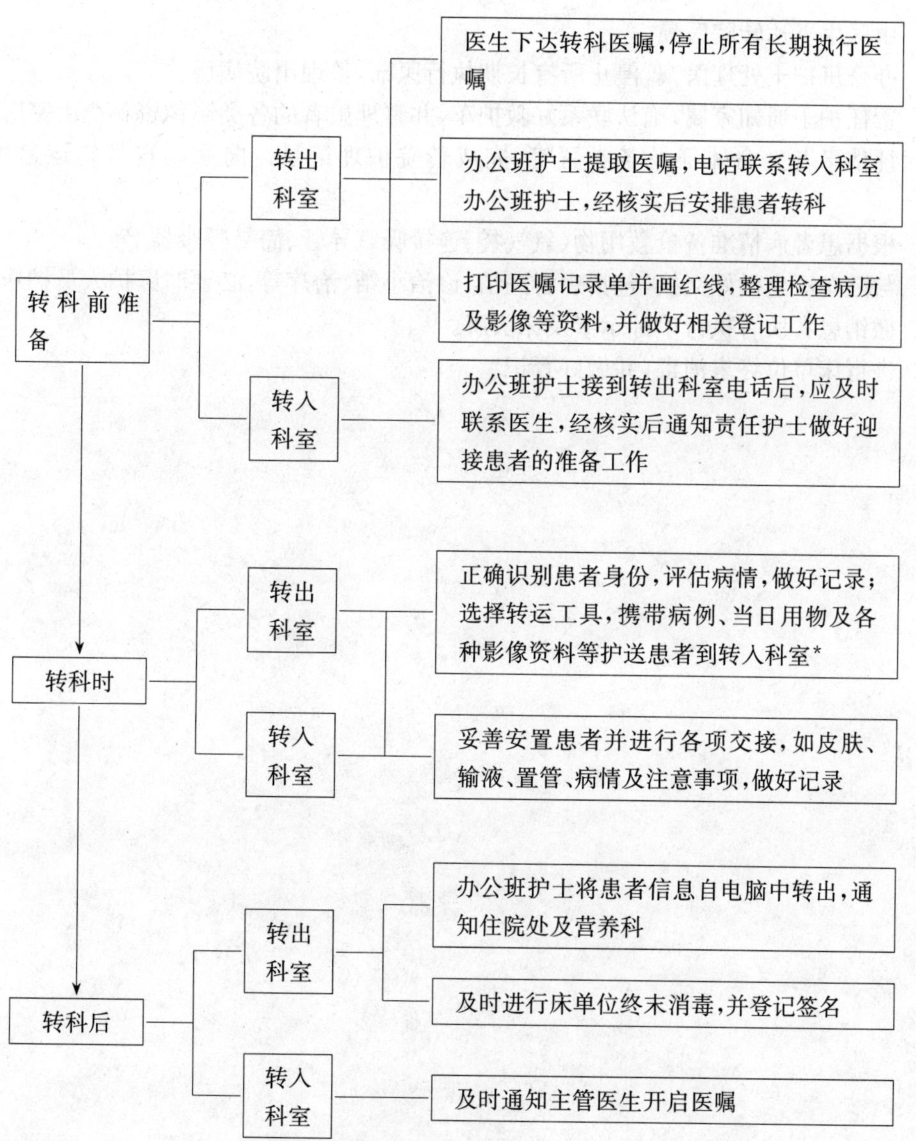

备注：*危重、大手术患者必须由管床医生共同护送

患者转院管理制度

1. 由医生下达转院医嘱。

2. 办公班护士处理医嘱，停止所有长期执行医嘱，整理出院病历。

3. 责任护士通知家属，确认联系好救护车，并整理患者的各类影像资料交由家属保管。

4. 评估患者生命体征及各类置管，完成转院护理记录。向家属宣教转运途中注意事项。

5. 根据患者病情准备抢救用物（氧气袋、连接吸氧导管、简易呼吸器等）。

6. 与随车医生做好交接，包括患者病情、诊治小结、治疗等，必要时医护人员护送。

7. 撤销患者所有执行单标示卡及床头牌。

8. 进行床单位终末消毒，并做好登记。

患者转院工作程序

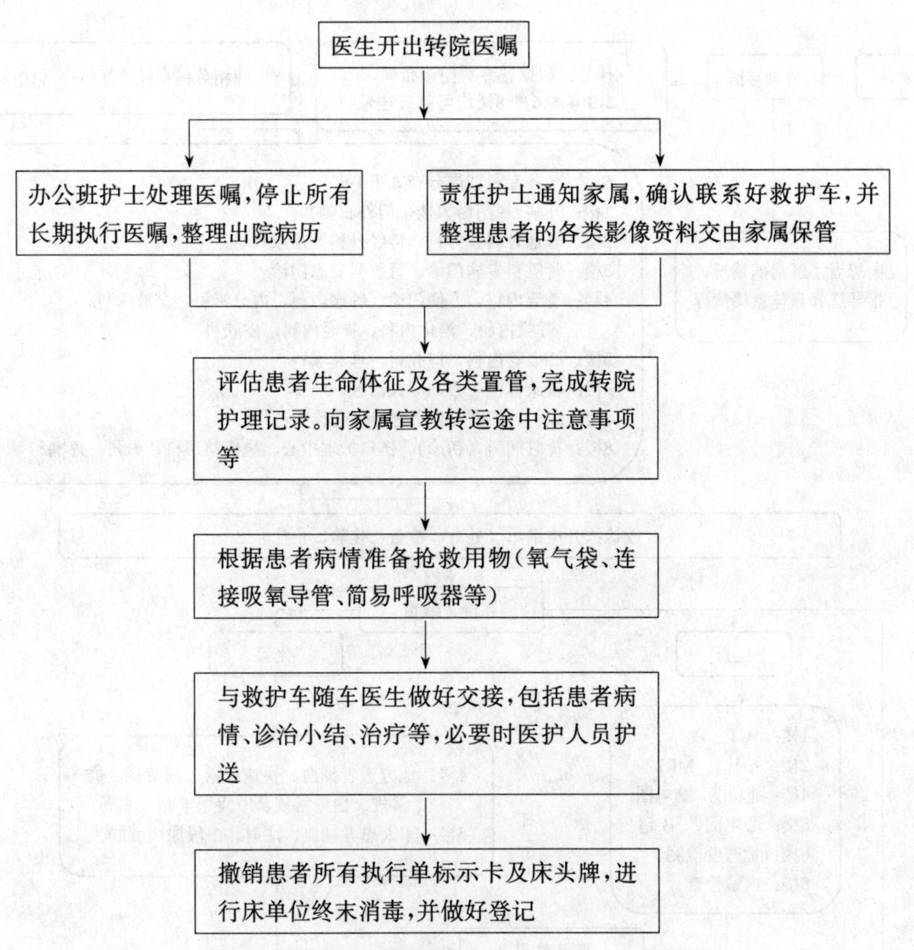
医生开出转院医嘱
办公班护士处理医嘱，停止所有长期执行医嘱，整理出院病历
责任护士通知家属，确认联系好救护车，并整理患者的各类影像资料交由家属保管
评估患者生命体征及各类置管，完成转院护理记录。向家属宣教转运途中注意事项等
根据患者病情准备抢救用物（氧气袋、连接吸氧导管、简易呼吸器等）
与救护车随车医生做好交接，包括患者病情、诊治小结、治疗等，必要时医护人员护送
撤销患者所有执行单标示卡及床头牌，进行床单位终末消毒，并做好登记

门诊患者就诊流程图

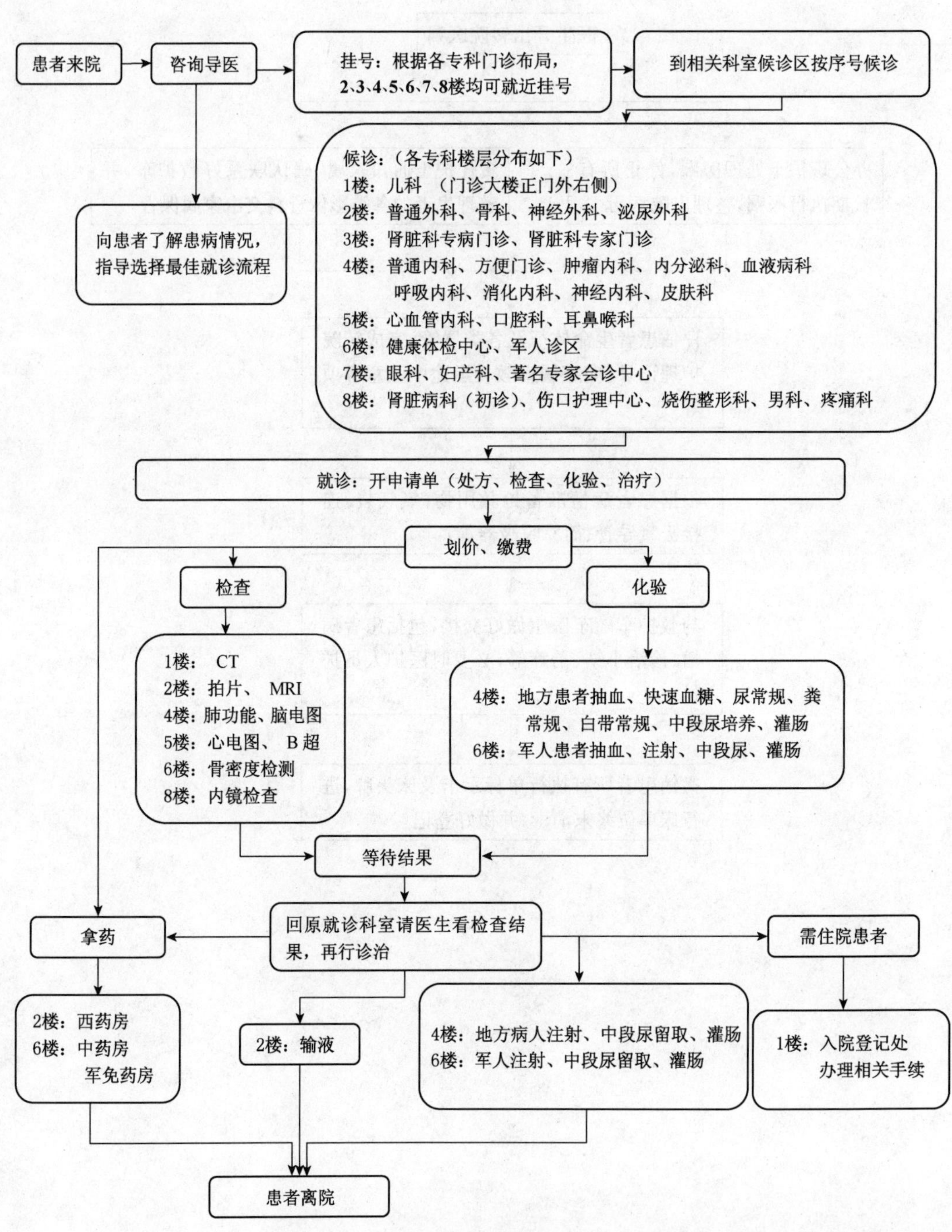
患者来院
咨询导医
挂号：根据各专科门诊布局，
2、3、4、5、6、7、8楼均可就近挂号
到相关科室候诊区按序号候诊
向患者了解患病情况，
指导选择最佳就诊流程
候诊：（各专科楼层分布如下）
1楼：儿科 （门诊大楼正门外右侧）
2楼：普通外科、骨科、神经外科、泌尿外科
3楼：肾脏科专病门诊、肾脏科专家门诊
4楼：普通内科、方便门诊、肿瘤内科、内分泌科、血液病科
呼吸内科、消化内科、神经内科、皮肤科
5楼：心血管内科、口腔科、耳鼻喉科
6楼：健康体检中心、军人诊区
7楼：眼科、妇产科、著名专家会诊中心
8楼：肾脏病科（初诊）、伤口护理中心、烧伤整形科、男科、疼痛科
就诊：开申请单（处方、检查、化验、治疗）
划价、缴费
检查
化验
1楼： CT
2楼：拍片、 MRI
4楼：肺功能、脑电图
5楼：心电图、 B超
6楼：骨密度检测
8楼：内镜检查
4楼：地方患者抽血、快速血糖、尿常规、粪
常规、白带常规、中段尿培养、灌肠
6楼：军人患者抽血、注射、中段尿、灌肠
等待结果
拿药
回原就诊科室请医生看检查结
果，再行诊治
需住院患者
2楼：西药房
6楼：中药房
军免药房
2楼：输液
4楼：地方病人注射、中段尿留取、灌肠
6楼：军人注射、中段尿留取、灌肠
1楼：入院登记处
办理相关手续
患者离院

检查、治疗、护理告知制度

1. 入院告知:患者入院时,责任护士或当班护士应作详细的新入院介绍,包括病区环境、规章制度、安全劝告等,并请患者或家属在《入院告知书》上签字。

2. 在为患者执行有风险的护理措施时,需向患者或家属告知可能遇到的无法预测和难以防范的护理风险,请患者或家属在《护理措施实施风险告知书》上确认签字。

3. 经评估确认患者为高危防压疮、防坠床/跌倒、防导管滑脱、存在认知缺陷及无民事行为能力者(不满十八岁及不能辨认自己的行为的精神病人),护士应详细告知患者或家属存在的安全问题及注意事项,落实安全防范措施,防止压疮、坠床/跌倒、导管滑脱、走失、窒息、烫伤等意外情况的发生。做好护理记录,并请患者/家属签字。

4. 70 岁以上、6 岁以下患者及因病情需要留陪护者,护士应向家属告知,如家属拒绝陪护,护士应做好护理记录,并请家属签字。

5. 患者或家属拒绝治疗及护理时,如置管、吸痰、翻身、使用安全约束用具等,经耐心解释宣教仍然不同意实施者,护士应做好护理记录,并请患者或家属签字。

6. 带入压疮及其他皮肤问题,护士应为患者及家属做好皮肤情况的护理记录,并请患者或家属签字。

7. 执行各项护理操作前应向患者告知操作的名称、目的、方法及步骤,操作中可能出现的不适、创伤、应承担的风险及注意事项等,以取得患者及家属的理解与配合。操作失败时,应礼貌道歉,取得患者谅解。

8. 各种检查、化验前要告知患者检查的目的、注意事项,取得患者配合。

9. 以出院指导的形式告知患者出院后的疾病康复知识、正确用药方法、饮食与休息要求、功能锻炼方式、复诊时间与电话等。

检查、治疗、护理隐私保护措施

患者具有隐私权，隐私权必须得到保护。保护患者隐私是临床伦理学尊重原则、有利原则和不伤害原则的体现和要求。医护人员在疾病诊疗活动中需要主动或被动地了解患者的病史、症状、体征以及个人的习惯、嗜好等隐私秘密。因此，医护人员在执业活动中，有保护患者隐私的义务。

1. 医护人员在实施诊疗过程中凡是涉及患者的隐私，必须要执行保护性医疗制度，避免在患者面前谈论，以及在无关人员面前提及，造成不必要的伤害。

2. 患者的隐私在诊疗过程中仅向医务人员公开，医护人员有义务为其保守秘密，维护患者的各种利益，严格执行保护性医疗制度，不得以任何方式泄露患者的隐私。

3. 医护人员在查房时，遇到肿瘤、艾滋病等患者，在患者尚未知晓的情况下，不得在病房讨论患者病情。

4. 医护人员在为异性患者进行诊疗、护理时，必须有两人以上成员在场，并注意加强对患者的保护。在病房给患者实施导尿、灌肠等操作时，应用屏风保护。

5. 对于可造成患者精神伤害的疾病、病理生理上的缺陷、有损个人名誉的疾病等，医护人员在履行告知义务时，在不违背保护性医疗制度前提下，不得歧视患者，要注意尊重患者。

6. 医疗机构及其医务人员不得将艾滋病患者或感染者的姓名、地址等信息公布或传播。

接收危急值报告流程

接听电话的护士应在“危急值报告登记本”上记录报告内容和报告者姓名，并与报告者重复记录内容进行再确认。立即将危急值报告内容通知主管医生或值班医生，由医生在登记本上签字确认。若其不在，应通知二线值班医生或科主任，必要时报告医务部。

环境安全管理

日间病房管理制度

1. 日间病房由护士长负责管理，病房工作人员积极协助、配合。

2. 保持病房安静、整洁，物品、设施未经护士长同意不得搬动。

3. 根据患者病情，可给予相应陪护（须护士长批准），陪护人员必须遵守医院相关规定，服从管理。

4. 患者办妥离院手续后，护士应及时更换并按要求消毒床单位及用具。

5. 不得擅自变更医嘱，对医嘱不明确或有疑问时，须立即向护士长汇报并及时与主诊医生取得联系。

6. 各项护理操作应严格执行“三查七对”制度，注意向患者解释目的、方法以取得患者配合。

7. 护理人员工作期间，应尽职尽责，树立良好职业形象。

8. 护患沟通语言文明，态度和蔼，尤其对患者注意事项应切实交代清楚。

9. 营具设备、卫生被服，要建立账目，专人保管，定期清点，负责人变动要妥善交接。

门诊分诊环境管理制度

1. 分诊护士所负责的候诊区环境整洁，候诊椅、花卉及盆景等摆放整齐。

2. 候诊区、分诊台井然有序，无纠纷，分诊台无人群围观，护士在职尽责。

3. 二次候诊区安静有序，待诊人数合理，保证良好的就诊环境。

4. 诊室内诊床、更衣柜、诊椅等摆放整齐，无私人杂物。

5. 诊桌桌面整洁，物品放置整齐有序。

6. 专家出诊牌更换准确及时。

7. 地面清洁无污物，垃圾篓或垃圾箱内垃圾及时处理，周围无污物。

8. 窗台清洁无杂物，花卉、盆景除外。

9. 窗帘拉起时统一至顶部或中间窗框的位置，因需要放下时应统一放至底部；开空调时关闭窗户。

10. 诊区内所有标识牌制作张贴规范，有损坏、掉落时及时维修、更换。

急诊巡视制度

1. 护士及保安巡视时间安排

(1) 每 2 小时 1 次。护士双时巡视,保安单时巡视

(2) 交接班时,共同巡视

2. 巡视内容

(1) 陪护人员及物品的管理。

(2) 环境卫生的管理。

(3) 公用设施的管理。

3. 巡视区域的划分

(1) 急诊大厅由预诊护士负责。

(2) 诊室门口及一楼楼道口由清创治疗护士负责。

(3) 输液大厅及一楼大通道由输液护士负责。

(4) 二楼大通道及楼道口的环境由留观护士负责。

(5) 三楼家属等待区及楼道口由四十病区护士负责。

4. 巡视过程中发现问题的处理流程

(1) 发现陪护人员的物品(如被褥、生活用品等),通知保安清点后由保安代为保管。

(2) 发现环境脏乱时,及时通知保洁人员清扫。

(3) 发现违纪现象或影响就诊秩序时,及时劝阻。

(4) 对于屡教不改者,通知保安协助管理。

5. 巡视过程中所达到的目标

(1) 维持正常就诊秩序,危重病人及时处理,输液病人分区管理。

(2) 留观室及病区病人管理有序,环境整洁。

(3) 遇突发事件时,护士了解具体情况,能够按级上报,及时通知治安办协助处理。

病区环境管理制度

1. 床单位管理规范

(1) 床头牌齐全,格式统一,标记清楚。

(2) 床单位平整干燥,无污渍、血渍。

(3) 设备带装置清洁,无杂物摆放。

(4) 床头柜上物品摆放有序,水瓶放入架中,禁止毛巾挂在柜旁。

(5) 床下物品整齐摆放在行李架或整理箱内。

(6) 行李架尽量放在床下的床头处。

(7) 房间或床旁禁止晾晒衣物。

(8) 窗台清洁无杂物摆放,窗槽内干净,每月定期擦洗窗户。

(9) 窗帘按要求垂挂,每年定期清洗。

(10) 陪护椅按要求摆放:陪护被整齐叠放在陪护椅上,白天非午休时间禁止打开陪护椅。

(11) 加床符合加床规定:有床头牌标识,有床头柜或整理箱供患者摆放物品,毛巾和洗漱用品统一放在床头柜上,床下无杂物。

(12) 非探视时间每床只限一名陪护(病危、病重、特殊情况除外),家属和陪护一律不允许坐或躺在病床上,陪护公司的陪护应着黄色工作服和佩戴胸牌上岗。

2. 卫生间管理规范

(1) 卫生间宣教作为患者入院宣教内容之一,护士应告诉患者及家属卫生间使用的管理规定,宣教时态度和蔼,耐心解释,以取得患者及家属的配合。同时应教会他们如何使用呼叫器,注意冷热水标识及如何正确放置洗漱用品和脸盆等。

(2) 检查督促保洁员工作,保持卫生间的清洁、整齐、干燥、无异味。卫生间专用的保洁器具(马桶刷)不得与其他保洁器具(抹布等)混用,马桶刷不得刷洗马桶外壁、水箱、墙壁。

(3) 除洗漱用品和脸盆外,卫生间不得晾晒衣物和摆放其他杂物(患者个人的轮椅和老年人专用马桶座除外)。

(4) 防滑标识和冷、热水标识明显,如有缺失及时补充。

(5) 保持呼叫器功能的完好,保持马桶的清洁、通畅,出现故障及时报修。

(6) 护士站应备有卫生间门锁的通用钥匙,无家属陪护的老年人及重病人上卫生间时应由护士陪同,尽可能不要关门,防止意外发生。

(7) 家属及陪护,白天查房及治疗时不得在卫生间内洗澡,有告知标识。

(8) 交接班时应检查卫生间卫生状况,并对是否有损坏缺失、是否报修进行交接。

3. 污物间管理规范

(1) 地面清洁、干燥,物品摆放整齐,无杂物。

（2）晾衣架完好，干湿衣服有区别；晾晒湿衣物时，晾衣架下有接水装置，防止病人和家属滑倒。

（3）被服按要求摆放，禁止直接摆放于地面。

（4）厕所清洁无臭味，垃圾篓及时倾倒。

（5）拖把分类标识，统一挂起，抹布分类晾晒。

（6）无收集纸盒、花篮等。

（7）平车和轮椅有各病区明显标识，整齐摆放，定人管理。

（8）垃圾箱内垃圾要及时倾倒，防止溢出。

（9）冬夏季使用空调时，保持窗户的封闭。

（10）禁止病人家属或陪护在污物间的平车上休息。

4. 护士站

（1）护士站安静，不嘈杂。

（2）办公护士热情大方，着装整齐。

（3）桌面地面清洁，垃圾篓及时倾倒。

（4）物品摆放有序，抽屉无杂物。

（5）白板清楚，张贴整齐。

（6）玻璃台板下资料放置有序。

5. 医生办公室

（1）电脑桌放置整洁。

（2）各类物品放置有序。

（3）书柜内书籍资料摆放整齐。

6. 夜班房

（1）物品摆放整齐，地面无杂物。

（2）被褥折叠整齐。

（3）厕所无臭味，无晾晒。

（4）节约资源，无人房间随手关灯，关空调。

7. 更衣室

（1）物品放置整洁，有序。

（2）柜门上锁。

8. 库房

物品摆放整洁，有序。

治疗室安全管理制度

1. 环境整洁,符合感染管理规定。

2. 各类物品分类、定点放置,整齐有序,液体、输液器、注射器、棉签等物品无积压、过期。

3. 贮物柜清洁干燥,液体按有效期远近有序摆放。

4. 治疗台面无污渍、无药渍。

5. 配液严格执行无菌操作原则,严格掌握配伍禁忌,不混用空针。

6. 严格执行查对制度。

7. 输液标签字迹清楚,无涂改。

8. 垃圾及时倾倒,医疗垃圾、生活垃圾严格区分。

9. 清洁区、污染区有明确区分。

10. 地面清洁,无积水。

各病区药柜安全管理制度

1. 保持药柜清洁整齐,针剂、口服药、贵重药、毒麻药均分类定点放置。

2. 药品标识醒目,无失效、变质药品。

3. 毒麻类药品专柜、专锁、专人管理,钥匙随身保管,有使用登记及每班清点记录;药品使用后及时补充备齐。

4. 不同浓度的同类药物分别存放保管,使用高浓度药物时应双人核对后再用。

5. 治疗用药专人负责管理,按需领药备药。

6. 常规药物规范放置,定期整理,及时退还接近过期或过期的药品。

7. 及时观察药疗药效,发现药品质量问题及时报告护士长给予协调解决。

8. 护士长定期检查药柜,及时协调解决临床用药过程中的问题。

9. 护理部组织定期检查科室药品管理情况,协调、解决相关药品管理问题。

护士工作站管理制度

一、护士工作站人员职责

1. 在科室主任和护士长的领导下，在信息科工程技术人员指导下进行工作。

2. 负责本科室当日新入、转入病人的床位安排，确保入科时间、入院诊断、经治医生、护理等级等各项内容录入准确无误。

3. 负责查看本科室当日待床病人收住情况，及时处理出院、转出病人数据，确保当日病人流动情况准确无误。

4. 负责医嘱的转抄、校对工作，确保药疗医嘱中药品剂量和规格、给药途径、执行时间、计价属性等项目准确无误。

5. 负责打印各种执行单，准确、及时执行医嘱。

6. 负责药疗医嘱的药品“申请”和“处方生成”以确保病人及时用药。

7. 准确及时录入病人的“护理信息”。

8. 负责长期、临时医嘱单的打印、查对。

9. 出院病人前一日 15:30 打印出医嘱记录单，整理好病历，审查“计价单”确保各项计费准确无误，并交住院收费处。

10. 熟悉操作程序，熟练掌握输入方法，及时对计算机进行检查、维护，确保处于正常工作状态，发现问题及时联系处理。

二、护士工作站管理规定

1. 操作者经培训后持证上岗。

2. 操作者以各自的口令进入系统，执行密码签名制度。并妥善保存自己的用户名与密码，定期修改，防止泄露。如有意泄露造成医院损失者，将予纪律处分。

3. 操作者离开工作站应退出系统。

4. 系统设置与当前时间不得擅自修改。

5. 正确执行开关机程序。

6. 爱护微机、专人负责，妥善保管。

7. 严禁在工作站进行与工作无关的各种操作。

8. 经常查看消息提示板，及时转抄医嘱，校对并签名。执行每日校对制度，下一班必须对上一班转抄医嘱校对，签名。每周总校对一次。

9. 计价单录入准确，不允许充负数。

10. 护士站严禁录入医嘱停止、修改医嘱。

11. 工作人员调离本工作站，护士长必须报告信息科交还用户名和密码，以保证“军字一号”工程系统的安全。

三、医嘱查对管理规定

1. 医生下达医嘱后，护士应及时转抄处理。各护士工作站必须在规定时间前校对完结。对临时性医嘱(如抢救、新病人医嘱等)应及时转抄；每班下班前应将本班医嘱处理完毕。

2. 护士执行医嘱前应查对医嘱格式、内容的正确性(如审查药品的药名、剂量、单位、给药途径及计价属性)及开始执行时间，区分临时、长期医嘱。

3. 护士对医嘱进行校对时，对于药疗医嘱的剂量、单位及给药途径有误的医嘱，护士应对此医嘱在保存、校对后，进行“作废”操作，并通知经治医生补开医嘱。正在进行的长期医嘱不能进行“作废”处理，只能停止该医嘱。

4. 所有要停止的医嘱一律由医生在医生站下达(包括手术前及出院、转科前的所有医嘱)。护士不得擅自在护士站下达停止医嘱。

5. 每班护士必须核对上一班执行的医嘱并签名，每周总校对一次。做医嘱者在打印的医嘱单上，打蓝勾并签名；执行单校对后打红勾并签名。医嘱本上三勾应齐全。

6. 临时医嘱由护士分阶段批量提取医嘱后及时打印，续开医嘱可续打。

7. 建立“长期医嘱查对索引本”，护士应将医嘱“信息提示板”中病人的床号、姓名、医嘱下达时间、执行者、校对者(红勾、蓝勾)记录在“长期医嘱查对索引本”中，并对每个病人的医嘱逐条进行校对。

四、护士工作站操作规程

为加强医院科学化管理，适应“军卫一号”工程流程，参照“四版常规”的要求和兄弟单位管理经验，特制定南京军区南京总医院护士工作站操作规程(试行)，以规范我院护士工作站操作流程，确保系统正常运行。

(一) 入院处理

1. 床位的管理

首先应设置病区床位编制数和非编制数，以及床位的等级和房间号。各护理单元设置的床位数及床位类别(编制、非编)、床位等级，已按照医院管理部门的要求输入，系统自动与价表对应，护士不得随意更改。如果有加床一定要注意：加床不能为空床，否则会影响统计数据，所以加床没有病人时一定要删除。基本床位费的收费是通过护士工作站的床位修改的床位等级设置来确定的。若病人需包间，除基本床位费以外的加收费用通过计价单录入价表中类别为床位费的相应包间费。

2. 病人入科

(1) 病人凭“入科通知单”入科。护士应查看病人费别，核对预交金额及ID号、姓名等信息后，再进行入科处理。

(2) 在“病人信息”栏中填写护理等级、病情和经治医生。填写经治医生时必须同负责该病人的医生名字一致。

(3) 医生下达医嘱后应及时修改“信息栏”。“诊断”应与医生工作站所下达的“入院诊断”一致。

(4) 每日 20:00 以前，临床科室应向急诊住院登记处通报办入院手续后未入科的病人情况(可在"病人—新入"菜单中查询)，以便急诊住院登记处在当日将已办理入院而未入科的病人信息进行删除。

(二) 医嘱的处理

1. 医生下达病人医嘱后，护士应及时转抄处理。要求医生下达的医嘱，内科、高干病房于上午 9:30 前，外科于上午 10:00 以前统一提交护士站(新入、手术后及危重病人的医嘱应随时提交)。病区药房对长期医嘱的摆药规定：内科摆中—晚—早(当日中午、晚上，次日早上)；外科摆晚—早—中(当日晚上，次日早上、中午)。高干药房对高干病区摆中—晚—早。外科病房中午 12:00 前必须将药车送至病区药房。内科、高干病房 10:00 前将药车送至药房。

2. 护士应经常检查信息提示板，及时转抄医生所下达的各项医嘱。一般情况下高干、内科病房应于上午 10:00，外科应于上午 10:30 以前将医嘱"校对"完毕，由病区药房开始自动摆药。

3. 护士对医嘱进行"校对"时应注意审查药品的剂量、单位、给药途径及计价属性。对于药疗医嘱的剂量、单位及给药途径有误的医嘱，护士应对此医嘱在保存、校对后，与经治医生联系，征得同意后进行"作废"操作，并通知经治医生补开医嘱。

4. 能在病区药房进行自动摆药的应是计价属性①为"计价"的正在执行的药疗医嘱，并且该病人还未进行出院结账的校对后医嘱。对于医嘱计价属性为"计价"的药疗医嘱，决不允许在病区药柜取药，以免双重计价。"转抄"后的药疗医嘱及治疗医嘱，若出现"手工计价"的属性，说明医嘱书写方法或内容不规范，应"作废"后通知经治医生重开。

医嘱的计价属性分为：计价、不计价、手工计价、自带药、不摆药。

计价：属于正常计价项目，即能自动对应价表项目的医嘱。

自带药：医生下达医嘱，但药品由病人自费购买，计算机不对该药品摆药计价。如果医嘱中的用药途径有价表对照(如静滴)，则计算机要对应其他费用(如材料费、治疗费)。原则上我院住院病人不允许自带药。

不计价：下达的医嘱不对照计价项目时，计算机自动对应"不计价"。

手工计价：在诊疗项目表中没有的医嘱，一般是由人工输入医嘱名称所形成的。

不摆药：计算机对正在执行的且计价属性为"计价"的药疗医嘱能够自动进行摆药，但有些药品不应自动摆药，如：精神药、麻醉药品、免费待批药品、不可分割的药品。护士工作站处理该药疗医嘱时应将计价属性改为"不摆药"，医生开处方领药并划价。

5. 输液医嘱应涉及输液器、注射器等消耗品的计价问题，特作专门规定：给药途径中"静滴"对应了价表的操作费、输液器、注射器的项目，而给药途径中的"静滴续"只对应价表的操作费。因此，第一组液体应选"静滴"，而以后的各组液体应选"静滴续"，以免重复计费。如果"静滴续"液体中要加药，所用空针在该条医嘱的计价项目中录入。

举例：开以下医嘱

长期医嘱：	葡萄糖注射剂(50%)	500 mL	静滴	1 次/日
	青霉素注射剂	80 万单位		

① 注：医嘱计价属性。

葡萄糖注射剂(10%)　500 mL　静滴续　1次/日

6. 关于药物过敏(含皮试)试验:经治医生应下两条临时医嘱,第一条为处置类医嘱,如"青霉素皮试(　)",第二条为药疗类医嘱,录入皮试的药品,其中给药途径选"皮内注射"。

举例:开以下医嘱

青霉素皮试(　　)

青霉素注射剂　　80万单位　　皮试用

氯化钠注射液　　10 mL　　皮试用

注意:皮试结果用手工按常规规定书写。

7. 护士站进行医嘱"作废",应是"校对"后的医嘱,必须在经治医生的同意下进行。"作废"操作完成后,应通知经治医生,由该医生在医生工作站补开医嘱。正在进行的长期医嘱不能进行"作废"处理,只能停止该医嘱。

8. 要停止的医嘱一律由医生在医生站下达(包括手术前及出院、转科前的医嘱)。除出院当日晨长期医嘱外,护士不得擅自在护士站下达停止医嘱。当病人死亡时应及时提醒经治(或值班)医生用 F_4 键停止该病人所有医嘱。

(三) 取药处理

1. 对于计价属性为"计价"的正在执行的药疗医嘱,并且该病人还未进行结账的校对后医嘱,在病区药房自动摆药。

2. 取药时应根据摆药单进行核对,有误时要与病区药房人员重新审查,对"未摆药清单"和"欠费未摆药清单"应及时处理。"未摆药清单"的药疗医嘱应及时进行"作废"处理,并通知经治医生重新补开医嘱。对"欠费未摆药清单"中的病人应向其说明并督促补交费。

3. 由于病区药房对外科病房摆的是晚—早—中的药,所以上午经治医生开的长期医嘱,如当日中午必须服上,则以临时医嘱形式解决,请经治医生开长期医嘱同时开临时医嘱。

4. 明日手术病人,由经治医生在10:00前开"明日手术"医嘱同时停止所有长期医嘱,术前如需用药以临时医嘱形式解决。

5. 有特殊情况临时决定手术病人,如果病区药房已摆药,口服药不退。针剂药品应立即与病区药房联系,履行退药手续。

6. 不可分割药品,如外用药、胰岛素等,医生开长期医嘱(属性为不计价、不摆药)的同时,另开一条整支的临时医嘱(属性为计价、摆药),护士到病区药房专门窗口领取。

7. 对精神药、麻醉药品(属性为计价、摆药),应由经治医生另附一张手工处方(精神药品、麻醉药品为专用处方)。护士到病区药房专门窗口领取。

8. 10:00后新入院(转入)用药医嘱或抢救用药医嘱的说明:

到病区药房进行单病人摆药,规定同取药处理第1～7项规定。

(四) 计价单的使用原则

计价单反映了病人住院期间的各种收费情况,病房办公护士应每天核对收费的详细清单,防止错收、漏收。"计价单"有增加病人收费项目的功能,对在"计价单"中录入病人的费用规定如下:

1. 计价单只能录入医嘱中不能反映的收费项目(如一次性便盆)。

2. 严禁在护士站"计价单"中充负数,如需更改应填"充负数申请单",由护士长签名后在住院收费处进行。

3. 对本科病人的科内检查,可在“计价单”中录入检查费、治疗费、材料费等。所使用药品应下一条“药疗”医嘱,不得在“计价单”中录入。

4. 对于科外病人的检查,应在住院收费处由计价录入模块计价,并在检查申请单上盖“计价章”方可给予检查(药品自带、检查科室不另计价)。

5. 对于科内病人的治疗应下一条“治疗”类医嘱,此医嘱的治疗费、材料费可自动计价。

6. 对于科外病人的治疗,应先在病人所在科室录入一条“治疗”类医嘱,所对应价表的内容应全部删除,该病人治疗的计价应在住院收费处“计价录入”中录入,并正确录入执行科室,由住院收费处在申请单上加盖“计价章”后,方可进行治疗。(如该病人所在科室没有将对应价表的内容全部删除,则由住院收费处充负数并登记,结合有关规定处罚。)

7. 护士长应随时审查计价单。科外病人检查治疗收费在医务部未正式通知前禁止在计价录入程序中操作。

(五) 病人出院

1. 病人出院时,办公护士必须认真核对医嘱和计价单,审查长期医嘱是否全部停止,并在出院前一天 12:00 以前录入预出院信息,同时将续打的医嘱单、体温曲线单等归入病历,一并送住院收费处,以便审核。

2. 出院病人的药疗医嘱停止时间:要求经治医生对针剂医嘱应在开“明日出院”医嘱的同时停止(即病人输液治疗截止到开医嘱的当天上午),服药医嘱应在出院当日早晨 7:00 以前停止,由大夜班护士用 F_4 键停止,并重新打印长期医嘱记录单归档。

3. 外科办公护士在处理“明日出院”医嘱同时在该病人的服药单上用红笔注明“出院”,出院当日中午的药由早上发药护士凭该标记交代病人带走。如有特殊用药要求应在出院前一日 15:00 前加开临时医嘱,及时补摆。

4. 有特殊情况需今日出院病人药疗医嘱停止时间及有关问题见取药处理第 5 条规定。

5. 病人正常结算后,住院收费处完成出院结算的同时将自动办理出院手续,护士工作站将不再出现病人信息,护士工作站进行床位刷新,床卡上信息消失,以便新病人入科。

6. 病房护士长应随时对欠费病人进行催费,对欠费结算、延期结算、逃费的病人,由住院收费处进行欠费登记,科室收到住院收费处打印《许可出院通知单》后,在系统中办理“强行出院”。未接到住院收费处的通知,绝不允许进行“强行出院”操作。

7. 凡护士站已办理出院的病人,病人因病情变化需继续住院的,必须重新办理入院手续,严禁进行取消出院的处理。

8. 对于已经进行出院结算,因病情变化需继续住院的,按新病人重新办理入院手续。

9. 出院带药:

(1) 在医生工作站开出院带药医嘱,并打印。

(2) 护士将出院带药处方单送至住院收费处进行记账,再回到病区药房。

(3) 护士将已记账的处方交给病人,并核对清楚,签字。

(4) 病人出院结算后,病人凭出院结算单及出院带药处方单到病区药房取药。

(六) 病人的转入、转出流程

1. 病人的转入流程同病人的入科流程,转入科室应即时安排床位。

2. 医生站下达转出医嘱后,需整理好病人的病历资料,并将病人从医生站“移出”。护士站进行“转抄”、“校对”,并与转向科室联系,进行病人的“转出”操作。

3. 由“转出”科室护士将病人送至“转入”科室。

4. 转入科室护士站将病人“转入”，并通知医生将病人“移入”。

5. 医生站和护士站的转出、转入应考虑到病人用药的问题。由两科室医生协调好，不要造成病人的重复收费。

（七）住院退药的处理

1. 原则上不退药。

2. 退药由经治医生开退药申请单，科主任审核并签字后，病区药房方予办理。

3. 病区药房已摆好的口服药，一律不作退药处理。

（八）住院病人退院处理

1. 未开医嘱、未发生费用的患者要求退院时，经科室领导同意后与患者签退院协议书，方可办理；已发生费用的患者要求退院，一律作出院处理。

2. 病人退院时，科室应在护士工作站，对“病人”作取消入院操作，并在病人预交金凭证上作退院签字。

3. 护士通知患者或其家属持病历到住院登记处办理退院手续。

4. 住院登记处收回病历，调用住院子系统，进入住院登记工具栏，输入 ID 号，单击“查询”作删除处理。

5. 办理退院手续后，患者和家属凭签字的预交凭证到住院收费处办理退费。

（九）护理文书打印规范

1. 医嘱记录单

（1）护士在校对完医嘱后将长期医嘱和临时医嘱分别打印并归入病历。

（2）续开的医嘱应进行续打。

（3）医生下达的停止医嘱可在医嘱记录单上手工填写停止时间，但必须填写认真，字迹规范、工整。

（4）长期医嘱单原则上不进行“续打重整医嘱”操作。

（5）根据各科要求，可在病人出院时一次性打印长期、临时医嘱记录单。

2. 体温单及体温曲线图（暂时不使用）

（1）每日 16:00 体温测后打印当日体温单，并归入病历以便次日续打。

（2）每 7 天打印一次单病人的体温曲线图，并用专用体温笔标记体温、脉搏符号（不用连线）。代替续打的体温单归入病历。

（3）体温曲线图中的 40～42 ℃之间所填项目：入院、分娩、手术、转出、出院、死亡、外出、拒试；34～35 ℃之间所填项目：不升等，要用手工填写。大便次数在特殊情况下（如灌肠、大便失禁等）需手工填写。尿量、出入液量输入前需将日期调整为前一天。

（4）体温达 39 ℃以上的要用虚线表示物理降温，要在打印出的体温单上及时补画物理降温曲线。

3. 执行单（输液单、注射单、服药单、治疗单、护理单）

（1）执行单的打印要求天天分类打印。每天批量医嘱处理完成后即重新打印。

（2）打印后又有长期医嘱修改的可不重新打印执行单，只需用红笔在原执行单上进行修改，并签名。旧执行单用红笔打“×”后保留至次日早上 8:00（外科保留至次日中午 12:00）。

4. 医嘱本(全部新开医嘱)

(1) 选医嘱,分类医嘱本,将长期与临时新开医嘱,分别选择打印,单击“打印”或“重打”。当日新开医嘱红蓝勾校对制度同以前的规定(红勾表示已打印执行单并放于该类执行本内,蓝勾表示已打印出医嘱记录单并夹入病历本)。

(2) 临时医嘱执行者铅笔打勾签名要求同前,15 分钟内执行,未执行的临时医嘱必须作出标记并交班。

(3) 每天的医嘱本装订在一起,按月保存,医嘱本保留时间暂定一年。

无菌物品管理制度

1. 无菌物品使用专用储存柜，与污染物品分开，定位放置；按灭菌先后顺序排列(先灭先用)，在有效期内使用，避免过期。无菌物品柜、抽屉定期清扫保持清洁无尘。

2. 无菌物品灭菌标志明显，包外化学指示胶带色条压力蒸汽灭菌变为黑色，环氧乙烷灭菌变为橘红色，有效期标识清楚。

3. 无菌物品包装完整、严密，包布清洁、无水渍、无污渍、手感干燥(含水量不超过3%)。

4. 无菌物品须使用具有通气筛孔的盒(罐)装，表面清洁无污渍，通气筛孔须盖闭完善。

5. 使用无菌物品时按相关操作规程执行。

6. 无菌物品灭菌包开包后若保留，须注明开包日期、时间，超过24 h不得使用(盘治疗巾除外)。有筛孔容器筛孔一经打开，使用时间不得超过24 h。

7. 如发现柜内物品筛孔打开、包装破损、潮湿、无灭菌标识或无有效期均不能作为无菌物品使用。

8. 操作环境整洁，地面四壁无尘、无污迹、无蜘蛛网。专用清扫工具，地面湿式清扫，每日至少湿拖地面两次。

9. 使用无菌物品前按要求洗手、戴口罩，保持衣帽整洁。

10. 使用无菌物品前查看物品名称、化学指示胶带变色合格、在有效期内、包装完整，打开无菌物品查看包内化学指示卡变色合格(压力蒸汽灭菌色条变为均匀黑色，环氧乙烷灭菌色条变为均匀的绿色)方可使用。

11. 持物镊、罐每周更换一次；更换镊、罐时一并更换消毒液，使用过程中及时添加。

12. 浸泡物品：器械清洁无血迹、污渍，关节打开。消毒液应浸泡至镊长的1/2～2/3之间，持物钳关节上2～3 cm。已消毒、未消毒标志清楚，计时方法正确。

13. 储存无菌物品间循环风紫外线空气消毒器每日消毒2次，每次30 min，消毒时关门、窗，紫外线消毒记录灯管使用时间。

14. 储存无菌物品间空气细菌数不超过200 cfu/m^3，物体表面细菌数不超过5 cfu/cm^2。定期监测。

运用“ABCDE”法再造病区安全管理制度

为加大病区安全管理，还病患、医护人员一个有序、安全、舒适的医疗环境，现将“ABCDE”法应用于病区安全管理中。

1. 常问(Ask)　看到陌生人要多问，当班护士对来到病区的陌生人要多留心，问他找哪位、干什么。俗话说：“做贼心虚”，多问几次，“陌生人”就会紧张，也许会自动离开，此时立即打电话通知保安，并描述此陌生人的形象特征。

保安联系电话：内科楼 861323　外科楼 860833　高干北楼 861273　高干南楼 861832

2. 警钟长鸣(Bell)　所有医护人员要有警惕性，对可疑现象可疑人物不能存在事不关己、高高挂起的心态，吸取教训，安全意识牢记心中，只有每位工作人员发扬主人翁精神，才能维护好科室安定团结。

3. 常沟通(Communicate)　不仅和病人、管床医生、护工多沟通，更要加强和保卫部门的沟通，多了解最近有无特殊事件发生，有无可疑人物出入，形成安全网，让不法分子无缝可钻。

4. 常巡视、常发现(Discover)　经常巡视病房，发现病人贵重物品摆放不合理的要及时提醒。

22：00～6：00：是护士上班人数较少的时间段，此阶段多和保安沟通，加强门卫管理及病区巡视。

5：30 和 21：30：要求保安巡视各楼层，以确保病区安全，当班护士签字。

21：00：当班护士巡视病房，督促探视人员离开病区，保证病人的休息。

22：00：当班护士关闭病区大门。

5. 常教育(Educate)　对每一位新入院的患者做入院宣教的同时，要提醒患者加强安全意识，特别强调如现金、笔记本、手机等贵重物品妥善保管；如离开病房、无人在房间请通知护士将门锁好；发现可疑人物立即通知医护人员；如需陪护人员，请到护士站办理陪护证，方便出入。

护理沟通协调规定

为加强全院各部门的协调，提高护理工作效率，建立和维持医院良好的内外关系，使护理工作保持惯性运行，护理与医务、药剂、后勤等相关部门之间必须密切配合，相互协调，制定本制度。

1. 本制度是我院护理沟通协调基本规范，适用于护理与其他部门之间、护理部与护士长之间、护士长与护士之间、医护之间的沟通协调。

2. 沟通协调要坚持既有分工，又有合作，既各司其职，又统筹兼顾的原则。

3. 要树立全局意识和大局观念，必须遵循个人服从组织、下级服从上级，科室服从护理部的原则。

4. 护理部负责和相关部门之间关系的协调，加强组织工作和思想政治工作，统一认识、统一目标、统一行动，同时加强监督检查，保证护理工作顺利完成。

5. 协调的范围和内容。

在医院护理工作运行的过程中需要部门、多层次协调合作的问题，在协调范围之内。包括：

（1）临床各科室护理人员之间的工作关系；

（2）护理人员与医疗、药剂、后勤等相关部门之间的工作关系；

（3）护患之间的协调、沟通。

6. 协调的方式方法：

（1）明确各相关部门的工作制度和职责范围。

（2）日常性的护理工作，属于各科室职责范围内的，各司其职、各负其责，按职责认真办理。需要相关科室配合完成的工作，在护理部的统一安排部署下，通过沟通协调配合完成。各科室的护士长负责做好本科室护理人员之间的协调，按照职能职责办事，不得互相推诿或者拖而不办。

（3）临时性的护理工作，由护理部确定一个科室主办，确需其他科室配合时，护士长要及时向护理部汇报，护理部负责沟通协调，做出必要的处理和决定。协办科室要积极配合，并按时向主办科室报送工作情况。

（4）各科室在工作中，遇到有不同意见和难以实施时，科室间应及时主动沟通协调，同时，上报护理部，由护理部进行沟通协调解决。仍达不成一致意见的，由护理部召开护理管理组会议讨论确定。在争议未解决之前，主办科室应按护理部指示，认真执行，不能推诿延误。

（5）当职能出现交叉与重叠时，或某项事情需要多个部门负责时，或出现新任务、新项目而现有职能涵盖不了时，护理人员应做好与其他部门相关人员之间的协调，必要时由护士长或科主任与其他部门负责人之间协调。在协调出现困难时，由护理部出面协调研究解决。

(6) 请示事项应遵循“逐级请示”的原则,护士向护理组长请示,护理组长向护士长请示,护士长向护理部请示,没有特殊情况,不能越级请示或多头请示。一般书面请示需书面回复,口头请示口头回复。如有特殊或紧急情况,可直接或越级请示。

(7) 各科室对所承担的工作,要在规定的期限内完成。不能按时完成的,护士长要向护理部说明情况。

(8) 护理部每月召开一次护理管理组、学组会议,总结本月工作完成情况,分析研究有关问题,协调内部工作,部署下月工作计划。

(9) 护理部每月召开一次护士长会议,将重大事件,本月工作情况向全院护理人员通报。通报内容包括:点评有关护理工作,通报全院当前重点工作进展情况、护理重要活动,新出台的涉及面广、影响较大的政策规定以及护理人员比较关注的有关事项等,同时在政工网上下发。

(10) 护士长每月召开一次护士常规会,根据护士长会议内容通报本月工作情况。

(11) 对协调沟通不够,在护理工作中推诿扯皮,影响护理工作正常开展,造成护理不良事件的,依据有关规定,根据情节轻重给予适当的奖惩。

(12) 本制度未涉及事宜,按单位相关管理制度和护理部指示执行。

护理不良事件与隐患缺陷报告制度

护理缺陷、事故登记报告制度

一、护理缺陷、事故标准

1. 医疗事故分级标准

医疗事故是指列入军队编制的医疗机构及其医务人员在医疗活动中，违反国家和军队医疗卫生管理规定和医疗护理技术操作常规，过失造成伤病员人身损害的行为。

医疗事故分为四级：

一级医疗事故：造成患者死亡、重度残疾的；

二级医疗事故：造成患者中度残疾、器官组织损伤导致严重功能障碍的；

三级医疗事故：造成患者轻度残疾、器官组织损伤导致一般功能障碍的；

四级医疗事故：造成患者明显人身损害的其他后果的。

2. 护理缺陷标准

护理缺陷是指护理人员在护理工作过程中，由于责任心不强，粗心大意，不按常规、制度和操作规程办事或者专业技术原因而发生的，未给伤病员造成不良后果，或者有不良后果但未构成医疗事故的行为。参照〔1998〕卫医字第113号《军队医疗护理差错处理规定》，下列行为定为护理缺陷：

(1) 严重护理缺陷：

① 注射、穿刺等各种诊疗护理技术操作违反操作规程，造成损伤、断针或者发生感染化脓的。

② 手术时体位不当，造成病人体表面积0.25%以下的皮肤压伤或者功能障碍(短期内可恢复)的；在皮肤消毒后，手术开始前，查对时发现接错病人、摆错体位、定错手术部位的。

③ 手术患者体内遗留敷料或者器械等异物，缝合后尚未离开手术室即发现取出的。

④ 助产时违反操作规程，会阴保护不当造成Ⅲ度撕裂的；产后误将纱布或者异物遗留在阴道内，数小时以内发现取出的。

⑤ 产妇出院抱错婴儿，及时发现换回的。

⑥ 不遵守值班、交接班等制度，病人病情发生重要变化时，未及时发现处置的。

⑦ 因医疗护理原因，造成Ⅱ度以下烫(烧)伤、婴儿臀部糜烂，面积占病人体表面积0.25%以上的。

⑧ 重危、全麻术后绝对卧床的病人或者无陪伴病人因护理不当发生坠床，增加病人痛苦的。

⑨ 错用、漏用或者擅自使用、超剂量使用毒、麻、精神药品或者特殊治疗药物的。

⑩ 使用过敏性药物，未按照《药典》规定作过敏试验即给药；或者为原有药物过敏史给药的（脱敏疗法除外）。

⑪ 静脉输液、化疗或者注射刺激性及浓度较大药液时，未按规范要求操作，漏于皮下，引起局部组织坏死，面积占病人体表面积 0.25%以上，但未构成护理事故的（成人＜2%；儿童＜5%）。

⑫ 输入霉变、过期液体，被及时发现，未造成严重后果的。

⑬ 交叉配血错误、输错血或者因加入药物发生溶血、凝血被及时发现纠正的。

⑭ 误将该灭菌而未灭菌的器械、敷料发出的。

⑮ 错、漏、损害、遗失、延误脑脊液、胸水、腹水、活检组织等送检标本，影响诊断、治疗的。

（2）一般护理缺陷

① 交接班不清楚，使一般治疗中断或者遗漏的。

② 打错针、发错药、做错治疗，未造成不良后果的。

③ 医嘱处理错误，造成一般治疗错误的。

④ 错、漏发治疗饮食或误给禁食病人饮食并对病情造成不良影响，或者延误病人当日检查、治疗的。

⑤ 因管理不善，致使抢救工作中发生抢救器材失灵，延误救治的。

⑥ 因医疗护理原因，造成Ⅱ期褥疮、浅Ⅱ度以下烫（烧）伤、婴儿臀部糜烂，面积占病人体表面积 0.25%以下的。

⑦ 采取胸水、腹水、血液、体液标本时，因各种原因需重新采取，但未影响诊断治疗的。

⑧ 术前备皮划破皮肤，影响手术按时进行的。

⑨ 术后伤口内或者体腔内留置纱条、引流管，未按规定时间取出，或者因处理不当，导致病人引流管、气管插管等各种导管脱出，经紧急处理后，无不良后果的。

⑩ 由于产程观察不细，造成未消毒分娩的。

⑪ 已灭菌器械包内主要器械不全，清洗不净，或者灭菌器械过期，已发给使用单位但未使用的。

⑫ 静脉输液、化疗或者注射刺激性及浓度较大药液时，未按规范要求操作，漏于皮下，引起局部组织坏死，面积占病人体表面积 0.25%以下的。

⑬ 由于管理不当、业务不熟悉或者未按常规、制度操作，造成病人意外损伤，但未有严重不良后果的。

二、护理缺陷、事故登记报告与处理

1. 发生护理缺陷，当事人必须在 24 小时内报告护士长，护士长了解情况后 48 小时内报告总护士长。3 天内病区组织召开护理缺陷分析会，分析发生原因和管理上的漏洞，吸取教训，制定整改措施。一周内护士长填写《护理缺陷、事故报告表》，与病区护理缺陷分析会原始记录复印件一并交护理部备案。逾期未按上述程序处置，作隐匿不报处理，凡经举报查实，将追究科室领导及当事人的责任。

2. 发生（或疑似）护理事故时，当事人应立即向科室领导及医务部、护理部报告，医务部或护理部应及时逐级报告。一经确定为护理事故,科室应在一周内填好《医疗事故报告表》报医务部(或护理部)。对隐匿事故不报或不按时报告者,要追究科主任或护士长及当事人的责任。

3. 根据 2002 年 9 月 1 日起施行的《医疗事故处理条例》,发生下列重大医疗过失行为的,应当在 12 小时内向所在地卫生行政部门报告:

(1) 导致患者死亡或者可能为二级以上的医疗事故;

(2) 导致 3 人以上人身损害后果;

(3) 国务院卫生行政部门和省、自治区、直辖市人民政府卫生行政部门规定的其他情形。

4. 发生严重差错或事故的各种有关记录、检验报告及造成事故的药品、器械等均应在医患双方共同在场时封存,妥善保管。有关可疑药物和输液、输血、手术等器具器械等现场实物封存;对疑难病例讨论记录、上级医师查房记录、会诊记录、病程记录等资料进行封存,不得擅自涂改、销毁,以备鉴定。因抢救病人未能及时书写病例的,应在抢救结束后 6 小时内据实补记,并注明。

5. 病区建立护理缺陷登记本,对护理工作中发生的护理缺陷作如实登记,护士长每月作分析、讲评和护理安全教育。对护理缺陷堵塞者和发生者酌情奖惩,并记入个人护理工作与业务考核档案。每月以书面形式将护理缺陷的发生和堵塞情况上报护理部。

6. 护理部建立全院护理缺陷、事故登记档案,并设专人管理。根据护理缺陷发生的细节、性质与后果的严重程度,全面分析,既要注意责任因素,又要考虑技术因素和难以预料的意外情况,实事求是地提出定性和处理意见,并纳入病区护理单元绩效考核。分护理事故、严重护理缺陷和一般护理缺陷三级扣分。

7. 护理部建立护理安全教育与护理缺陷分析会制度,每季度分析讲评一次,及时提出整改措施。每年对年度护理安全情况进行全面总分析,找出薄弱环节,进一步加强教育,完善管理。

护理缺陷、事故报告处理流程

发生护理缺陷

↓

医患双方在场时共同封存各种有关记录、检验报告
及造成事故的药品、器械等

↓

当事人 24 小时内向护士长汇报，
发生重大医疗过失行为的，应在 12 小时内向卫生行政部门报告

↓

护士长 48 小时内向总护士长和护理部汇报

↓

病区 3 天内召开护理缺陷分析会，
分析发生原因和管理上的漏洞，吸取教训，制定整改措施

↓

一周内护士长填写《护理缺陷、事故报告表》，
与病区护理缺陷分析会原始记录复印件一并交护理部备案

↓

如实登记在病区建立的护理缺陷登记本上，
供护士长每月作分析、讲评和护理安全教育，酌情奖惩

↓

护理部建立全院护理缺陷、事故登记档案，
提出定性和处理意见，并纳入病区护理单元绩效考核

护理缺陷、事故报告表

科室：

<table>
<tr><td colspan="2">当事人姓名</td><td colspan="2">性　别</td><td colspan="2">年　龄</td><td colspan="2">职　称</td><td>文职护士</td><td>聘用护士</td><td colspan="2">发生时间</td><td colspan="2">班　次</td></tr>
<tr><td colspan="2"></td><td colspan="2"></td><td colspan="2"></td><td colspan="2"></td><td></td><td></td><td colspan="2">年　月　日</td><td colspan="2"></td></tr>
<tr><td colspan="2">患者姓名</td><td colspan="2">性别</td><td colspan="2">年龄</td><td colspan="2">职业</td><td colspan="2">住院号</td><td colspan="2">诊断</td><td colspan="2">护理等级</td></tr>
<tr><td colspan="2"></td><td colspan="2"></td><td colspan="2"></td><td colspan="2"></td><td colspan="2"></td><td colspan="2"></td><td colspan="2"></td></tr>
<tr><td colspan="4">事故等级</td><td colspan="5">护理缺陷</td><td>其他</td><td colspan="4">后果</td></tr>
<tr><td>一级</td><td>二级</td><td>三级</td><td>四级</td><td>服药</td><td>注射</td><td>输液</td><td>输血</td><td>意外损伤</td><td></td><td>增加痛苦</td><td>影响治疗</td><td>体表损伤</td><td>组织器官损伤</td></tr>
<tr><td colspan="14">事件发生经过：

当事人签名：</td></tr>
<tr><td colspan="14">科室对事件的分析和处理意见：

科主任或护士长签名：</td></tr>
<tr><td colspan="14">护理部处理意见：

护理部盖章：</td></tr>
</table>

紧急风险预案

发生地震的护理应急预案

1. 保持镇定，维持秩序，防止病人因恐慌而慌乱逃窜。

2. 组织能离开房间的病人迅速到空旷处，疏散时注意从楼梯行走，不可乘坐电梯，切忌拥挤，防止摔倒、踩伤。

3. 组织活动不便的病人迅速找到相对安全的地方。

4. 关闭电源总闸，选择桌子或床底、卫生间等开间小、跨度小，而又不易倒塌的地方，脸朝下，头靠墙，两只胳膊在胸前相交，右手正握左臂，左手反握右臂，鼻梁上两眼之间的凹部枕在臂上，闭上眼、嘴，用鼻子呼吸。

5. 严禁使用蜡烛、打火机等，防止引起火灾或易燃品的爆炸。

6. 利用地震间歇带领病人有秩序地从疏散通道转移至安全地方。

7. 安置病人，对重伤病人进行紧急救治，并指导轻伤病人一些基本的伤口处理方法。

发生地震的护理应急流程图

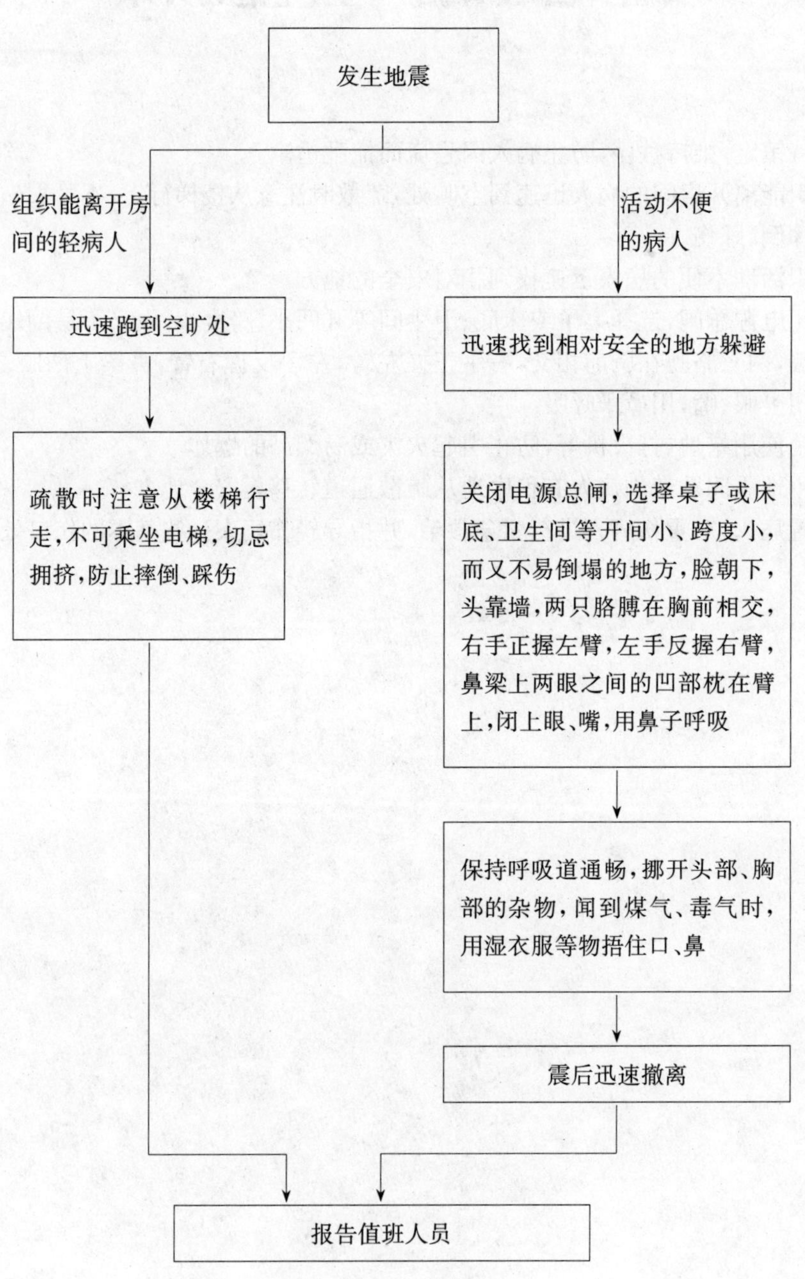

火警处理应急预案

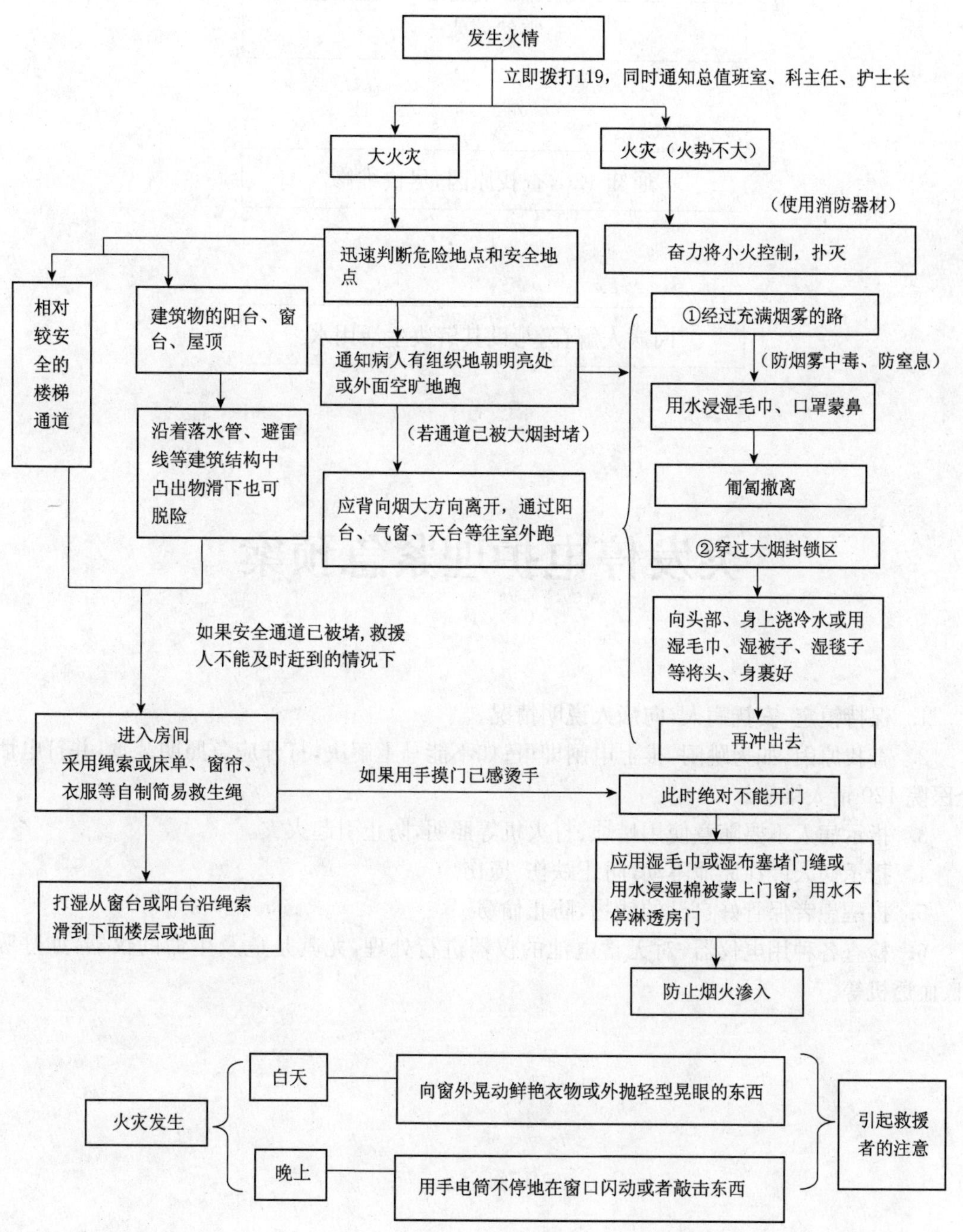
发生火情
立即拨打119，同时通知总值班室、科主任、护士长
大火灾
火灾（火势不大）
（使用消防器材）
奋力将小火控制，扑灭
迅速判断危险地点和安全地点
相对较安全的楼梯通道
建筑物的阳台、窗台、屋顶
沿着落水管、避雷线等建筑结构中凸出物滑下也可脱险
通知病人有组织地朝明亮处或外面空旷地跑
（若通道已被大烟封堵）
应背向烟大方向离开，通过阳台、气窗、天台等往室外跑
①经过充满烟雾的路
（防烟雾中毒、防窒息）
用水浸湿毛巾、口罩蒙鼻
匍匐撤离
②穿过大烟封锁区
向头部、身上浇冷水或用湿毛巾、湿被子、湿毯子等将头、身裹好
再冲出去
如果安全通道已被堵，救援人不能及时赶到的情况下
进入房间
采用绳索或床单、窗帘、衣服等自制简易救生绳
如果用手摸门已感烫手
此时绝对不能开门
应用湿毛巾或湿布塞堵门缝或用水浸湿棉被蒙上门窗，用水不停淋透房门
防止烟火渗入
打湿从窗台或阳台沿绳索滑到下面楼层或地面

火灾发生
白天
向窗外晃动鲜艳衣物或外抛轻型晃眼的东西
晚上
用手电筒不停地在窗口闪动或者敲击东西
引起救援者的注意

停水和突然停水的护理应急预案

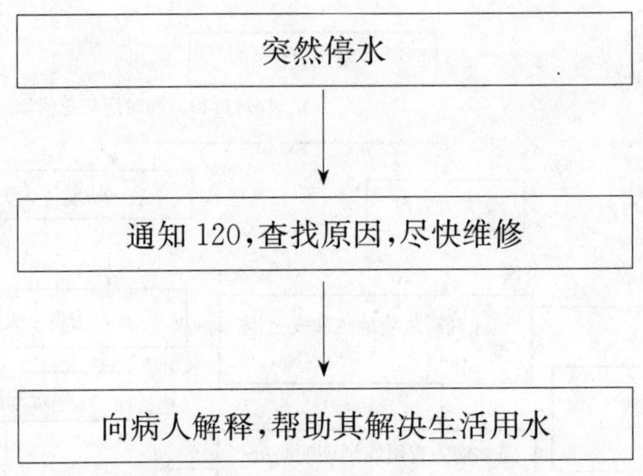

突发停电护理紧急预案

1. 保持镇定,安抚病人,向病人说明情况。

2. 查找原因,如为跳闸,推上电闸即可;如不能马上解决,打开应急照明装置,并打电话至医院 120 请人维修。

3. 指示病人不要随意使用蜡烛、打火机等照明,防止引起火灾。

4. 指示病人停在原地不动,防止跌伤、撞伤。

5. 提醒患者保管好自己的钱物,防止偷窃。

6. 检查各种用电仪器,对无蓄电池的仪器进行处理,尤其是危及生命的仪器,如呼吸机、血透机等。

重大意外事故、群发疾病护理流程

接　诊

（了解事件发生的概况、患者数量、危重程度、到达时间）

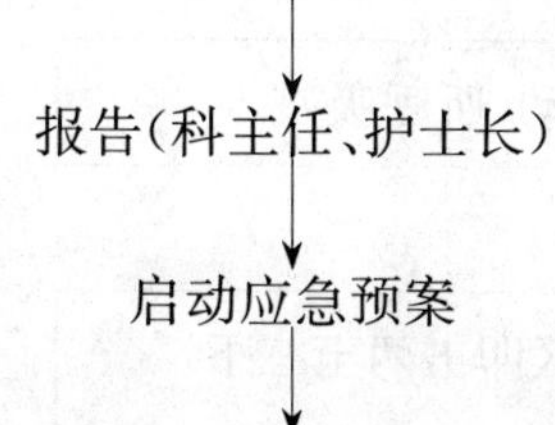

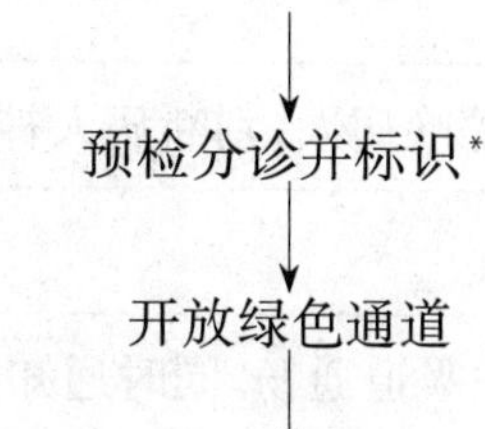

报告（科主任、护士长）

启动应急预案

① 设立抢救指挥者，负责组织抢救工作；
② 指挥者立即上报医务部、护理部及相关部门；
③ 患者 ≤ 5 人时，科室组织人员自行抢救，> 5 人时可请求医务部、护理部派人增援。

预检分诊并标识*

开放绿色通道

① 分工明确，各司其职，紧密合作，听从指挥；
② 通知药房、检验、放射、B 超、心电图室等相关科室；
③ 抢救护士自始至终负责一名或几名患者的治疗护理，尽量获取患者信息，尽快联系家属，协助完成各种检查，检查结果及时反馈给责任医生，直至病情稳定或转科，方可离去。

* 标志

红色	病情危重	立即抢救处理
黄色	病情较重	及时给予各种治疗，密切观察防止病情演变成红色
绿色	病情稳定	可暂缓处理，进一步观察
黑色	死亡患者	行尸体护理，开具死亡证明

住院患者发生猝死的护理抢救应急预案

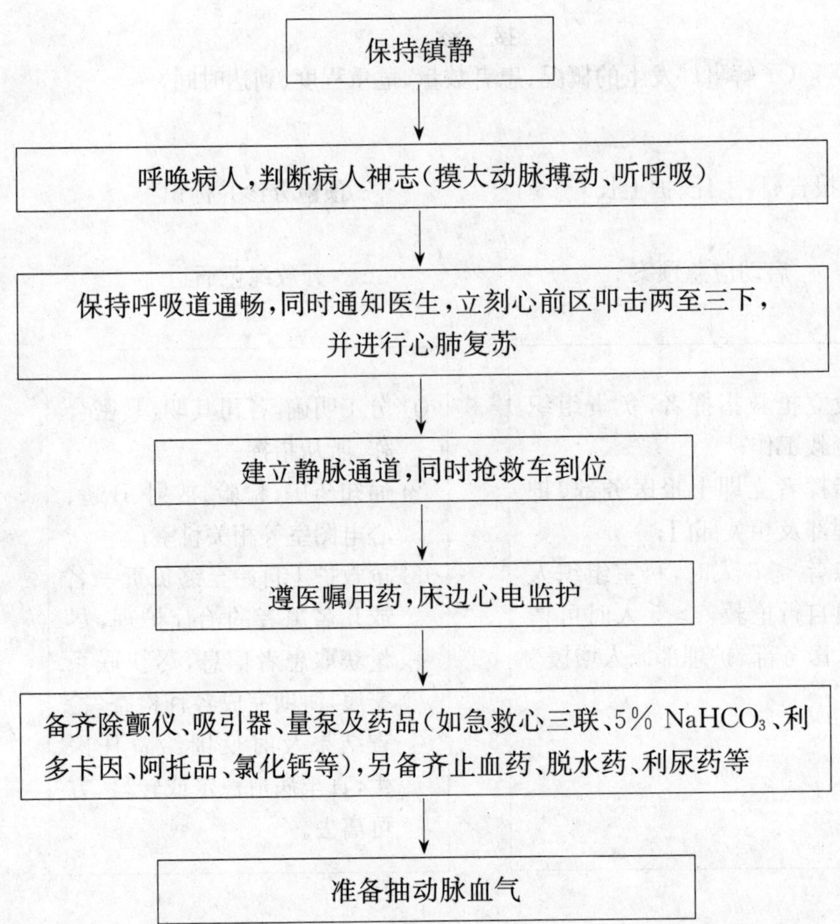

保持镇静
呼唤病人，判断病人神志（摸大动脉搏动、听呼吸）
保持呼吸道通畅，同时通知医生，立刻心前区叩击两至三下，并进行心肺复苏
建立静脉通道，同时抢救车到位
遵医嘱用药，床边心电监护
备齐除颤仪、吸引器、量泵及药品（如急救心三联、5% $NaHCO_3$、利多卡因、阿托品、氯化钙等），另备齐止血药、脱水药、利尿药等
准备抽动脉血气

住院患者发生误吸的护理抢救应急预案

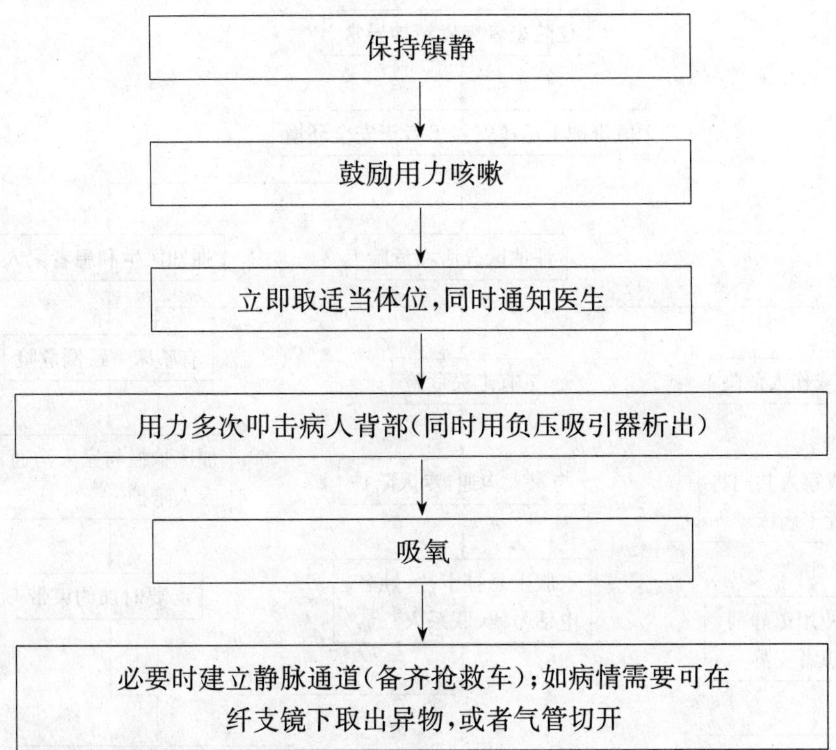

住院患者出现精神症状的护理应急预案

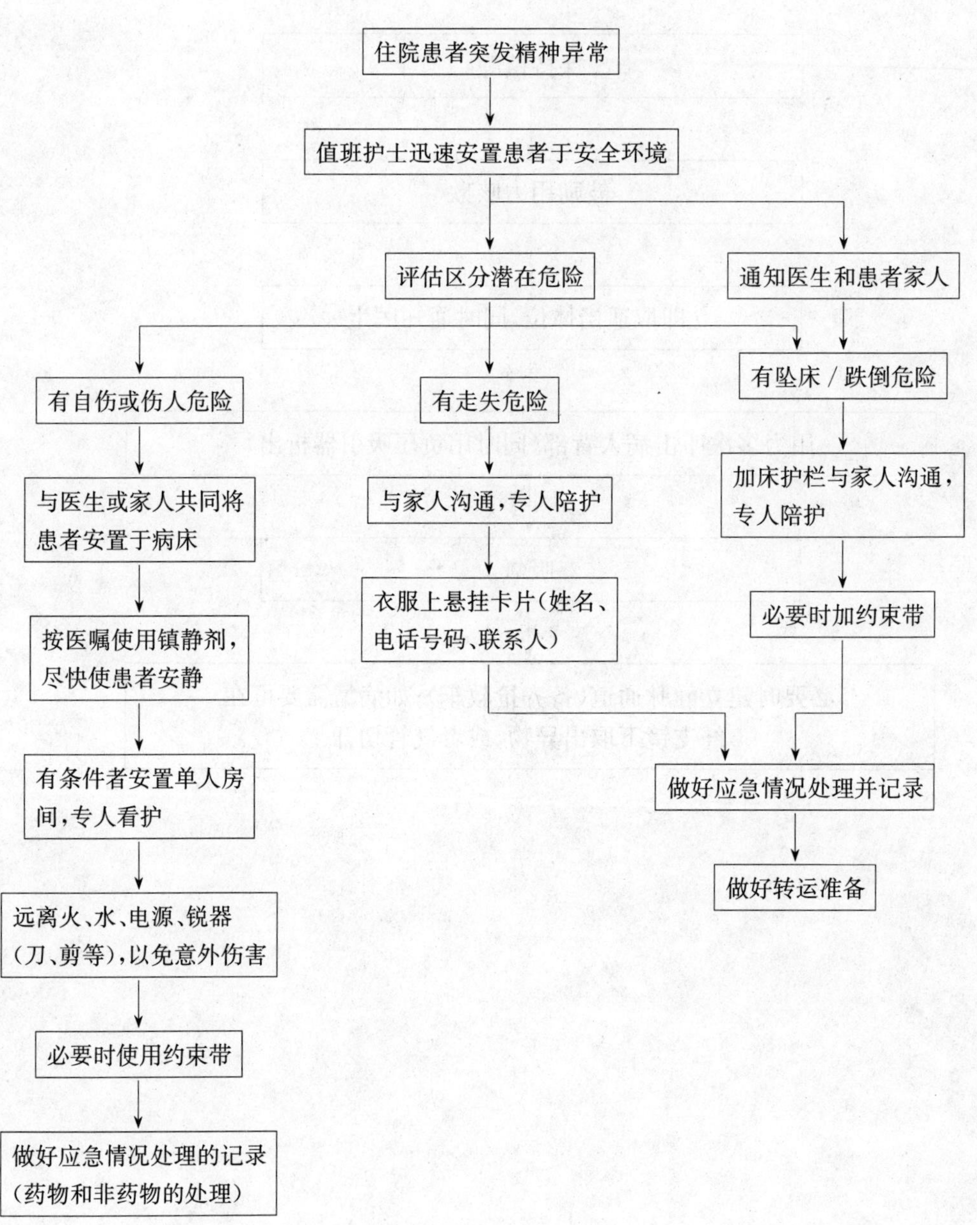

住院患者出现抽搐的护理应急预案

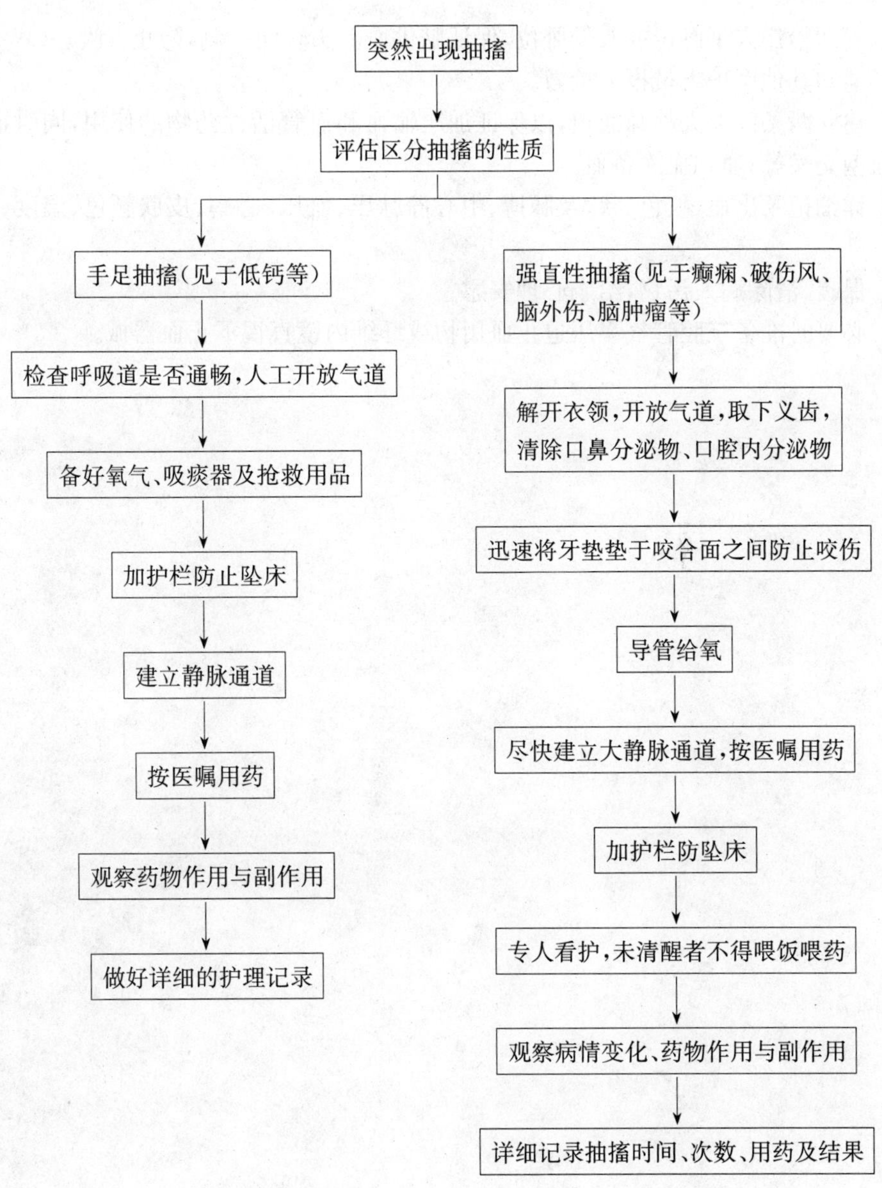

住院患者消化道出血的护理应急预案

1. 立即给病人平卧位或头低卧位，保证脑供血。头转向一侧，防止误吸。

2. 通知其他医护人员投入抢救。

3. 建立两条以上大静脉通道，以保证加压输血和血管活性药物的使用，同时抽血查血常规、血型交叉等；通知血库备血。

4. 详细记录出血量、色、状，及脉搏、中心静脉压、血压、心率、皮肤颜色、温度、湿度、尿量等。

5. 保暖、清除病人污物，给予心理安慰。

6. 必要时准备三腔管气囊压迫止血用物或纤维内镜直视下止血器械。

住院患者消化道出血的护理应急预案流程图

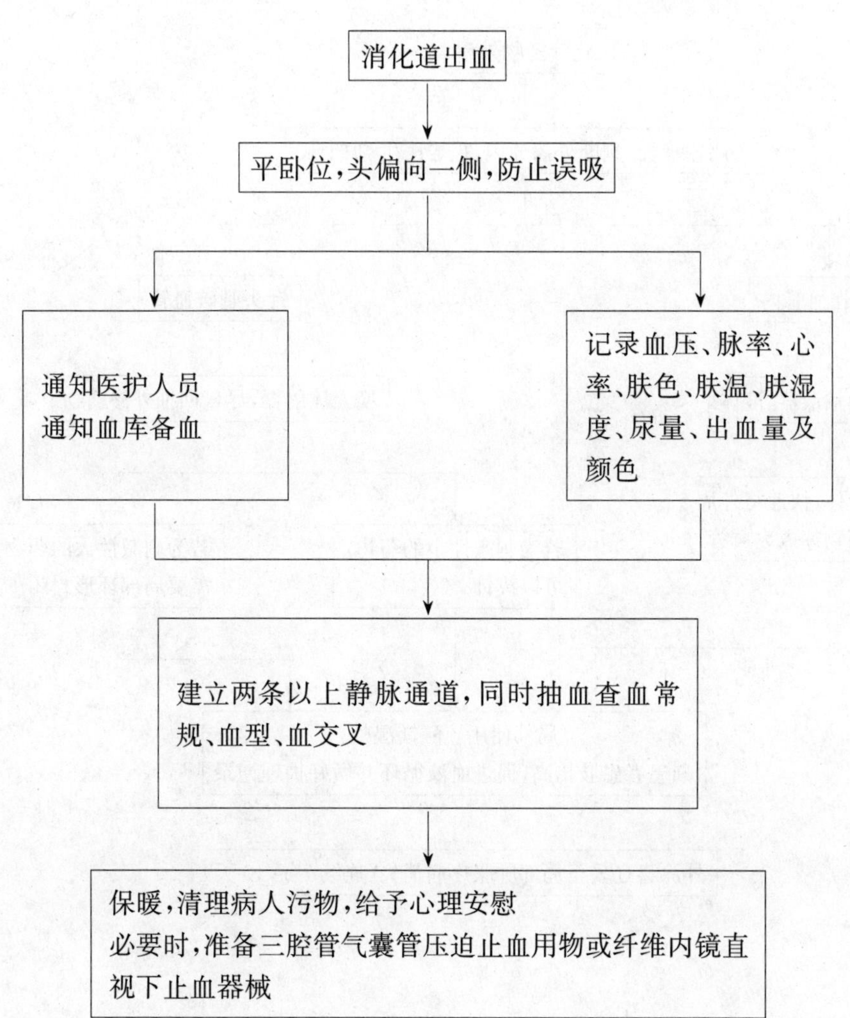
消化道出血
平卧位，头偏向一侧，防止误吸
通知医护人员
通知血库备血
记录血压、脉率、心率、肤色、肤温、肤湿度、尿量、出血量及颜色
建立两条以上静脉通道，同时抽血查血常规、血型、血交叉
保暖，清理病人污物，给予心理安慰
必要时，准备三腔管气囊管压迫止血用物或纤维内镜直视下止血器械

化疗药物外渗紧急预案流程图

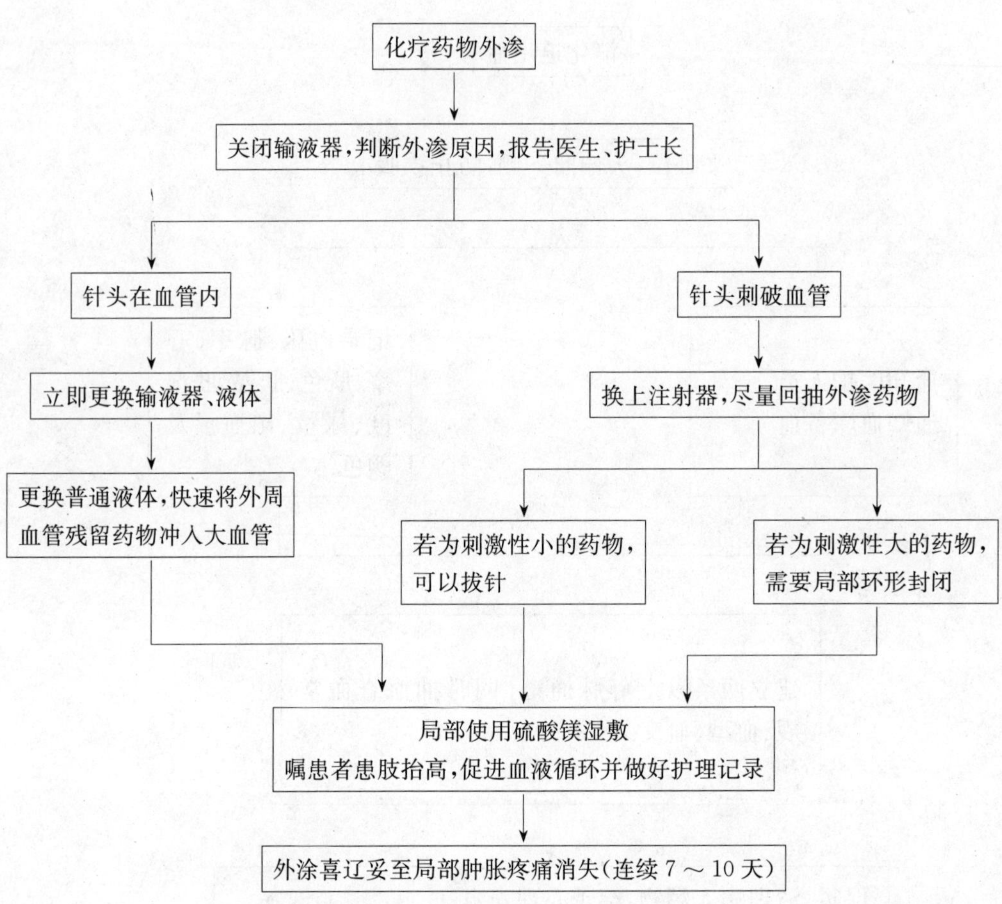
化疗药物外渗
关闭输液器，判断外渗原因，报告医生、护士长
针头在血管内
针头刺破血管
立即更换输液器、液体
换上注射器，尽量回抽外渗药物
更换普通液体，快速将外周血管残留药物冲入大血管
若为刺激性小的药物，可以拔针
若为刺激性大的药物，需要局部环形封闭
局部使用硫酸镁湿敷
嘱患者患肢抬高，促进血液循环并做好护理记录
外涂喜辽妥至局部肿胀疼痛消失（连续 7 ～ 10 天）

患者有自杀倾向的护理应急预案

1. 及时报告护士长、经治医生或值班医生，再由护士长逐级上报，建议有关人员会诊。

2. 详细登记患者家庭住址及家属联系电话，并要求 24 小时开通。

3. 做好家属的解释工作，取得家属配合，交代家属 24 小时守护患者身边。

4. 请家属在《住院患者陪护须知》上签字。

5. 做好该患者重点标识(可在病员一览表上进行标识)，护士每班床头交接。每小时巡视一次，并做好记录。

6. 管床护士应经常与患者进行交谈，了解患者心理状态并给予疏导。同时将所了解情况告知管床医生，取得医生配合。

7. 护士长应每日了解、掌握患者情况，指导护士进行工作。

8. 提供安全环境：仔细检查病房环境、物品，尽可能避免危险的或有潜在危险的物品(如刀片、玻璃、皮带等)，所清除物品应记录并转交给家属，所有安全的措施应在尊重病人及事先通知的前提下进行，以尽量减少病人及家属的不悦。

9. 会诊确定有自杀倾向，病人应：

(1) 医疗状况允许，尽可能转送至精神科专科医院或病房。

(2) 医疗状况不允许或无精神科设施，尽量隔离在单人间，保证专人看护。

如出现患者丢失，立即与家属取得联系，积极寻找。同时立即告知医生、护士长，由护士长逐级汇报。

患者有自杀倾向的护理应急预案流程

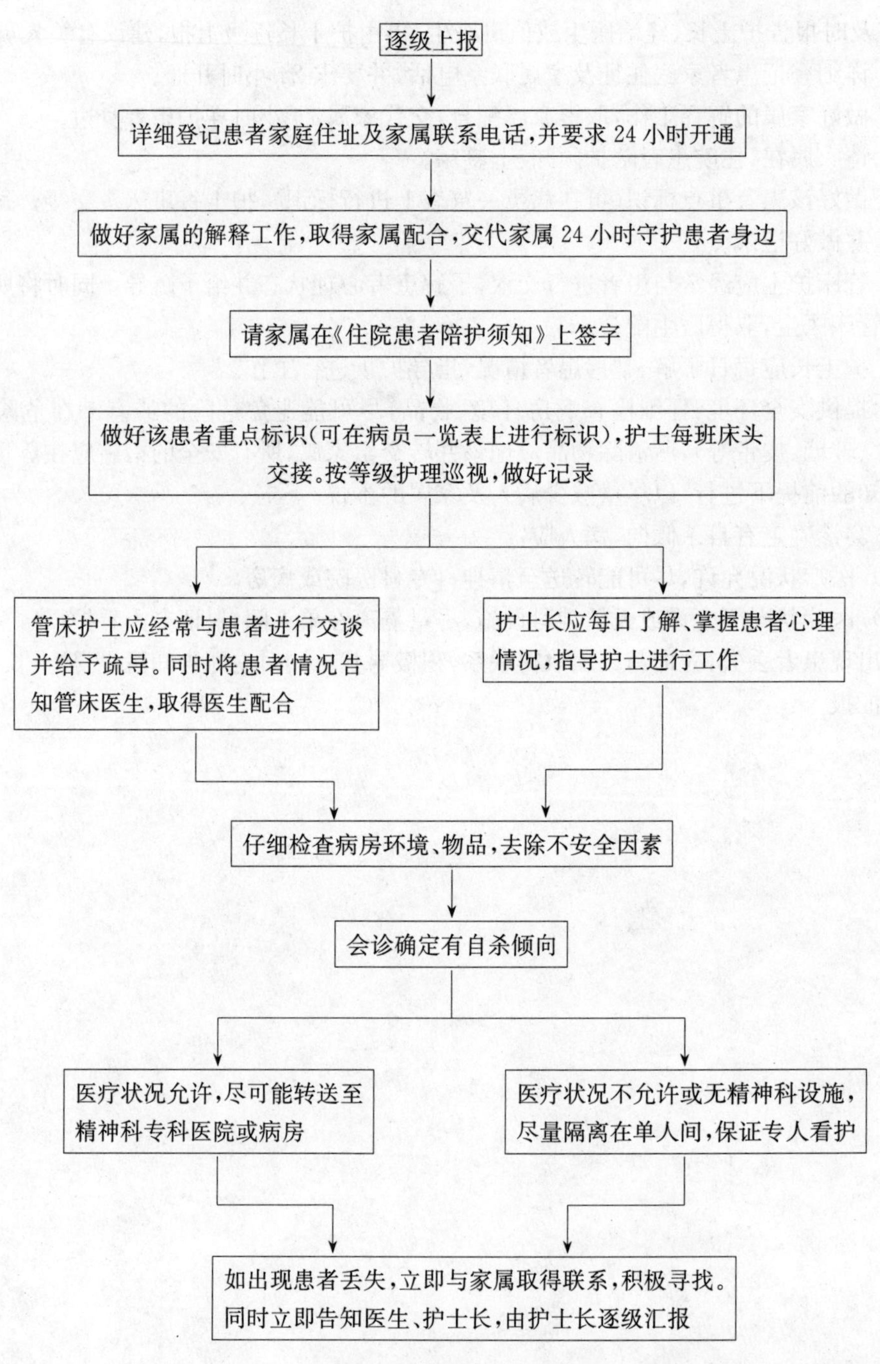
逐级上报
详细登记患者家庭住址及家属联系电话，并要求24小时开通
做好家属的解释工作，取得家属配合，交代家属24小时守护患者身边
请家属在《住院患者陪护须知》上签字
做好该患者重点标识(可在病员一览表上进行标识)，护士每班床头交接。按等级护理巡视，做好记录
管床护士应经常与患者进行交谈并给予疏导。同时将患者情况告知管床医生，取得医生配合
护士长应每日了解、掌握患者心理情况，指导护士进行工作
仔细检查病房环境、物品，去除不安全因素
会诊确定有自杀倾向
医疗状况允许，尽可能转送至精神科专科医院或病房
医疗状况不允许或无精神科设施，尽量隔离在单人间，保证专人看护
如出现患者丢失，立即与家属取得联系，积极寻找。同时立即告知医生、护士长，由护士长逐级汇报

患者自杀后护理应急预案

1. 发现患者自杀后，应立即通知医生并积极采取抢救措施。
2. 立即向护士长和主任汇报，护士长迅速向护理部领导汇报，汇报医务部值班室。
3. 通知联系家属。
4. 通知保安及保卫科，维持病房秩序。
5. 安慰家属并消除其他病人的不安情绪。
6. 患者死亡，做好妥善护理。
7. 如经抢救复苏成功的患者，安排护士 24 小时看护。
8. 及时、准确做好各项抢救护理记录。

患者自杀后护理应急预案流程图

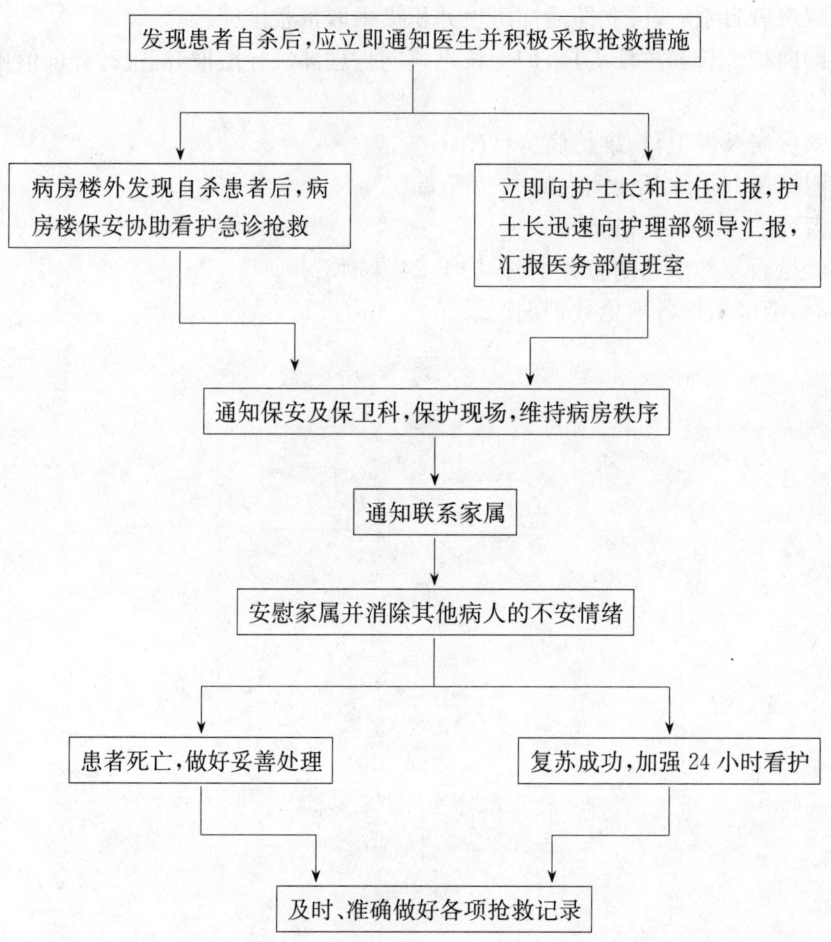
发现患者自杀后，应立即通知医生并积极采取抢救措施
病房楼外发现自杀患者后，病房楼保安协助看护急诊抢救
立即向护士长和主任汇报，护士长迅速向护理部领导汇报，汇报医务部值班室
通知保安及保卫科，保护现场，维持病房秩序
通知联系家属
安慰家属并消除其他病人的不安情绪
患者死亡，做好妥善处理
复苏成功，加强 24 小时看护
及时、准确做好各项抢救记录

患者外出或外出不归的护理应急预案

入院宣教时，护士应对每一位病人进行以下告知：

1. 住院病人不能外出或留宿；
2. 有行为能力的人应对自己的行为负责任；
3. 如外出或外出不归所发生的一切后果自行负责与院方无关。

同时，护士在巡视病房时，尤其是晚上熄灯前查房要及时发现，并立即向值班医生汇报，并与病人或家属取得联系，催其返院；联系失败的，应立即向科主任、护士长、总护士长汇报，同时向院总值班室汇报。

患者外出或外出不归的护理应急预案流程图

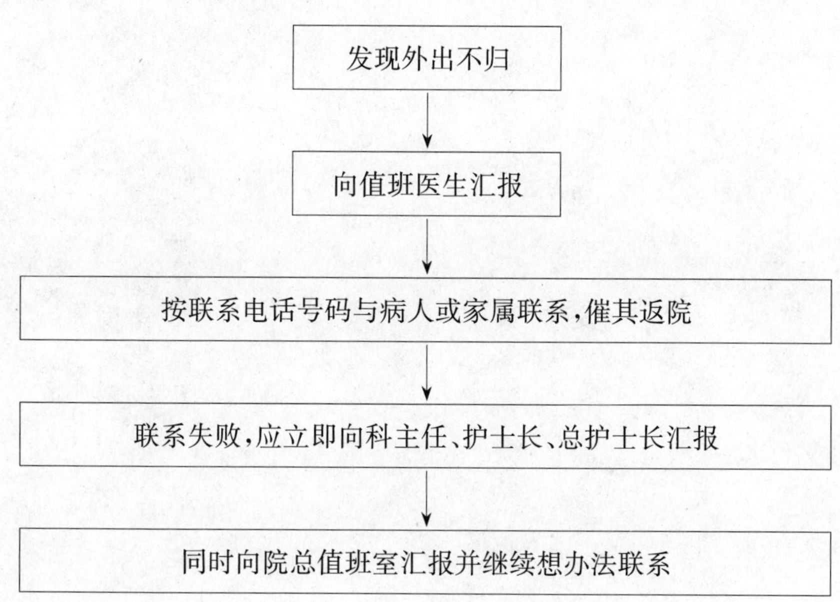

使用呼吸机过程中突然断电紧急预案

1. 使用呼吸机病人床旁应备一套给氧装置及人工辅助呼吸机(氧气湿化瓶、氧气连接管、人工呼吸器及给氧面罩)。

2. 遇突然断电须保持镇静,并安慰清醒病人,请其他同事帮助。

3. 发现呼吸机报警,应立即将病人气管插管与呼吸机脱开。

4. 用人工呼吸器接氧气给病人辅助呼吸,保证供氧。

5. 密切观察生命体征。

6. 报告医生分析原因,通知等待维修。

使用呼吸机过程中突然断电紧急预案流程图

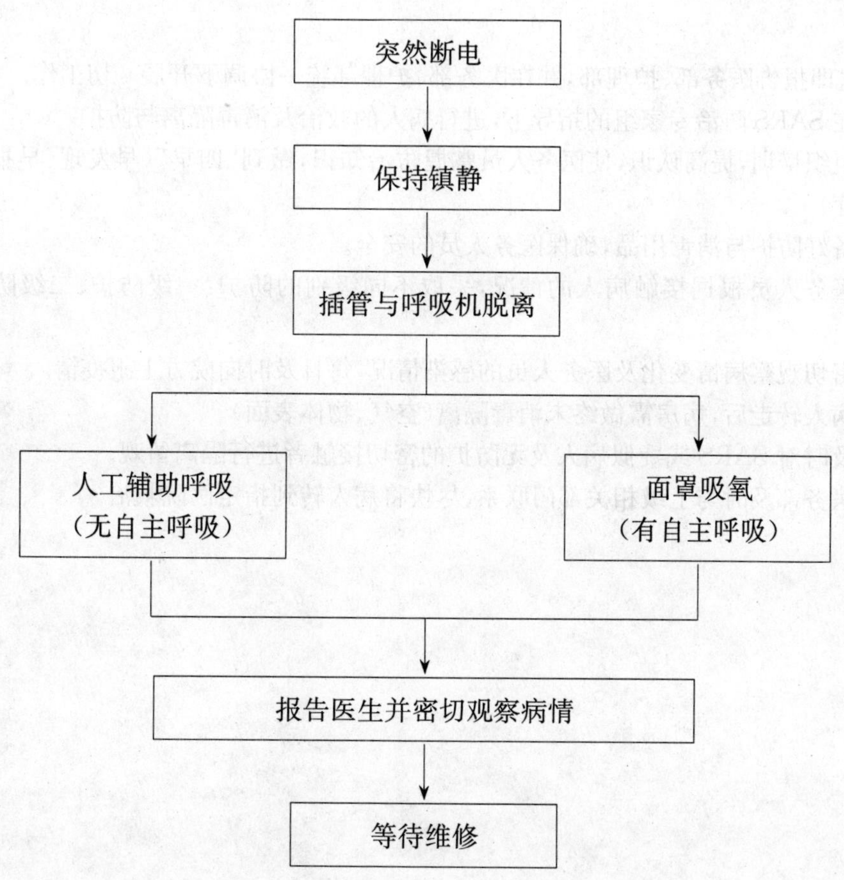

病房发现确诊或疑似SARS病人消毒隔离预案

1. 立即报告医务部、护理部，并在医务部、护理部统一协调下开展一切工作。

2. 在SARS防治专家组的指导下，进行病人的救治及消毒隔离与防护。

3. 组织培训，提高认识，使医务人员掌握防治知识，做到“四早”（早发现、早报告、早隔离、早治疗）

4. 备好防护与消毒用品，确保医务人员的安全。

5. 医务人员根据接触病人的情况，采取不同级别的防护：一级防护、二级防护、三级防护。

6. 密切观察病情变化及医务人员的感染情况，每日及时向院方上报疫情。

7. 病人转走后，病房需做终末消毒隔离（空气、物体表面）。

8. 及时对SARS或疑似病人及无防护的密切接触者进行隔离留观。

9. 医务部及时与上级相关部门联系，尽快将病人转到指定医院救治。

病房发现确诊或疑似 SARS 病人消毒隔离预案流程图

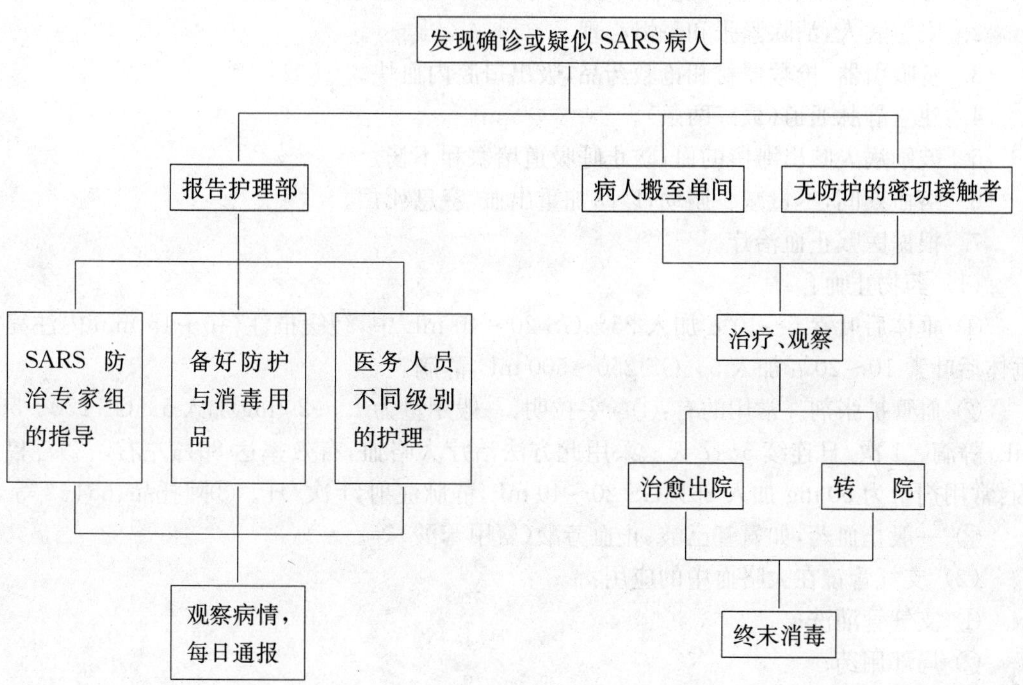

大咯血病人的抢救预案

1. 病人绝对卧床休息(取患侧卧位),同时立即通知医生。

2. 安慰病人,消除紧张和恐惧心理。

3. 备吸引器、抢救器材和抢救药品,吸出口腔内血块。

4. 建立静脉通道(最好两条)。

5. 鼓励病人咳出滞留的血,防止呼吸道堵塞和不畅。

6. 咯血期间,尽量减少搬动,以防加重出血,窒息死亡。

7. 根据医嘱止血治疗。

(1) 药物止血:

① 垂体后叶素 5～10 μ 加入 25%GS 20～40 mL 中,缓缓推注(10～15 min 内注完);垂体后叶素 10～20 μ 加入 5%GS 250～500 mL,静滴。

② 血管扩张剂。常用的有:①酚妥拉明:一般用量为 10～20 mg 加入 5%GS 250～500 mL,静滴。1 次/日连续 5～7 天。采用此方法治疗大咯血,有效率达 80%左右。②普鲁卡因:常用剂量为 50 mg 加入 25%GS 20～40 mL,静脉注射,1 次/日。③阿托品、654-2 等。

③ 一般止血药,如氨基己酸、止血芳酸(氨甲苯酸)等。

(2) 支气管镜在大咯血中的应用:

① 支气管灌洗;

② 局部用药;

③ 气囊填塞。

(3) 选择性支气管动脉栓塞术。

(4) 放射治疗。

泛水的护理应急预案流程图

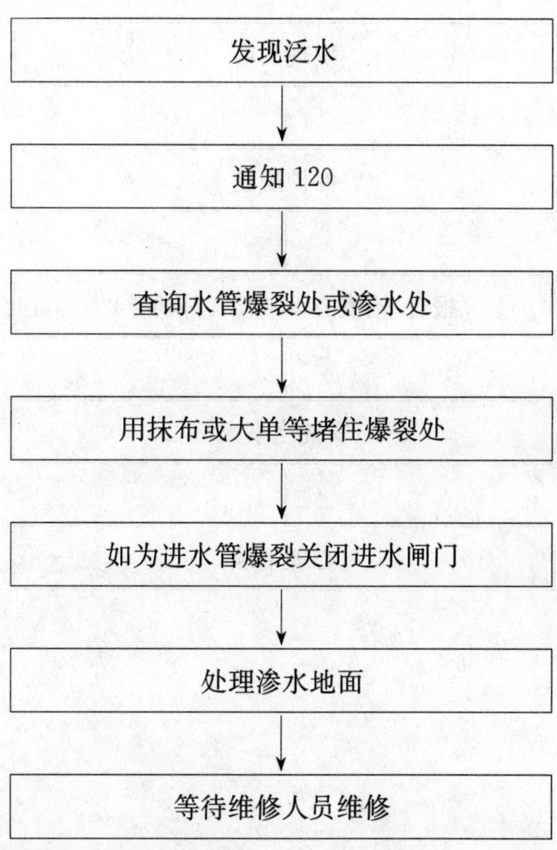
发现泛水
通知 120
查询水管爆裂处或渗水处
用抹布或大单等堵住爆裂处
如为进水管爆裂关闭进水闸门
处理渗水地面
等待维修人员维修

失窃的护理应急预案流程图

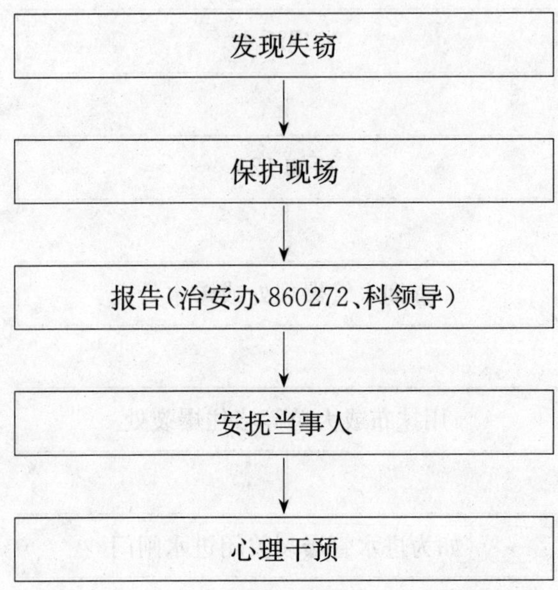

大咯血病人的抢救预案流程图

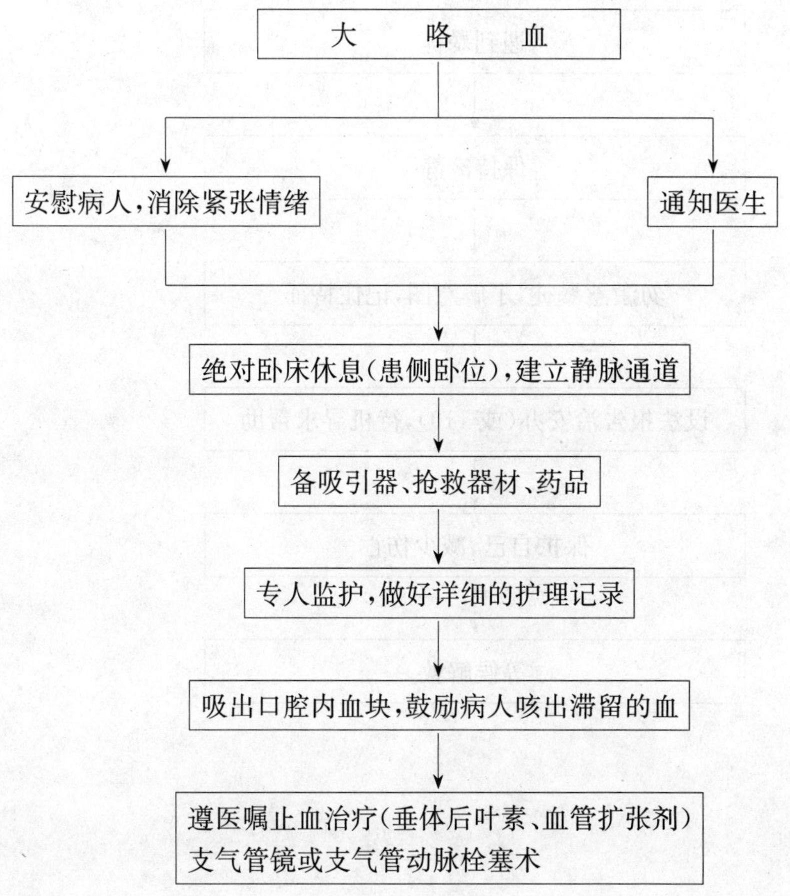
大　咯　血
安慰病人，消除紧张情绪
通知医生
绝对卧床休息（患侧卧位），建立静脉通道
备吸引器、抢救器材、药品
专人监护，做好详细的护理记录
吸出口腔内血块，鼓励病人咳出滞留的血
遵医嘱止血治疗（垂体后叶素、血管扩张剂）
支气管镜或支气管动脉栓塞术

遇到暴徒的护理应急预案流程图

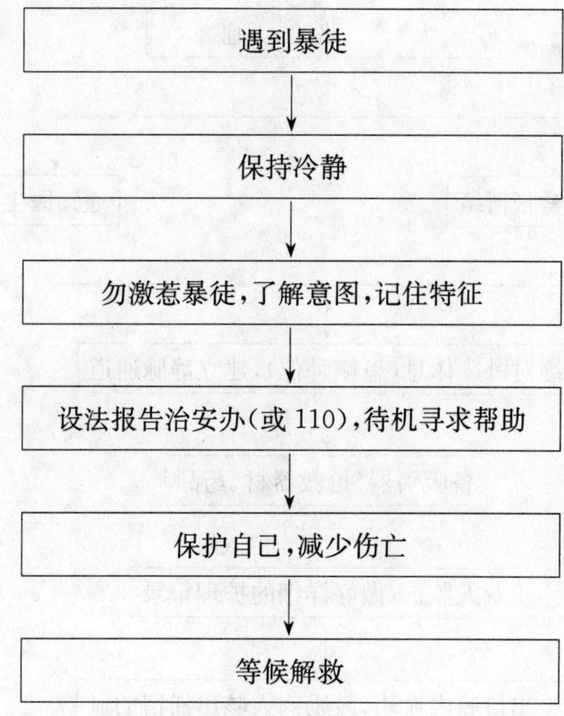
遇到暴徒
保持冷静
勿激惹暴徒，了解意图，记住特征
设法报告治安办（或 110），待机寻求帮助
保护自己，减少伤亡
等候解救

“军字一号”停运应急预案

一旦发生“军字一号”停运故障，各病区护理单元实行手工操作：

1. 医生在医嘱本上开出手工长期、临时医嘱，由文秘转抄至各病例中的医嘱单上，长期的还要转抄到各治疗本中，并打红蓝勾。（注：各项操作程序不变，文秘工作加重，可酌情加派人手进行检查、核对。）

2. 临床护士按医生的手工医嘱执行各项医嘱，程序不变，核对红蓝勾照旧。

3. 治疗室护士配液程序不变，取药改变为：大输液填领药单；原来是计价的要开处方：外科病房原来是下午摆药的，可上午下班前将一天量的处方送至药房，内科病房原来上午摆药，可前一天下午下班前将一天量的处方送至药房，根据处方对药，最好能复印一份以备核查；口服药可将口服药执行单上午下班前送至药房，发药时间不变。

4. 出院结账可根据手工转抄医嘱单进行核算，平时用的物品可集中登记在一张纸上出院时一并记账。

附表 4.1　重病人综合质量检查(1 次/月)

病区　　　　　　　　　　　　　　　　　　　　　　　　　　　　　　　日期____月____日

项目	分值	内　　容	床号 分值		督查
病历准备	3 分	派 2 名检查者提前半小时阅读病历,病历准备完好,记录满页打印	3 分		
基础护理	9 分	病人卫生符合“三短、六洁”,床单位整洁,大小便盆整洁	3 分		
		病房环境温湿度适宜、无异味	3 分		
		了解病人睡眠情况、病人就餐情况	3 分		
九知道	6 分	每少一项扣一分	6 分		
护理安全	11 分	护士知晓七防七必须内容,正确使用安全标识	5 分		
		ICU 病人十大安全目标的落实	6 分		
健康教育	9 分	体现专科特色,健康教育记录完整	3 分		
		检查 / 手术 / 用药 / 导管 / 疼痛 / 血糖 / 输液 / 教育及时	3 分		
		对合适病人按八步操作流程给予肢体功能锻炼	3 分		
预防压疮	6 分	按压疮指南实施护理评估,评估准确,有相应护理措施,按要求复评	3 分		
		B 评分<12 分有家属和护士长签字,皮肤清洁、无异味,无压红	3 分		
血糖监测	9 分	按糖尿病护理指南实施护理评估,评估准确,有相应护理措施,按要求复评	3 分		
		护士掌握胰岛素种类;注射时间、部位、方法、保存方式	3 分		
		护士及患者了解低血糖症状、自救原则	3 分		
肠内营养	8 分	按肠内、肠外营养指南实施护理评估,评估准确,有相应护理措施,按要求复评	3 分		
		提问早期使用营养输注泵,温度、速度、浓度符合要求	3 分		
		病人知晓肠内营养并发症、了解不良反应	2 分		
疼痛护理	8 分	按疼痛护理指南实施护理评估,评估准确,有相应护理措施,按要求复评	2 分		
		指导患者正确使用止痛药止痛泵	3 分		
		护士及患者了解药物不良反应及副作用	3 分		
导管护理	8 分	导管固定符合指南规范评估,有相应护理措施,按要求复评	3 分		
		管壁清洁,引流通畅,标识清楚准确,每班有评估记录	2 分		
		提问:导管滑脱处置流程	3 分		
感控方面	9 分	无菌物品一用一灭菌	3 分		
		提问手卫生规范,手消毒剂放置位置合理、有失效时间标识	3 分		
		提问床单元终末处理方法,提问床头柜、地面等物品的消毒方法及消毒液浓度	3 分		
呼吸道管理	7 分	按气道护理规范进行操作、评估,评估准确,有相应护理措施,按要求复评	2 分		
		CRRT reshape TV 护理措施落实	3 分		
		肺部物理治疗:“三、四、五、六”法落实	3 分		
输液管理	5 分	按输液指南实施护理评估,评估准确,有相应护理措施,输液巡视及时有效	3 分		
		套管针、PICC 有穿刺日期、签名、标识,冲管、封管方法正确	2 分		
护士长查房情况	2 分	护士长每日床边查房情况(询问患者和护士)	2 分		
责任护士 / 护理员					
得　分					
护 士 长					

备注:检查内容为被检查患者整个住院期间的情况。

附表 4.2 配液中心护士工作质量检查(2 次/年)

项目	分值	检查标准	日期/分值		评价结果
着装	10 分	防护符合要求	5 分		
		净化服穿着规范	5 分		
物品准备齐全	12 分	拖鞋、净化服、口罩、手套	5 分		
		空针、瓶口贴	2 分		
		镊子、碘伏、棉球	5 分		
操作流程	25 分	开启层流开关	5 分		
		按层流流程	5 分		
		严格三查七对	5 分		
		严格无菌操作(1. 戴手套、口罩 2. 消毒瓶口)	5 分		
		出仓前校对本科液体并带回	5 分		
感控质量	15 分	手卫生规范	5 分		
		垃圾分类放置	5 分		
		无菌物品管理规范	5 分		
相互合作	8 分	护士间配合	5 分		
		与药师合作	3 分		
环境管理	10 分	操作台、震荡仪、层流间整洁	5 分		
		操作完毕后物品归位	5 分		
劳动纪律	20 分	按病区座位就座	5 分		
		符合配液资质	3 分		
		不迟到、脱岗、未到	5 分		
		不闲聊	2 分		
		人员配备合理(40 袋±5 袋/人,配单支液体加倍配单支粉剂 60 袋/人)	5 分		
病区护士					
得 分					
护士长					

附表 4.3 护理实习本科生一对一带教检查(2 次/年)

项目	分值	检查标准	日期 分值	1月	11月	复查时间 效果评价
一般资料	15分	有本导联系手册	5分			
		带教老师按时见面	5分			
		有培训计划	5分			
科研带教内容	40分	开题报告有指导	10分			
		论文写作有跟进指导	10分			
		完成论文	20分			
学习情况	25分	科研组盖章次数 4 次	15分			
		本导联系本导师签字次数 20 次	10分			
反馈	20分	本科实习生满意度高	20分			
责任护士						
得　分						
护士长						

第五部分

特殊护理单元
质量管理与监测

手术室管理制度

手术室护理核心制度

一、术前、术后患者访视评估制度

1. 手术室根据次日手术申请，安排专职护士对择期手术患者进行术前访视。

2. 术前访视由手术室访视小组护士完成，每月安排两组护士隔天交叉访视。

3. 术前访视内容：

(1) 了解患者基本情况、现病史、既往史。

(2) 了解各项术前准备工作完成情况，如备皮、手术标识、皮试等。

(3) 到患者床边做自我介绍，与患者有效沟通，告知患者术前及术中需注意事项及配合要点，做好解释及心理护理工作。

(4) 评估患者皮肤及血管状况，倾听患者主诉，并耐心解答患者提出的问题。

(5) 护士针对访视所获得患者信息，制定个性护理计划及措施。

4. 术后第二天由访视护士完成对手术患者的术后回访，了解患者术后情况，听取患者对手术室护士的意见和建议。

5. 访视内容要认真填写，记录于术前、术后访视本上。

6. 访视过程中要体现人文关怀，访视护士态度热情，主动自我介绍，耐心解答患者提出的问题，以减轻或消除患者的疑虑和恐惧心理。

7. 访视过程中认真执行保护性医疗制度，尊重患者隐私权。

8. 护士长定期或不定期到手术科室了解手术患者的访视工作情况，询问患者或家属对手术室护理工作的满意度情况，真正落实“以患者为中心”的整体护理工作。

二、手术室交接制度

1. 手术室与病房的交接

(1) 手术室器械护士与病房护士共同将患者抬至转运病床。

(2) 交接患者的衣服、术中药物、输液物品、病历、X线片及剩余血液制品等。

(3) 手术室与外科病房护士的交接主要为首台手术患者和非全麻患者术后的交接，交接以《手术患者交接记录单》上所列内容为准，特殊情况在备注标明。

(4) 待与病房护士接好管路、检查患者的术前准备等情况后，在《手术患者交接记录单》上签字。

2. 手术室与护运中心的交接

(1) 手术室值班护士在接到急诊手术通知单或急诊科电话通知后，问明患者姓名、伤势、病情是否平稳、是否适合转运等，并派人到手术室的电梯处等候患者，与护运中心护士交接患者所带物品并在《手术患者交接记录单》签字确认。

(2) 准备间护士与护运中心交接择期手术的患者信息、所带物品等，双方核对后在《手术患者交接记录单》上签字确认。

(3) 手术室与护运中心的交接主要为血制品，术后患者、非首台手术术前患者和急诊手术患者的交接，交接以巡回护士、准备间护士的工作职责为准。

3. 手术室与 PACU 的交接

(1) 巡回护士与 PACU 护士交接全麻患者的血压、术中情况、血液制品、病历、影像资料，在 PACU 护士确定掌握患者信息后方可离开，并在《手术患者交接记录单》上签字确认。

(2) 手术室与 PACU 的交接主要为全麻术后患者的交接，交接内容以《手术患者交接记录单》上所列内容为准，特殊情况在备注标注。

4. 手术室内不同班次交接

(1) 洗手护士的交接班：①交接手术进行情况；②准确清点数字并与巡回护士、接班护士 3 人共同核对；③交接标本留置情况；④交接仪器使用情况。

(2) 巡回护士的交接班：①交接手术进行情况；②巡回护士要与洗手护士、接班护士 3 人核对增加或减少用物数字的登记；③输液记录是否齐全、准确，输液部位有无外漏；④体位是否牢靠、舒适，皮肤有无接触金属物，受压部位垫的是否合适；⑤精密仪器及高值物品的使用情况；⑥交接病人的物品，包括病历、X 线片、衣服等；⑦交接完毕后，在护理记录单上注明。

(3) 手术室内不同班次间的交接以手术护理人员的工作职责为准。

三、手术室消毒隔离制度

1. 成立感染控制小组，定期检查和指定有效预防感染的措施。
2. 专人负责感染监控、评价、资料储存和信息上报工作。
3. 专人负责无菌物品的包扎、消毒，做到包包监测，确保灭菌合格率 100%。
4. 严格执行无菌技术操作规范，防止切口感染及交叉感染的发生。
5. 严格区分限制区、半限制区、非限制区，手术人员按要求着装。
6. 严格控制进出手术室的人员，认真落实参观规则。
7. 无菌物品分类放置、标签醒目，每天检查、定期消毒，无发霉、过期现象。
8. 严格执行《医疗废物管理条例》，做好污物管理，落实环境保护。
9. 认真落实卫生清洁制度，保持手术室清洁、整齐、有序。
10. 实施特殊感染手术时，严格按特殊感染手术后处理要求执行。

手术室消毒隔离制度细则

1. 凡进入手术室的工作人员必须更换手术室的衣、帽、口罩、裤、鞋子，必须盖住头发，方准入内。

2. 除参加手术的有关人员外，其他人员不得入内。参观手术需经医教科、护理部批准，其人数不能超过手术间规定之数字。

3. 环境要求：

(1) 手术间应保持清洁，每次术后一切用物均应用消毒液湿式擦抹，地面、墙角需清洁干净，并以消毒液拖净。

(2) 每日各手术间彻底打扫一次。

(3) 污物桶每次用后洗刷干净，吸引器、罐为一次性用物，用后丢弃。

(4) 污物间需保持清洁和下水道通畅，洗手护士勿将刀、针、线圈丢入水池，以防堵塞。

(5) 污物间每晚与次晨需各拖地一次，平时及时冲洗水池积垢，每周擦拭以保持水池洁净通畅。

(6) 更衣室清洁，地面干净，便池要求洁净无臭味，每日拖地两次，每周整体打扫一次。

(7) 保持洗澡间干净、整洁，防止毛发等堵塞下水道，非本室人员及非当日手术人员，不得使用该洗澡间。

(8) 办公室每日需擦拭桌面并清扫拖地，使用后随时保持清洁整齐，每月大扫除一次。

4. 手术室在严格划分无菌、有菌区域后，手术按无菌与感染分室，因诊断不明或其他原因在无菌手术间施行有菌手术后，应进行严格严密的清洁和消毒。

5. 无菌手术和污染手术应分室进行，如必须在同一手术间进行，应先做无菌手术，后做污染手术。

6. 手术前后用含氯消毒剂擦拭手术床、桌、凳、用具、门窗等，并用湿拖布拖擦地面，保持室内医疗器械、物品清洁整齐，每周大搞一次卫生。术前 30—60 分钟之前开启层流，做污染手术后按常规要求及时进行消毒处理。

7. 无菌持物钳、罐高温高压灭菌后可保存一周，使用过程中需一用一灭菌。各种治疗包、手术包、敷料包经高压蒸汽灭菌后，有效期为两周。

8. 所有器械(包括感染手术)统一使用清洗机清洗，之后将整理好的器械包用高温高压蒸汽灭菌。所用敷料由保洁员投入手术专用敷料通道，经洗衣房清洗消毒整理后送手术室进行灭菌。

9. 破伤风、气性坏疽等特异性感染手术患者用过的器械，浸泡、冲洗后经高压蒸汽灭菌再洗净、烘干、涂油备用。用过的布类送高压灭菌后送洗衣房，煮沸消毒 30 分钟或统一焚烧。不能耐高温的精密仪器，用低温等离子灭菌器灭菌。

10. 手术包用化学指示剂检测灭菌效果，用两张不同指示卡标识，每周做一次生物指示剂检测(即用嗜热脂肪杆菌芽孢检测)。

11. 手术间每月做空气细菌培养一次，按规定和手术室等级放置培养皿。

12. 手术室设置消毒物品贮藏间，空气温湿度不受季节影响，符合无菌物品存放要求，保存期限均为 14 天。

13. 无菌包内必须放有化学指示卡和 3M 胶带。

14. 已打开的无菌包，必须用无菌单严密遮盖，不得超过 4 小时。

15. 高压灭菌物品、手术间空气、手术者手部、医用器材(熏蒸、浸泡)，消毒液、净化水、操作台，每月细菌检测培养一次。

16. 手术者戴好手套后，不得任意行走及离开手术室。

17. 任何人发现或被指出违反无菌操作时，必须立即纠正，术者脐平面以下区域均视为有菌区，如器械等无菌物品掉至平面以下，必须重新灭菌后才能使用。

18. 器械护士不可从术者身后传递器械，需要时可在术者臂下传递，但不能低于台面。

19. 已取出的无菌物品，虽然未污染，但也不能放回原容器中，必须重新灭菌后再用。

20. 手套破损，立即更换，凡疑有物品污染，必须重新灭菌后再用。

21. 术中被污染的器械，如切开消化道的剪、刀，均须另放于弯盘内，不能重复使用。

四、手术室查对制度

1. 患者查对确认制度与流程

(1) 依据手术通知单和病人病历查对：病人姓名、性别、年龄、病案号、诊断、手术名称、手术部位、化验单、药物、医学影像资料等。

(2) 接患者之前：手术室护士与病房护士查对；还必须与清醒的患者交谈，核对腕带，进行“病人姓名、性别、年龄、手术名称、手术部位”等确认。

(3) 接入手术室后：巡回护士、麻醉医生、手术医生三方共同与清醒的患者交谈，查对进行“病人姓名、性别、年龄、手术名称、手术部位” 的再次确认。昏迷及神志不清病人：应通过腕带进行查对。手术者切皮前：由手术室巡回护士，提请手术者实行手术“time－out”程序，经由手术者与参与手术的其他工作人员进行“病人姓名、性别、年龄、手术名称、手术部位”最后的核对确认之后，方可切皮手术。

2. 手术物品查对制度与流程

(1) 清点内容：手术中无菌台上的所有物品。清点时机：手术开始前、关闭体腔前、体腔完全关闭后、皮肤完全缝合后。

(2) 清点责任人：洗手护士、巡回护士、主刀医生、第一助手。清点时，两名护士对台上每一件物品应唱点两遍，准确记录，特别注意特殊器械上的螺丝钉，确保物品的完整性。手术物品未准确清点记录之前，手术医生不得开始手术。关闭体腔前，手术医生应先取出体腔内的所有物品，再行清点。向深部填入物品时，主刀医生应及时告知助手及洗手护士，提醒记忆，防止遗留。

严禁将与手术相关的任何物品随意带出手术间。

(3) 进入体腔内的纱布类物品，必须有显影标记，一律不得剪开使用，引流管等物品剪下的残端不得留在台上，应立即弃去，有显影标记的纱布不得覆盖伤口。

(4) 手术过程中增减的物品应及时清点并记录，手术台上失落的物品应及时放于固定位置，以便清点。

3. 标本查对制度

(1) 核对床号、姓名、性别、年龄、住院号、手术名称、手术部位。

(2) 核对检验目的、手术者、手术日期、送检日期。

(3) 实行“三对”：巡回护士对、洗手护士对、送检者对。

(4) 送检时，核对标本号码、标本是否完整、标本固定液是否符合要求(完全浸泡标本)。标本送检应及时，发现疑问及时向施行手术人员汇报。

4. 输血查对制度

(1) 输血前须经巡回护士与麻醉医师两人核对。

(2) 输血时“三查十二对”的内容包括：输血前、输血中和输血后进行三次核对；血袋标签是否完整、血袋完整性、血液有无凝块异常、患者姓名、床号、性别、住院号、血袋号、血型、交叉配血试验结果、血液种类、血量及有效期。

(3) 输入非同一献血员的两袋血之间，必须使用生理盐水以冲洗输血管道。

5. 用药查对制度

用药严格执行“三查五对”：

三查：备药时查、给药时查、给药后查。

五对：对药名、剂量、浓度、用法、失效期。

术中给药：口头医嘱经与医生核对，复述一遍后再给药。(抢救病人，应保留安瓿。)

五、术中输血制度

1. 输血治疗前，经管医生必须与病人或家属谈话并签订输血治疗同意书。

2. 采集血交叉标本时，必须仔细查对医嘱、输血申请单、标本标签。

3. 领血时，认真做好“三查十二对”(血袋标签是否完整、血袋完整性、血液有无凝块异常、患者姓名、床号、性别、住院号、血袋号、血型、交叉配血试验结果、血液种类、血量及有效期)。

4. 血液取回后在室温下放置 20～30 分钟，不宜放置过久。

5. 对于第一次输血的患者，应告知血型。

6. 输血前，必须再次查对输血医嘱及执行单，严格经过 2 名医护人员共同核对床号、姓名、性别、住院号、血型等，确认与配血报告相符，并核对血液后，用符合国家标准的一次性输血器进行输血。

7. 输血中要严密观察患者的生命体征，注意有无输血反应。如发现不良反应应立即停止输血，报告医生及时配合处理，并做好抢救准备，同时查明发生输血反应的原因，将原袋余血妥善保管 24 小时以便备查。

8. 输血时要遵循先慢后快的原则，一袋血需在 4 小时内输完，以免放置时间过长而发生血液变质。

9. 输血结束后，认真检查穿刺部位有无血肿或渗血现象并做相应的处理。护士还应将与输血有关的化验单存入病历，尤其是交叉配血报告单及输血同意书放入病历做永久保存。同时详细记录输血的时间、种类、量、血型、血袋号以及有无输血反应等。

10. 血袋保留 24 小时，以备必要时检查送检。

六、手术室安全核查制度

1. 安全核查是由具有执业资质的手术医师、麻醉医师和手术室护士三方(简称“三方”)，分别在麻醉实施前、手术开始前和患者离开手术室前，共同对患者身份和手术部位等内容进行核查的工作。

2. 本制度适用于各级各类手术，其他有创操作可参照执行。

3. 手术患者均应佩戴标示有患者身份识别信息的标识以便核查。

4. 手术安全核查由手术医师或麻醉医师主持，三方共同执行并逐项填写《手术安全核查表》。

实施手术安全核查的内容及流程：

1. 麻醉实施前：三方按《手术安全核查表》依次核对患者身份(姓名、性别、年龄、病案号)、手术方式、知情同意情况、手术部位与标识、麻醉安全检查、皮肤是否完整、术前皮肤准备、静脉通道建立情况、患者过敏史、抗菌药物皮试结果、术前备血情况、假体、体内植入物、影像学资料等内容。

2. 手术开始前:三方共同核查患者身份(姓名、性别、年龄)、手术方式、手术部位与标识,并确认风险预警等内容。手术物品准备情况的核查由手术室护士执行并向手术医师和麻醉医师报告。

3. 患者离开手术室前:三方共同核查患者身份(姓名、性别、年龄)、实际手术方式,术中用药、输血的核查,清点手术用物,确认手术标本,检查皮肤完整性、动静脉通路、引流管,确认患者去向等内容。

4. 三方确认后分别在《手术安全核查表》上签名。

5. 手术安全核查必须按照上述步骤依次进行,每一步核查无误后方可进行下一步操作,不得提前填写表格。

6. 术中用药、输血的核查:由麻醉医师或手术医师根据情况需要下达医嘱并做好相应记录,由手术室护士与麻醉医师共同核查。

7. 住院患者《手术安全核查表》应归入病历中保管,非住院患者《手术安全核查表》由手术室负责保存一年。

8. 手术科室、麻醉科与手术室的负责人是本科室实施手术安全核查制度的第一责任人。

9. 医疗机构相关职能部门应加强对本机构手术安全核查制度实施情况的监督与管理,提出持续改进的措施并加以落实。

七、手术室抢救工作制度

1. 抢救工作由麻醉科主任和护士长组织指挥。

2. 如遇抢救,麻醉科主任、护士长立即做好人员分工,指派有一定临床经验和技术水平的医师、护士参加抢救工作。值班期间,由值班人员负责。

3. 凡参加抢救人员,应服从分配,密切配合,严肃认真,保证抢救及时、迅速有效。

4. 急诊抢救手术接到通知后,应查明患者姓名、性别、年龄、手术名称及部位,以便及时准备用物,缩短准备时间。

5. 夜间抢救如遇困难时,应及时报告主任、护士长及院总值班,组织抢救,不得延误。

6. 抢救过程中,严格执行医疗操作常规,密切观察病情,并详细记录。

7. 正确执行医嘱,执行口头遗嘱时需复述一遍,所用药品、输血须和麻醉医生双人核对后方可使用,用过的安瓿须保留,以备核查。

8. 术中需要其他科室如化验科室、病理科、血库等配合时,应立即通知做好相关准备工作,以节约时间,保障抢救工作的顺利进行。

9. 抢救完毕,做好抢救记录和环境、物品的消毒工作。

10. 储备抢救所用物品专供抢救使用,用后及时补充,每日交接,不得外借。

八、清点制度

1. 手术开始时,器械护士应对所有器械及敷料做全面整理。做到定位放置、有条不紊;

与第二助手、巡回护士共同清点器械、敷料等物品数目，每次 2 遍，巡回护士将数字准确记录在手术护理记录单上。术中临时增加的器械或敷料，应及时补记。当关闭体腔或深部创口前，巡回护士、器械护士应清点各物品，并与术前登记的数字核对无误。缝合至皮下时，再清点 1 次。

2. 清点物品前，巡回护士应将随患者带入手术间的创口敷料、绷带以及消毒手术区的纱布、纱球彻底清理，于手术开始前全部移出手术间。

3. 器械护士应及时收回术中使用过的器械、缝扎线的残端；医生不应自行拿取器械、敷料，暂不用的物品应及时交还器械护士，不得乱弃或堆在手术区。

4. 深部手术填入纱布、纱垫或留置止血钳时，术者应及时报告助手和器械护士，防止遗漏，以便清点。若做深部脓肿或多发脓肿切开引流时，创口内填入的纱布、引流物，应将其种类、数量记录于手术护理记录单上，术毕手术医生再将其记录于手术记录内，取出时应与记录单数目相符。

5. 体腔或深部组织手术时，宜选用显影纱布、纱垫；凡胸、腹腔内所用纱垫，必须留有长带，带尾端放在创口外，防止敷料遗留体内。

6. 器械护士思想集中，及时、准确提供手术所需物品。

7. 凡手术台掉下的器械、敷料等物品，均应及时拣起，放在固定地方，未经巡回护士允许，任何人不得拿出室外。

8. 取下病理组织或胎盘等标本，不可直接放在点数的纱布、纱垫面上或紧贴于旁进行组织检查，以免不慎被组织黏附、带走，造成物品清点不清。

9. 麻醉医生和其他人员不可向器械护士要纱布、纱垫等物品于他用；麻醉台放置的小毛巾或其他形状的垫子，不可与手术用的纱布、纱垫雷同，以免混淆。

10. 大手术、危重手术和新手术时，手术护士应坚持到底，不得中途换人进餐或从事其他工作。特殊情况确需换人时，交接人员应到现场当面交清器械、敷料等物品的数目，共同签名，否则，不得交接班。

九、给药制度

1. 坚持查对制度，给药时严格执行“三查七对”。

(1) 三查：备药时查、给药时查、给药后查。

(2) 七对：药名、剂量、浓度、用法、时间、质量、失效期。

2. 患者带入手术室的特殊药品应有严格的交接制度。

3. 在手术中给药多为口头医嘱，护士必须在听到医嘱后重复 2 次，与医生进行核对后方可给药，要求医生在术后及时补开医嘱并签字。

4. 在术前和术中给予抗生素时，必须看到有 3 天内皮试阴性的结果或者患者前 1 天使用该药的记录，方可使用。

5. 手术室用药要求快速、及时、准确，抢救患者时更是分秒必争，护士应熟悉常用药品的药理作用、用途、剂量、用法、不良反应和配伍禁忌等，以利于抢救工作的配合。

6. 在协助麻醉师给予麻醉药物及扩血管、强心、利尿等药物时，要缓慢，给药途径遵医嘱执行，同时密切观察患者心率、血压、尿量等病情变化。

7. 在静脉输液内加入药品时，必须贴上醒目的标签，注明药物名称、剂量、输液速度，并签字。

8. 对于糖尿病患者严格遵循医嘱给予胰岛素，在静脉输液时避免使用葡萄糖，术中定时监测患者血糖，如有异常及时汇报医生和麻醉师。

9. 输入血液制品，两人核对，并在输血安全登记本上两人签字，输血完毕应认真填写输血回执卡。如发生输血、输液反应，应立即停止输血和更换输液全套，保留并送检，以便查找原因。

10. 在使用加压输液泵时，要密切注意液体量，避免液体走空后，大量气体被挤压入血管，形成气栓。

11. 手术室护士必须了解手术室各种外用消毒剂的用法、有效浓度、达到消毒的时间及对人体和物品有无损害等特点，根据患者的状况及手术部位的不同，指导手术人员正确使用。

12. 节假日所需药品准备充足、齐全，建立单独的交班本，认真清点，仔细核对。

十、无菌物品管理制度

1. 存储

(1) 灭菌后物品应分类、分架存放在无菌物品存放区。一次性使用无菌物品应去除外包装后，进入无菌物品存放区。

(2) 物品存放架高度为离顶 50 cm，离地大于或等于 20 cm，离墙大于或等于 5 cm 的标准放置，减少来自地面屋顶和墙壁的污染。

(3) 物品放置应固定，设置标识。接触无菌物品前应先洗手或手消毒。

(4) 消毒后直接使用的物品应干燥、包装后专架存放。

(5) 无菌物品存放区达到相应环境标准时(温度 18～24 ℃，相对湿度 50%～60%，配备温度计、湿度计)。

(6) 对于棉布包装材料和开启式容器，一般建议，室温 24 ℃以下保存 14 天。

(7) 一次性无纺布，一次性纸塑材料包装及新型硬质容器包装材料能阻挡微生物，其有效期可相应延长，至少为半年以上。

2. 发放

(1) 应遵循先进先出原则。

(2) 应确认无菌物品的有效性，不得发放湿包、落地包、不洁包，失效及标识不清楚、灭菌不合格的包，植入物及植入性手术器械应在生物监测合格后，方可执行。

(3) 发放记录具有可追溯性，记录一次性使用无菌物品出库日期、名称、规格、数量、生产厂家、生产批号、灭菌日期及失效日期等。

(4) 运送无菌物品的器具使用后，必须清洁处理，干燥保存。

手术室专业护士执业准入制度

1. 经过不少于一个月的手术室专业培训合格的注册护士。有较强的综合业务技术能力、敏锐精细的观察能力和突出的应变能力，会运用肢体语言与病人交流，并会对自我情绪进行调节和自控。

2. 掌握无菌、消毒和隔离的概念，并熟悉相关护理操作规程。掌握感染手术器械的处理。

3. 了解空气层流病房的性能，能根据要求调节病室的温度、湿度和层流室的风速。熟悉手术室环境、布局及基本设备、物品的定位，特别是急救物品的定位和使用。

4. 熟练掌握基础器械的名称、用途，能熟练操作正确的刷洗、上油与打包；熟知各专科敷料单的名称和折叠方法。

5. 熟练掌握手术时各项基本操作（包括展开无菌台、穿脱无菌手术衣和手套、洗手方法等）及专科手术的配合。

6. 掌握手术标本的固定、登记及固定液的配制；能客观、准确地填写各类护理记录单（接送病人记录、术中护理记录单）。

7. 每年获得规定的专业继续教育学分数。

8. 在医院护理部领导下，由护士培训与科研管理委员会的护士层级与特殊岗位培训小组制定手术室专业护士培训制度，确定培训计划、内容、方式、学时数等，并组织实施。

9. 由医院专科护理管理委员会确定手术室专业护士准入条件，并在护理部领导下组织进行相关理论、专业技能考核。成绩合格者，经该委员会审核准入后，方可独立从事手术室专业护士工作，并享受手术室专业护士的有关待遇。

10. 遵照执行主管卫生行政部门规定的其他条件。

手术室护理管理流程

一、手术室资源管理

1. 医疗资源管理

（1）提高手术间资源的利用率：主要通过提高手术台的周转率和减少手术间的空闲率等措施。

（2）设备使用率：加强手术设备、手术器械的专业化管理，设置手术辅助组，对器械的使用、回收、清洗、更换、保养、消毒采取一条龙式的管理；制定相应的管理制度，提高器械的供应质量；提高手术设备的共用率，减少闲置。

（3）医疗耗材的控制率：严格控制手术物品的消耗与支出，专人负责医疗耗材的发放，制定库存物品基数，每日检查库存量；充分利用手术物品的条形码出入库管理系统，方便核对检查。

2. 人力资源管理

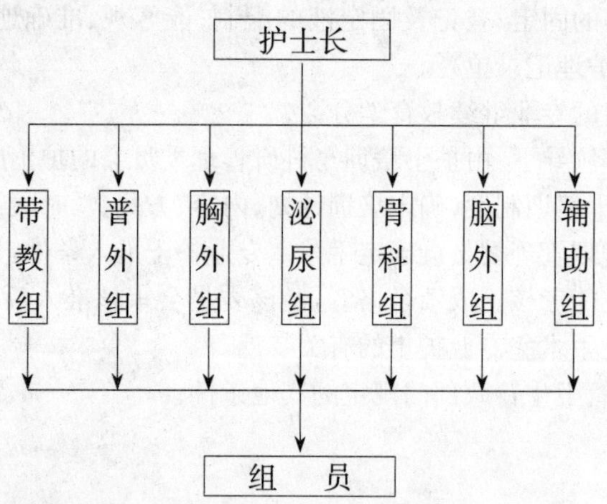

（1）建立分层次护理管理体系，实施护士长—专科组长—护士三级组织体系，发挥各级管理职能作用，强化手术室管理。

（2）人力资源的规划：以手术为中心的弹性排班制；合理分配管理时间，达到管理时间的科学性；手术人员职责制管理，手术间人员的专科相对固定，强化专科配合质量，强化手术间安全管理；培养专科手术护士，提高护理质量；培养管理人才，储备管理人才队伍。

（3）人员的绩效考核：每月对人员的工作能力和表现进行系统客观的评价，作为衡量、激励和发展人才的基础，最终实现组织与人员双赢的结果。

（4）明确各级人员的管理及工作职能和职责（参见手术室各级人员职责）。

二、手术室制度化管理

1. 手术室工作制度

(1) 手术室一般工作制度
(2) 手术室参观制度
(3) 进修、实习生管理制度
(4) 接送手术患者制度
(5) 手术室查对制度(患者确认、手术物品、用药、输血)
(6) 手术室器械物品管理及物品清点制度
(7) 手术室消毒隔离制度
(8) 手术室安全防护制度
(9) 择期手术预约制度
(10) 急诊手术管理制度
(11) 手术室卫生清洁制度
(12) 手术室器械管理制度
(13) 手术室感染管理制度
(14) 手术室安全管理制度
(15) 感染手术后处理原则
(16) 手术患者亲属等候区规定
(17) 手术间管理制度
(18) 手术前后患者访视评估制度
(19) 手术室病理标本管理制度
(20) 手术部位识别标示制度
(21) 手术患者腕带制度
(22) 手术安全核查制度
(23) 手术风险评估制度
(24) 手术室各类人员外出着装规定
(25) 手术室过餐管理规定
(26) 手术室衣柜及鞋柜管理规定
(27) 手术室护士晨间会管理规范
(28) 手术室套管针固定规范
(参见手术室各项规章制度)

2. 手术室护士工作程序

根据常规工作,制定手术室护士的工作程序:包括巡回护士、器械护士、消毒灭菌护士、护秘、值班护士及护理员。(参见手术室各级人员工作程序)

三、手术患者的全程管理

1. 手术室护理程序

包括术前访视患者;制订特殊护理计划;做好术中配合;手术间的管理;术后患者的护理

及术后评估。

2. 麻醉的配合

根据麻醉方式不同,按手术室护理常规进行麻醉配合。

3. 术后复苏

全身麻醉患者先进入复苏室,待清醒后送至病房,期间严密观察患者生命体征各项指标的变化,对紧急情况依照突发事件处理流程做出及时正确的处理和配合。

四、手术物品的管理

1. 手术器械的管理

器械房统一管理手术器械的清点、添加等工作。

2. 手术敷料的管理

消毒间负责手术敷料的添加、消毒等工作。

3. 手术室库房的管理

专人负责库房的整理及添加工作。

4. 一次性物品的管理

专人负责进入手术室的一次性物品的储存、管理、发放及清点和申领工作。

5. 特殊耗材的管理

专人负责手术室特殊耗材的申领、发放、统计等工作。

6. 药品的管理

护士和麻醉医师双人管理麻醉药品的发放和统计工作。

7. 常用仪器的管理

设置手术室仪器设备组,负责手术室常用仪器设备的日常维护和保养。

五、信息系统的管理

手术信息系统的功能主要包括:术前申请、查阅功能,术中记录功能,术后补入、修改功能,医疗、月报统计功能等。手术室与医院信息科共同负责信息系统的维护及正常使用。

六、手术室质量标准与监控

设立手术室护理质量监控小组,每月对手术质量进行测评,月末总结并计入人员绩效考评。

七、手术室感染监控

设立手术室感染控制小组,负责手术人员的手培养、手术间感染、手术用物的灭菌效果检查等内容。

八、手术室安全管理

手术室患者安全管理及防护包括:防火,防漏电,防烧伤、烫伤,防燃烧、爆炸,防摔伤、碰伤,防手术部位错误,防输错血,防切口感染,防异物遗留,防压伤,防标本遗失及差错;手术工作人员要防空气污染,防消毒剂伤害,防辐射,防噪音,防精神高度紧张,防锐利器械伤,防患者血液、分泌物、排泄物污染,防呼吸道感染。

手术室护理管理流程图

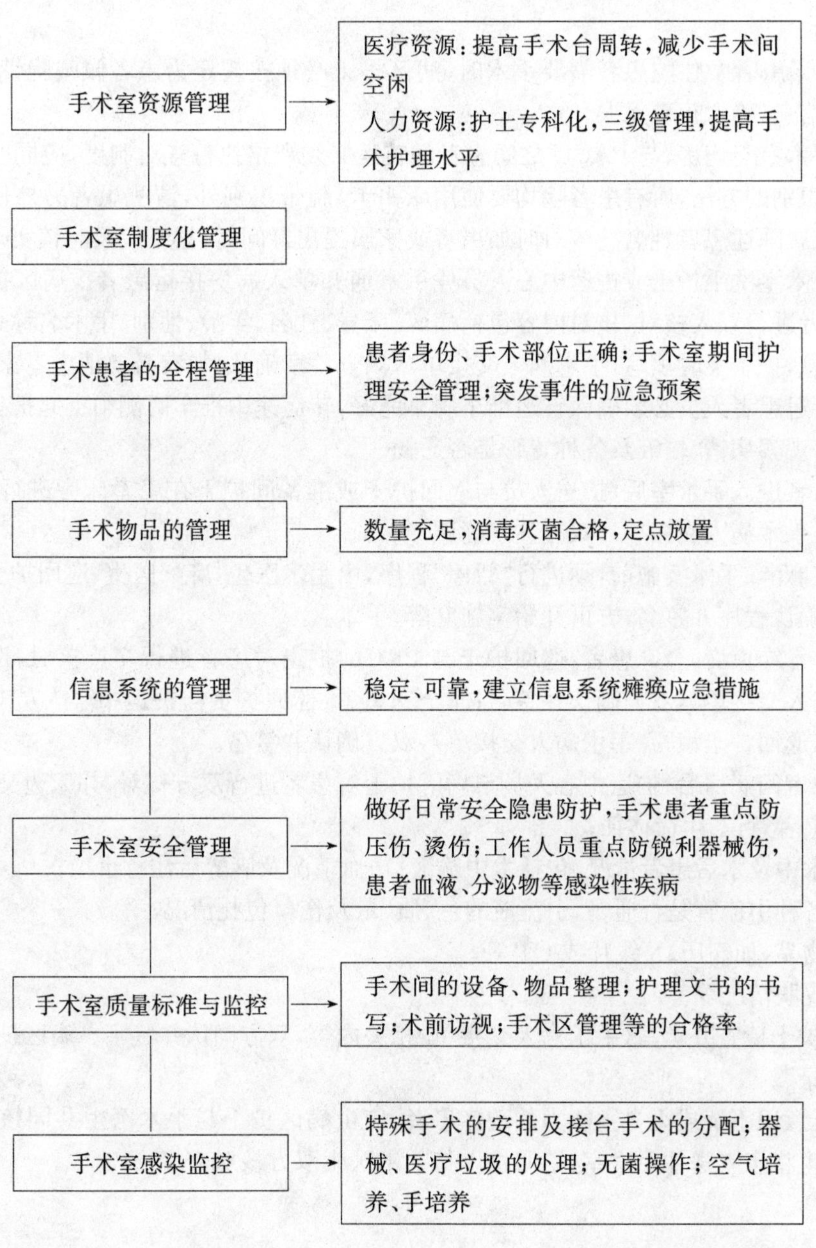
手术室资源管理
医疗资源：提高手术台周转，减少手术间空闲
人力资源：护士专科化，三级管理，提高手术护理水平
手术室制度化管理
手术患者的全程管理
患者身份、手术部位正确；手术室期间护理安全管理；突发事件的应急预案
手术物品的管理
数量充足，消毒灭菌合格，定点放置
信息系统的管理
稳定、可靠，建立信息系统瘫痪应急措施
手术室安全管理
做好日常安全隐患防护，手术患者重点防压伤、烫伤；工作人员重点防锐利器械伤，患者血液、分泌物等感染性疾病
手术室质量标准与监控
手术间的设备、物品整理；护理文书的书写；术前访视；手术区管理等的合格率
手术室感染监控
特殊手术的安排及接台手术的分配；器械、医疗垃圾的处理；无菌操作；空气培养、手培养

手术室与病区、与 PACU 之间患者识别、交接程序与记录

1. 急诊患者及住院患者需要手术时，病区护士必须按规定为患者佩戴腕带，且经双人核对腕带信息，确保正确无误。

2. 手术室与病房、与 PACU 之间患者的转运必须严格执行查对制度，应同时使用两种患者身份识别的方法，所有患者除均要使用床头卡、腕带识别外，清醒患者另外使用反复式核对，请家属陈述患者姓名。核对时如患者或家属提出疑问时，护士应及时核实。

3. 手术室洗手护士或护运中心人员凭手术通知单入病房接运患者。病区护士与接运人员对患者进行双人核对，核对内容包括病区、床号、姓名、年龄、性别、手术名称、手术部位、腕带等信息，护士及时填写《手术病人交接单》，双方签字确认，如有必要请患者家属签字。

4. 接运患者人员必须确保转运推车刹车完好，转运途中推车两侧须支起护栏并使用安全带，严密观察病情、输液及各种置管是否通畅。

5. 患者进入手术室后，护送人员与巡回护士或准备间护士在患者床旁进行交接核对，护士填写《手术病人交接单》，双方签字确认。

6. 在麻醉、手术实施前，须进行"暂停"程序，由手术医生、麻醉医生、巡回护士三方执行患者信息确认程序并签名，方可开始实施麻醉、手术。

7. 手术结束后，全麻患者：巡回护士与 PACU 护士对患者进行交接核对，巡回护士填写《手术病人交接单》，双方确认并签名；非全麻患者：巡回护士与护运中心人员对患者进行交接核对，巡回护士填写《手术病人交接单》，双方确认并签名。

8. 患者回病房后，护运中心人员与病区护士对患者进行双方核对，并床边交接，包括：

(1) 患者意识，生命体征；

(2) 术中及术后患者情况，包括术中输液/输血情况及麻醉后注意事项；

(3) 各种引流管是否通畅，引流液的色、质、量及伤口包扎情况；

(4) 物品，如病历、X 线片或 CT 等；

(5) 皮肤情况等。

病区护士检查并填写《手术病人交接单》相关内容，双方确认并签字。病区护士书写"术后护理记录"。

9. 凡意识不清或无自主能力的重症患者，应由病区护士与手术医生共同核对患者，并由手术医生将患者送往手术室，巡回护士与手术医生双方核对交接。

手术室与病区、与PACU之间患者识别、交接程序与记录流程图

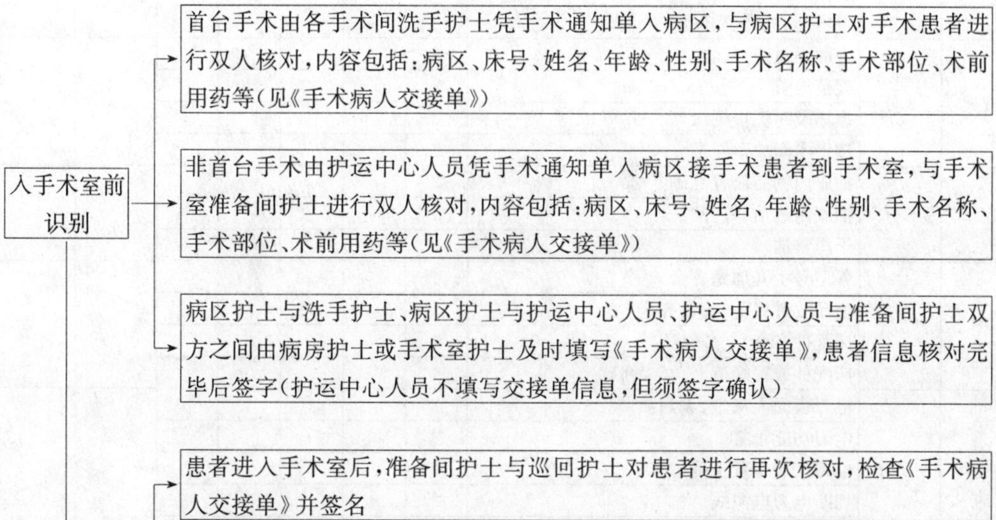

入手术室前识别

- 首台手术由各手术间洗手护士凭手术通知单入病区，与病区护士对手术患者进行双人核对，内容包括：病区、床号、姓名、年龄、性别、手术名称、手术部位、术前用药等（见《手术病人交接单》）
- 非首台手术由护运中心人员凭手术通知单入病区接手术患者到手术室，与手术室准备间护士进行双人核对，内容包括：病区、床号、姓名、年龄、性别、手术名称、手术部位、术前用药等（见《手术病人交接单》）
- 病区护士与洗手护士、病区护士与护运中心人员、护运中心人员与准备间护士双方之间由病房护士或手术室护士及时填写《手术病人交接单》，患者信息核对完毕后签字（护运中心人员不填写交接单信息，但须签字确认）

↓

入手术室后识别

- 患者进入手术室后，准备间护士与巡回护士对患者进行再次核对，检查《手术病人交接单》并签名
- 在麻醉实施前、手术开始前，进行“暂停”程序，由麻醉医生、手术医生、巡回护士三方进行检查确认并签名后，方可开始实施麻醉
- 手术结束后，若全麻患者：巡回护士与PACU护士检查交接，由巡回护士填写，双方确认后签字。若非全麻患者：巡回护士与护运中心人员检查交接，由巡回护士填写《手术病人交接单》，双方确认后签字

↓

术后回病区识别

- 全麻患者苏醒后，PACU护士与护运中心人员交接检查后送至病区，护运中心人员与病区护士双方核对，床边交接，内容包括：患者意识，生命体征，创口情况，引流管是否通畅，引流液颜色、质、量，皮肤黏膜及术中输液／输血情况。非全麻患者，护运中心将患者送至病区，与病区护士床边交接
- 病区护士与护运中心人员交接检查后填写《手术病人交接单》，双方签名，书写“术后护理记录”

注：1.《手术病人交接单》必须由病区护士、手术室护士、PACU护士填写，护运中心人员只负责交接检查事项，不填写交接单内容，但须在交接单上签字。

2. 急诊危重患者、气管插管患者在病区护士与手术医生核对检查后须由手术医生陪同护送患者，巡回护士与手术医生对患者进行交接核对。

器械护士环境质量管理评分标准(每月 4 次)

项目	标准	基本要求	分值	检查日期:				整改措施	效果评价
层流板	12 分	控制面板正常显示	3						
		温湿度适宜	3						
		层流净化系统正常	3						
		手术前后层流板保洁	3						
输液架	8 分	表面无血迹、灰尘	2						
		规范放置	2						
		损坏及时汇报记录	2						
		按手术间放置	2						
治疗车	6 分	抽屉内物品放置准确	2						
		抽屉内清洁、整齐	2						
		干净整洁	2						
壁柜	17 分	各型号手套加添齐全	4						
		物品放置规范、基数齐全	5						
		床配件齐全	4						
		床配件放置规范	4						
电刀	10 分	电刀表面无灰尘、无污渍	2						
		电刀功能正常	2						
		电刀摆放位置正确	2						
		切断电刀电源线	2						
		连接线缠绕整齐,不拔除	2						
手术床	9 分	手术床及床单位整洁、无血渍	3						
		手术床处于锁定状态	3						
		手术床的性能完好	3						
无影灯	8 分	表面无灰尘	2						
		亮度聚焦正常	2						
		关节调节自如	2						
		功能损坏及时汇报记录	2						
吸引装置	6 分	吸引装置组装完整、无血迹	2						
		吸引器管缠绕整齐	2						
		摆放整齐,挂于吊勾上	2						
吸氧装置	4 分	吸氧装置无血迹	2						
		氧气及时关闭	2						
电脑	6 分	电脑桌表面无灰尘、杂物	2						
		手术结束电脑及时关闭	2						
		电脑能正常作业	2						
麻醉机	6 分	监护仪干净、整洁	2						
		电极线缠绕整齐	2						
		电极线无血迹	2						
地面	8 分	手术间地面保持干净	4						
		连台之间及时清理	4						
得分									
责任人									

器械准备护士环境质量管理评分标准(每月4次)

项目	标准	基本要求	分值	检查日期:				整改措施	效果评价
器械准备间	51分	温湿度适宜	3						
		环境宽敞整洁	3						
		天花板清洁	3						
		地面无血迹、灰尘	3						
		地面无杂物堆放	3						
		台面干燥	3						
		台面无灰尘	3						
		台面整洁、无杂物	3						
		壁柜内整齐、无杂物	3						
		壁柜无灰尘	3						
		壁柜内器械摆放整齐	3						
		抽屉物品摆放整齐	3						
		抽屉整洁、无杂物	3						
		塑封机台面清洁整齐	3						
		等离子指示卡避光密封包装	3						
		低温等离子灭菌器清洁	3						
		无菌物品与非无菌物品分开放置	3						
清洗间	25分	环境宽敞整洁	3						
		地面干净	2						
		清洗池无杂物	3						
		按比例配制浸泡液	4						
		器械按规范放置清洗机内	4						
		清洗机处于功能位	3						
		按规范穿戴防护服	3						
		交接器械台面无血迹	3						
器械打包间	24分	环境宽敞整洁	3						
		天花板清洁	3						
		地面无灰尘	3						
		地面干燥、清洁	3						
		台面干燥	3						
		台面整洁、无杂物	3						
		抽屉物品摆放整齐	3						
		抽屉整洁、无杂物	3						
得分									
责任人									

消毒灭菌护士环境质量管理评分标准(每月4次)

项目	标准	基本要求	分值	检查日期:				整改措施	效果评价
打包间	30分	温湿度适宜	4						
		环境宽敞整洁	4						
		天花板清洁	2						
		地面无血迹、灰尘	2						
		地面无杂物堆放	2						
		台面无灰尘	2						
		台面无杂物	2						
		台面干燥、整洁	2						
		壁柜无灰尘	2						
		壁柜内无杂物	2						
		壁柜巾单摆放整齐	2						
		抽屉干燥、无灰尘	2						
		抽屉无杂物、整洁	2						
消毒间	30分	环境宽敞整洁	5						
		无菌物品灭菌后放置规范	5						
		无菌分包车干燥清洁	4						
		快速灭菌器处功能位	4						
		隔热手套干燥、清洁	4						
		地面干燥、清洁	4						
		门禁系统及时关闭	4						
东边无菌间	20分	环境宽敞整洁	2						
		器械标识及时更新	2						
		无菌架干燥、清洁	2						
		无菌架无灰尘	2						
		无菌包按日期先后顺序放置	2						
		无菌包放置整齐	2						
		地面干燥、清洁、无灰尘	2						
		消毒液注明日期时间	2						
		消毒液及时加添	2						
		天花板清洁	2						
西边无菌间	20分	环境宽敞整洁	2						
		器械标识及时更新	2						
		无菌架干燥、清洁	2						
		无菌架无灰尘	2						
		无菌包按日期先后顺序放置	2						
		无菌包放置整齐	2						
		地面干燥、清洁、无灰尘	2						
		消毒液注明日期时间	2						
		消毒液及时加添	2						
		天花板清洁	2						
得分									
责任人									
护士长									

巡回护士感染控制评分标准(每月4次)

<table>
<tr><th rowspan="2">项目</th><th rowspan="2">标准</th><th rowspan="2">基本要求</th><th rowspan="2">分值</th><th colspan="4">检查日期:</th><th rowspan="2">整改措施</th><th rowspan="2">效果评价</th></tr>
<tr><th></th><th></th><th></th><th></th></tr>
<tr><td rowspan="5">感染手术</td><td rowspan="5">20分</td><td>手术间门口正确悬挂标识</td><td>4</td><td></td><td></td><td></td><td></td><td rowspan="5"></td><td rowspan="5"></td></tr>
<tr><td>术后敷料按规定处置</td><td>4</td><td></td><td></td><td></td><td></td></tr>
<tr><td>术后含氯制剂擦拭物表</td><td>4</td><td></td><td></td><td></td><td></td></tr>
<tr><td>术后器械按规定处置</td><td>4</td><td></td><td></td><td></td><td></td></tr>
<tr><td>必要时双层防护</td><td>4</td><td></td><td></td><td></td><td></td></tr>
<tr><td rowspan="10">手术间
人员管理</td><td rowspan="10">28分</td><td>口罩需遮住口鼻</td><td>2</td><td></td><td></td><td></td><td></td><td rowspan="10"></td><td rowspan="10"></td></tr>
<tr><td>头发不外露</td><td>3</td><td></td><td></td><td></td><td></td></tr>
<tr><td>不可佩戴饰品</td><td>3</td><td></td><td></td><td></td><td></td></tr>
<tr><td>巡回护士不可互串手术间</td><td>3</td><td></td><td></td><td></td><td></td></tr>
<tr><td>控制手术间参观人数</td><td>3</td><td></td><td></td><td></td><td></td></tr>
<tr><td>所有外包装不得进入手术间</td><td>3</td><td></td><td></td><td></td><td></td></tr>
<tr><td>参观人员佩戴参观牌</td><td>3</td><td></td><td></td><td></td><td></td></tr>
<tr><td>参观牌号与手术间号相匹配</td><td>3</td><td></td><td></td><td></td><td></td></tr>
<tr><td>参观人员与手术者保持适当距离</td><td>3</td><td></td><td></td><td></td><td></td></tr>
<tr><td>物品准备齐全</td><td>2</td><td></td><td></td><td></td><td></td></tr>
<tr><td rowspan="5">手卫生</td><td rowspan="5">15分</td><td>手部清洁</td><td>3</td><td></td><td></td><td></td><td></td><td rowspan="5"></td><td rowspan="5"></td></tr>
<tr><td>指甲不超过指尖</td><td>3</td><td></td><td></td><td></td><td></td></tr>
<tr><td>指甲无装饰物</td><td>3</td><td></td><td></td><td></td><td></td></tr>
<tr><td>巡回护士手部无装饰物</td><td>3</td><td></td><td></td><td></td><td></td></tr>
<tr><td>按标准预防进行手消毒</td><td>3</td><td></td><td></td><td></td><td></td></tr>
<tr><td rowspan="13">环境卫生
和
物品管理</td><td rowspan="13">32分</td><td>不同区域抹布专区专用</td><td>2</td><td></td><td></td><td></td><td></td><td rowspan="13"></td><td rowspan="13"></td></tr>
<tr><td>术前半小时开层流</td><td>2</td><td></td><td></td><td></td><td></td></tr>
<tr><td>地面清洁</td><td>2</td><td></td><td></td><td></td><td></td></tr>
<tr><td>墙壁清洁</td><td>2</td><td></td><td></td><td></td><td></td></tr>
<tr><td>被套、床单污染更换及时</td><td>3</td><td></td><td></td><td></td><td></td></tr>
<tr><td>无影灯无灰尘、无污渍</td><td>3</td><td></td><td></td><td></td><td></td></tr>
<tr><td>标本袋封装完好,无渗漏</td><td>3</td><td></td><td></td><td></td><td></td></tr>
<tr><td>手术间柜内清洁、物品摆放整齐</td><td>3</td><td></td><td></td><td></td><td></td></tr>
<tr><td>呼吸机清洁、无污渍</td><td>3</td><td></td><td></td><td></td><td></td></tr>
<tr><td>监护仪清洁、无污渍</td><td>2</td><td></td><td></td><td></td><td></td></tr>
<tr><td>腔镜设备未用时,穿上外衣</td><td>2</td><td></td><td></td><td></td><td></td></tr>
<tr><td>无菌盘按时间更换</td><td>2</td><td></td><td></td><td></td><td></td></tr>
<tr><td>持物钳及时更换,时间正确</td><td>3</td><td></td><td></td><td></td><td></td></tr>
<tr><td rowspan="2">其他</td><td rowspan="2">5分</td><td>物品损坏、缺失及时报修、登记</td><td>3</td><td></td><td></td><td></td><td></td><td rowspan="2"></td><td rowspan="2"></td></tr>
<tr><td>特殊事件及时汇报、登记</td><td>2</td><td></td><td></td><td></td><td></td></tr>
<tr><td colspan="4">得　分</td><td></td><td></td><td></td><td></td><td></td><td></td></tr>
<tr><td colspan="4">责任人</td><td></td><td></td><td></td><td></td><td></td><td></td></tr>
<tr><td colspan="4">护士长</td><td colspan="6"></td></tr>
</table>

器械护士感染控制评分标准(每月4次)

项目	标准	基本要求	分值	检查日期：				整改措施	效果评价
感染手术	24分	合理摆放台上无菌物品	3						
		定时加铺无菌单(大于4小时)	3						
		敷料处理正确	3						
		感染敷料有标识	3						
		污水处理正确	3						
		器械严格按照规范处理	3						
		器械车处理正确	3						
		使用一次性敷料	3						
台上人员管理	26分	口罩需遮住口鼻	4						
		头发不外露	4						
		不可佩戴饰品	4						
		协助手术医生正确穿着无菌手术衣	4						
		参观人员与手术者保持适当距离	5						
		必要时采取双层防护措施	5						
手卫生	12分	指甲不超过指尖	3						
		指甲无装饰物	3						
		手部无装饰物	3						
		操作前后应洗手	3						
无菌物品	19分	无菌物品污染及时更换	4						
		无菌物品在有效期内	4						
		无菌区域铺单规范	4						
		双手放置于无菌平面	4						
		无菌物品未用及时归还	3						
环境卫生	19分	大小车无血渍、清洁	3						
		不同区域抹布专区专用	3						
		手术床单位、脚凳无血迹,清洁、整齐	3						
		腔镜设备未用时,穿上外衣	3						
		无影灯灯把用后及时取下	3						
		标本袋封装完好,无渗漏	4						
得分									
责任人									
护士长									

器械准备护士感染控制评分标准(每月4次)

项目	标准	基本要求	分值	检查日期:				整改措施	效果评价
器械准备间环境	20分	物表清洁无灰尘	4						
		地面四壁无灰尘	4						
		各类包装袋放置合理整齐	4						
		器械柜内整洁无灰尘	4						
		洗手装置齐全	4						
低温等离子消毒物品管理	24分	待消毒物品数量正确	4						
		待消毒物品表面清洁	4						
		待消毒物品表面干燥	4						
		消毒与未消毒物品分类放置合理	4						
		生物监测结果登记正确	4						
		消毒后包装袋一次性使用	4						
手卫生	24分	接触无菌物品前需手部清洁	4						
		指甲不超过指尖	4						
		指甲无装饰物	4						
		手部无装饰物	4						
		手部污染时应洗手	4						
		操作器械时应戴手套	4						
术后器械处理	28分	使用后正常器械交接流程正确	4						
		器械清洗流程正确	4						
		感染器械处理流程正确	4						
		器械洁污分类放置	4						
		清洗后器械表面无血迹	4						
		清洗后器械表面无锈迹	4						
		吸引器管腔内清洁	4						
得　分									
责 任 人									
护 士 长									

产房管理制度

产房工作制度

1. 在护理部,科室主任和护士长领导下工作。遵守医院各项规章制度,不迟到不早退。

2. 每日参加科室早交班,报告夜间分娩及特殊情况。

3. 遵医嘱完成入院孕妇胎心监护及各类引产等治疗并做好记录。

4. 接待待产孕妇,严密观察产程进展;认真、准确绘制产程图。发现异常及时报告医师并协助处理。

5. 拥有助产上岗证者,方可进行正常接产工作及协助医师完成难产助娩工作并正确、及时书写产时记录。

6. 新生儿娩出后,严格执行新生儿核对制度。若多胎助娩时,实行一人一婴,防止差错发生。

7. 产后 2 小时,严密观察产妇生命体征、宫缩及阴道出血、肛门坠胀、膀胱充盈等情况,重视产妇主诉;发现异常及时报告医师。新生儿按照产后 2 小时新生儿管理制度实施。

8. 由专人每周负责产房环节质量检查工作。护士长每周抽查。

9. 按照各室感染管理制度做好分娩后器械和环境的终末处理。

产科助产士准入制度

1. 取得护士执业证书,大专以上学历者。

2. 参加助产专业理论考试和技能考核,取得市级卫生行政部门认可的助产上岗证者。

3. 经人力资源办公室核准后,由护理部和科室分别进行相关理论、专业理论和技能考核合格者。

4. 熟练掌握正常及异常产程护理、助产技术、新生儿复苏的配合及母婴保健知识。

5. 热爱助产专业,富有爱心,具有良好的沟通技巧。

产房护理管理流程

一、护理人员

1. 床护比应达到:待产床与助产人员之比为 2∶1
分娩床与助产人员之比为 1∶2

2. 人员素质

(1) 岗位准入

① 资质的准入:护士上岗证、助产上岗证。

② 技术的准入:具有专科护理知识和技术(肛查、胎心监护、阴道助娩、会阴侧切术、新生儿复苏配合、产钳助娩的配合);熟练掌握新生儿窒息复苏技术;熟练掌握各种监护技术;具有熟练的助产技术。

(2) 岗位职责(见医院护理部指定的各级护士岗位职责)

(3) 护理培训 (见医院护理部指定的各级护士岗位训练)

二、监测系统、仪器、设备、药品管理

1. 定点放置、呈备用状态(胎心监护仪、多普勒听诊器、负压吸引器、母胎心电监护仪、新生儿辐射抢救台、新生儿暖箱、抢救药品等)

2. 保管

(1) 药品每班清点并记录,仪器由配班每日检查一次并记录。

(2) 专人负责,定期检查。

(3) 护士长每周检查。

3. 维修

(1) 发生故障应及时报修。

(2) 待产室应该备有足够的仪器设备,保证备用。

三、产房孕产妇的管理

四、待产室的准备

1. 病房护士确定孕妇宫口开 2 公分后,据产程进展程度选择合适的转运工具,携带病历送产妇入产房待产

2. 待产床及仪器呈备用良好状态,助产士能熟练掌握仪器操作

3. 产程观察

(1) 助产士用多普勒按时为孕妇监测胎心、血压、脉搏并记录。

(2) 观察宫口扩张程度、宫缩强度及间隔时间、先露位置并记录。

(3) 按时监测胎心及肛查,观察有无异常情况;若胎膜早破,应即监测胎心,观察羊水的性质、量和色并报告医师及记录。

(4) 进入活跃期,应实施胎心全程监护。有异常,立即吸氧,左侧卧位,报告医师,遵医嘱及时处理。

五、健康教育

1. 指导孕妇正确运用呼吸按摩法以缓解宫缩时的阵痛。

2. 指导孕妇取适宜体位,适时活动、休息、进食及排泄。

3. 新生儿娩出后,及时告知产妇家属。

4. 若病情特殊需由医师执行谈话签字制度,做好沟通工作。

5. 应产妇要求,保护产妇隐私。

六、护理文书书写

1. 真实、及时反映产程进展及医疗处理。

2. 第一产程每 1 小时监测胎心一次并记录,活跃期后即行全程胎心监护,第二产程每 10 分钟监测胎心一次并记录。

3. 正确绘制产程图。

七、危重产妇抢救

1. 由科主任负责组织抢救,护士长协助,并调集医护人员组成抢救小组。

2. 护士分工明确,各司其职,口头医嘱需大声复述后方能执行。

3. 抢救同时或在 2 小时内报告医疗科医务部值班室(夜间)。

4. 做好抢救记录及家属的沟通、解释工作。

八、产房孕产妇的护理安全管理

1. 引产药物管理(催产素)

(1) 专人负责。

(2) 用药前先行 NST 胎心监护,无异常方执行医嘱。

(3) 按时监测胎心,观察宫缩和宫口扩张并记录。

(4) 每班监测血压、脉搏。

(5) 引产结束前行 OCT 胎心监护,无异常方送孕妇返病房休息并与病房护士交接。

2. 安全管理

(1) 保持待产间地面清洁干燥。

(2) 上产床后,根据孕妇身高适时调整产床脚蹬及扶手。

(3) 分娩前专人负责孕妇,分娩后专人负责婴儿。

(4) 新生儿出生后,腕带、胸牌、床头牌上信息必须准确无误填写。

九、院内感染

十、有科室感染管理质控小组

十一、有产房、待产室的消毒管理制度

十二、严格落实手卫生制度

十三、每月一次空气培养

十四、医疗垃圾、生活垃圾分类放置

产房护理管理流程图

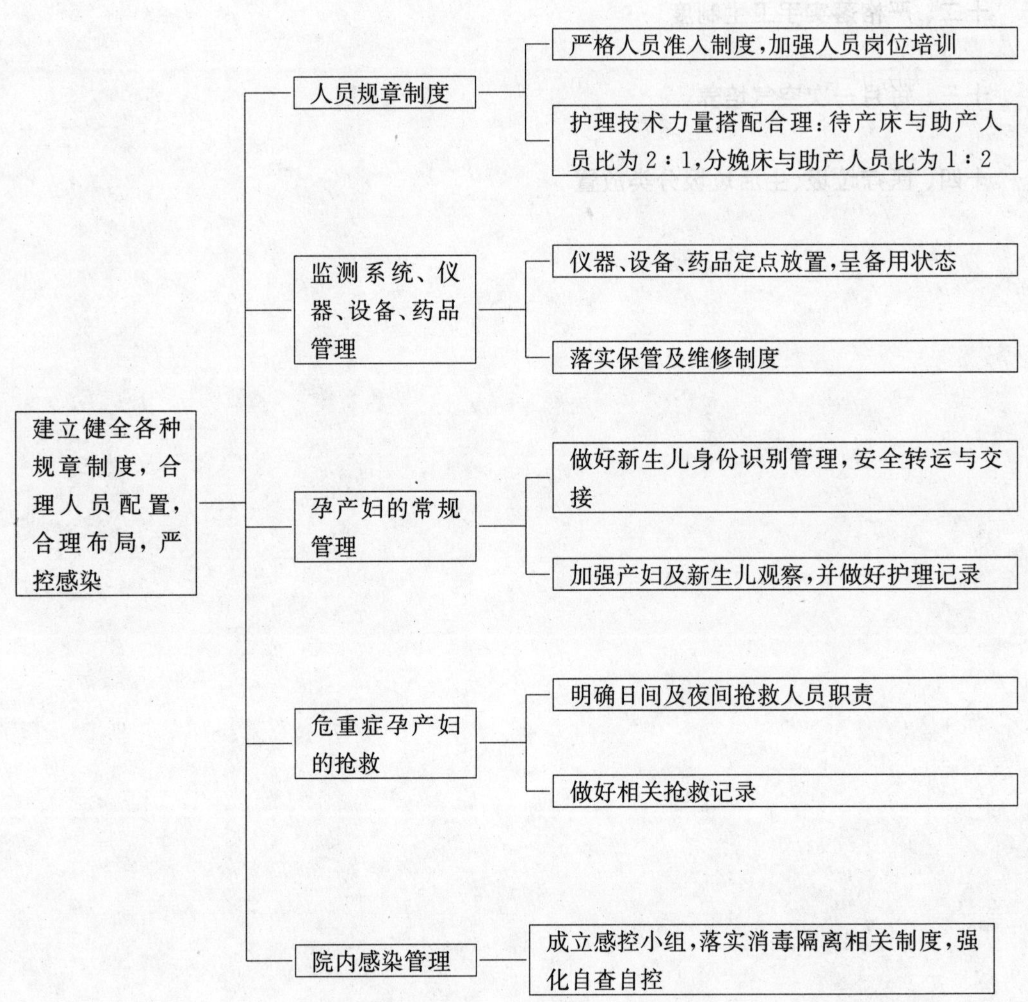
建立健全各种规章制度，合理人员配置，合理布局，严控感染
人员规章制度
严格人员准入制度，加强人员岗位培训
护理技术力量搭配合理：待产床与助产人员比为 2：1，分娩床与助产人员比为 1：2
监测系统、仪器、设备、药品管理
仪器、设备、药品定点放置，呈备用状态
落实保管及维修制度
孕产妇的常规管理
做好新生儿身份识别管理，安全转运与交接
加强产妇及新生儿观察，并做好护理记录
危重症孕产妇的抢救
明确日间及夜间抢救人员职责
做好相关抢救记录
院内感染管理
成立感控小组，落实消毒隔离相关制度，强化自查自控

产房与病房之间孕产妇及新生儿识别措施、转运交接程序与记录

1．病房护士确定孕妇宫口开 2 cm 后，即听胎心并记录于产前记录单上，携带病历送孕妇入产房待产。

2．根据孕妇产程进展不同情况，选用合适的转运工具。

3．产房护士与病房护士核对孕妇床号、姓名准确无误后，交接结束。

4．助产士将以上交接情况记录于产前记录单上并绘制产程图，继续观察产程进展。

5．新生儿娩出后由配台护士准确填写腕带、胸牌及床头牌上的信息，经第二人核对无误后即给新生儿佩戴。

6．分娩结束后，产妇在产房观察 2 小时，助产士做好观察并在产后记录单上记录。2 小时后，无特殊情况，助产士携带病历，将产妇、新生儿送至病房，并与病房护士行床边交接。

7．病房护士应及时准确将有关交接内容记录在产后护理记录单上。

注明：

1．孕妇交接内容：床号、姓名，胎心、宫口扩张、宫缩强度及频率，生命体征、有无破水及阴道流血等。

2．分娩后交接内容：床号、姓名、宫缩、产后 2 h 出血量、宫底高度、生命体征、会阴伤口情况等。

3．新生儿交接内容：腕带、胸牌、床头牌上信息是否准确（母亲床号、姓名、新生儿体重、性别等）。

产房与病房之间孕产妇及新生儿识别措施、转运交接程序与记录流程图

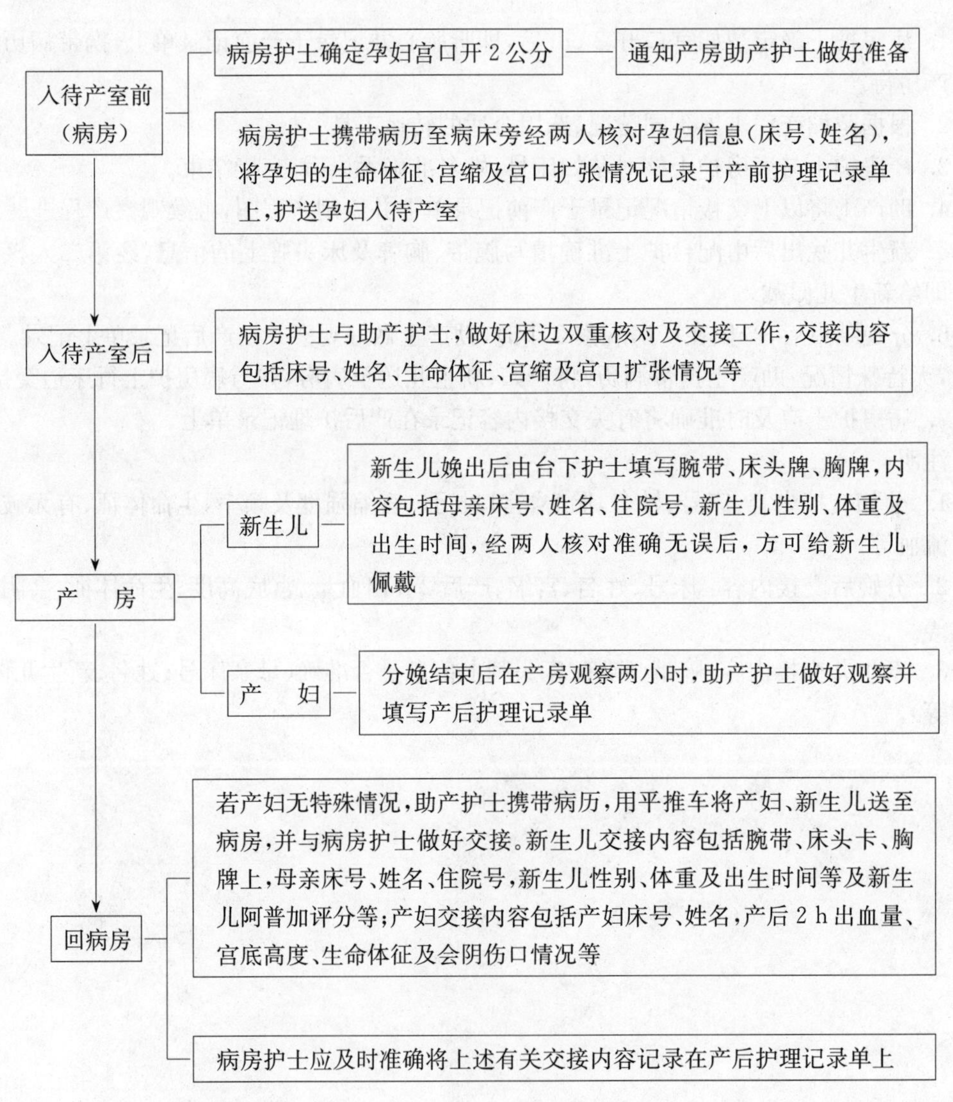

入待产室前
(病房)
病房护士确定孕妇宫口开2公分
通知产房助产护士做好准备
病房护士携带病历至病床旁经两人核对孕妇信息(床号、姓名),将孕妇的生命体征、宫缩及宫口扩张情况记录于产前护理记录单上,护送孕妇入待产室
入待产室后
病房护士与助产护士,做好床边双重核对及交接工作,交接内容包括床号、姓名、生命体征、宫缩及宫口扩张情况等
产　房
新生儿
新生儿娩出后由台下护士填写腕带、床头牌、胸牌,内容包括母亲床号、姓名、住院号,新生儿性别、体重及出生时间,经两人核对准确无误后,方可给新生儿佩戴
产　妇
分娩结束后在产房观察两小时,助产护士做好观察并填写产后护理记录单
回病房
若产妇无特殊情况,助产护士携带病历,用平推车将产妇、新生儿送至病房,并与病房护士做好交接。新生儿交接内容包括腕带、床头卡、胸牌上,母亲床号、姓名、住院号,新生儿性别、体重及出生时间等及新生儿阿普加评分等;产妇交接内容包括产妇床号、姓名,产后2 h出血量、宫底高度、生命体征及会阴伤口情况等
病房护士应及时准确将上述有关交接内容记录在产后护理记录单上

产房质量考核标准

日期： 助产士： 护士长：

项 目	分 值	考 核 内 容	得 分
环境要求	5	各待产床清洁、整齐	
	5	床单位无血渍、污渍	
	5	无菌物品柜内清洁、干燥	
消毒管理	5	空气细菌培养每季度一次	
	5	污洗间“清洁”与“污染”标识明确	
	10	各类无菌物品标志明显，按无菌日期先后顺序放置，外包装完好，专柜放置，一次性物品到期废弃	
产科共性	5	文明用语，主动介绍，健康教育	
	10	指导、协助孕妇进食，协助孕妇如厕	
	15	观察产程进展，按时肛查，听胎心，绘制产程图	
	5	进入活跃期实行全程胎心监护	
	10	接产时严格无菌操作，执行外科手消毒	
	15	注意保护会阴，会阴侧切位置准确，侧切口无延伸	
	5	产时记录描述准确	

新生儿室管理制度

新生儿室工作制度

1. 医护人员进入新生儿病室必须更衣、更鞋、戴帽、戴口罩。接触新生儿前后洗手，并经常保持手的清洁。非本室人员未经许可禁止入内。

2. 新生儿病室应保持清洁无尘、整齐、布局合理，清污路线分开。每周做彻底清洁一次，每日用含氯消毒剂拖地两次，拖布分开使用、放置。

3. 新生儿病室保持空气清新，每日上、下午各清洁一次，每日空气消毒两次，室内温度保持在 24～26 ℃，相对湿度 55％～56％为宜。

4. 新生儿一人一床，被单、床单、枕套按规定时间换洗，发现明显污渍应及时更换。污染衣、被等先浸泡消毒再清洗、晾干、高压灭菌。

5. 有医学指征喂养的婴儿，其用具做到一婴一用一消毒，用具应用煮沸或高压蒸汽消毒灭菌。

6. 新生儿所用衣物、面巾须经消毒后方能使用。用后小毛巾应直接放入含消毒液的容器内。使用一次性尿布应放入双层塑料袋内集中处理，防止污染环境。

7. 婴儿澡盆一人一盆套。新生儿沐浴室地面及沐浴用品每日进行消毒。水龙头开关、水槽每日用含氯消毒剂分别浸泡、刷洗。

8. 听诊器一人一具。心电监护传感器、光线喉镜、体温表用后用含氯消毒剂擦拭。氧气导管、湿化瓶每周消毒一次，湿化瓶、氧气头罩用后用含氧消毒剂浸泡消毒备用。

9. 新生儿治疗室桌面、暖箱、光疗箱内外每日用含氯消毒剂擦拭，婴儿出光疗箱、暖箱后及时进行终末处理。

10. 新生儿的手圈、床、包被外面均需标明姓名（或母亲姓名）、床号、住院号、新生儿性别，以便识别。

11. 严密观察新生儿一般情况，有异常变化及时通知医生处置，不得延误。每日交班除书面报告外，要做口头交班、巡视婴儿逐一交班。重危婴儿应将特殊病情变化记录在护理观察记录单上。一切用品应整理备齐交给下一班。

12. 凡新生儿腹泻、严重新生儿脓疱疮、化脓性脑膜炎禁止进入新生儿病室。本室新生儿在住院期间发现有腹泻、脓疱疮等传染性疾病者，立即隔离，及时转出新生儿病室，并立即对新生儿病室进行消毒处理。

13. 新生儿病室内物品不得外借，器械、药品应固定专用，贵重仪器应有专人负责管理并有使用记录。

14. 新生儿出院时应仔细做好核对工作，沐浴更衣后方可出院。出院病床单元做终末大消毒。

15. 每月对新生儿病室的空气、物体表面、医护人员手、消毒液采样作细菌总数及沙门氏菌的监测。

护士执业准入制度

新生儿室护士准入制度

1. 护理部确定准入条件，取得护士执业证书并注册。

2. 取得省级卫生行政部门认可的婴儿抚触证、新生儿窒息复苏培训等证书。

3. 能独立完成急危重症抢救配合工作的能力；具有病情观察与应急处理能力；具有规范、准确、及时、客观书写护理文书的能力。

4. 在上级护师指导下，解决本专科复杂疑难护理问题。

5. 在护理部领导下组织进行相关理论、专业技术考核。

6. 每年获得规定的专业继续教育学分数。

7. 符合执行主管卫生行政部门规定的其他条件。

新生儿专科护士准入制度

1. 符合专科护士任职资格。

2. 接受省级卫生行政部门授权委托的300学时的专业培训，或参加省卫生厅授权委托医学院校相关专科护士硕士学位课程班300学时的专业培训，并在相应专科护士临床实践基地实习三个月，获得相应的专科护士培训合格证书。

3. 由省级卫生行政部门指定的专门机构或组织开展准入管理工作。确定评价标准，进行基础理论、专科理论、论文答辩、专科专业技术和专科护士能力考核，经该机构或组织审核准入后，方可从事专科护士工作，并享受专科护士的有关待遇。

4. 精通本学科基本理论、专科理论和专业技能，掌握相关学科知识，掌握新生儿护理常规、暖箱蓝光箱的使用、CPAP、空氧混合器的使用、专科危重患儿的救治原则与抢救技能。

5. 参加新生儿科专业技术培训合格，取得省级卫生行政部门认可的婴儿抚触证，新生儿室息复苏培训合格。

6. 有丰富的临床护理工作经验，能循证解决本专科复杂疑难护理问题，有指导专业护士有效开展基础护理、专科护理的能力。

7. 有组织、指导临床、教学、科研的能力，是本专科学术带头人。

8. 熟练运用一门外语获取学科信息和进行学术交流。及时跟踪并掌握国内外本专科新理论、新技术。每年接受相应专业领域的继续教育。

新生儿室护理管理流程

1. 医护人员须穿清洁的工作服，有明显污染时应及时更换；应严格遵守《医务人员手卫生规范》；诊疗护理操作时，严格执行无菌技术操作规程。

2. 新生儿病室保持空气清新，环境整洁，温度保持在 22～24 ℃，相对湿度 55%～56%，每日空气消毒两次，每月空气培养一次。

3. 新生儿使用的布类，如毛巾、衣物、垫口巾等，一用一换，清洗晾晒后送供应室高压蒸汽消毒灭菌备用。使用一次性尿布应放入双层塑料袋内集中处理、防止污染环境。

4. 新生儿暖箱、蓝光箱等，每日或一用以清水擦拭清洁，箱内外每日用含氯消毒剂擦拭，同一患儿长期连续使用时，应每周消毒一次；出光疗箱、暖箱后及时进行终末处理。

5. 听诊器一人一具。新生儿的手圈、床、包被外面均需标明姓名（或母亲姓名）、床号、住院号、新生儿性别，以便识别。

6. 设备齐全，性能良好，工作人员应熟知各种设备、仪器的性能并会正确使用。新生儿病室内各类物品定点、分类放置，不得外借，有专人负责管理并有使用记录。

7. 非本科人员未经允许不得入内。

儿科新生儿入院印鉴

姓名：________ 性别：________ 年龄：________ 床号：____ ID 号：________

入院日期：______________ 入院诊断：________________________

家长身份证号码：____________________ 联系号码：______________

婴儿左足印(蓝色)	家长右拇指印(红色)
	关系： 签名：
	护士签名：

出院日期：

婴儿左足印(蓝色)	家长右拇指印(红色)
	关系： 签名：
	护士签名：

转运交接签名：________________________ 护士签名：______________________

新生儿室质量管理检查(4次/月)

检查日期：　　　　　　　　　　　　　　　　检查人：

项目	标准	基本要求	分值	检查日期				整改措施	效果评价
病室环境管理	10分	新生儿病室安静	2						
		桌面、地面按要求擦拭、清洁	3						
		物品摆放有序	2						
		垃圾分类符合要求	3						
配奶间管理	10分	配奶物品摆放有序	2						
		一次性物品按要求处理(奶瓶、奶嘴)	3						
		桌面、地面按要求擦拭、清洁(无水渍)	3						
		冰箱储物柜清洁	2						
沐浴间管理	10分	物品摆放有序，清污分开放置	4						
		有水温计并及时擦拭	3						
		浴盆、水池、称重器按要求消毒擦拭	3						
安全管理	20分	新生儿佩戴腕带，双项核对	10						
		新生儿报警系统良好并按要求使用	5						
		床头牌符合要求	5						
感染管理	20分	空气按时消毒并监测且有相关记录	5						
		暖箱、蓝光箱每日擦拭	2						
		暖箱、蓝光箱终末消毒处理并及时记录	5						
		心电监护仪每周擦拭，表面清洁无灰尘	3						
		辐射抢救台物品摆放合理，表面清洁无灰尘	5						
护理质量管理	30分	护理严格无菌操作	10						
		护理特护单记录及时准确	5						
		及时补充所需物品	5						
		当班护士岗位职责知晓率	10						
得分									
责任护士									
护士长									

重症监护室管理制度

重症监护病房工作制度

1. 树立全心全意为伤病员服务的思想，具有高度的工作责任心和严谨的工作作风，工作中做到认真、主动、细致。

2. 熟悉病人病情，熟悉监护室的各种物品的放置、各种仪器的使用。

3. 根据即将进入的监护病人情况，事先做好各项准备工作。

(1) 病人进入ICU后，根据病情需要，立即接呼吸器、测血压、心电监护并作记录，做好病人入院评估。

(2) 与医生联系了解手术情况，包括诊断、手术方法、各引流管、手术是否顺利、对护理的要求，与病人打招呼，告知病人手术顺利。负责向下一班细致交代病情、药疗、仪器使用情况。

(3) 准确记录病情变化。意识障碍病人每班进行glasgow评分。

4. 做好基础护理：包括病人的心理、饮食、排泄，做到"六洁三短"无褥疮，并做好健康教育。

5. 严密的病情监护：备好急救药品和器材，抢救及时。有事及时与值班医生联系，预防和及时发现并发症。

6. 坚守工作岗位，遵守工作纪律：上班不迟到、不早退、不闲谈、不说笑、不阅书报、不接待来客、不在监护病房吃东西，不擅离岗位。医护人员进入重症监护病房必须更衣、更鞋、戴帽、戴口罩。接触病人前后洗手，并经常保持手的清洁。非本室人员未经许可禁止入内。

7. 良好的服务态度：工作时间着装正规，保持良好的服务态度，不与病人及家属发生争吵。

8. 确保工作质量。

(1) 确保各引流管通畅、呼吸机运行良好、监护仪显示正常。

(2) 病人感到舒适。危重病人每2小时变换体位。按时翻身叩背。

(3) 病室安静、整洁。

(4) 按医嘱用药准确及时，治疗、护理按时到位。做到医嘱与收费一致。

9. 严格遵守各项医疗护理技术操作常规，严防缺陷事故的发生。

10. 严格执行感控制度。

(1) 病室应保持清洁无尘、整齐、布局合理，清污路线分开。每日对各种仪器进行擦拭消毒，每日用含氯消毒剂拖地两次，拖布分开使用、放置。每年3次进行腾空消毒。

(2) 保持空气清新，每日上、下午各清洁一次，每日开窗通风2次，室内温度保持在22～

26 ℃，相对湿度 50%～60%为宜。

（3）病人衣服被套、床单、枕套每日更换洗涤，发现明显污渍应及时更换。

（4）每床配备快速手消毒液体。

11. 同志间团结协作，互相帮助。

重症监护室护士准入制度

1. 二年以上临床护理工作经验。

2. 接受 3～6 个月 ICU 专业培训合格的注册护士。

3. 掌握本专业相应的医学基础理论知识、病理生理学知识及多专科护理知识和实践经验。具有一定的病情综合分析能力。

4. 熟练掌握心肺脑复苏、血流动力学监测、人工气道的应用及管理、常用急救与监护仪器的使用和管理：包括除颤仪、呼吸机、心电监护仪、降温机、血气分析仪、各种微量输液泵等。

5. 掌握常见急危重症患者的抢救与护理、休克病人的观察及护理、器官移植术后监护、危重病人的营养支持。

6. 每年获得规定的专业继续教育学分。

7. 护理部组织相关培训小组共同制定 ICU 专业护士培训制度，确定培训计划、内容、方式、学时数等，并组织实施。

8. 由医院专科护理管理委员会确定 ICU 专业护士准入条件，并在护理部领导下组织进行相关理论、专业技术和重症监护能力的考核。成绩合格者，经该委员会审核准入后，方可独立从事 ICU 专业护士工作，并享受 ICU 专业护士的有关待遇。

9. 遵照执行主管卫生行政部门规定的其他条件。

重症监护病房护理管理流程

一、训练有素的护理人员

1. 床护比应达到 1∶(2.5～3)
2. 护理技术力量搭配合理(主管护师、护师、护士)
3. 人员素质

(1) 准入。

① 资质的准入:执照、ICU 护理适任证书(市级占 5%)。

② 技术的准入:两年以上的护理工作经验,熟练掌握急救复苏技术(经过培训、考核及格、分数≥85 分以上),熟练掌握各种监护技术(体温,心电,CVP、ABP 监测,呼吸功能及血气分析,肾功能,神经系统功能,水、电解质平衡,输液,输血),具有专科护理知识和技术(导管、气管插管、气切护理、胸引、脑引、三腔管护理、负压吸引、深静脉穿刺护理、鼻胆管护理、导尿管护理、营养护理、疼痛护理、心理护理),具有娴熟的护理技能。

(2) 相应的岗位职责(见医院护理部制定的各级护士岗位职责)。

(3) 相应的护理培训(分层次)。

二、检测系统、仪器、设备、药品管理

1. 定点放置、呈备用状态(监护仪、呼吸机、除颤仪、输液泵、营养泵、设备带、抢救用品等)

2. 保管

(1) 班班交接并记录。

(2) 专人负责,定期检查。

(3) 护士长每周检查。

(4) 做好使用中和终末消毒措施。

3. 维修

(1) 设备供应科定期做好维检保障工作。

(2) 仪器发生故障时及时报修。

(3) 病室应备有足够的仪器设备,保证使用。

三、危重患者的护理

1. 入室的准备

(1) 床位的准备:麻醉床、输液泵、推注泵、约束带、引流管固定用物等。

(2) 正确的接诊:

① 各类导管的固定:观察有无异常,并保持有效状态。

② 保持呼吸道通畅:做好紧急气管插管准备。

③ 病情评估:生命体征、疼痛、心理、切口,做好记录。

④ 历:做好核对工作,及时执行医嘱。

⑤ 清醒患者做好宣教工作。

⑥ 向家属介绍 ICU 相关制度,取得联系方式,做好沟通。

⑦ 执行谈话签字制度(包括知情同意书)。

2. 危重患者的护理

(1) 管理:责任制,专人管理。

(2) 每位患者床边都有监护、急救等仪器的保障。

(3) 护理:

① 病情观察:做好神经、呼吸、循环、肾脏系统的观察及护理。

② 专科护理:落实气道管理、体位、导管、营养等。

③ 专科操作:心肺复苏、呼吸及管理、气道护理、除颤、各系统监护、各类仪器设备操作(CVP、ABP 监测,各类微量注射泵应用)。

④ 基础护理:按分级护理要求落实基础护理。

⑤ 疼痛护理:

- 每天使用 10 分数字疼痛评分法对患者实施评估并记录;
- 选择相应的预防及镇痛措施。

⑥ 心理护理:使用适宜的方式,做好清醒患者的心理护理及相关宣教。

⑦ 文件书写:

- 要求:动态、连续反应病情、护理措施和结果(观察到什么、做了什么就记录什么);
- 记录频次:至少每小时一次;
- 如有急、重、意外等情况发生,应及时记录。

3. 危重症患者的抢救

(1) 组织:①日班:科主任、护士长、护理组长负责;②夜间:值班医生、护理组长负责。

(2) 参与:责任护士参与,护士长或护理组长调整其余的监护力量。

(3) 按查对的要求执行口头医嘱,配合抢救,执行医嘱快、准、安全。

(4) 必要时疑难病例及时申请会诊。

(5) 做好抢救记录。

(6) 做好患者及家属的沟通、解释工作。

4. 患者转出的流程

(1) 送手术室、检查科室、转科等。

(2) 通知对方科室,做好迎接病人的准备工作。

(3) 患者的评估:生命体征、管道、切口、治疗情况,身份认证。

(4) 根据评估情况,挑选适当工作经验的医护人员配合转送。

(5) 转送用物的准备:病历、X 光片、药品、合适的供氧措施,持续经皮血氧分析仪或心电监护仪。

(6) 与对方科室认真交接并填写交接单。

重症监护病房护理管理流程图

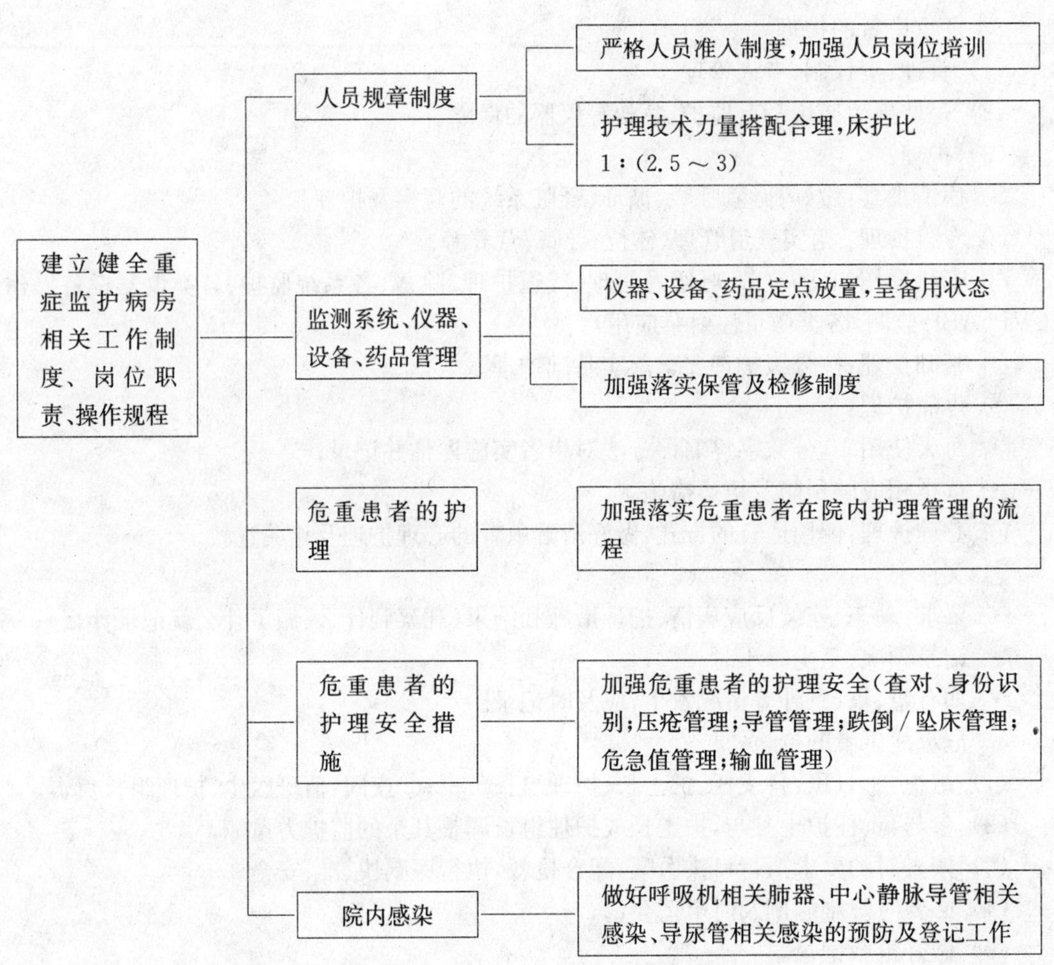

危重患者转运交接程序及记录

1. 危重患者需入院、转科/转院、检查等转运时，所在病房护士应与相关病房、检查室提前联系，做好接收患者的相应准备工作。

2. 转运前护士应采用两种识别患者身份的方法确认患者，认真评估患者病情及全身一般情况，填写“患者转运交接记录单”，并将评估情况记录于护理记录上（转出护理记录）（行检查患者，护士将评估情况直接记录于护理记录上）。

3. 确保平推车及病床刹车完好。转运途中平推车两侧架护栏并使用安全带，病床两侧加床栏，以免途中患者坠落。

4. 转运全程必须由医护人员护送，严密观察患者病情、输液及引流管是否通畅等情况。

5. 人工气道患者转运途中需根据情况配备呼吸机、简易呼吸器、氧气吸痰装置。

6. 患者转运至病房后，双方进行床旁交接，包括：病情，生命体征，抢救仪器、皮肤、输液/输血管道连接是否通畅，有无药物过敏史，所用药物的名称、剂量，存在的护理问题，护理记录（转院/转科记录、患者转运交接记录单等）、腕带、病历、影像学资料等。转入病房护士填写“患者转运交接记录单”，并及时书写护理记录，详细记录以上交接内容。

7. 患者转运到检查室后，病房医护人员与检查室人员进行交接，包括患者病情、输液/输血管道连接是否通畅、皮肤等。患者检查结束回病房后，护士应妥善安置患者，正确连接或固定各种引流管、抢救仪器，给予吸氧等，监测神志、生命体征、氧饱和度，检查皮肤情况，及时将以上内容记录于护理记录单上。

重症监护室质量考核标准

检查日期：　　　　　　　　　　　　　　　　　　　　　　　　　　　　检查人：

项目	分值	内容	日期/床号/分值				整改措施	效果评价
基础护理	15	做到“三短”、“六洁”，床单位整洁	3					
		开窗通风，整理病房环境	3					
		晚间护理帮助病人入睡	3					
		皮肤无污渍及胶布痕迹等	3					
		倾倒大小便，留取标本	3					
“九知道”	9	每少一项扣一分	9					
护理安全	10	护士知晓“七防七必须”内容	5					
		正确使用安全标识	5					
健康教育	9	体现专科特色，健康教育记录完整	3					
		检查手术、用药、导管、疼痛、血糖、输液、教育及时	3					
		按卧床病人三步操作流程给予肢体功能锻炼	3					
预防压疮	9	B评分小于12分有家属和护士长签字	3					
		皮肤清洁、无异味，无压红	3					
		压疮病人有相应预防措施及记录	3					
血糖管理	6	掌握胰岛素种类；注射时间、部位、方法、保存方式	3					
		了解低血糖症状、自救原则	3					
肠内营养	6	早期使用营养输注泵，温度、速度、浓度符合要求	2					
		用肠内营养耐受性评估表进行评估	2					
		护士知道肠内营养并发症、不良反应及处理原则	2					

（续表）

项　目	分值	内　　容	日期/床号 分值				整改措施	效果评价
疼痛护理	9	按要求评估记录	3					
		指导患者正确使用止痛药止痛泵	3					
		观察药物不良反应及副作用，按要求完成复评记录	3					
导管护理	9	导管固定符合指南规范、管壁清洁，引流通畅，标识清楚准确	3					
		有相应评估记录，留置导管分高危、中危、低危，定期复评	3					
		护士掌握导管滑脱处置流程	3					
感控方面	6	遵循无菌技术操作原则，无菌物品一用一灭菌	3					
		手卫生符合规范要求	3					
呼吸道管理	6	气道护理规范，熟知操作流程	2					
		按呼吸机相关性肺炎预防套餐进行护理	2					
		肺部物理治疗“三四五六”法掌握熟练	2					
输液管理	6	成功穿刺，静脉液体输注及时有效	3					
		套管针有穿刺日期、签名、标识，冲管、封管方法正确	3					
责任护士/护理员								
得分								
护士长								

血液透析室管理制度

血液净化中心护士交接班、值班制度

交接班制度

1. 晨交班由值班护士汇报夜间血透病人治疗情况、机器性能以及夜间相关事务。参加晨交班人员:主任、医师、护士长、护理大组长、工程师。

2. 午交班由各室早班护士汇报前日晚班病人及当日早班病人治疗情况、机器性能以及相关事务。参加午交班人员为血透中心所有工作人员。

3. 早班护士应向午班护士、午班护士应向晚班护士做好书面及床边交班,交班内容为所负责病人的治疗情况及机器性能。

4. 晚班护士应做好书面交班,交班内容为所负责病人的治疗情况及机器性能。

交班时的注意事项

1. 值班人员应坚守岗位,履行职责,保证各项治疗、护理工作准确及时进行。

2. 每班必须按时交接班,接班者提前 15 分钟到岗。接班者未到之前,交班者不得离开岗位。

3. 交班者必须在交班前完成各项工作,接班者在接班过程中如发现情况不清应立即查问,接班后再发现问题则由接班者负责。交接班时要做到书面写清,口头讲清,床前交清(危重病人、特殊交代等)。交接班内容包括:病人病情、透析治疗执行情况等。

4. 交接班者共同巡视病患,交接班者要确认病情(查看病人面色、脉搏、呼吸、测血压、情绪等),在未交接清楚前交班者不得离岗。

5. 白班交班报告由护士书写,如进修生或护生写交班报告时必须经带教护士审签确认。

值班制度

1. 血透中心实行 24 小时值班制,值班人员严守岗位,不得擅离职守。备班人员应告知去向,电话保持畅通做到随叫随到。

2. 值班人员与质量控制护士交接环境、物品、当日透析未结束以及有特殊病情变化需要留观的病人。值班人员负责处理当晚留观和急诊透析病人,并作详细记录。

3. 值班人员负责联系备班医生与 CRRT 护士,负责处理各种电话事务,并进行记录。

4. 值班人员负责中心的安全管理,闲杂人员不得滞留于中心。

5. 注意安全防盗，睡觉前检查关闭所有门窗。

6. 周日值班白班 8:00 上班，夜班 18:30 上班，值班人员着装需符合规范。

7. 值班人员夜间负责完成以下工作：

(1) 检查各室门窗、水电、空调、排风扇、垃圾通道门等，关闭电视机总电源。

(2) 开启各房间空气消毒机，进行 2 小时空气消毒并登记。

(3) 检查总台、餐厅、更衣室、洗手间、值班室的环境卫生，保持透析中心的环境整洁。

(4) 关闭候诊室水箱，检查病人拖鞋是否按顺序放入鞋柜并锁好柜门。

(5) 病人透析全部结束后关闭 A、B 液，机器消毒全部结束后关闭水处理。

(6) 医疗垃圾置于专用黄色塑料内由卫生员封口，护士登记并贴标签。

(7) 夜班有特殊病情的病人要做好记录准备第二天交班。

(8) 次日晨 6:10 先开启水处理，然后开启上午治疗用 HDF 机器，进行自动冲洗。并巡视 HDF 机器冲洗是否正常，如有问题及时与工程师联系。

(9) 开启各房间排风扇并检查各处空气消毒机是否自动开启，根据气温情况提前开启空调以保持室内温度适宜。

(10) 7:00 准时开启北大门、大厅和两侧走廊灯。

(11) 7:15 由值班护士开启 A、B 液总开关。

(12) 次日晨负责好护士站和候诊室病人的管理，值班人员与总台护士进行交接班后进入透析室间开始工作。

透析患者管理制度

一、血液净化中心患者首次接诊制度

1. 血液净化中心患者主要来自肾脏科门诊、急诊室及病房，所有患者在治疗前必须进行传染病四项包括乙肝、丙肝、梅毒、艾滋检查，同时还应进行血液常规、肝肾功能等相关检查。

(1) 肾脏科门诊患者由门诊医生联系血液净化中心医生，血液净化中心医生根据患者病情，决定是否进行血液净化治疗及具体的治疗方式，如需进行治疗需联系护理站护士，了解有无床位及治疗具体时间。如有床位，联系门诊医生，通知患者及其家属前来签署知情同意书。

(2) 急诊室及病房需要血液净化治疗的患者，由责任医生通知肾脏科值班医生进行会诊，患者进行肾脏科会诊后如需进行治疗，由肾脏科会诊医师通知血液净化中心医师，血液净化中心医师需前往急诊室或病房了解患者情况，确定是否进行血液净化治疗及具体的治疗方式，通知患者及其家属前来签署知情同意书。

2. 血液净化中心与患者及其家属进行谈话，介绍治疗风险性，签署知情同意书，包括血液净化治疗(血液透析、连续性血液净化、特殊治疗)知情同意书、中心静脉置管手术知情同意书、输血知情同意书。

3. 缴纳相应费用。(住院收费处位置:住院部大楼一楼东侧;门诊收费处位置:门诊大楼二、三、四、五楼;急诊收费处位置:急诊室一楼。)

4. 治疗前患者:准备穿低领套衫或开衫更换专用拖鞋称量体重。

5. 在责任护士陪同下经患者通道进入血液净化治疗室，置入中心静脉导管后，开始透析治疗，治疗中护士应给予患者及家属心理护理、健康宣教(特别是导管护理、饮食等)，严密观察患者病情。

6. 如患者将继续要求在本中心进行治疗，与护理站秘书联系，帮助患者预约下次治疗时间及治疗房间并告知患者及其家属。

7. 透析结束后，称量体重、更换拖鞋。

8. 首次透析的门诊患者，为了确保患者的生命安全，要求急诊留观。

二、透析患者管理制度

1. 透析患者第一次进入血液净化中心，医师应详细询问病史和进行体格检查，做出疾病及并发症的诊断，书写首次透析病历。

2. 新患者首次透析前应建立血管通路(中心静脉留置导管、动静脉内瘘等)，对拟行维持性血液透析的患者应检查乙型肝炎、丙型肝炎、人类免疫缺陷病毒(HIV)等病毒标志以及梅毒等病原学指标。

3．患者在透析过程中出现病情变化及特殊的治疗应及时处理并做好相关记录。

4．血液透析结束后，测量血液透析后体重，并做好相关记录。

5．指导患者的饮食、血管通路护理、日常生活和自我管理，告知患者或家属注意事项，通知下次透析时间，完成其他治疗。

6．血液透析患者每隔 3～6 个月复查肝、肾功能。每 6 个月复查肝炎标志物，并将检查结果记录在册。

7．血液透析患者离开本院，在外院透析后返回，须复查传染病四项及 HCV-RNA。

资料管理制度

一、血液净化记录单和资料保管制度

1. 血液净化治疗记录单由专人保管，定期装订归档。

2. 血液净化中心所有院内、院外的有关资料文件由护士长传达后保存归档。

二、血液净化治疗记录和病程记录制度

1. 按要求认真填写血液净化治疗记录单，由分管医师和护士签名。

2. 分管医师负责做好首次病程记录及转归记录。住院病人应填写治疗记录单。

3. 病人在治疗过程中出现病情变化及特殊治疗，应及时做好记录。

三、透析患者的登记及病历管理制度

1. 首次于我院进行透析的患者，应检查乙型肝炎、丙型肝炎、人类免疫缺陷病毒(HIV)等病毒标志以及梅毒等病原学指标，将结果登记于传染病四项登记本上，在患者病历中注明，根据情况安排透析治疗房间。

2. 患者个人信息登记于新病人登记本上，登记信息包括患者 ID 号、病案号、姓名、性别、年龄、现居住地址、入院日期、诊断、治疗方式、联系方式。

3. 透析患者进行双腔静脉置管及内瘘手术登记于手术治疗登记本上。

4. 首次透析的患者应及时建立透析病历包括血液净化中心病历、知情同意书、血液净化治疗记录单、化验检查报告、医嘱单(长期及临时用药情况)，如三个月以上的患者需有随访单，开透析医嘱(包括抗凝剂、脱水量等)。

5. 患者医嘱单应 1 个月由医生校对一次，如有病情变化及时调整；随访记录单两个月填写校对一次；无特殊情况者至少每个月进行一次病程小结。病情出现变化随时记录。

6. 血透室应保存及管理好透析患者的病历，透析病历保存至患者离开后至少 5 年。

7. 透析记录单用于记录患者的每次透析的医嘱和接受透析全过程的医疗、护理、机器运转、各种监测记录。要求护士和医生认真填写每项记录，并签全名。

8. 患者透析结束后，将透析记录单填写完整后，将其录入电子病历内，并检查其是否完整、正确后提交。

9. 透析结束后，所有当日护理单均应交至护理站，上级护理人员检查护理记录后，由护士站护士统一归入病历夹内，并 1 个月整理 1 次病历，整理完的病历进入病历档案室，纳入病人个人病历库。

10. 患者出院、转院、死亡后病历，填写整理后应在七天内归入病例档案室。

四、透析病人实验室检查及登记制度

1. 新病人首次血液透析前，常规检查肝功能、肾功能、血常规、传染病四项包括乙肝表面抗原、丙肝、梅毒、艾滋。

2. 血液透析病人离开本院，在外院透析后返回，须复查传染病四项以及 HCV-RNA。

3. 血液透析病人每隔 3～6 个月复查肝、肾功能，每 1～3 个月测定血常规，有特殊情况随时测定。每 6 个月复查肝炎标志物，并将检查结果记录在册。

感染管理制度

一、感染控制相关理论

1. 标准预防

针对医院所有患者和医务人员采取的一组预防控制感染措施。包括手卫生，根据预期可能的暴露选用手套、隔离衣、口罩、护目镜或防护面屏，以及安全注射。也包括穿戴合适的防护用品处理患者环境中污染的物品与医疗器械。标准预防基于患者的血液、体液、分泌物(不包括汗液)、非完整皮肤和黏膜均可能含有感染性因子。

2. 消毒灭菌原则

(1) 进入人体组织、无菌器官的医疗器械、器具和物品必须达到灭菌水平。

(2) 接触皮肤、黏膜的医疗器械、器具和物品必须达到消毒水平。

(3) 各种用于注射、穿刺、采血等有创操作的医疗器具必须一用一灭菌。

(4) 用过的医疗器材和物品，应先去除污染，彻底清洗干净后再消毒或灭菌。

(5) 各种诊疗器械、器具和物品使用后应终末清洁消毒，使用中应定期清洁消毒，污染时随时清洁消毒。

(6) 所有医疗器械在检修前应先经消毒灭菌处理。

(7) 应根据物品的性能选用物理或化学方法进行消毒灭菌，首选物理消毒灭菌方法。

(8) 医疗机构使用的消毒器械、一次性医疗器械和器具应当符合国家有关规定。一次性使用的医疗器械、器具不得重复使用。

3. 定义

(1) 手卫生：医务人员洗手、卫生手消毒和外科手消毒的总称。

(2) 洗手：医务人员用肥皂和流动水洗手，去除手部皮肤污垢和暂居菌的过程。

(3) 卫生手消毒：医务人员使用速干手消毒剂揉搓双手，以减少手部暂居菌的过程。

(4) 外科手消毒：外科手术前医务人员用肥皂和流动水洗手，再使用外科手消毒剂清除或者杀灭手部暂居菌和减少常居菌的过程。

4. 手卫生应遵循的原则

(1) 基本要求

① 手部指甲长度不应超过指尖；

② 手部不应该戴戒指等装饰物；

③ 手部不应戴人工指甲、涂抹指甲油等指甲装饰物。

(2) 洗手、卫生手消毒应遵循原则

① 手部有可见污染时，应该洗手。

② 手部证实或者怀疑被可能形成孢子的微生物污染时，如艰难梭菌、炭疽杆菌等，应

洗手。

(3) 如厕之后,应洗手。

(4) 其他情况应首选卫生手消毒。

(3) 外科手消毒遵循原则

① 先洗手,后消毒;

② 不同患者之间、手套破损或手被污染时,应重新外科手消毒。

5. 手卫生的指征

接触患者前、进行清洁操作前、接触体液后、接触患者后、接触患者周围环境后。

二、感染管理制度

1. 布局

布局合理,设有普通患者血液透析间(区)、隔离患者血液透析间(区)。治疗室、水处理间、复用室、储存室、办公室、更衣室、待诊室分开设置。

2. 人员管理

(1) 医护人员进入血液净化中心(室)应着清洁工作服和工作鞋,戴帽子、口罩。

(2) 严格执行《医疗机构医务人员手卫生规范》。

(3) 严格执行无菌操作,并按照标准预防的原则,落实个人防护措施。

(4) 患者应着清洁鞋进入血液净化中心(室),非患者必须用品不得带入血液净化中心(室)内。

(5) 在进行首次透析治疗前及透析治疗后每半年对患者进行经血液传播疾病相关标志物的检查。

(6) 加强医护人员消毒灭菌知识和医院感染知识的培训,提高个人防护和医院感染控制意识。每半年对工作人员进行 HBV、HCV、HIV 等经血液传播疾病相关标志物的检查和免疫注射。

3. 工作质量

(1) 保持室内清洁、干燥,室内每日通风换气不少于 2 次,限制流动人员,治疗和护理操作时禁止探视。

(2) 保持血液净化中心(室)地面、桌面、透析机等物体表面清洁;有血液等污染时用含氯消毒液擦拭,床单及被套一人一更换。

(3) 加强透析液设备输入过程的质量控制。

(4) 每天应根据透析机型号和要求进行清洗消毒。

(5) 每月对透析用水、透析液等进行细菌学监测;每季度进行内毒素检测。

(6) 一次性透析器管路严禁重复使用,可重复使用的透析器按照《血液透析器复用操作规范》合理使用;急诊透析患者使用一次性透析器。

血液净化中心消毒隔离制度

一、迅洁循环风

工作原理：迅洁(PHI)技术是在宽光谱紫外线与多种稀有金属催化剂作用下产生出的包括过氧化氢、羟基离子、超氧离子及纯态负离子等在内的PHI净化因子，能够迅速杀灭空气中93%以上的细菌、病毒和真菌，并可以分解VOC(有害的挥发性有机物)气体，同时生成的负离子还可以消除空气中的微粒和异味。在净化过程中臭氧含量被严格控制在美国联邦标准0.04 ppm以下，净化完成后净化气体迅速被还原成二氧化碳和水，无任何化学残留物质，不产生二次污染，对人体和环境无害，该技术有其他净化技术无可比拟的优势，应用范围广泛。

灯管使用寿命是20 000小时，维护保养：每两个月清洗一次。

空气培养

1. 采样时间：在消毒处理后、操作前进行采样。

2. 采样方法：平板暴露法

(1) 布点方法：室内面积≤30 m^2 设内、中、外对角线3点，内、外点布点部位距墙壁1 m处；室内面积>30 m^2 设4角及中央5点，4角的布点部位距墙壁1 m处。

(2) 采样方法：将普通营养琼脂平板(直径为9 cm)放在室内各采样点处，采样高度为距地面1.5 m。采样时将平板盖打开，扣放于平板旁，暴露5 min，盖好立即送检。

3. 检测方法：按照《医疗机构消毒技术规范》2.1.3要求进行。

平板暴露法结果计算公式：细菌总数(cfu/m^3)$=50\,000N/(A\times T)$

式中A为平板面积(cm^2)；T为平板暴露时间(min)；N为平均菌落数(cfu)。

4. 结果判定：

Ⅰ类区域：细菌总数≤10 cfu/m^3(或0.2 cfu/平板)，未检出金黄色葡萄球菌、溶血性链球菌为消毒合格；

Ⅱ类区域：细菌总数≤200 cfu/m^3(或4 cfu/平板)，未检出金黄色葡萄球菌、溶血性链球菌为消毒合格；

Ⅲ类区域：细菌总数≤500 cfu/m^3(或10 cfu/平板)，未检出金黄色葡萄球菌、溶血性链球菌为消毒合格。

血透室属于Ⅲ类区域。

5. 注意事项

采样前，关好门、窗，在无人走动的情况下，静置10 min进行采样。

[送检流程]

1. 每个月第四周的星期五，由治疗班护士打电话通知服务中心送8个空气培养皿，并用无菌治疗巾包裹后放治疗室无菌柜内保存，同时向星期天的白班护士交班。

2. 由星期天的白班护士负责采样。

3. 采样后培养皿由工作台班负责送检。

［采样流程（自然沉降采样法）］

1. 关闭门窗，打开循环风紫外线消毒机，进行空气消毒 2 h。

2. 消毒结束后，静止 10 min，待空气中浮尘降落，且室内无人走动。

3. 操作者戴口罩进入室内，放置培养皿（普通营养琼脂平板，直径为 9 cm）。采样点要求：采样高度距离地面 1.5 m，采样点距离墙面 1 m。

4. 在采样点将平板盖打开，扣放于台面，暴露 5 min 后盖好。操作过程应严格遵守无菌要求。

5. 采样后培养皿与化验单一起放置护理站谈话桌上面，并于次日向工作台班交班。

6. 如不慎操作失误可能影响检验结果，请不要送检并及时报告。

二、环境和空气的消毒隔离制度

1. 血液透析中心区域划分应有清洁区、污染区、半污染区。

清洁区：医护人员生活区、水处理间、配液间、清洁库房；

污染区：透析治疗室、候诊室、污物处理室等；

半污染区：医护人员办公室、透析准备室（治疗室）。

2. 乙肝及丙肝病人必须分区进行隔离透析，并配备专门的透析治疗车、治疗用品包括血压计等，护理人员及卫生员相对固定。（详见血液净化中心传染病患者消毒隔离制度。）

3. 血液净化中心保持空气清新，每日有效通风，并进行空气动态消毒 4 小时（治疗前 2 小时，治疗后 2 小时），每月进行空气培养监测并记录。空气中的细菌总数＜500 cfu/m^3，物体表面细菌总数＜10 cfu/cm^3。

4. 透析地面、机器外部保持清洁，每次透析结束，如没有肉眼可见的污染时应对透析机外部、地面进行 1∶100（0.05％）的含氯消毒剂擦拭消毒，各地域拖把标志明显，分区使用。

5. 所有物品表面应保持清洁，如透析机、地面被血液、体液等污染用 1∶30（0.15％）的含氯消毒液的一次性抹布擦拭去掉血迹后，再用 1∶100（0.05％）的含氯消毒剂擦拭。

三、透析用水及透析液消毒隔离制度

1. 水处理系统

• 应根据设备的要求定期对水处理系统进行冲洗、消毒并记录，发现问题及时处理。

水路中消毒剂的最大允许残留浓度：甲醛＜10 mg/L

过氧乙酸＜1 ppm

游离氯＜0.5 mg/L

• 每周进行 RO 水的水硬度和游离氯的测定并记录。

• 每月进行 RO 水样的细菌培养，从水路末端进入血液透析机的位置收集标本，细菌数不得超出 200 cfu/mL。

• 每 3 个月至少对透析用水进行一次内毒素检测，内毒素不得超过 2 EU/mL。

• 每年一次 RO 水水质监测。

- 所有监测保留原始资料和记录。
- 反渗机和供水管路根据用水量 3 个月大消毒一次。

2. 透析液

- 透析液 B 粉每天由专人按操作流程配置并详细记录，透析液每月至少一次采样监测电解质浓度，确保透析安全。
- 每月进行透析液的细菌培养，应当在透析液进入透析器的位置或透析液透析器出口处收集标本，细菌数不得高于 200 cfu/mL。
- 每 3 个月至少对透析液进行内毒素监测，内毒素不能超过 2 EU/mL。

四、机器设备的消毒隔离制度

1. 透析机每日使用后，机器内部必须进行有效消毒。

星期一、三、四、六　　瑞诺灵

星期二、五　　西斯尔

2. 机器表面应用 1∶100 含氯消毒剂进行擦拭，显示屏用清水擦拭。

五、患者的消毒隔离制度

1. 对于首次血液透析患者或由其他中心转入的患者治疗前应对病人常规进行肝功能、肝炎病原学、HIV 等化验；常规透析病人每 2 个月复查肝功能、肾功能，每 6 个月复查乙肝和丙肝病毒标志、梅毒和 HIV 感染指标。

2. 隔离透析或分区透析的患者必须由专门的医生、护士、卫生员负责，各种治疗车、血压计等应专门使用。

3. 严格执行一人一整套透析管路及透析器的制度.

4. 床单、被套、枕套一人一换，止血带每人一根用后即清洗消毒；血压计袖袋、听诊器相对固定，每天擦拭消毒一次。

六、医护人员的消毒隔离制度

1. 医护人员进入工作区域应穿工作服，换工作鞋，洗手。

2. 对患者进行有创操作或治疗前，应严格遵守无菌原则。应戴工作帽、口罩及一次性手套；对不同患者进行操作，必须更换手套及洗手。

3. 工作人员定期体检，每年一次进行肝功能及全套肝炎病毒标志物检查。操作时必须注意消毒隔离，加强个人防护，发生职业暴露时，应按照《医务人员职业暴露防护处置标准操作规程》，立即进行现场处理，并向医院感染管理部门报告，按照指导采取相应处置措施。

职业安全防护制度

第一节　职业防护设施

1. 血液净化中心(室)必须有符合要求的洗手设施,包括:感应水龙头、烘干机或干手纸。

2. 血液净化中心(室)地面尽量使用防滑地面,装有下水通畅的地漏。

3. 血液净化中心(室)内污染区域和清洁区域应划分清楚。

4. 血液净化中心(室)必须通风、采光良好,安装空调,并按照感控要求安装紫外线等空气消毒装置。

5. 护理治疗车数与透析机器的比例为1∶6以上。每辆治疗车上层放置治疗盘、一次性橡胶手套、快速消毒手的消毒液,下层放置暂时存放医疗废品的垃圾袋及锐器桶。

6. 血液净化中心(室)应设置专门污染区用来暂时存放生活垃圾和医疗废弃品(使用过的透析器、管路、穿刺针、纱布、注射器、医用手套等),两者应分别存放、单独处理。

第二节　职业防护措施

1. 医护人员及工作人员在更衣区更换工作服、工作帽和工作鞋后方可进入透析治疗间。在操作中应戴口罩,防止细菌和灰尘通过呼吸道进入体内。在操作中应戴手套,避免与任何可能引起感染的物质直接接触,操作完每一位患者需更换一副手套。

2. 意外污染后处理:皮肤、眼、鼻、口腔若被患者的血液、体液意外污染,应立即用大量清水或生理盐水冲洗;如果机器设备被血液、体液污染,使用含氯消毒剂擦拭。

3. 针刺伤的处理:处理各种含内瘘针、锐器的管道时,小心谨慎防止被刺伤。若有被血液、体液污染的内瘘穿刺针以及其他锐器损伤,立即用肥皂和流动水冲洗伤口,并挤出伤口的血液,用0.5%碘伏消毒,72小时内做HBV、HCV、HIV等基础水平检查。接触可疑HBV感染的血液、体液时,注射抗乙肝病毒高价抗体和乙肝疫苗;接触可疑HCV感染的血液、体液时,建议污染4~6周后检测HCV-RNA,并报院部保健科备案。

4. 透析室内空气使用循环风紫外线消毒,用物理方法达到灭菌的目的,减少化学消毒剂的使用。

5. 设备检修:加强设备检修和维护,特殊危险部位要有显著标志。在操作透析机时要认真仔细,严禁将生理盐水滴漏到机器要害部位,以免自身触电。

6. 定期体检:医护人员应每年体检一次,内容包括:常规体检以及乙型肝炎、丙型肝炎、艾滋病的检测。

医疗废物管理与流程

一、医疗废物收集要求

1. 放入包装物或者容器内的医疗废物不得取出。

2. 盛装医疗废物达 3/4 满时，应有效封口，确保封口紧实、严密。

3. 医院应有统一的医疗废物分类收集方法的示意图或者文字说明规定。

4. 包装物或容器的外表面被感染性废物污染时，应进行消毒处理或增加两层包装。

5. 医疗废物包装的外表面有产生单位、产生日期、类别及需要的特别说明等。

6. 运送人员在运送医疗废物时，应检查包装物的标识、标签及封口是否符合要求，不符合要求的不得运送至暂存地。

7. 运送医疗废物时，应防止造成包装破损和医疗废物的流失、泄漏和扩散，并防止医疗废物直接接触身体。

8. 医院医疗废物暂存地分类收集各科室送交的医疗废物，并负责过秤登记。建立医疗废物收集统计表，按日按月按科室统计汇总送医院感染管理科备案。

9. 每天运送工作结束后，应当对运送工具及时进行清洁和消毒。

二、医疗废物院内运输管理规定

1. 运送人员每天三次(7:30、13:30、16:30)从血液净化中心将医疗废物从专用通道送至医院垃圾贮存间。

2. 在运送医疗废物前，应当检查包装、标签及封口是否符合要求，不符合不得运送。

3. 包装物破损时应该增加两层包装。

4. 运送医疗废物时，应防止造成包装物破损和医疗废物的流失、泄漏和扩散，并防止医疗废物直接接触身体。

5. 运送医疗废物应当使用防渗漏、无锐利边角、易于装卸和清洁的专用运送工具。

6. 每天运送工作结束后，应当用含氯消毒液 1∶100(0.05%)对运送工具(推车及容器)进行擦拭或浸泡，运送医疗废物的专用车不得运送其他物品。

三、医疗废物交接登记制度

1. 保洁员负责医疗垃圾的收集工作，收集达 3/4 满时，应有效封口，确使封口紧实、严密。并在袋上标明产生科室和日期。登记本并签名。

2. 收集的工作人员每天 3 次，并通过医疗废物专门路线运送至医院暂存地点。收集时应核对科室医疗废弃物收集运送登记的数量与实物是否一致、是否密封、有无粘贴警示标识等并在交接本上签名。如不符合要求不得转运。

3. 院医疗废物暂时储存地点实行专人负责制。严格按照医疗废物分类管理的要求存放，在医疗废物储存过程中应当严防造成包装物或容器破损和医疗废物的流失、泄漏和扩散。医疗废物暂时储存地点的工作人员应严格执行交接制度，认真与市政府指定的"医疗废物无害化处理单位"工人进行交接并做好登记，且登记资料需保存 3 年。

4. 严禁回收买卖医疗废物，一旦发现将按有关法规给予严肃处理。

工作人员继续教育和专业培训制度

1. 从事血液净化工作的护士必须具有执业护士资质。

2. 首次从事血液净化工作的护士必须在带教老师指导下进行不少于 3 个月的岗位培训。

3. 血透中心每月进行 2～4 次业务学习，定期学习透析相关信息、新知识、新技术并定期考核。

4. 全体护士参加护理部组织的年度理论、操作考核，成绩记录考学手册中，为年度审核中重要项目。

5. 按要求参加护理部举办的全院业务大课，并按要求达到学习次数。

6. 护理人员每年参加省级或国家级血液净化专业相关培训和学习。

血液净化护士准入制度

一、人员基本要求

1. 医护人员配置比例

(1) 有至少 2 名医师和 3 名护士方能开展血液净化技术。

(2) 医师与透析单元数之比为≥1∶10,其中至少有 1 名主治医师;透析床位(透析机)数>15 张(台)时,至少有 1 名副主任医师。

(3) 护士总数与透析机之比为 1∶2。当班护士与透析单元数之比为 1∶(5~6)。开展连续性肾替代治疗(CRRT)技术的,另配护士。

2. 血液净化治疗护士

(1) 取得护士执业证书;

(2) 经过省卫生厅认定的医护人员血液净化技术培训基地培训,并考核合格。

二、培训要求

1. 拟从事血液净化技术的医师、护士应接受至少 6 个月以上的系统培训并考核合格

(1) 培训基地由省卫生厅指定,且具备下列条件:

① 三级甲等综合医院,肾内科为市级以上重点专科。

② 肾内科核定床位>30 张,透析单元>30 个,每年出院肾衰竭患者>200 例。

③ 有至少 4 名具有血液净化技术临床应用能力的指导医师,其中至少 1 名为主任医师。

④ 具备开展多种血液净化技术(包括血液透析、血液滤过、血液透析滤过、血液灌流、血浆置换、腹膜透析、连续性肾替代治疗等技术)临床应用的能力,有与开展血液净化技术培训工作相适应的人员、技术、设备和设施等条件。

⑤ 医院感染管理符合要求。

(2) 培训基本要求

① 培训教材和培训大纲经省卫生厅认可。

② 保证接受培训的医师和护士在规定时间内完成规定的培训。

③ 培训结束后,对接受培训的医师和护士进行考试、考核,并出具是否合格的结论。

④ 为每位接受培训的医师和护士建立培训及考试、考核档案。

⑤ 根据实际情况和培训能力决定培训医师和护士数量。

2. 本规范实施前具备下列条件的医务人员,可以免于培训及考核开展血液净化技术

(1) 在三级医院连续从事血液净化诊疗临床工作 3 年以上,具有副高以上专业技术职务任职资格的医师;

(2) 在三级医院连续从事血液净化诊疗临床工作 3 年以上,具有中级以上专业技术职务任职资格的护士。

3. 本规范实施前已从事血液净化诊疗、护理工作(免考人员除外)的其他人员,须经省卫生厅指定的培训基地进行短期培训并考核合格

血透室护理管理流程

一、训练有素的护理人员

1. 床护比应达到1∶(5～7)

2. 护理技术力量搭配合理(主管护师、护师、护士)

3. 人员素质

(1) 准入

① 资质的准入:执照、血透上岗证。

② 技术的准入

• 熟练掌握血液透析各项操作及护理;

• 具有专科护理知识和技术(CRRT的操作及护理、血管通路的护理、营养的护理、心理护理);

• 具有娴熟的基础护理技能。

(2) 相应的岗位职责(见医院护理部指定的各级护士岗位职责)。

(3) 相应的护理培训(分层次)。

二、监测系统、仪器、设备、药品管理

1. 定点放置,呈备用状态(监护仪、呼吸机、除颤仪、输液泵、推注泵、抢救药品等)

2. 保管

(1) 专人负责、定期检查。

(2) 护士长每周检查。

(3) 做好使用中与终末消毒措施。

3. 维修

(1) 专职技师进行设备维护。

(2) 仪器发生故障及时报修。

三、血透室建立及资格认定

1. 开展血液透析治疗的单位必须是经过县级或县级以上卫生行政部门批准的医疗机构,并通过该级卫生行政部门定期校验。

2. 新建的血液净化室(中心)应向县级或县级以上卫生行政部门提出申请,并经该卫生行政部门认可的专家委员会审核合格后,由县级或县级以上卫生行政部门审批后准入。

四、血透室结构布局

血透室应该布局合理，清洁区、污染区及其通道必须分开。必须具备的功能区包括：

清洁区：医护人员办公室和生活区、水处理间、配液间、清洁库房。

半清洁区：透析准备室（治疗室）。

污染区：透析治疗室、候诊室、污物处理室等。

有条件应设置专用手术室、更衣室、接诊室、独立卫生间等。

1. 候诊室

患者候诊室大小可根据透析室（中心）的实际患者数量决定，以不拥挤、舒适为度。患者更换拖鞋后方能进入接诊室和透析治疗室。

2. 更衣室

工作人员更换工作服和工作鞋后方可进入透析治疗室和治疗室。

3. 接诊室

患者称体重等，由医务人员分配透析单元，确定患者本次透析的治疗方案及开具药品处方、化验单等。

4. 透析治疗室

（1）达到《医院消毒卫生标准》（GB 15982—1995）中规定的Ⅲ类环境，并保持安静，光线充足。具备空气消毒装置、空调等。保持空气清新，必要时应当使用通风设施。

（2）应配备供养装置、中心负压接口或配置可移动负压抽吸装置。每一个透析单元应当有电源插座组、反渗水供给接口、废透析液排水接口。

（3）应当具备双路电力供应。

（4）配备操作用的治疗车（内含血液透析操作必需物品）、抢救车（内含必须抢救物品及药品）及基本抢救设备（如心电监护、除颤仪、简易呼吸器）。

5. 透析准备室（治疗室）

（1）应达到《医院消毒卫生标准》（GB 15982—1995）中规定的对Ⅲ类环境的要求。

（2）用于配置透析中需要使用的药品如肝素盐水、鱼精蛋白等。

（3）用于储存备用的消毒物品（缝合包、静脉切开包、置管及透析相关物品）等。

6. 专用手术室

（1）手术室管理同医院常规手术室。

（2）达到医院常规手术室要求，可进行自体动静脉内瘘成形术和移植血管搭桥造瘘术。

（3）达不到医院常规手术室要求，仅能进行中心静脉导管置管、拔管、换药和拆线等操作。

7. 水处理间

（1）水处理间面积应为水处理装置占地面积的 1.5 倍以上；地面承重应符合设备要求；地面应进行防水处理并设置地漏。

（2）水处理间应维持合适的室温，并有良好的隔音和通风条件。水处理设备应避免阳光直射，放置处应有水槽。

（3）水处理机的自来水供给量应满足要求，入口处安装压力表，压力符合设备要求。

8. 库房

专人管理，严格登记制度。

9. 污物处理室

污物处理室用来暂时存放生活垃圾和医疗废弃品，按相关部门要求分别处理。

10. 医务人员办公及生活用房

可根据实际情况设置(如办公室、用餐室、卫生间、值班室等)。

五、院内感染

感控相关内容：

1. 有兼职感染监控员。
2. 严格执行院感 SOP 相关要求。
3. 落实手卫生措施。
4. 严格执行无陪护管理制度。
5. 定期水质监测并做好相关登记。
6. 每日进行有效的空气消毒。
7. 严格执行医疗垃圾的分类及处理。
8. 医务人员每两年体检，做好防护措施。
9. 病人每半年进行传染病四项的相关检查，并进行严格区域划分。
10. 阳性房间专人护理，减少交叉感染。

血透室护理管理流程图

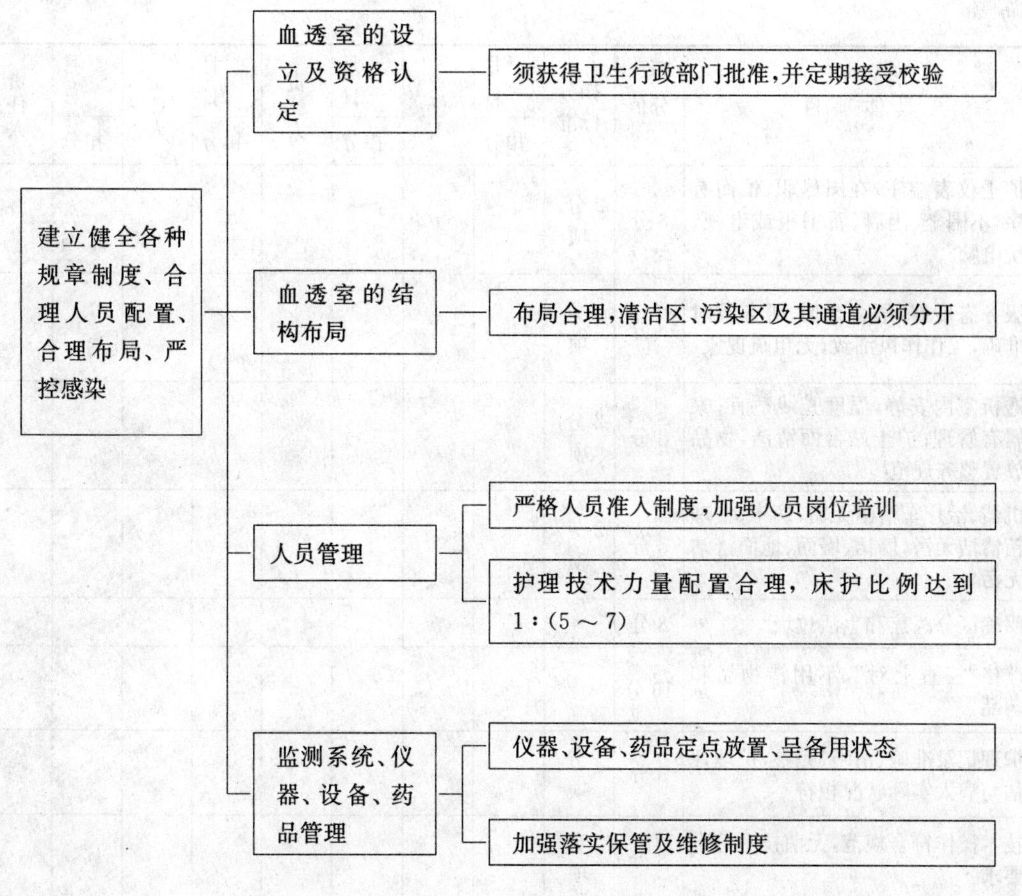
建立健全各种规章制度、合理人员配置、合理布局、严控感染
血透室的设立及资格认定
须获得卫生行政部门批准，并定期接受校验
血透室的结构布局
布局合理，清洁区、污染区及其通道必须分开
人员管理
严格人员准入制度，加强人员岗位培训
护理技术力量配置合理，床护比例达到1∶(5～7)
监测系统、仪器、设备、药品管理
仪器、设备、药品定点放置、呈备用状态
加强落实保管及维修制度

血液净化中心护理质量检查评分标准(4次/月)

具体项目	分值	扣分标准	月 日	责任人	月 日	责任人	月 日	责任人	月 日	责任人
			扣分		扣分		扣分		扣分	
护士仪表端庄,在岗尽职,忙而有序,不围坐、闲聊、看书报或电视、玩电脑	8分	2分/项								
服务态度好,语言亲切,服务及时准确,工作作风细致,无粗疏现象	8分	2分/项								
透析室内安静,温度光线适宜;家属有管理;护士站台面清洁,物品放置整齐规范	8分	2分/项								
机器、治疗车清洁无垢,病床、整理箱清洁无污,墙裙、墙面、地面清洁无污	8分	2分/项								
明确区分医疗和生活垃圾	8分									
严格“三查七对”,不用错物品和药品	10分									
护理记录准确、清晰、完整,护理评估与病人实际状况相符	5分	1分/项								
技术操作符合规范,无菌技术符合要求	8分	4分/项								
上机前了解患者病情,测血压、心率、体温	8分	2分/项								
每小时观察记录生命体征及机器参数,病情变化及时发现处理	8分	2分/项								
穿刺处或导管处固定良好,无滑脱;穿刺处或导管处出血及时发现并处理	5分	2分/项								
掌握所管病人“十知道”	5分	1分/项								
新病人前三次透析后交代家属并护送至候诊室	3分	2分/项								

（续表）

具体项目	分值	扣分标准	月 日	责任人	月 日	责任人	月 日	责任人	月 日	责任人
			扣分		扣分		扣分		扣分	
每周校对医嘱并有记录，按时完成常规检验并将结果告知患者	3分	1分/项								
健康教育按步骤落实并有记录	5分	1分/项								
得　分										
护士长										

透析液配置及透析用水质量检测制度

一、配置室

1. 浓缩液配制室应位于透析室清洁区内相对独立区域，周围无污染源，保持环境清洁，每班用紫外线消毒1次。

2. 浓缩液配制桶须标明容量刻度，应保持配制桶和容器清洁，定期消毒。

3. 浓缩液配制桶及容器的清洁与消毒：

(1) 浓缩液配制桶每日用透析用水清洗1次；每周至少用消毒剂进行消毒1次，并用测试纸确认无残留消毒液。配制桶消毒时，须在桶外悬挂"消毒中"警示牌。

(2) 浓缩液配制桶滤芯每周至少更换1次。

(3) 容器应符合《中华人民共和国药典》国家/行业标准中对药用塑料容器的规定。用透析用水将容器内外冲洗干净，并在容器上标明更换日期，每周至少更换1次或消毒1次。

二、成分及浓度

透析液成分与人体内环境成分相似，主要有钠、钾、钙和镁四种阳离子，氯和碱基两种阴离子，部分透析液含有葡萄糖，具体成分及浓度见表1。

表1　碳酸氢盐透析液成分及浓度

成分	浓度(mmol/L)
钠	135～145
钾	0～4
钙	1.25～1.75
镁	0.5～0.75
氯	100～115
醋酸根	2～4
碳酸氢根	30～40
葡萄糖	0～11
二氧化碳分压(mmHg)	40～110
pH	7.1～7.3

1. 钠

常用透析液钠离子浓度为135～145 mmol/L，少数特殊病情(如低钠血症、高钠血症等)患者用低钠(钠离子浓度低于130 mmol/L)或高钠(钠离子浓度高于145 mmol/L)透析液。

2. 钾

透析液钾离子浓度为0～4 mmol/L，常用钾浓度为2 mmol/L，临床应依据患者血钾浓度适当调整。

3. 钙

终末期肾衰竭患者有低钙血症倾向。常用透析液钙离子浓度一般为 1.5 mmol/L；当患者患高钙血症时，透析液钙离子浓度调至 1.25 mmol/L；当患者患低钙血症时，透析液钙离子浓度调至 1.75 mmol/L。

4. 镁

透析液镁离子浓度一般为 0.5～0.75 mmol/L。

5. 氯

透析液浓度与细胞外液氯离子浓度相似，一般为 100～115 mmol/L。

6. 葡萄糖

分含糖透析液（5.5～11 mmol/L）和无糖透析液 2 种。

7. 透析液碱基

目前醋酸盐透析液使用得越来越少，代之以碳酸氢盐透析液。透析液碳酸氢盐浓度为 30～40 mmol/L。碱性浓缩液以固体形式保存，使用时现配。

8. 醋酸根

酸性浓缩液中常加入 2～4 mmol/L 醋酸，以防止钙、镁沉积。

三、配置

1. 制剂要求

（1）透析液应由浓缩液（或干粉）加符合质控要求的透析用水配制。

（2）购买的浓缩液和干粉，应具有国家相关部门颁发的注册证、生产许可证或经营许可证、卫生许可证。

（3）医疗机构制剂室生产血液透析浓缩液应取得《医疗器械生产企业许可证》后按国家相关部门制定的标准生产。

2. 人员要求

透析室用干粉配制浓缩液（A 液、B 液），应由经过培训的血透室护士或技术员实施，应做好配制记录，并有专人核查登记。

3. 配制流程

（1）浓缩 B 液配制为避免碳酸氢盐浓缩液细菌生长，降低运输和贮存价格，常以塑料袋装固体碳酸氢钠，密封，使用前，用纯水溶解。碳酸氢盐也可装入特制罐内，透析时直接装在血透机上，由机器自动边溶解，边稀释，边透析。

① 单人份取量杯一只，用透析用水将容器内外及量杯冲洗干净，按所购买的干粉（B 粉）产品说明要求，将所需量的干粉（B 粉）倒入量杯内，加入所需量的透析用水，混匀后倒入容器内，使容器内干粉（B 粉）完全融化即可。

② 多人份根据患者人数准备所需量的干粉（B 粉）。将 B 液配制桶用透析用水冲洗干净后，将透析用水加入 B 液配制桶，同时将所需量的干粉（B 粉）倒入配制桶内。按所购买的干粉（B 粉）产品说明中规定的干粉（B 粉）与透析用水比例，加入相应的干粉（B 粉）和透析用水，开启搅拌开关，至干粉（B 粉）完全融化即可。将已配制的浓缩 B 液分装在清洁容器内。

③ 浓缩 B 液应在配制后 24 h 内使用。

(2) 浓缩 A 液的配制流程与浓缩 B 液配制流程相同。根据透析单位使用透析机型号，决定配制透析液的倍数。按照倍数，计算出氯化钾、氯化钙、氯化镁、醋酸和葡萄糖需要量，加适量纯水配制而成。酸性透析液制成固体、袋装，也已有市售。

四、质量控制

取浓缩液样品 1 份，按倍比稀释倍数加透析用水 34 份，稀释成透析液，检测下列各项指标：①电导度：0. 13～0. 14 s/m；②pH：7. 1～7. 3；③渗透压：280～300 mmol/L；④血气分析：PCO_2 5. 3～8. 0 kPa(40～60 mmHg)，HCO_3^- 30～35 mmol/L。

水处理间及透析用水检测制度

目前透析水处理系统分为两类，一类为单极反渗透析水处理系统，另一类为双极反渗透析水处理系统。透析水处理系统的寿命、消毒方法、消毒程序、每小时产水量等与生产厂家及型号有关。

一、水处理系统的运行与保养

1. 水处理间应该保持干燥，水、电分开。每半年应对水处理系统进行技术参数校对。此项工作由生产厂家或本单位科室专业技师完成。

2. 水处理设备应该有国家食品药品监督管理局颁发的注册证、生产许可证等。每一台水处理设备应建立独立的工作档案，记录水处理设备的运行状态，包括设备使用的工作电压、水质电导度和各工作点的压力范围等。

3. 水处理设备的滤砂、活性炭、阴阳离子树脂、反渗膜等需按照生产厂家要求或根据水质情况进行更换。

(1) 石英砂过滤器根据用水量每周反洗 1～2 次。一般每年更换 1 次。

(2) 活性炭过滤器反洗的周期为 1～2 次/周，建议每年更换 1 次。

(3) 树脂软化器阳离子交换树脂一般每 1～2 年更换 1 次。

(4) 再生装置其再生周期为每 2 天再生 1 次。

(5) 精密过滤器过滤精度为 5～10 μm，一般 2 个月更换 1 次。

(6) 反渗透膜每 2～3 年更换 1 次。

4. 每天应对水处理设备进行维护与保养，包括冲洗、还原和消毒，每次消毒后应该测定消毒剂的残余浓度，确保安全范围，保证透析供水。

5. 做好维护保养记录。

二、透析用水的水质监控

1. 电导率正常值约 10 μs/cm。

2. 纯水的 pH 值应维持在 5～7 的正常范围。

3. 细菌培养应每月 1 次，要求细菌数＜200 cfu/mL；采样部位为反渗水输水管路的末端。每台透析机每年至少检测 1 次。

4. 内毒素检测至少每 3 个月 1 次，要求细菌数＜200 cfu/mL，内毒素＜2 EU/mL；采样部位同上。每台透析机每年至少检测 1 次。

5. 化学污染物情况至少每年测定 1 次，软水硬度及游离氯检测至少每周进行 1 次，参考 2008 年美国 AAMI 标准（见表 1）。

表1　血液透析用水允许的化学污染物的最大浓度

污染物	允许最大的化学污染物的浓度(mg/L)
钙	2 (0.1 mEq/L)
镁	4 (0.3 mEq/L)
钠	70 (3.0 mEq/L)
钾	8 (0.2 mEq/L)
氟	0.2
氯(自由态)	0.5
氯胺	0.1
硝酸盐	2.0
硫酸盐	100.0
铜	0.1
钡	0.1
锌	0.1
铝	0.01
砷	0.005
铅	0.005
银	0.005
镉	0.001
铬	0.014
硒	0.09
汞	0.0002
锑	0.006
铍	0.0004
铊	0.002

血液净化设备的维护操作制度

一、血液透析机维护与保养

1. 血液透析机要有国家食品药品监督管理局颁发的注册证、生产许可证等。

2. 血液透析机应该处于良好运行的工作状态，每一台血液透析机应当建立独立的运行档案记录，每半年应该对血液透析机进行技术参数的校对。此项工作由机器的生产厂家或本单位专业技师完成。

3. 每次透析后应该校准血液透析机的工作参数，按照生产厂家的要求进行消毒，化学消毒或热消毒。

4. 每个月应该对设备消毒剂进行检测，包括消毒剂的浓度和设备消毒剂的参与浓度等。

二、连续性肾脏替代治疗机及血浆置换机的维护与保养

1. 连续性肾脏替代治疗机及血浆置换机要有国家食品药品监督管理局颁发的注册证、生产许可证等。

2. 为保障治疗正常进行，每隔 12 个月必须对机器进行技术安全性检查，其维护和维修须由厂家指定的专业工程师来完成，维护内容参见厂家说明书。

3. 本单位专业技师可参与完成日常维护操作，建立独立的运行档案记录。但在对机器进行维护操作之前，必须先切断机器的电源供应。

三、机器的清洗和消毒操作

1. 清洗操作

(1) 操作人员应在每次治疗完成后，拆除所有的管路系统，仔细检查每个压力传感器是否干净，确认无任何异物黏附在表面，并使用柔软、湿润的擦布，擦拭机箱的外部表面和带有底轮的机座。

(2) 禁止使用化学清洗剂或者是化学消毒剂来清洗或者擦拭机器的显示屏幕。

2. 消毒操作

(1) 操作人员在对机器的外部表面进行消毒时，所使用消毒剂种类及浓度需按厂家机器说明书进行，了解有关消毒剂产品用途、操作浓度、应用领域以及使用安全性方面等内容。

(2) 由于机器控制单元系统中的每个器件都不能够直接接触患者的血液，所以操作人员不需要对机器内部器件进行消毒操作。

急诊科管理制度

急救医学科工作制度

第一节　医护人员守则

1. 要有高度的爱伤观念和认真负责的精神，上班时间思想集中，工作严谨有条，认真履行自己的职责，严格“三查七对”分级护理、交接班等核心制度。

2. 讲文明、讲礼貌，服务态度热情周到、谦虚谨慎、作风正派。

3. 严禁接收礼品，不托病员家属及随员办私事。

4. 按规定穿着工作服，做到仪表庄重大方；不嬉笑，不高声喧哗，保持病区安静。

5. 严格执行保密守则，不擅自将病人的病情及隐私泄漏给他人。

6. 严守工作纪律，工作时间不会客，不得擅自离开工作岗位，不陪病员打牌、下棋、不在工作时间干私事，如看电视、打私人电话、聊天、看文艺书籍或报刊、吃零食、玩游戏等。

7. 不得在工作时间将自己的家属、亲友带入病区。

8. 严禁私自取用病区内的药品及使用其他一切公物。

第二节　预检分诊制度

1. 预检护士须在 5 分钟内对病人进行处置，判断病情危重程度并正确分诊，及时通知有关医生尽快接诊。

2. 办理挂号登记手续(危重病人应先通知医生抢救，后补办手续)。

3. 认真接待和处理病人，按病情轻、重、缓、急，决定送入诊察室或抢救室，对危重抢救者做出相应急救处理。

4. 绿色通道的病人，要及时报告，呼叫有关人员增援。

5. 对无急诊值班的专科要呼叫有关专科医生参加急诊。

6. 对不符合急诊条件的病人要做妥善处理，并做好解释工作，不能轻率从事，以免延误病情。

7. 做好各项登记工作及相关记录，对病人姓名、性别、年龄、工作单位、接诊时间，应记录明确，无家属的病人应及时与家人或单位取得联系。

8. 对突发性事件，立即执行呈报制度。

第三节　首诊负责制度

1. 急诊科 24 小时接诊各类急性病症或慢性病急性发作的病人。

2. 急诊病人的急诊首诊分科应服从预检护士的安排，首诊科室、首诊医师首先对病员负责，不得以任何理由推脱病人。首诊医师如认为非本科范围疾病时，应负责到病员在诊断、治疗和转归去向最终落实，不得因跨科的问题而延误危重病紧急抢救措施的落实。

3. 对危重病人，在生命体征未稳定以前不得转院，如家属要求转院，必须在病历上说明"后果自负"，并由家属签字。

4. 首诊医师应认真规范书写首诊病历并签名，记录首诊时间到时、分。

第四节　绿色通道制度

1. 为了保证急危病人的抢救工作及时、准确、有效地进行，急诊中心开设并实施绿色生命安全通道，即"急救绿色通道"：对危急重病人一律实行优先抢救、优先检查和优先住院原则，医疗相关的手续按情补办。

2. 急救绿色通道抢救范围：所有生命体征不稳定的病人或预见可能出现危及生命的各类危急重病人。特别是对救治时限有要求的脑率，急性心肌梗死病人。

第五节　急诊重大突发公共事件呈报制度

1. 凡遇重大突发性公共事件（如重大车祸，建筑塌方、建筑物倒塌，火灾，集体食物中毒，集体煤气、氯气等气体中毒，爆炸伤等）发生后，医护人员应迅速安置抢救病人，并立即通知相关人员。

2. 立即通知医院总值班、医务科、护理部。

3. 立即通知科主任、护士长，科室夜查房人员负责进行人员分配。

4. 及时记录事件发生的时间、地点、发生原因、病人数、紧急处理，及需要解决的问题。

5. 认真做好突发事件的记录及交接班工作。

第六节　拨打会诊电话规范

1. 接到医生会诊通知后，及时拨打会诊电话。拨打电话时，使用礼貌用语，注意沟通方式。

2. 接通电话后，先报出本科室名称及具体护理单元，简要介绍患者病情，告知对方需会诊患者的床号和位置。

3. 要求及时、准确做好会诊登记本的记录，在备注栏内记录对方接电话者姓名、性别和身份。

4. 如超过规定时间（20 分钟）会诊医生未能赶到，再次拨打电话联系，并记录拨打时间及接电话者的姓名、性别和身份。

5. 如超过 30 分钟（距首次电话时间）会诊医生仍未到，逐级向值班医生、值班主任、医务部报告。

第七节　接出诊电话的处置

1. 出诊仅限于军人及家属，并请对方先与医务部值班室联系。

2. 接电话时，请使用文明用语。

3. 接到医务部要求出诊的通知后,询问出诊单位,病人姓名、性别、年龄、病情、联系电话、地址,并做好记录。

4. 及时汇报值班主任、科主任。

5. 备急救箱,根据情况由抢救室护士出诊,救护车由值班主任指派,医生由科室主任指派。

第八节　危重病人搬运注意事项

危重患者在科室内搬运或去其他科室检查、治疗、住院均须执行下列要求:

1. 搬运前测量生命体征,并记录。生命体征不平稳时,请示医生后再搬运。

2. 做好头发、皮肤、会阴的卫生清洁,不得有污渍、血渍,穿好衣服。

3. 确认各管道的在位通畅,各引流袋内引流液倾倒干净,胶布粘贴美观。

4. 备好氧气枕,带氧搬运。气管切开、气管插管以及痰液无力咳出患者应彻底吸痰后方可搬运。

5. 外出检查或住院应派专人护送,注意保暖,防坠床,防管道扭曲、压折、脱落。注意观察患者病情变化。

6. 使用呼吸机患者搬至监护室前应通知监护室备好呼吸机(调试设置好)。搬运前吸纯氧 2 分钟,搬运时必须带氧气枕,使用简易呼吸器,专人看护气道,防止管道脱出。必须由本科护士护送。

7. 注意保证搬运途中治疗不要中断。

8. 搬运时由当班护士统一协调指挥,其余人员各司其职。

9. 科内搬运到位后,应先恢复气道给氧,再连接心电监护,将各项生命体征记录于特护单,然后再详细检查其他情况。

10. 本科内搬运须将所有医疗护理文书一起转交。双方共同查看病人,详细交代病情及治疗等。

11. 住院前应电话与病房联系,确认无误后再转送。

第九节　媒体采访制度

1. 所有采访必须经政治部宣传科领导同意后方可执行。

2. 对于一般的新闻采访由具体的经管医师负责接待按常规实事求是介绍情况。对于涉及医疗纠纷、有重大影响事件的采访报道,必须严格遵循上级部门、医院的要求,一般由该医疗组组长或指定本院高年资医师接待,专人解释、统一态度和说法,必要时应及时汇报科室和医院领导。

3. 学科鼓励科室成员向有关媒体投稿,介绍和宣传科室和学科发展的有关事件、开展的新技术、医疗特色、成功救治典例等等,对于积极投稿者学科将给予一定的奖励。

第十节　绩效考评方案

为调动本科室护理人员的工作积极性,切实达到改进护理质量的目的,结合科室工作的实际情况,体现按劳分配、优劳优酬、奖勤罚懒、奖优罚劣的原则,制定本绩效考核方案。本方案主要包括 6 个方面。

一、劳动纪律(10 分)

1. 每月出满勤,从不迟到早退,在岗尽职,备班在位者,得满分。每迟到或者早退一次,扣 5 分;脱岗一次扣 10 分;工作时间玩手机扣 5 分;备班不在位,扣 10 分;未经护士长同意私自调班扣 10 分。

2. 离开南京市区没有履行请假手续,一次扣 10 分。

3. 着装礼仪不符合要求每次扣 2 分。

4. 因对病人态度生硬,不及时解决病人需求,而被病人或家属投诉,经核实护士存在问题(投诉到医院扣 10 分,到科室扣 5 分)。

二、专业工作质量(10 分)

1. 违反核心制度、流程、规范,造成打错针,发错药,留错标本,仪器、药品不处于完好备用状态,告知不到位,而延误诊断治疗,导致护理并发症,引起纠纷、投诉或其他护理缺陷的,一律扣 10 分。

2. 违反制度、流程、规范被护士长、护理组长查出或被同事及时发现没有造成影响的,扣除 5 分。

3. 每月护理部或专业学组考核、检查,存在问题扣 5～10 分。科室学组骨干检查存在问题扣 2～5 分。

三、多劳多得(50 分)

1. 在抢救室工作加 6 分,在监护室工作加 4 分。

2. 负责的工作成绩突出,视情况加 5～10 分。没有完成科室或护理组赋予的工作任务扣 5 分。全年因各种原因缺勤或没有完成规定夜班数,年终不予评奖。

3. 病人满意度调查中,如有一次被病人评为最满意的护士加 2 分,如一次被评为不满意的护士扣 2 分。

4. 护理人员被护理部、其他科室表扬或在大项考核检查中表现突出加 5～10 分。

5. 护理人员收到一封表扬信或锦旗当月加 10 分。

6. 护理部实习护士座谈会提出表扬加 5 分,提出批评扣 5 分。科室实习护士座谈会提出表扬加 2 分,提出批评扣 2 分。

7. 创造性地完成工作,取得良好的经济或社会效益,加 10 分。

8. 管理经验经上级认可在同行中推广,加 10 分。

9. 提出改进工作的建议被采纳,加 10 分。

10. 利用休息时间积极参加医院的各项活动,如礼仪、文艺活动、写作等为医院护理部科室争得荣誉加 5～10 分。

11. 及时发现问题上报,杜绝不良事件,加 5～10 分。

四、考核(10 分)

1. 科室组织护理人员进行理论和操作考核,理论成绩达到 96～100 分加 20 分,91～95 分加 10 分,低于 81 分者扣 3 分,低于 71 分者扣 5 分;操作成绩为 96～100 分加 2 分,91～95分加 1 分,低于 91 分者扣 5 分。

2. 每年度参加护理部组织的理论和操作考核,理论成绩达到 96～100 分加 10 分,91～95 分加 5 分,86～90 分加 3 分,81～85 分加 1 分,不及格者一次扣 10 分,理论全院排名倒数十名扣 10 分;操作成绩 96～100 分加 5 分,91～95 分加 3 分,低于 91 分者扣 5 分,操作全院排名倒数十名扣10分。

3. 护理人员参加各学组的理论和操作考核，理论成绩达到96～100分加1分，91～95分加0.5分，否则不加分；操作成绩为96～100分加1分，91～95分加0.5分，否则不加分。

五、教学、科研、论文

1. 当月发表论文一篇或申请专利，加10分。

2. 承担院内教学查房或论文汇报，加10分。

3. 论文被研讨会等录用，会上发言者，加10分，并优先考虑外出参加会议及培训。

4. 获得院级、省级、省级以上科研成果、课题，视情况加5分、10分。

5. 院内教学查房，授课加5分。

6. 护理人员应该按照护理部的要求，每月积极参加全院教学查房、院内大课及各学组的活动，如一次无故不参加者扣2分。每周积极参加科室授课及护士常规会，无故不参加者扣5分。

说明：

1. 护理人员的当月奖金与绩效考核的结果直接相关，每月将科室达标奖作为绩效考核奖金进行分配，如绩效考核结果为90分，则当月达标奖系数为0.9；如绩效考核结果为120分，则当月达标奖系数为1.2。不参加考核者，按原有奖金系数。

2. 因违反核心制度、流程、规范，造成打错针、发错药、留错标本、仪器不处于完好备用状态、告知不到位，而延误诊断治疗，导致护理并发症，引起纠纷、投诉或其他护理缺陷的，扣除当月达标奖。家属要求赔偿的金额，全部由当事人个人承担。

急诊护理管理流程

一、人力资源管理流程

1. 护士配比

急诊监护室床护比应达到 1∶(2.5 ～ 3)

急诊留观室床护比应达到 1∶(0.4 ～ 0.5)

急诊流量患护比应达到 1∶0.1

护理技术力量搭配合理(主管护师、护师、护士)

2. 人员素质

3. 准入

(1) 资质的准入

具有卫生行政部门和教育部门认定的医学院校护理专业毕业文凭;

取得护士职业资格并担任急诊工作的注册护士;

急诊护理适认证书。

(2) 技术的准入

掌握急症病人的抢救配合程序,并熟练配合常见急症;

具有娴熟的基础护理操作技能,并掌握急诊常用抢救技术;

掌握各种抢救仪器的使用和保养方法;

掌握预检分诊技巧,熟悉突发事件抢救流程和组织、协调工作。

① 具有扎实的专业理论和技能,尤其熟练掌握循环、呼吸、神经外科、骨科、消化等急诊常见专科疾病的相关知识。

② 相应的岗位职责(见科室制定的各级护士岗位职责)。

③ 相应的护理培训(见科室分层次管理)。

二、设备管理流程

1. 急救仪器设备、药品配备齐全,定点放置,呈完好的备用状态(监护仪、呼吸机、除颤仪、输液泵、营养泵、设备带、抢救药品等)

2. 急救仪器、药品的管理

(1) 每天检查充电记录

(2) 专人保管、定期检查

(3) 护士长周检查

(4) 做好使用中与终末消毒措施

(5) 急救仪器禁止向外借出

3. 急救仪器、药品的维修

(1) 科室工程师对科室仪器定期进行保养。

(2) 设备供应科定期做好维检保障工作。

(3) 仪器发生故障时应及时报修。

(4) 仪器配备齐全,保证使用。

4. 急救仪器的消毒

(1) 使用中仪器表面每日用75%酒精湿纱布擦拭。

(2) 使用后仪器认真做终末消毒。

三、急诊患者的管理流程

1. 急危重伤病员的急救护理

(1) 凡遇心肺复苏、严重中毒、多发伤、休克、心衰、呼衰、电击伤、溺水等生命体征不稳定的抢救患者应直接进入“急诊绿色通道”先进行抢救,可在不影响抢救的前提下再补办挂号、收费等手续。

(2) 对进入急诊绿色通道的病人送检查时,应有专人陪同。

(3) 遇有批量伤病员、严重多发伤、复合伤等情况时,应按工作要求开展抢救,并立即通知有关职能部门。

(4) 急诊抢救室护士应保持警惕,对进入“急诊绿色通道”的伤病员应尽快做好抢救准备工作,立即通知护士长或主班护士,同时立即通知值班医师,并及时给予必要的处理,如吸氧、吸痰、测体温、血压、脉搏、呼吸及开放静脉通道等。

(5) 做好记录,按规定及时、准确、清楚、扼要、完整,并必须注明执行时间和签名。

(6) 口头医嘱要准确、清楚,尤其是药名、剂量、给药途径与时间等,护士要复述一遍,避免有误,并及时补记于病历上,并补开处方。

(7) 各种急救药物的安瓿、输液空瓶、输液空袋和输血空袋等用完后应暂行保留,以便抢救结束后统计与查对,避免医疗差错。

(8) 抢救室一切急救用品实行“四固定”制度(定数量、定地点、定人管理、定期检查维修),各类仪器要保证性能良好。抢救室抢救物品原则不外借,值班护士要班班交接,并作记录。用后归还原位,清理补充。

(9) 伤病员经抢救病情稳定或需转入病房或手术室治疗者,急诊室应派人护送,病情不允许搬动者,需专人看护或经常巡视。

2. 突发事件伤病员急诊处置抢救

(1) 立即通知:预检护士立即通知院突发事件医疗救治小组。

(2) 各就各位:相关人员到达指定场所待命。

(3) 各司其职:组织指挥组负责指挥协调,各救治小组(生命支持组、外科手术组、后勤保障组)各司其职积极工作。

(4) 加强协调:及时汇报总值班,启动突发事件应急预案。

(5) 及时报告:及时汇报总值班,再由总值班通知救治小组。

3. 预检接诊

(1) 由急诊工作年限＞3年的护师职称以上急诊护士担任预检护士。

（2）依据上海市急诊分诊标准，预检护士应鉴别“急危”症的类别，合理安排就诊秩序。对急危重伤病员先抢救后挂号。

（3）预检护士听到救护车声，应主动迎接病人并迅速通知抢救室护士和护工做好接收工作，以简便而迅速的评估方法对患者进行初步评价，判断该患者是否直接送往抢救室，或优先就诊，并及时通知急诊科和相关科室医生。

（4）发现传染病病人应立即隔离或转到传染病专科医院。

（5）遇批量伤员或特殊情况，预检护士要及时上报院总值班，向护士长和科主任汇报，立即启动院应急预案。

4. 急诊患者转运的流程

（1）送手术室、检查科室、病房等。

（2）通知对方科室，做好迎接病人的准备工作。

（3）患者的评估：生命体征、管道、切口、治疗情况，身份确认。

（4）根据评估情况，挑选适当工作经验的医护人员配合转送。

（5）转送用物的准备：病历、X线片、药品，合适的供氧措施，持续经皮血氧分析或心电监护仪。

（6）与对方科室认真交接。

四、急诊患者护理安全管理流程

1. 患者身份的识别

（1）急危重症患者、留观患者一律使用腕带。

（2）严格查对制度，至少使用两种身份识别方法（双向核对）。

2. 压疮管理

（1）首诊护士评估患者皮肤情况，给予压疮危险因素评分≥10分为高危患者。

（2）落实预防措施：体味合适，床单位干燥、舒适；定时翻身（抬臀）、按摩并记录等。

（3）每班检查皮肤，并班班在高危监控单上记录。

（4）执行压疮报告制度和三级监控。

3. 导管管理

（1）给予导管危险因素评分，≥10分或一类导管均为高危患者。

（2）落实预防措施：妥善固定，保持有效、通畅。

（3）每班检查导管，并班班在高危监控单上记录。

（4）执行导管三级监控。

4. 跌倒/坠床管理

（1）给予跌倒危险因素评分，≥8分为高危患者。

（2）落实预防措施：约束——约束合理，松紧适宜；床栏——防护有效。

（3）每班检查，并班班在高危监控单上记录。

（4）执行导管三级监控。

5. 危急值班管理

（1）接到危急报告电话后，必须正确登记，进行复述。

（2）及时汇报，提供给医生使用。

(3) 准确执行医嘱，抢救患者生命。

6. 输血管理

(1) 落实输血管理制度。

(2) 输血 5 分钟及输血 20 分钟后及时观察并记录。

(3) 若出现输血反应按相关流程进行处理。

五、院内感染管理流程

1. 急救科医院感染管理小组人员组成

组　长：　　　　　　副组长：

监控医师：　　　　　监控护士：

2. 医院感染 SOP

根据医院制定的 SOP 落实相关要求。

3. 落实手卫生措施

(1) 各诊室配备洗手池及非接触式水龙头。

(2) 诊室、治疗车放置手快速消毒剂。

(3) 手快速消毒剂使用时间不超过 2 周。

(4) 定期抽查医生、护士的手卫生落实制度，并记录。

4. 职业防护

(1) 医护人员应执行标准预防。

(2) 做好医院内感染登记表的上报工作。

(3) 废弃物分离：感染性、损伤性、化学性废弃物分类。

(4) 定期监测重点部门的空气培养，做好相关记录工作。

(5) 发现传染病病例及时填卡、报告。

(6) 严格执行职业暴露处置流程。

急诊与ICU、病房之间患者识别措施、转运交接程序与记录

目的：确保急诊患者在转运途中的安全，做到“无缝交接”，降低护理风险。

1. 急诊护士确认医嘱后，认真核对患者信息，确认信息无误后与相关科室电话联系，确定转运的科室、时间、床位及科室所需准备的物品。

2. 神志清楚的患者，护士应携带急诊病历、入科通知单至患者床旁核对患者信息，并告之患者及家属转运的注意事项、科室、时间、床号等，以取得配合。

3. 急诊抢救室的所有患者、急诊留观室患者年龄≤12岁和≥70岁的患者、精神异常者必须经两人仔细核对患者佩戴“腕带”标识的信息。护士正确的评估患者病情、全身情况等，填写《急诊转出患者交接单》。

4. 急诊手术患者由护运中心工作人员护送，急诊护士需要填写《急诊手术患者交接单》，双方签名。

5. 护士根据患者病情安排合适的转运工具和搬运方法。抢救室病人或可能出现病情变化的患者应填写《危重患者安全转运评估单》，根据评估得分情况评估危重患者转运风险，采取相应的应急措施。

6. 转运前后均需进行生命体征的测量并记录于《急诊转出患者交接单》。医护人员告知家属转送的危险性和必要性，取得家属的配合，并让家属在危重患者转送风险及知情同意书上签字，需保证各管道的在位通畅，途中密切观察患者病情变化，注意保暖。

7. 患者到达病房、ICU，护送人员与病房、ICU护士进行病情及其他相关内容交接。病房、ICU护士仔细检查所有资料，核对无误后，病房、ICU护士在《急诊转出患者交接单》填好入科时的生命体征并签名：一联留在科室，另一联由护送人员带回急救医学科保存。

急诊与ICU、病房之间患者识别措施、转运交接程序与记录流程图

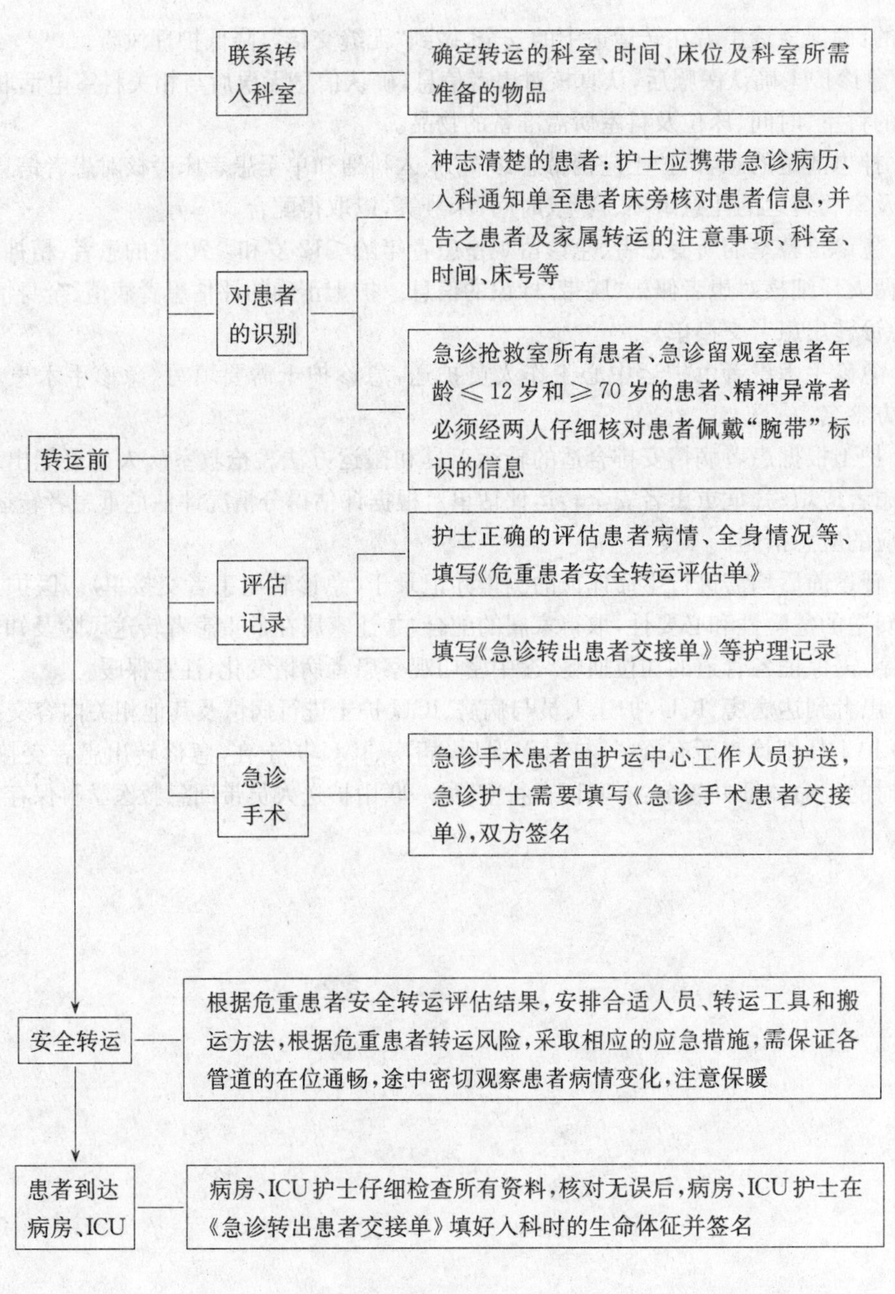

急诊抢救室管理质量检查评分标准（4 次/月）

检查者：　　　　　　　　　　　　　　　　　　　　　　　　　　　骨干：

检查项目	检查内容	分值	日期			
预诊分诊（20 分）	对急诊大厅的候诊人员有管理	3 分				
	护士在岗，着装符合规定	3 分				
	预检做到：一问二看，三查四分诊	3 分				
	主动迎接“120”，正确处理病人	5 分				
	指导病人安全使用转运车、轮椅	3 分				
	及时正确完成各项登记工作	3 分				
仪器房（15 分）	仪器房整洁	3 分				
	急救仪器性能良好	5 分				
	及时检查维修，无责任性损坏	5 分				
	仪器使用和保养有登记	2 分				
急救车管理（15 分）	急救车内清洁，物品有序，无灰尘	2 分				
	急救物品、药品齐全，无过期	8 分				
	定期检查，有记录	5 分				
护士站（10 分）	办公桌面保持整洁	5 分				
	各种资料放置整齐有序	5 分				
治疗室处置间（10 分）	物品摆放整齐	5 分				
	符合感染规定	5 分				
抢救室（10 分）	地面清洁，无垃圾	4 分				
	吊塔功能完好，物品放置有序	6 分				
冰箱管理（20 分）	冰箱整洁	4 分				
	无过期变质药品	6 分				
	无私人物品	4 分				
	物品分类放置	6 分				
姓　名						
得　分						
护士长						

急诊输液室环节质量检查评分标准(4 次/月)

检查者：　　　　　　　　　　　　　　　　　　　　　　　　骨干：

检查项目	检查内容	分值	日期			
物品管理(25 分)	储物柜、治疗车清洁整齐	3 分				
	输液器无积压	3 分				
	棉签无积压	3 分				
	液体无积压、无过期	10 分				
	碘伏、酒精无过期	3 分				
	按远近有效期有序放置	3 分				
配液申请(10 分)	准确核对药品数量	3 分				
	液体排序准确合理	3 分				
	记录申请配液的时间	2 分				
	输液座位分区管理	2 分				
配液(30 分)	配液间、操作台清洁整齐	2 分				
	液体瓶(袋)表面清洁、干燥	2 分				
	配液前后洗手	2 分				
	消毒瓶(袋)口 2 遍	3 分				
	严格查对,特殊剂量有标记	5 分				
	无菌镊使用规范	5 分				
	无菌抽吸药液	5 分				
	药液抽尽	2 分				
	严格配伍禁忌(按医嘱执行)	2 分				
	配液后签名	2 分				
输液(35 分)	“三查七对”,核对座位牌	10 分				
	输液前后洗手,正确排气	5 分				
	执行无菌操作,使用一巾一带	10 分				
	交代注意事项,主动巡视	5 分				
	医疗垃圾和生活垃圾分类管理	5 分				
姓　名						
得　分						
护士长						

急诊科留观室管理质量检查评分标准(4 次/月)

检查者：　　　　　　　　　　　　　　　　　　　骨干：

项目	具体项目	分值	日期	责任人	日期	责任人	日期	责任人	日期	责任人
护士礼仪	按要求着装，仪表端庄	2								
	按要求佩戴胸牌	2								
护士站	办公桌面保持整洁	2								
	各种资料放置整齐、有序	2								
治疗室	物品摆放整齐	2								
	无过期消毒包	3								
	符合感染规定	3								
处置间	垃圾按要求放置	3								
	符合感染规定	3								
抢救车	急救物品、药品齐全，无过期	4								
	抢救器材功能完好，定期检查，有记录	5								
冰箱	无过期药品	4								
	无私人物品	2								
	物品摆放整齐有序	2								
走廊	整齐、清洁	2								
	对流动人员有管理	2								
	不随意张贴不规范提示语言	2								
病房	床单位整洁，功能完好	3								
	无晾晒衣物	2								
	床头呼叫器功能完好	2								
卫生间	水龙头冷热水标志明显	2								
	门锁完好，清洁无污渍	2								
	地面清洁无积水、污渍	3								
	纸篓及时更换垃圾袋	3								

（续表）

项目	具体项目	分值	日期	责任人	日期	责任人	日期	责任人	日期	责任人
卫生间	呼叫器功能完好	2								
	洗脸池内清洁无污渍	2								
	马桶清洁无污渍	3								
	有警示标识（防滑、便后冲洗）	3								
开水间	晾衣架完好	2								
	地面清洁无积水、污渍	3								
	饮水机清洁无污渍	2								
	饮水机旁有防滑标识	3								
污洗间	地面清洁无积水、污渍	3								
	拖把统一挂起	2								
	物品摆放整齐有序	2								
	无收集纸盒、杂物	2								
更衣室	地面清洁无积水、污渍	3								
	柜顶整洁无杂物	3								
	地面无鞋、袜等杂物	3								
得　分										
护士长										

介入治疗室管理制度

介入室工作制度

1. 介入室工作人员必须规范进行各项技术操作，严格执行操作规程，认真执行“三查七对”，防止事故、差错发生。

2. 进入介入室均应穿工作服，更换工作鞋，进入无菌手术间的工作人员应戴口罩和帽子，穿戴好防护用品，手术者上台前应做好手消毒，并在术中严格无菌操作。

3. 保持室内整洁、安静、安全、舒适，介入室内禁止吸烟。

4. 介入护士负责手术过程中的各项应急处置配合，术前准备好各类手术物品及器械，检查急救仪器性能是否完好，各类急救药品、物品是否齐全。

5. 介入室各项物品妥善放置，固定位置，用后归还原处，防止损坏、丢失，并随时补充领取，保证各种介入检查治疗顺利进行。

6. 请领的导管、高值耗材做好出入库登记，做到专人管理，定期检查。一次性物品做好毁形处理，医疗垃圾和生活垃圾严格区分，不得混放，利器及时回收入利器盒内。

7. 保持室内清洁，空气净化消毒机每天定时消毒，每月空气细菌培养一次，每季度手卫生及物品监测一次，并达到相关标准要求。

8. 介入室物品一律不得随意外借，确属特殊情况需经科主任批准后在护士长处登记备案。

9. 非工作人员一般不得入内，参观学习人员经医务部或科主任批准后方可入内，因医疗需要进入介入室的病人家属，应服从医院管理要求。

10. 介入室仪器设备由专人负责管理，做到使用前调试备用，使用后清洁消毒，定期保养维护，及时登记记录，非专职人员一律不得私自使用。

11. 使用的各种物品及高值耗材及时清点记录，并将高值耗材条码一份留存登记，一份随病历归档。

导管室护士岗位职责

【部门】导管室

【岗位】导管室护士

【工作概要】在护士长的领导下，协助介入医师完成心血管介入诊疗工作，负责导管室的各项护理工作，保证心血管常规及急诊手术的绿色畅通。

【工作职责】

1. 根据手术需要准备各种介入器械，做好仪器的术前调试，保证手术顺利完成。

2. 参加术前讨论，并将手术时间和参加手术人员通知病区。

3. 病人至导管室后，认真查对姓名、床号、住院号、查看术前签字，向病人交代术中注意事项。

4. 病人入室后注意保暖，吸氧，心电监护，测无创血压 15～30 min 一次，密切观察生命体征变化，保证静脉通路可靠，多巴胺、阿托品、利多卡因抽吸备用，除颤仪充电。

5. 术中严格无菌操作，严密观察病情变化，注意心电监护，认真做好术中护理、用药等记录。发现病情变化立即报告手术医师及时处理。

6. 术中特殊用药和抢救过程应向病房护士做口头及书面交班，必要时护送病人回病房。

7. 术后 24 h 内完成各种介入诊断及治疗的书面报告，并及时记录光盘存档。

8. 术后 24 h 内将介入费用报病区记账。

9. 备班人员 24 h 通讯畅通，保证急诊手术绿色通道工作。

10. 做好导管室清洁消毒和仪器养护工作，并完善相关登记记录。

介入室护理质量考核标准(100 分)

检查者:__________　　　　　　　　______年____月____日　　　　　　　　总分:__________

项 目	考核要求	扣分标准	存在问题	扣 分
组织管理(15 分)	1. 严格执行无菌技术操作流程、手术安全查对及交接制度、急抢救及药品管理制度,放射防护安全制度,消毒隔离制度,高值耗材管理制度。随机抽查 1 名护士对相关制度、职责的知晓情况	制度缺一项扣 1 分,无记录扣 1 分,护士不知晓扣 0.5 分		
	2. 护理岗位职责明确,严格履行岗位职责:护理人员介入治疗专业技术培训、考核及记录	做不到扣 1 分		
护理服务(10 分)	1. 仪表端庄,着装整洁,符合要求	不合格扣 1 分		
	2. 导管室夜间及假日有专人备班	做不到扣 1 分		
	3. 做好患者交接登记,做到“三查七对”			
	4. 手术病人有详细登记,按月统计上报			
环境管理(10 分)	1. 严格限制出入人员数量,减少不必要的走动	做不到扣 1 分		
	2. 环境布局合理,区域间标志明确			
	3. 环境整洁、安全,地面无灰尘、污渍、蜘蛛网	不合格扣 1 分		
	4. 每日手术前后空气消毒,消毒液擦拭操作台,消毒液拖地 1~2 次/天,每月空气培养,每季度细菌监测,有记录,医疗垃圾与生活垃圾分类,符合要求	做不到扣 1 分		
设备及物品管理(10 分)	1. 严格按申购制度申报耗材,专人、专锁造册管理,高值耗材的使用严格按照医院管理流程执行,使用的耗材有记录,来源可追溯,使用后的耗材严格毁形、分装,禁止重复使用	做不到一项扣 1 分		
	2. 设备专人管理,定期检查、保养、维护,有记录,仪器处于应急备用状态	做不到一项扣 1 分		
	3. 工作人员熟练掌握各类设备的使用方法、流程,并掌握各项故障的正确处理措施	做不到扣 1 分		

（续表）

项 目	考核要求	扣分标准	存在问题	扣 分
临床护理质量与安全管理（35分）	1. 质控记录、安全管理记录完善，有分析，有整改：差错事故防范措施到位，制定相关手术的并发症应急预案，定期对护理人员进行模拟练习	查看相关记录，做不到扣1分		
	2. 急救药品、物品、器材专人管理，定点放置，定期检查、保养、维修、记录；各类物品放置有序，标识清晰，包装完整，均在有效期内	查看相关记录，做不到扣1分		
	3. 工作人员佩戴个人剂量计、穿铅衣，每季度有监测、记录。做好患者敏感器官和组织的屏蔽防护及告知。每年定期对放射诊疗工作场所、设备和人员进行放射防护检测、监测和检查，科室有相关放射防护制度	做不到扣1分		
	4. 手术记录及时、准确、完整，体现专科特色	查看相关记录，做不到扣1分		
	5. 有术中用药、毒麻药品使用规定，有一次性耗材处理及利器回收登记记录	做不到一项扣1分		

消毒供应室管理制度

消毒供应科护理质量检查评分标准Ⅲ(污染区)(4 次/月)

检查者：　　　　　　　　　　　　　　　　　　　　　　　骨干：

内　容	分值	日　期			
1. 着装符合要求，自身防护到位	6				
2. 墙面、地面、台面清洁无杂物	6				
3. 各种用具清洁，放置整齐、定点、定位	3				
4. 传递窗用后随时关闭	3				
5. 空气消毒每日两次，空气培养每月一次	5				
6. "84"消毒液、酶清洗液、除锈剂、润滑剂比例配制达标，按规定及时更换	9				
7. 及时清点回收物品数量、记录准确	5				
8. 医疗垃圾、生活垃圾分类准确	6				
9. 浸泡、冲洗、超声、煮沸时间充足	9				
10. 管类物品自来水冲洗 30 分钟	7				
11. 穿刺针类将针芯拔出配套浸泡消毒、加酶超声、高压水枪冲洗，纯化水终末漂洗	7				
12. 器械类加酶超声清洗后冲净酶液，纯化水终末漂洗。	7				
13. 弯盘消毒液浸泡后冲净煮沸	7				
14. 地面每日湿式消毒拖 2 次	5				
15. 自动清洗机、超声清洗机用后保洁	5				
16. 回收车、工作台面用后擦拭消毒	5				
17. 工作结束，脱去隔离衣并认真洗手、更鞋后进入清洁区	5				
姓　名					
得　分					
护士长					

消毒供应科护理质量检查评分标准Ⅰ(无菌区)(4次/月)

检查者： 骨干：

内　　容	分值	日　期			
1. 工作时工作间保持层流状态	5				
2. 人员进入需洗手，着装符合要求，戴圆顶帽、口罩、更鞋	10				
3. 墙面、台面、地面无灰尘、杂物、无闲杂人员	5				
4. 室内温度、湿度达标	8				
5. 空气培养每月一次	5				
6. 遵守人、物流途径	5				
7. 无菌物品外包装完整	5				
8. 筛孔关闭严密	5				
9. 灭菌标志明显、清楚、灭菌指示合格	5				
10. 无菌物品分类、定点、定位放置	5				
11. 物品按灭菌先后顺序排列	3				
12. 所有物品均在有效期内	4				
13. 灭菌物品表面干燥、无坠地	5				
14. 一次性使用无菌物品拆除外包装进入无菌存放间	5				
15. 一次性使用无菌物品记录批号、生产日期、数量、保存产品合格证	5				
16. 环氧乙烷灭菌器专人负责，每锅进行生物监测	5				
17. 环氧乙烷物品灭菌标志清楚，双人检查校对签名	10				
18. 保留每锅灭菌后化学指示胶带样本	5				
姓　名					
得　分					
护士长					

消毒供应科护理质量检查评分标准Ⅱ（清洁区）（4次/月）

检查者：　　　　　　　　　　　　　　　　　　　　　　　　骨干：

内　容	分值	日　期			
1. 着装符合要求，遵守人、物流途径	5				
2. 各类物品清洁，放置整齐、定点、定位	5				
3. 墙面、地面、台面、柜内清洁无杂物	5				
4. 空气消毒每日两次，空气培养每月一次	5				
5. 医疗垃圾、生活垃圾分类准确	6				
6. 器械洗涤后光亮无锈、无污迹。穿刺针配套	6				
7. 针尖锐利无勾，针梗通畅无弯曲。橡胶制品不粘连、不变形。玻璃制品洁净透明无水珠，无裂痕	10				
8. 全棉包布双层，清洁平整无破损；重复使用一用一洗	6				
9. 金属容器清洁严密，无锈无漏，筛孔性能完好	4				
10. 包内物品齐全，配置适宜，摆放合理，包外标记清楚准确，器械包双人校对并签名	8				
11. 按消毒技术规范要求放置指示卡及指示胶带	5				
12. 灭菌器必须由护士操作，经过专门培训方可上岗	6				
13. 消毒包有科室标识，包装完整，体积、重量合格，贴指示胶带、标注失效日期	8				
14. 灭菌物品上架摆放符合标准，装载量符合要求	5				
15. 灭菌器每日第一锅进行 B-D 试验，合格后方可使用	6				
16. 每台灭菌器每月漏气实验一次，生物监测每周一次	5				
17. 保留 B-D 测试结果、化学指示卡样本、灭菌器运行记录	5				
姓　名					
得　分					
护士长					

仪器保养维修制度

1. 各类仪器应设专人操作和维护。工作人员未经科室管理人员同意,不得擅自换岗。

2. 所有仪器操作人员必须经技术培训及考核合格后方能使用。

3. 仪器操作人员应严格按操作规程做好日常工作维护和保养,发现异常及时上报管理者,严禁擅自拆修。

4. 对贵重、大型仪器如压力蒸汽灭菌器、环氧乙烷灭菌器、全自动清洗消毒机,请专人定期保养检修。

5. 建立仪器维修保养登记记录,并妥善保管以备查验。

灭菌效果监测管理制度

压力蒸汽灭菌质量监测包括以下几个方面。

1. 工艺监测：每批次灭菌必须监测灭菌过程参数（温度、压力、时间），参照并达到使用说明书规定的要求。

2. 化学监测：监测每一包外化学指示剂、包内化学指示卡，也可进行批量化学指示物监测。检测时，所放置的化学指示剂的性状或颜色均变至规定的条件，方能判断为灭菌合格；若其中任何之一未达到规定变化条件，则灭菌过程不合格。

3. 生物监测：每周一次，灭菌量大的可适当缩短监测时间；如果灭菌植入型器械、严重污染物时必须每锅进行生物监测；采用新的包装材料、新的方法灭菌时均应先用生物指示剂验证灭菌效果合格后方可使用。监测方法严格按《消毒技术规范》相关规定执行。

(1) 监测方法与结果判断：选择指示菌株为自含耐热的嗜热脂肪芽孢杆菌的生物指示管（ATCC7953 或 SSIK31 株），置于一个成品标准包内。

(2) 放置于排气口上方，经过一个灭菌周期后，在无菌条件下，取出标准试验包中的指示管，参照说明书，将测试管与阳性对照管分别以 45°角插人 118 型干热式培养器中，按到底挤破培养基管，使菌片与培养基混合，于 56 ℃培养器中培养，分别于 6 小时、12 小时、24 小时、48 小时观察结果。

(3) 灭菌后每个指示菌片接种的溴甲酚紫葡萄糖蛋白胨水培养基均不变色，判断为合格；如果培养基由紫色变为黄色为有菌生长，则灭菌不合格；阳性对照管培养基变为黄色视为有菌生长，可以对照。注意对照管应和试验管为同一批次。

4. B-D 试验（Bowie-Dick Test）：真空型灭菌器每日灭菌前必须空锅做 B-D 试验。其监测方法为：选择一个成品的标准测试包［或制作一个测试包：由 100％脱脂纯棉布折 30 cm×25 cm×25 cm（±2 cm）大小的布包裹，重量约 4 kg（±5％），将专门的 B-D 测试纸，放测试包的中间］，将测试包水平放于灭菌器内灭菌车的前底层，靠近柜门与排气口底前方；柜内除 B-D 测试包外无其他任何物品。134 ℃，3.5～4 min 后，取出 B-D 测试包内的测试纸，观察其颜色变化，变色均匀一致，说明冷空气排出效果良好，灭菌器可以使用；如果 B-D 试纸变色不均匀视为不合格，应及时报告并查找原因，再行 B-D 试验合格后方能使用。

5. PCD：即灭菌过程挑战装置，是对灭菌过程有一定抵抗力的模拟装置，对灭菌物品进行批量监测以及空腔器械的灭菌质量监测，相关操作按照使用说明书进行。

科内质量监测员应至少每周对灭菌物品进行抽样监测，应为无菌生长；对使用的一次性无菌医疗用品，每个批号进行质量验收或质量监测；对新安装或大修后的灭菌设备进行灭菌过程参数监测（如各点的温度、压力与浓度等）与生物监测；压力蒸汽灭菌器连续进行 3 次；干热灭菌器连续进行 5 次；低温灭菌器按照厂家的使用说明书进行验证，合格后方能使用。预真空型压力蒸汽灭菌器在新安装和大修后需进行 B-D 试验 3 次，合格后方能使用。

消毒供应科专业护士准入制度

1. 经过不少于1个月的消毒供应专业培训合格的注册护士。有较强的综合业务技术能力。

2. 掌握无菌、消毒和隔离的概念，并熟悉相关护理操作规程。掌握特殊感染器械的处理。

3. 熟悉消毒供应科工作环境、布局及基本设施。掌握下收下送工作。

4. 熟练掌握基础器械的名称、用途，能熟练地清洗、消毒、上油。

5. 正确地对各种常规器械包进行打包。

6. 熟悉灭菌器操作，熟悉待灭菌物品装载、灭菌物品出锅操作流程。

7. 每年获得规定的专业继续教育学分数。

8. 在医院护理部领导下，参与特殊岗位培训小组制定消毒灭菌专业护士培训。

9. 身体健康，无传染病。

无菌物品管理制度

1. 无菌物品存放区专人管理，其他无关人员不得入内。

2. 工作人员进入该区，必须换鞋、戴帽，必要时戴口罩，注意手卫生。

3. 认真执行无菌物品卸载、存放的操作流程，增强无菌观念。

4. 无菌物品存放的有效期：①使用棉布类包装的灭菌包，有效期宜为14天；未达到《医院消毒供应中心管理规范》规定的环境温、湿度标准，其有效期宜为7天。②医用一次性纸袋包装的无菌物品，有效期宜为1个月。③使用一次性医用皱纹纸、医用无纺布包装的无菌物品，有效期宜为6个月。④使用一次性纸塑袋包装的无菌物品，有效期宜为6个月。⑤硬质容器包装的无菌物品，有效期宜为6个月。（遵循先进先出原则。）

5. 该区专放已灭菌的物品，严禁一切未灭菌的物品进入该区。

6. 凡发出的灭菌包，即使未使用过，也一律不得再放回该区。

7. 各类常规物品和抢救物品应保持一定基数。认真清点、及时补充，保证无菌物品的质量和数量，保证随时供应。

8. 保证环境的清洁整齐，做好环境消毒和登记。

消毒供应中心(室)工作制度

1. 根据各科室使用情况配置各种物品,定期调整其基数,保证临床需要,减少无效储备。临时借用物品应办理借物手续,用后及时归还。

2. 每日按要求下收下送,回收与下发的物品种类及数目相符,保证无菌物品的供应。

3. 严格执行“三区”(污染区、清洁区、无菌区)的工作流程要求及操作规程。

4. 各种器械、敷料、治疗包等选择合适的包装材料包装和灭菌。

5. 无菌物品应标明品名、灭菌日期、失效日期及责任人签名。已灭菌物品如有污染或外观不合格或超过有效期,则必须重新处理后灭菌。

6. 消毒员持证上岗。严格按规范要求进行定期维护和保养灭菌器。

7. 一次性医疗用品按月作计划报设备科,认真做好其发放的库管工作,做到合理储存、计划发放、保证安全。

8. 建立各科室物品基数账目及请领、发放、报损制度,定期与科室清点核对。

9. 定期征求临床科室对供应室工作的意见,及时完善工作规程。

10. 建立停电、停水、停气及灭菌器出现故障时的应急预案,完善突发事件处理流程。

第六部分

学组、管理组绩效考核制度

学组绩效考核制度

南京军区南京总医院护理部学组建设绩效考校标准与评估细则(2010 年 10 月 12 日修改)

学组

项目	序号	指标	权重	a(1000)	b(750)	c(500)	d(250)	e(0)	评分依据(复印件或相关证据教材附后)	自评分	专家评分
技术队伍	1	学组带头人主要情况	0.065	副高级专业技术职务以上;省级学术组织任副主任委员以上(含顾问、名誉主任委员)、统计源期刊编委;硕士生导师	副高级专业技术职务以上;本专业省级或军队学术组织委员;统计源期刊编委或审计源期刊编委或审稿员:本科生指导老师	副高级专业技术职务;任本专业省级、军区学术组织委员;本科生指导老师	副高级专业技术职务;本科生指导老师	未达到上述条件	(学科带头人——姓名、基本情况和证明材料)		
	2	主系列人数	0.065	>30 人	25～30 人	25～20 人	15～20 人	<15 人	(人员名单)		
	3	学历结构	0.035	硕士≥10%;本科≥30%	本科以上≥30%	本科以上≥20%	本科以上≥10%	本科<10%	(主系列学历复印件)		
技术水平	4	总体技术水平	0.055	5 年内有专利 3 项	5 年内有专利 2 项	5 年内有专利 1 项	无专利	总体水平不够			
	5	特色技术一	0.045	国内领先、开展例数最多	军内(省内)领先、开展例数最多	军内(省内)先进、开展例数较多	军内(省内)先进、开展例数少	无军内(省内)先进、开展例数	(特色技术名称和开展情况,临床为专项护理技术)		

（续表）

项目	序号	指标	权重	a(1000)	b(750)	c(500)	d(250)	e(0)	评分依据（复印件或相关证据教材附后）	自评分	专家评分
技术水平	6	特色技术二	0.045	国内领先、开展例数最多	军内（省内）领先、开展例数最多	军内（省内）先进、开展例数较多	军内（省内）先进、开展例数少	无军内（省内）先进、开展例数	（特色技术名称和开展情况，临床为专项护理技术）		
	7	社会影响力	0.030	外地就诊治疗患者（包括会诊治疗占总人数20%以上）	外地就诊治疗患者（包括会诊治疗）占总人数15%以上	外地就诊治疗患者（包括会诊治疗）占总人数10%以上	外地就诊治疗患者（包括会诊治疗）占总人数5%以上	无			
理论学习	8	学习保障	0.040	业务学习计划具体详细，人员到课率（含补课）90%以上	业务学习计划具体详细，人员到课率（含补课）80%以上	业务学习计划具体详细，人员到课率（含补课）70%以上	业务学习计划不具体或人员到课率（含补课）在60%以上	无业务学习计划或人员到课率（含补课）在60%以下			
	9	制度落实	0.040	定期组织业务学习，有学习笔记，书面考试或现场提问应知应会的理论观点占95%以上	定期组织业务学习，有学习笔记，书面考试或现场提问应知应会的理论观念占90%以上	未定期组织业务学习，有学习笔记，书面考试或现场提问应知应会理论观点占85%以上	未组织业务学习或书面考试或现场提问应知应会的理论观点占85%以下	未定期组织业务学习或书面考试或现场提问应知应会的理论观点80%以下	查学组计划、课件及学习笔记，现场提问或考试		
学组建设管理	10	监督检查	0.040	每半年定期研究分析学组建设形势，检查发展规划的落实率达到90%；年终有学组骨干绩效考评标准、考核结果分析	每半年定期研究分析学组建设形势，检查发展规划的落实率达到80%；年终有学组骨干绩效考评标准、考核结果分析	每半年定期研究分析学组建设形势，检查发展规划的落实率达到70%；年终有学组骨干绩效考评标准	每半年定期研究分析学组建设形势，检查发展规划的落实率达到60%；年终有学组骨干绩效考评标准	无年终学组骨干绩效考评标准或检查发展规划的落实率在60%以下			

（续表）

项目	序号	指标	权重	a(1000)	b(750)	c(500)	d(250)	e(0)	评分依据（复印件或相关证据教材附后）	自评分	专家评分
学组建设管理	11	宣传报道重视	0.030	有新闻报道骨干，年度新闻宣传报道3～4篇	有新闻报道骨干，年度新闻宣传报道1～2篇	无新闻报道骨干，年度新闻宣传报道3～4篇	无新闻报道骨干，年度新闻宣传报道1～2篇	无宣传报道	统计刊物包括军地报刊、电视、广播和南总院报、电视宣传中心等		
	12	设施设备及建设经费	0.030	护理设备及护理用具满足临床工作及教学任务需要；资料室资料齐全，满足临床护理工作、科研及教学设备；为基地投入建设经费	三项中有一项不符合要求	三项中有两项不符合要求	都不符合要求	总体水平不够	建立归档登记		
	13	发展前景	0.030	专业发展方向明确、重点突出，与军事斗争卫勤保障需求和临床需要相适应；5年技术引进、消化、吸收和创新3项	专业发展方向明确、重点突出，军事特色较明显；5年技术引进、消化、吸收和创新2项	专业发展一定方向、重点较突出；5年技术引进、消化、吸收和创新1项	专业发展有重点；技术创新能力较弱	发展重点不够突出			
服务质量管理	14	患者满意度	0.040	就诊患者满意度≥97%	就诊患者满意度>95%	就诊患者满意>90%	就诊患者满意度>87%	就诊患者满意度低于87%			
	15	服务保障	0.030	流程简化，服务便捷；军人优先制度落实；军队伤病员处治及时；检查及出院带药符合规定	四项中有一项不符合要求	四项中有两项不符合要求	四项中有三项不符合要求	四项都不符合要求	现场检查流程便捷与否及有无“军人优先”标示；按照由药品科提供本年度用药违规情况检查		

（续表）

项目	序号	指标	权重	a(1000)	b(750)	c(500)	d(250)	e(0)	评分依据（复印件或相关证据教材附后）	自评分	专家评分
服务质量管理	16	开设护理门诊	0.020	开设护理专家门诊；开设护理专病门诊；护理门诊管理规范、制度齐全；门诊开放时间固定；患者满意度97%以上	五项中有一项不符合要求	五项中有两项不符合要求	五项中有三项不符合要求	未开设护理门诊			
护理质量管理	17	参加重大任务落实	0.020	积极参加活动的；选派人员符合要求；年外出保障天数30天以上	积极参加活动的；选派人员符合要求；年外出保障天数15天以上	积极参加活动的；选派人员符合要求	积极参加活动的	参加活动不积极（有1～2次未参加）	参加医院或护理部组织的宣教、巡诊、技术帮带等重大活动（由护理部提供相关记录）		
	18	纠纷事故	0.020	1年“零”纠纷	1年内发生1次纠纷	1年内发生2次纠纷	1年内发生3次纠纷	1年内发生4次纠纷，出现1次医疗事故			
学组建设管理	19	落实护理会诊制度	0.010	院外会诊治疗患者占总人数20%以上；院内会诊治疗患者占总人数20%以上	院外会诊治疗患者占总人数15%以上；院内会诊治疗患者占总人数15%以上	院外会诊治疗患者占总人数10%以上；院内会诊治疗患者占总人数10%以上	院外会诊治疗患者占总人数5%以上；院内会诊治疗患者占总人数5%以上	无			

（续表）

项目	序号	指标	权重	a(1000)	b(750)	c(500)	d(250)	e(0)	评分依据（复印件或相关证据教材附后）	自评分	专家评分
学组建设管理	20	管理规范落实	0.060	质控组织健全；质量自查制度落实；严格无菌操作；有不良事件或护理缺陷报告制度讲评分析及整改落实情况	四项中有一项不符合要求	四项中有两项不符合要求	四项中有三项不符合要求	四项都不符合要求	质控护士每月审核全部就诊的记录；定期自查须有分析、评价和整改措施的记录		
	21	护理技术操作规范	0.065	护理技术操作规范（现场考评合格），专项技术统考达标率在95%以上	护理技术操作规范（现场考评合格），专项技术统考达标率在85%以上	护理技术操作规划（现场考评不合格），或专项技术统考达标率在80%以上	护理技术操作规范（现场考评不合格），且专项技术统考达标率在80%以上	护理技术操作规范（现场考评不合格），且专项技术统考达标率在80%以下			
科教绩效	22	承担课题	0.030	5年内承担医院以上课题数≥3项或课题基金≥8万元	5年内承担医院以上课题数≥2项或课题基数≥5万元	≥5年内承担医院以上课题数≥1项或课题基金≥1万元	无				
	23	科技成果	0.030	5年内有2项军队或省部级医疗、科研二等奖以上成果	5年内有1项军队或省部级二等奖；一项军队或省部级三等奖	5年内有1项军队或省部级二等奖或两项军队或省部级三等奖	5年内有1项军队或省部级三等奖	3年内无奖项			

（续表）

项目	序号	指标	权重	a(1000)	b(750)	c(500)	d(250)	e(0)	评分依据（复印件或相关证据教材附后）	自评分	专家评分
科教绩效	24	学术论文	0.030	高级职称统计源期刊论文数≥3篇/人，学组发表论文数≥50%（占人数）	高级职称统计源期刊论文数≥2篇/人，学组发表论文数≥40%（占人数）	高级职称统计源期刊论文数≥1篇/人，学组发表论文数≥30%（占人数）	高级职称统计源期刊论文数≥1篇/人，学组发表论文数≥20%（占人数）	高级职称统计源期刊论文数≥1篇/人，学组发表论文数≥10%（占人数）			
	25	主编专著	0.010	5年内主编或副主编出版专著≥1部	5年内参编出版专著≥3部	5年内参编出版专著2部	5年内参编出版专著1部	无			
	26	举办会议	0.020	5年内举办或承办全国或全军性会议或技术培训班≥3次	5次内举办或承办全国或全军性会议或技术培训班≥2次	5年内举办或承办省级、军区级会议或技术培训班≥3次	5年内举办或承办省级、军区级会议或技术培训班≥2次	5年内举办或承办军区级会议或培训班少于2次	（会议、培训班名称及时间）		
	27	带教研究生	0.025	5年内带教研究生≥5名	5年内带教研究生≥4名	5年内带教研究生≥3名	5年内带教研究生≥2名	5年内带教研究生＜1名			
	28	接收进修生	0.025	年接收进修生≥4人	年接收进修生≥3人	年接收进修生≥2人	年接收进修生≥1人	无培养进修生			
	29	承办护理示范基地	0.015	承办国家级护理示范基地	承办全军级护理示范基地	承办省级护理示范基地	承办军区级护理示范基地	无护理示范基地			
合计											

评分方法：评分栏严格按标准填写 a、b、c、d 或 e；各栏内所列要求为本栏分值的必要条件，记分必须满足该栏内的所有条件

管理组绩效考核制度

南京军区南京总医院护理部管理组建设绩效考核标准与评估细则

项目	序号	指标	权重	a(1000)	b(750)	c(500)	d(250)	e(0)	评分依据（复印件或相关证据教材附后）	自评分	专家评分
队伍建设	1	管理组带头人主要情况	0.050	副高级专业技术职务以上；省级学术组织任副主任委员以上（含顾问、名誉主任委员）、统计源期刊编委；硕士生导师	副高级专业技术职务以上；本专业省级或军队学术组织委员；统计源期刊编委或审计源期刊编委或审稿员；本科生指导老师	副高级专业技术职务；任本专业省级、军区学术组织委员；本科生指导老师	副高级专业技术职务；本科生指导老师	未达到上述条件	（学科带头人——姓名、基本情况和证明材料）		
	2	主系列人数	0.050	＞60人	50～60人	40～50人	30～40人	＜30人	（人员名单）		
	3	学历结构	0.050	硕士≥10%；本科≥30%	本科以上≥30%	本科以上≥20%	本科以上≥10%	本科＜10%	（主系列学历复印件）		

（续表）

项目	序号	指标	权重	a(1000)	b(750)	c(500)	d(250)	e(0)	评分依据（复印件或相关证据教材附后）	自评分	专家评分
队伍建设	4	骨干成才率	0.050	骨干由一级护士升为二级护士、二级护士升为三级护士等以此类推。骨干晋级率达60%	骨干由一级护士升为二级护士，二级护士升为三级护士等以此类推，骨干晋级率达50%	骨干由一级护士升为二级护士、二级护士升为三级护士等以此类推，骨干晋级率达40%	骨干由一级护士升为二级护士、二级护士升为三级护士等以此类推，骨干晋级率达30%	骨干由一级护士升为二级护士、二级护士升为三级护士等以此类推，骨干晋级率达30%以下	统计组骨干晋级人员		
	5	活动开展	0.150	活动开展计划具体详细，人员出席率达90%以上	活动开展计划具体详细，人员出席率达80%以上	活动开展计划具体详细，人员出席率达70%以上	活动开展计划不具体或人员出席率在60%以上	活动开展计划不具体或人员出席率在60%以下			
质量建设	6	制度落实	0.150	定期组织活动开展，有活动纪要，书面考试或现场提问应知应会的理论观点95%以上	定期组织活动开展，有活动纪要，书面考试或现场提问应知应会的理论观点90%以上	定期组织活动开展，有活动纪要，书面考试或现场提问应知应会的理论观点85%以上	未定期组织活动开展，无活动纪要，或书面考试或现场提问应知应会的理论观点80%以上	未组织活动开展或书面考试或现场提问应知应会的理论观点占80%以下	查管理组计划、活动纪要、现场提问或考试		
	7	任务完成达标率	0.150	任务按时间节点定期完成，完成质量高，完成率为95%	任务按时间节点定期完成，完成质量高，完成率为90%	任务未按时间节点定期完成，完成质量较好，完成率为85%以上	任务未按时间节点定期完成，完成质量一般，完成率为80%以上	任务未按时间节点定期完成，完成质量差，完成率为80%以下	查管理组完成任务情况，统计上交时间及完成质量		

（续表）

项目	序号	指标	权重	a(1000)	b(750)	c(500)	d(250)	e(0)	评分依据（复印件或相关证据教材附后）	自评分	专家评分
质量建设	8	监督检查	0.100	每半年定期研究分析管理组建设形势，检查发展规划的落实率达到90%；年终有管理组骨干绩效考评标准、考核结果分析	每半年定期研究分析管理组建设形势，检查发展规划的落实率达到80%；年终有管理组骨干绩效考评标准、考核结果分析	每半年定期研究分析管理组建设形势，检查发展规划的落实率达到70%；年终有管理组骨干绩效考评标准	每半年定期研究分析管理组建设形势，检查发展规划的落实率达到60%；年终有管理组骨干绩效考评标准	无年终管理组骨干绩效考评标准或检查发展规划的落实率在60%以下			
	9	宣传报道重视	0.100	有新闻报道骨干，年度新闻宣传报道3～4篇	有新闻报道骨干，年度新闻宣传报道1～2篇	无新闻报道骨干，年度新闻宣传报道3～4篇	无新闻报道骨干，年度新闻宣传报道1～2篇	无宣传报道	统计刊物包括军地报刊、电视、广播和南总院报、电视宣传中心、管理组通讯等		
	10	参加重大任务落实	0.050	积极参加活动；选派人员符合要求；年外出保障天数30天以上	积极参加活动；选派人员符合要求；年外出保障天数15天以上	积极参加活动；选派人员符合要求	积极参加活动	参加活动不积极（有1～2次未参加）	参加医院或护理部组织的“5·12”护士节系列活动等重大活动（由护理部提供相关记录）		
	11	管理规范落实	0.100	管理组织健全；质量自查制度落实；有环节质量检查；有持续质量改进分析及整改落实情况	四项中有一项不符合要求	四项中有两项不符合要求	四项中有三项不符合要求	四项都不符合要求	管理组骨干每月审核各种制度、常规等项目规划；定期分析、评价和改进措施的记录		
合计											

评分方法：评分栏严格按标准填写a、b、c、d或e；各栏内所列要求为本栏分值的必要条件，记分必须满足该栏内的所有条件

1月份高职检查(下)

检查内容:护理紧急风险预案的考核(每科室抽查1名护士,每名护士抽考一项)及急救、毒麻精神药品检查

检查者:　　　　检查日期:1月20—22日

科室	处理程序正确、抢救位置正确、迅速、抢救车、急救器材、药品迅速到位,急救器材功能完好(40分)														急救、毒麻精神药品检查(30分)						总得分	备注
	猝死				误吸				消化道大出血													
	迅速通知医生,护士不离位(10分)	CAB抢救步骤正确(10分)	建立静脉通道(10分)	除颤仪、吸引器、心电监护仪迅速到位(10分)	叩击病人背部(10分)	吸引器迅速到位,功能完好(10分)	迅速通知医生,护士不离位(10分)	吸氧迅速、准确(10分)	迅速通知医生,护士不离位(10分)	卧位正确、防止误吸(10分)	建立静脉通道迅速、正确(10分)	抽血查血型、血交叉(10分)	语言条理清晰(15分)	回答问题正确(15分)	急救药品齐全、标签清晰,无过期药品(5分)	急救药品专人管理、每周检查并签字及护士长签字(5分)	毒麻、精神药品分类专柜管理(柜内无其他无关药品)(5分)	毒麻药品双人双锁,钥匙专人管理,随身携带(5分)	班班清点,记录准确,药品实际数量与基数相符,护士长每周检查并签名(5分)	有使用登记本且登记及时正确(5分)		
评价